U0284328

"儿科疾病诊疗规范"丛书

儿童心血管系统疾病诊疗规范

第2版

中华医学会儿科学分会 组织编写

人民卫生出版社
·北京·

图书在版编目（CIP）数据

儿童心血管系统疾病诊疗规范 / 黄国英，杜军保主编 . —2 版 . —北京：人民卫生出版社，2023.3
ISBN 978-7-117-34297-1

Ⅰ.①儿… Ⅱ.①黄… ②杜… Ⅲ.①小儿疾病 – 心脏血管疾病 – 诊疗 Ⅳ.①R725.4

中国版本图书馆 CIP 数据核字（2022）第 248175 号

人卫智网	www.ipmph.com	医学教育、学术、考试、健康，购书智慧智能综合服务平台
人卫官网	www.pmph.com	人卫官方资讯发布平台

儿童心血管系统疾病诊疗规范
Ertong Xinxueguan Xitong Jibing Zhenliao Guifan
第 2 版

主　　编：黄国英　杜军保
组织编写：中华医学会儿科学分会
出版发行：人民卫生出版社（中继线 010-59780011）
地　　址：北京市朝阳区潘家园南里 19 号
邮　　编：100021
E - mail：pmph @ pmph.com
购书热线：010-59787592　010-59787584　010-65264830
印　　刷：北京华联印刷有限公司
经　　销：新华书店
开　　本：889 × 1194　1/32　印张：16.5
字　　数：459 千字
版　　次：2015 年 6 月第 1 版　　2023 年 3 月第 2 版
印　　次：2023 年 3 月第 1 次印刷
标准书号：ISBN 978-7-117-34297-1
定　　价：99.00 元
打击盗版举报电话：010-59787491　E-mail：WQ @ pmph.com
质量问题联系电话：010-59787234　E-mail：zhiliang @ pmph.com
数字融合服务电话：4001118166　E-mail：zengzhi @ pmph.com

编写委员会

总　主　编　桂永浩　王天有

副总主编　孙　锟　黄国英　罗小平　母得志　姜玉武

主　　　编　黄国英　杜军保

副　主　编　李　奋　金红芳　龚方戚　董湘玉

编　　　委（按姓氏笔画排序）

王　成　中南大学湘雅二医院

王　垒　西安交通大学附属儿童医院

王树水　广东省人民医院

王晓宁　河北医科大学第二医院

田　杰　重庆医科大学附属儿童医院

邢艳琳　中国医科大学附属盛京医院

朴金花　吉林大学第一医院

吕海涛　苏州大学附属儿童医院

朱　华　内蒙古自治区人民医院

华益民　四川大学华西第二医院

刘　芳　复旦大学附属儿科医院

刘　薇　天津市儿童医院（天津大学儿童医院）

许　毅　中南大学湘雅二医院

孙　锟　上海交通大学医学院附属新华医院

黄国英　复旦大学附属儿科医院

龚方戚　浙江大学医学院附属儿童医院

梁永梅　首都医科大学附属北京安贞医院

彭　华　华中科技大学同济医学院附属协和医院

董湘玉　兰州大学第二医院

韩　波　山东第一医科大学附属省立医院

韩　玲　首都医科大学附属北京安贞医院

傅立军　上海交通大学医学院附属上海儿童医学中心

褚茂平　温州医科大学附属第二医院

潘　微　广东省人民医院

秘　书　刘　芳

序 言

　　第 2 版"儿科疾病诊疗规范"丛书是在深受欢迎的 2016 版基础上,本着高质量、高水平、同质化服务儿科人群的宗旨,由中华医学会儿科学分会率领全国儿科资深专家共同编写。

　　儿童保健和儿科医疗技术的发展日新月异,新理念、新技术、新方法不断涌现,尖端技术和设备不断更新。与此同时,我国有待进一步完善的儿科医疗资源和同质化的医疗质量需要与时俱进、相对统一的行业诊疗规范,并由此规范诊疗行为,缩小和消除不同地域、不同机构和不同医师之间存在的儿科医疗水平和服务效率的差距,提升临床诊治效果和降低诊疗费用。该诊疗规范同时可以作为卫生和健康管理机构培训和评价儿科医师岗位胜任力的宝贵资源。

　　在第 1 版所涉及的儿科临床领域基础上,该版的修订新增了儿童消化系统疾病、神经系统疾病、皮肤病、眼科疾病、罕见病、康复和儿科临床营养支持治疗这 7 个领域的诊疗规范,以及分别扩充了儿童保健和发育行为这两个领域。旨在有利于儿科医师跟踪和应对儿科世界的变化发展、疾病谱的变迁与医疗模式的调整、多维度医疗保健服务模式的建立以及慢性病与慢性病管理等。充分体现了儿科服务对象在行为习惯、社会条件以及环境状况等方面的因素将通过多维度复杂的相互作用对疾病产生影响。该版的修订突出了专业核心能力,并使之与主要实践环节相结合,加入相对成熟的新技术、新方法。在内容丰富的基础上,努力提升系统性、实用性和可读性。为了体现诊治思路且便于快速领会,特别更新突出了诊疗流程图。

使用该套丛书的儿科专业人员,在规范儿科临床服务的同时,可以借此学习儿科以及相关学科国内外新理念、新理论和新技术等新进展。可在一定程度上有助于儿科医疗工作者确定符合客观条件、符合社会需要的日常服务标准及研究方向,有助于选定具有学术意义、学术创新的研究课题,且与国家对儿科临床医学人才的专业素质要求相一致。期待本套丛书成为各级儿科从业人员日常学习和参考的案头工具书,为儿科学科发展起到积极的促进作用!

桂永浩　王天有

2023 年 3 月

前　言

　　小儿心血管疾病是儿童时期的常见疾病,严重威胁患儿的心身健康。2012年,人民卫生出版社委托中华医学会儿科学分会组织编写了一套"儿科疾病诊疗规范"丛书,《儿科心血管系统疾病诊疗规范》应运而生。图书出版后,获得了广大读者的认可,推动了儿科心血管疾病临床诊治的规范化。

　　近年来,随着医学的进步和经济社会的发展,我国在小儿心血管疾病领域的研究取得了长足的进步,临床诊治水平不断提升,一批诊疗指南、专家共识及临床处理建议相继出台或得到修订。

　　为了继续促进儿童心血管疾病诊治技术的规范应用和推广,以中华医学会儿科学分会心血管学组专家为主体的全国专家编写组对《儿科心血管系统疾病诊疗规范》进行修订,该书除了对内容进行较大幅度更新、充实外,延续原本的写作风格,从病因、诊断、鉴别诊断和治疗等方面进行介绍,体现权威性、科学性和时效性,为儿童心血管疾病的临床实践提供指导。

　　本书内容丰富,实用性强,语言精练,通俗易懂,几乎所有章节均附有诊疗流程图,便于读者快速掌握诊治思路,适合于儿科医护工作者、心血管专科医生、医学本科生、研究生和进修医师阅读使用。

　　本书修订过程中得到多位著名儿科心血管专家的审核和指导,在此敬谢! 由于编者水平有限,书中难免有不当之处,恳请读者不吝赐教,欢迎发送邮件至邮箱 renweifuer@pmph.com,或扫描封底二维码,关注"人卫儿科学",对我们的工作予以批评指正,以期再版修订时进一步完善,更好地为大家服务。

黄国英　杜军保
2023 年 3 月

目　录

第一章　先天性心脏病

第一节　先天性心脏病总论

【概述】

先天性心脏病（congenital heart disease，以下简称先心病）又称先天性心脏畸形（congenital heart malformation），是心脏、大血管在胚胎早期发育失常或发育障碍所引起的心血管解剖结构异常的一组先天性疾病，包括数十种从简单到复杂的心脏或大血管的发育异常。该病是儿科常见的心脏疾病，也是我国儿童尤其是婴儿死亡的最重要的原因之一。

根据国内外有关文献报道，先心病发病率约占存活婴儿的4‰~8‰。复合畸形或病情严重者常在生后早期死亡，各年龄期所见的先心病病种有所不同。先心病死于新生儿期以大动脉转位者最多，其次是左心发育不良综合征等复杂型先心病。各类先心病的发病情况以室间隔缺损最多，其次为房间隔缺损、动脉导管未闭、主动脉缩窄及法洛四联症等。主要先心病的相对发病频率见表1-1。

表 1-1　主要先天性心脏病发病构成比

病变类型	占所有先天性心脏病的百分比/%
室间隔缺损	25~30
房间隔缺损	6~8
动脉导管未闭*	6~8
主动脉缩窄	5~7
法洛四联症	5~7

续表

病变类型	占所有先天性心脏病的百分比/%
肺动脉狭窄	5~7
完全性大动脉转位	3~5
左心发育不良	1~3
右心发育不良	1~3
永存动脉干	1~2
完全性肺静脉异位引流	1~2
三尖瓣闭锁	1~2
单心室	1~2
右心室双出口	1~2
其他	5~10

注:* 不包括早产儿的动脉导管未闭。

近年来随着遗传学、胚胎学、生物学、传染病学和代谢性疾病研究的进展,对先心病的发病原因有了进一步的认识。多数先心病的病因不明,目前认为先心病的发生与遗传及环境因素有关。

1. 遗传因素 据报道,由单基因和染色体异常导致的各类先心病约占总数的 15%,多种先心病的遗传学基础研究正取得迅猛发展。目前关于房间隔以及房室间隔缺损、动脉导管未闭、主动脉瓣两瓣畸形、主动脉缩窄、肺动脉及肺动脉分支狭窄、动脉干畸形等的基因已被部分定位,这意味着染色体及 DNA 测试可能成为以后先心病的辅助诊断手段之一。研究表明,心脏发育过程中 NKX2.5、TBX5、GATA4 是最为重要的 3 个转录因子,三者协同作用,调控下游基因的正确表达。

2. 环境因素 胚胎发育的任何过程,尤其是在受精开始到胚胎发育至心脏四腔心形成的 8 周内,胎儿受到生物、化学及物理等环境因素的干扰均可导致先心病。宫内感染,特别是妊娠早期病毒感染(如风疹病毒、腮腺炎病毒、流行性感冒病毒、柯萨奇病毒感染等),是导致先心病的主要因素;其他如放射线接触,服药史(抗癌药、抗癫痫药等),代谢紊乱性疾病(如糖尿病)以及妊娠早期酗酒、吸毒等也可导致先心病。而绝大多数先心病的病因可能是多因素的。

虽然引起先心病的病因尚未完全明确,但加强孕妇保健,特别是在妊娠早期积极预防病毒感染及避免上述一切不利因素,对预防先心病有积极意义。

【诊断】

临床上结合病理解剖与肺血流量情况可将先心病分类如下:①左向右分流型。在左、右心腔或主、肺动脉间有异常通道,左侧压力高于右侧,左侧动脉血通过异常通道进入右侧静脉血中,引起左向右分流,以房间隔缺损、室间隔缺损、动脉导管未闭最见。晚期患儿如出现梗阻性肺动脉高压可表现为中央型发绀。②右向左分流型。右心腔或肺动脉内压力异常增高,血流通过异常通道流入左心腔或主动脉,以法洛四联症、大动脉转位最多见。③无分流型。左、右两侧心腔无分流,无发绀,以肺动脉狭窄、主动脉缩窄多见。

除询问病史、体格检查及心电图、胸部 X 线等常规检查外,对于疑为先心病者,超声心动图检查仍是最有效的诊断方法。在介入治疗的监测方面,超声心动图也可予以实时指导。近十余年来,胎儿筛查及胎儿超声心动图检查得到迅速发展和普及,相当一部分先心病可以在产前被检出。在大血管异常,肺动脉分支的形态、发育程度以及肺静脉回流等方面,MRI 和 CT 具有独特的优势。MRI 还可以用于术前、术后的心功能评估。

1. **首先应考虑有无心脏病**　临床上出现发绀、充血性心力衰竭及粗糙响亮的 3 级以上心脏杂音伴震颤等表现均高度提示心脏疾病的存在。发绀出现在新生儿期尤应注意与呼吸系统、中枢神经系统疾病及血红蛋白异常引起的发绀相鉴别。前两种发绀的发生多因肺部换气不足所致,故吸入 100% 氧气后发绀可减轻。血红蛋白异常如高铁血红蛋白血症则可通过分光光度比色检查或静脉注射亚甲蓝后发绀缓解而确诊。

2. **辨别心脏病是否为先天性**　下列几种情况提示先心病的可能。

(1) 自幼有反复呼吸道感染、活动后气促史及生长发育落后。出

3

生后或婴儿期即已出现响亮的心脏杂音。

（2）体格检查中发现持续发绀伴杵状指/趾。心脏杂音以胸骨旁左缘最响，肺动脉第二心音亢进、减弱或分裂。

（3）心电图示心室肥大及有收缩期或舒张期负荷过重征象等。

（4）X 线显示肺充血或肺缺血、主动脉结扩张或缩小、肺动脉段突出或凹陷等。

3. 顺序分段诊断方法 在明确有先心病后，参照 Van Praagh 提出的顺序分段诊断方法可对先心病进行诊断。完整的先心病顺序分段诊断方法包括：心房位置、心室位置、房室连接、大动脉位置、心室大动脉连接、心脏位置及合并畸形的诊断等。正确判断心房、心室及大动脉的分布是顺序分段诊断的基础。

（1）心房位置判断：一般正常人，右侧胸、腹腔器官在右侧，左侧器官在左侧。解剖右心房在右侧，解剖左心房在左侧，称为心房正常位（situs solitus，"S"）。少部分人（不足 1/8 000~1/6 000）的内脏器官呈镜像反位，解剖右心房及肝脏等右侧的器官在左侧，解剖左心房及胃等左侧器官在右侧，称为心房反位（situs inversus，"I"）。先心病患者中，约 2%~4% 患者的胸腔、腹腔器官呈对称分布，此时两侧心房的形态特点相似，称为心房不定位（situs ambiguus，"A"）。若两侧心房形态与解剖右心房相似，称为右心房异构（right atrial isomerism），与解剖左心房相似称为左心房异构（left atrial isomerism）。内脏器官呈对称分布者也称为内脏异位症（visceral heterotaxy）。右心房异构多伴无脾综合征，左心房异构多伴多脾综合征。

一般情况下，可以根据胸部 X 线检查上肝脏及胃泡的位置确定心房位置为正常还是反位。内脏异位时大多数肝脏居于中间呈水平位，少数仍可呈位置正常或反位。高千伏胸部 X 线可显示支气管形态，右侧支气管的特点为自隆嵴至第一分支间的距离短，与经隆嵴的中轴线夹角小，而左侧支气管自隆嵴至第一分支间距离长，与经隆嵴中轴线的夹角大，左侧支气管长度/右侧支气管长度比值≤1.5 为对称支气管的标准。一般认为，根据支气管形态诊断心房位置较依据腹腔器官位置推测更可靠。窦房结位于上腔静脉与右心房连接处，P 波除极向量有助于判断右心房的位置。心电图检查对心房反位诊断有价值，但不能肯定心房异构的诊断。二维超声心动图检查可显示腹腔大血管位置及连接关系，间接判断心房位置。

（2）心室位置判断：正常心脏的解剖右心室位于解剖左心室的右侧，以心室右袢(D-loop)表示。如果心室反位，即解剖左心室位于右侧，右心室位于左侧，则为心室左袢(L-loop)。

（3）大动脉位置判断：主动脉在肺动脉的右后方为正常位，标记为"S"，主动脉在肺动脉的左方为反位，标记为"L"，主动脉在肺动脉右前方为大动脉转位，标记为"D"，其他尚有主动脉在肺动脉前方，标记为"A"等。主动脉干与肺动脉干的走行关系可为平行或螺旋状。不论右位还是左位主动脉弓，弓的位置均在左、右肺动脉之上。

（4）房室连接判断：当心房、心室的解剖性质及位置确定后，房室的连接关系即可确定。根据心房位置及心室袢类型确定房室连接一致或不一致。心房正常位，心室右袢者为房室连接一致；心房正常位，心室左袢者为房室连接不一致。单心室循环时，呈单一房室连接。房室连接方式是描述房室交界处瓣膜、瓣环的解剖特点的方法，有两侧开放的房室瓣、共同房室瓣、房室瓣闭锁和房室瓣骑跨等房室连接方式。

（5）心室大动脉连接判断：心室大动脉连接有四种类型。

1）连接一致：主动脉与左心室连接，肺动脉与右心室连接，如正常心脏。

2）连接不一致：主动脉与右心室连接，肺动脉与左心室连接，如纠正型大动脉转位。

3）双流出道：主动脉、肺动脉均与同一心室腔连接，如右心室双出口或左心室双出口。

4）单流出道：可为共同动脉干或一侧心室与大动脉连接缺如，如主动脉或肺动脉闭锁。

（6）心脏位置：心脏在胸腔中的位置与心脏发育有关，特别是在心脏畸形时需要描述心脏位置和心尖指向。心脏的主要部分在左侧胸腔，心尖指向左侧称为左位心(levocardia)；心脏主要部分位于右侧胸腔，心尖指向右侧，称为右位心(dextrocardia)。心房位置正常而呈右位心的也称孤立性右位心;心房反位而呈左位心的也称为孤立性左位心。心脏位于胸腔中部,心尖指向中线时称为中位心(mesocardia),很多复杂型先心病可呈中位心。

(7) 合并心脏血管畸形:在绝大部分病例中,因为心脏、心房位置,房室连接及心室大动脉连接均正常,合并心脏血管的缺损和畸形为其主要的诊断内容。

(8) 先天性心脏病分段诊断的命名方法:Van Praagh 分段诊断方法根据心房、心室、大动脉(瓣膜水平)位置进行命名,例如正常心脏可以表示为 S.D.S,即心房位置正常(S),心室右袢(D-loop),大动脉位置正常,主动脉位于肺动脉右后方(S)。心房位置正常(S),心室右袢(D-loop),主动脉位于肺动脉右前方,与右心室连接的大动脉转位(D),为完全性大动脉转位(S.D.D)。

分段诊断对推动和提高先心病诊断和治疗水平发挥了非常重要的作用。分段诊断方法不仅是复杂型先心病的必要诊断手段,也是所有先心病诊断的基础。

【鉴别诊断】

先心病的鉴别诊断见表 1-2。

表 1-2　先天性心脏病的鉴别诊断

临床表现	X 线检查	心电图	初步诊断
无发绀	肺充血	右心室肥大	房间隔缺损
		左心室肥大	室间隔缺损、动脉导管未闭
	肺血正常	右心室肥大	肺动脉瓣狭窄、导管前型主动脉缩窄
		左心室肥大	主动脉瓣狭窄、导管后型主动脉缩窄
发绀	肺充血	右心室肥大	左心发育不良综合征、完全性肺静脉异位引流、完全性大动脉转位伴室间隔完整
		左心室或双心室肥大	完全性大动脉转位伴室间隔缺损
	肺缺血	右心室肥大	法洛四联症、严重肺动脉瓣狭窄
		左心室肥大	肺动脉闭锁、三尖瓣闭锁

【治疗】

1. **一般治疗** 建立合理的生活规律,并根据具体情况适当参加体力活动以增强体质,注意皮肤及口腔卫生。发绀者应保证足够的饮水量。接受扁桃体摘除术、拔牙及其他手术者,必要时于手术前后应用足量抗生素,以防止感染性心内膜炎的发生。

2. **并发症的处理** 合并肺炎及感染性心内膜炎时宜及早做出诊断,积极控制感染;发生心力衰竭时要及时处理。左向右分流型先心病常合并慢性心力衰竭,需应用较长时间的抗心力衰竭药物至手术或介入治疗后。

3. **控制动脉导管的药物治疗**

(1) 环氧化酶抑制剂:吲哚美辛或布洛芬,可促进早产儿动脉导管关闭。早产儿伴动脉导管未闭合并心力衰竭经洋地黄、利尿剂治疗无效时可试用此药。

(2) 前列腺素 E_1 及 E_2:具有扩张动脉导管的作用,新生儿重症发绀型先心病不少需依赖动脉导管的开放以维持生命,出生后导管一旦闭合即可导致死亡。滴注此药后使肺循环或体循环血流量增加,改善低氧血症与酸中毒,使病情好转,帮助患儿争取在最适宜条件下进行矫治手术。适用于肺动脉闭锁、法洛四联症伴严重肺动脉狭窄、左心发育不良综合征、导管前型主动脉缩窄等。

4. **介入性心导管治疗** 自 1966 年 Rashkind 和 Miller 提出应用球囊导管行房间隔造口术治疗大动脉转位,介入性治疗就开始进入小儿先心病的规范治疗范畴。先心病介入性治疗大致分为两大类:一类为用球囊扩张的方法解除血管及瓣膜的狭窄,如主动脉瓣狭窄、肺动脉瓣狭窄、主动脉缩窄等;另一类为利用各种封堵器堵闭不应有的缺损,如房间隔缺损、室间隔缺损、动脉导管未闭、冠状动脉瘘等。对于符合适应证的房间隔缺损、动脉导管未闭,介入治疗可以作为首选治疗。对于室间隔缺损的介入治疗,因其有不可预知的远期完全性房室传导阻滞的发生,尽管发生率不断减低,但仍未被美国食品药品监督管理局(Food and Drug Administration,FDA)批准使用。我国动脉导管未闭、房间隔缺损及室间隔缺损等常见先心病的介入治疗已经进入较成熟阶段,并发表了《先天性心脏病经导管介入治疗指南》。

自 2018 年起国内数家单位相继开展宫内胎儿心脏介入治疗。目前的适应证主要是重度主动脉瓣狭窄或肺动脉闭锁。宫内介入治疗的目的是促进发育不良的左心室或右心室发育,以期出生后可以进行双心室治疗。

5. 外科手术治疗　外科手术仍然是目前治疗先心病最有效的方法。常见先心病如室间隔缺损、房间隔缺损、动脉导管未闭,如无严重的合并症或手术并发症,手术成功率可达 99% 以上,法洛四联症也可达 97% 以上,手术远期效果良好,绝大多数患儿与正常人的生活质量相同。根据心血管畸形的类型及严重程度,可采取不同的手术矫治方法达到根治或姑息治疗的目的。根治性手术包括缺损修补、动脉导管结扎、梗阻(狭窄)解除等。大部分手术均为纠正解剖畸形(如 Switch 术和 Rastelli 术),少数手术则使生理循环恢复正常(如 Mustard 手术、Senning 手术以及 Fontan 手术)。重症复杂型先心病伴有严重肺动脉狭窄或严重肺循环充血早期难以进行根治手术,可行 Blalock-Taussig 分流术或肺动脉环缩术等姑息手术。

6. 小儿心脏内外科镶嵌治疗(hybrid procedure)　是近年来提出的先心病治疗的新理念。随着介入治疗技术的成熟,内外科联合治疗已逐步应用于多种复杂型先心病的治疗。

7. 小儿心脏移植　小儿心脏移植自 20 世纪 80 年代起逐步开展,在美国开展较多,最小手术时期为新生儿期,5 年存活率已达 84%,我国也已逐步开展。

随着心脏诊断方法及心内、外科治疗技术的进展,目前绝大多数先心病均能获得明确的诊断和矫正治疗,预后较前有明显的改观,但效果一般取决于畸形的类型和严重程度。适合手术矫正者的手术时机依术前心功能状况及有无合并症而定。无分流型或者左向右分流型、无症状、心电图和 X 线检查无异常的轻度,以及中、重度患者均可通过手术或介入治疗矫正,预后较佳,若已产生严重肺动脉高压双向分流则预后较差;右至左分流型或复合畸形,病情较重者,应争取早日手术。轻者可择期手术,以 3~6 岁最佳。先心病个体差异较大,尤其是复合畸形、复杂畸形,需根据其血流动力学特点及严重程度制订相应的治疗方案,原则仍是尽早诊断,择期治疗。

➤ **附:先心病循序分段诊断流程图**

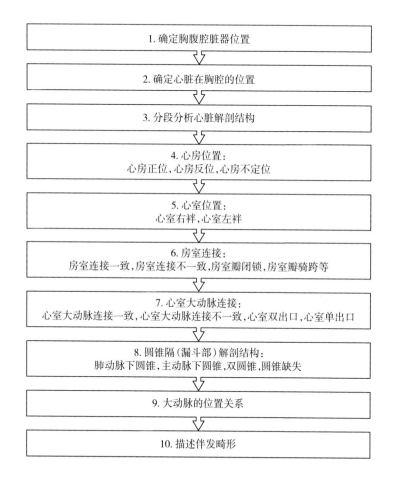

1. 确定胸腹腔脏器位置

2. 确定心脏在胸腔的位置

3. 分段分析心脏解剖结构

4. 心房位置:
心房正位,心房反位,心房不定位

5. 心室位置:
心室右袢,心室左袢

6. 房室连接:
房室连接一致,房室连接不一致,房室瓣闭锁,房室瓣骑跨等

7. 心室大动脉连接:
心室大动脉连接一致,心室大动脉连接不一致,心室双出口,心室单出口

8. 圆锥隔(漏斗部)解剖结构:
肺动脉下圆锥,主动脉下圆锥,双圆锥,圆锥缺失

9. 大动脉的位置关系

10. 描述伴发畸形

(孙　锟)

参考文献

［1］陈树宝,杨思源.小儿心脏病学［M］.4版.北京:人民卫生出版社,2012.
［2］凌寒.卫生部发布《中国出生缺陷防治报告(2012)》［J］.中国当代医药,2012,28:3693.
［3］ANDERSON RH,BAKER EJ,MCCARTNEY FJ,et al. Paediatric cardiology［M］.3rd ed. London:Churchill Livingstone,2009.

第二节　室间隔缺损

【概述】

室间隔缺损(ventricular septal defect,VSD)是由胚胎期室间隔发育不全所致左、右心室间的异常交通(图 1-1),是最常见的先天性心内畸形之一,约占我国先天性心脏病的 50%,其中单纯性 VSD 约占

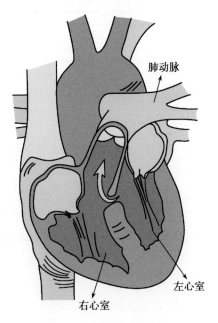

肺动脉

右心室

左心室

图 1-1　室间隔缺损血流图

20%。VSD可以单独存在，也可为复杂心内畸形的组成部分之一，如法洛四联症、完全性心内膜垫缺损、大动脉转位、三尖瓣闭锁和永存动脉干等。由于VSD有比较高的自然闭合率，婴儿期VSD约有30%可自然闭合，40%相对缩小，其余30%缺损较大，多变化不明显。自然闭合多在生后7~12个月，大部分在3岁前闭合，极少数3岁以后逐渐闭合。

根据缺损在室间隔的部位及其与房室瓣、主动脉瓣的关系，VSD分为膜周型、肌部型、双动脉下型。膜周型最常见，占60%~70%，位于室上嵴下室间隔膜部，向与之接触的流入道、流出道或小梁肌部延伸。膜周型VSD可伴发假性膜部瘤，是由VSD分流长期冲击三尖瓣隔瓣缘和腱索，发生粘连所致，由三尖瓣隔瓣缘、腱索及纤维组织围成(图1-2)。肌部型占10%~20%，缺损边缘均为肌部，可位于肌小梁部、流入道肌部或流出道肌部。双动脉下型较少见，缺损位于左、右心室流出道部，是圆锥部间隔融合不良所致，分为干下型和嵴内型。

根据缺损口的大小，VSD可分为3种情况。①小型VSD(Roger病)，缺损直径小于主动脉根部直径的1/3或缺损面积 <0.5cm^2/m^2(以体表面积计算)，分流量少，血流动力学变化不大，可无症状。②中型VSD，

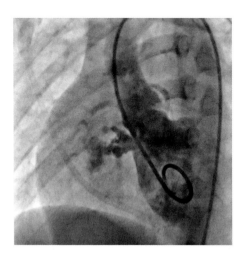

图1-2　膜周型室间隔缺损并膜部瘤形成

缺损直径为主动脉根部直径的 1/3~2/3 或缺损面积为 0.5~1cm^2/m^2(以体表面积计算),分流量较多,肺循环血流量可达体循环的 1.5~3 倍。③大型 VSD,缺损直径 >2/3 主动脉根部直径或缺损面积 >1cm^2/m^2(以体表面积计算),大量左向右分流使肺循环血流量增加,当超过肺血管床的容量限度时,出现容量性肺动脉高压,肺小动脉持续出现反应性痉挛,之后肺小动脉中层和内膜层逐渐增厚,管腔变小、梗阻。随着肺血管病变进行性发展,逐渐发展为不可逆的阻力性肺动脉高压。当右心室收缩压超过左心室时,左向右分流逆转为双向分流或右向左分流,出现发绀,即艾森门格综合征。

VSD 病因不明确,多是遗传因素和环境因素相互作用的结果。遗传因素为多基因突变和染色体异常。第 21 号染色体长臂某些区带的过度复制和 22q11 区部分片段缺失可致 VSD。此外,第 7、12、13、15 和 18 号染色体上也有形成 VSD 的相关基因。环境因素中,孕妇缺乏叶酸,孕早期(孕 2~8 周)宫内感染,接触放射线,服用药物(抗癌药、抗癫痫药等),代谢性疾病(糖尿病、高钙血症、苯丙酮尿症等),宫内缺氧等均可能与发病有关。

【诊断】

1. 临床表现　小型 VSD 可无症状,一般活动不受限制,生长发育不受影响,仅体检听到胸骨左缘第 3、4 肋间响亮的全收缩期杂音,常伴震颤,肺动脉瓣区第二心音正常或稍增强。缺损较大时左向右分流量多,出现体循环血流量减少的表现,如生长迟缓、体重不增、消瘦、活动后乏力、气短、多汗等,以及肺循环血流量增多的表现,如咳嗽、气喘、喂养困难,易患反复呼吸道感染,易导致充血性心力衰竭等。有时因扩张的肺动脉或扩大的左心房压迫喉返神经,引起声音嘶哑。体检心尖搏动弥散,心浊音界扩大,可扪及收缩期震颤,胸骨左缘第 3、4 肋间可闻及 3~4 级粗糙的全收缩期杂音,向四周广泛传导。分流量大时在心尖区可闻及二尖瓣相对狭窄的较柔和的舒张中期杂音。婴儿期大型 VSD 常有气促、吃奶困难、心力衰竭、肺水肿并发肺炎。儿童或青少年期伴有明显肺动脉高压时,右心室压力显著增高,可出现发绀,杂音减轻,肺动脉瓣区第二心音显著亢进。个别患儿可并发感染性心内膜炎。

2. **X 线检查**　胸部 X 线检查时,小型 VSD 无明显改变,或肺动脉段延长或轻微突出,肺野轻度充血。中型 VSD 心影轻到中度增大,左、右心室增大,以左心室增大为主,肺动脉段扩张,肺野充血,主动脉弓影缩小(图 1-3)。大型 VSD 心影中度以上增大,左、右心室增大,左心房也增大,肺动脉段明显突出,肺野明显充血。当出现艾森门格综合征时,肺门处肺动脉影增粗,而远端肺血管影变细、减少,宛如枯枝,此时心影可基本正常或轻度增大,且以右心室增大为主。

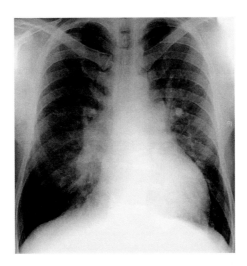

图 1-3　室间隔缺损的典型 X 线表现

3. **心电图**　小型 VSD 心电图可正常或表现为轻度左心室肥大;中型 VSD 主要为左心室舒张期负荷增加表现,以左心室肥大为主;大型 VSD 为双心室肥大或右心室肥大。症状严重、出现心力衰竭时,可伴有心肌劳损。

4. **超声心动图**　二维超声心动图可从多个切面显示缺损的部位、数目和大小等,可见主动脉内径正常或缩小,肺动脉内径增宽,左心房、左心室增大,右心室壁肥厚,室间隔可见回声中断。心尖五腔心切面可测 VSD 边缘距离主动脉瓣的距离,心底半月瓣处短轴切面可初步判断 VSD 的位置和大小。彩色多普勒超声可显示收缩期五彩镶嵌的左向右分流束,显示分流束的起源、部位、数目、大小及方向(图1-4)。若彩色多普勒超声显示心室水平双向分流或右向左分流,说明

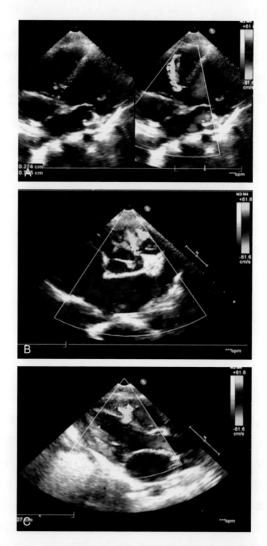

图 1-4　二维及彩色多普勒超声心动图显示室间隔缺损

A. 膜周型室间隔缺损;B. 双动脉下型室间隔缺损;C. 肌部型室间隔缺损。

已有显著肺动脉高压存在。频谱多普勒可测量分流速度,计算跨隔压差和右心室收缩压;通过测量三尖瓣反流速度、肺动脉瓣反流速度可估测右心室收缩压及肺动脉舒张压。

5. **心导管检查** 心导管检查和造影大多在需要获取更多信息对病情进行全面评估时才采用,可准确评价肺动脉高压的程度、计算肺血管阻力及分流量等,判断是否存在梗阻性肺动脉高压。造影还可以显示心腔形态、大小及心室水平分流束的情况,诊断或除外其他并发畸形。

【鉴别诊断】

1. **动脉导管未闭** 婴儿期动脉导管未闭也可仅有收缩期杂音,且部位偏低,不易与 VSD 鉴别。主要靠二维超声心动图检查区分。

2. **肺动脉瓣狭窄** VSD 与单纯肺动脉瓣狭窄的区别在于前者为全收缩期粗糙响亮的杂音,肺血增多,P_2 亢进;后者为喷射性杂音,肺血减少,P_2 减弱。

3. **轻型法洛四联症** 轻型法洛四联症由于右心室压力低于左心室压力,在心室水平仍为左向右分流,临床上无明显发绀,且杂音与 VSD 类似,不易鉴别。需通过超声心动图等区分。

4. **特发性肥厚性主动脉瓣下狭窄** 为喷射性收缩期杂音,心电图有 Q 波,超声心动图等检查可协助诊断。

5. **主动脉窦瘤破裂** 有突然起病的病史,杂音以舒张期为主,呈连续性,血管造影可明确诊断。

【治疗】

1. **药物治疗** 主要是对 VSD 并发心力衰竭、心律失常、肺动脉高压和感染性心内膜炎等的防治和术前准备。对大型 VSD 伴分流量大、反复并发肺部感染和心力衰竭的患儿,应以抗生素控制肺部感染,洋地黄类药物改善心功能,必要时加用利尿剂、改善心肌重构药物和血管活性药物治疗。对病情严重者,创造条件进行手术。日常对所有患儿均应清除可能诱发心内膜炎的一切因素,如龋齿、扁桃体炎等。艾森门格综合征为手术禁忌证,以改善症状、对症治疗为主。

2. 介入治疗

(1) 本书推荐类别的表述沿用国际上通常采用的方式(表 1-3):

表 1-3　国际通用推荐类别

推荐级别	定义
Ⅰ类	指已证实和/或一致公认有益、有用和有效的操作或治疗,推荐使用
Ⅱ类	指有用/有效的证据尚有矛盾或存在不同观点的操作或治疗
Ⅱa 类	有关证据/观点倾向于有用/有效,应用这些操作或治疗是合理的
Ⅱb 类	有关证据/观点尚不能被充分证明有用/有效,可以考虑应用
Ⅲ类	指已证实和/或一致公认无用和/或无效,并对一些病例可能有害的操作或治疗,不推荐使用

(2) 介入治疗指征:

1) Ⅰ类:①膜周型 VSD(图 1-5)。年龄≥3 岁;有临床症状或有左

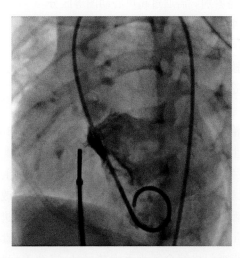

图 1-5　膜周型室间隔缺损并膜部瘤形成介入封堵治疗

心超负荷表现;VSD 上缘距主动脉右冠瓣≥2mm,无主动脉瓣脱垂及主动脉瓣反流;缺损直径 <12mm。②肌部型 VSD。年龄≥3 岁,有临床症状或有左心超负荷表现,肺-体循环血流量比(Q_p/Q_s)>1.5。③年龄≥3 岁,解剖条件合适的外科手术后残余分流或外伤后 VSD,有临床症状或有左心超负荷表现。

2) Ⅱa 类:①膜周型 VSD。有临床症状或左心超负荷表现,年龄 2~<3 岁。②VSD 上缘距离主动脉右冠瓣≤2mm,虽有轻度主动脉瓣脱垂但无明显主动脉瓣反流。③肌部型 VSD。体重≥5kg,有临床症状或有左心超负荷表现,$Q_p/Q_s>2.0$。

3) Ⅲ类:①双动脉下型 VSD;②伴轻度以上主动脉瓣反流;③合并梗阻性肺动脉高压;④既往无感染性心内膜炎病史且无血流动力学意义的膜周型和肌部型 VSD。

3. 室间隔缺损修补术　体外循环下直视补片修补或直接缝合 VSD。小的缺损一般不需要外科治疗;中等以上缺损临床上有症状者,包括反复肺炎、生长发育迟缓、难以控制的充血性心力衰竭或肺动脉压力持续升高,应尽早手术治疗,目前手术已无年龄和体重限制。高位缺损为防止继发主动脉瓣脱垂及瓣膜反流,发现后宜及早手术。

4. 镶嵌治疗　镶嵌治疗是将传统的外科手术和介入治疗进行综合,优势互补。通常在超声心动图监测下,胸部小切口经右心室穿刺植入封堵器,操作相对简单,可降低对房室瓣腱索的损伤风险及对血流动力学的影响,且不受年龄及体重的限制。经典镶嵌治疗主要用于治疗小婴儿大型肌部型 VSD,目前国内很多中心用于膜周型 VSD 封堵,但需严格掌握适应证,避免房室传导阻滞等严重并发症。

▲ **附：室间隔缺损的诊治流程图**

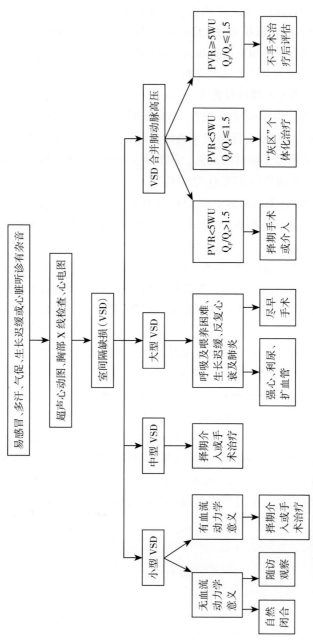

VSD. 室间隔缺损；PVR. 肺血管阻力；WU. Wood 单位；Q_p. 肺循环血流量；Q_s. 体循环血流量。

（赵翠芬）

参考文献

[1] 中国医师协会儿科医师分会先天性心脏病专家委员会,中华医学会儿科学分会心血管学组,《中华儿科杂志》编辑委员会.儿童常见先天性心脏病介入治疗专家共识[J].中华儿科杂志,2015,53(1):17-24.

[2] 刘志远,李谧.小儿室间隔缺损介入治疗进展[J].现代医药卫生,2020,36(24),3968-3971.

[3] BAUMGARTNER H,BACKER JD,BABU-NARAYAN SV,et al. 2020 ESC Guidelines for the management of adult congenital heart disease[J]. Eur Heart J,2021,42(6):563-645.

[4] MANDAL KD,SU D,PANG Y. Long-term outcome of transcathter device closure of perimembranous venticular septal defects[J]. Front Pediatr,2018,6:128.

第三节 房间隔缺损

【概述】

房间隔缺损(atrial septal defect,ASD)是小儿时期常见的先天性心脏病,占先天性心脏病的10%~15%,出生患病率为(1~2)/1 000例活产儿。随着胎儿和新生儿期超声心动图使用的增加,房间隔缺损的发病率可能会不断上升。

病因仍不明确,多是遗传因素和环境因素相互作用的结果。遗传因素为多基因突变和染色体异常。Holt-Oram综合征常合并继发孔型房间隔缺损,*TBX5*基因突变是其最常见的病因。其他与家族性房间隔缺损相关的基因包括*GATA4*、*MYH6*和*NKX2-5*等。环境因素中,孕早期(孕2~8周)宫内感染、放射线暴露、服用药物、代谢性疾病、宫内缺氧等均可能与此病有关。

房间隔缺损的临床表现和预后与缺损的解剖位置、大小以及是否合并其他心脏畸形有关。依据解剖位置主要分为4个类型:原发孔型房间隔缺损、继发孔型房间隔缺损、静脉窦型房间隔缺损和冠状窦型房间隔缺损(图 1-6)。其中继发孔型最为常见,约占所有房间隔缺损的 70%,女性较男性多见。卵圆孔未闭因为没有房间隔组织缺失不应视为房间隔缺损。单纯性小房间隔缺损常在婴儿期自行闭合,而中、大型房间隔缺损一般随时间推移逐渐引起临床症状,由于小儿时期症状多较轻,不少患儿到成人时才被发现。

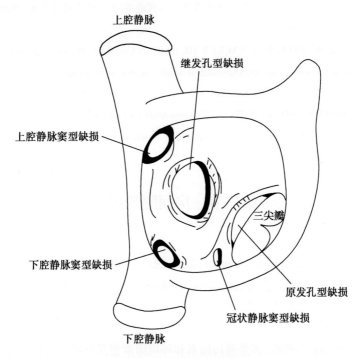

图 1-6 房间隔缺损的类型

由于左心房的舒张期充盈阻力高于右心房,房间隔缺损时发生舒张期的左向右分流,但由于左、右心房之间的压力无明显差别,左心房向右心房分流本身不产生杂音,而分流使右心房、右心室容量增多导致肺动脉瓣相对狭窄,产生肺动脉瓣区的收缩期杂音;同时由于右心室容量固定增加,右心室排空时间延长,导致肺动脉瓣关闭延迟于主动脉瓣,产生第二心音固定分裂。

【诊断】

1. **临床表现**　房间隔缺损的症状随缺损大小而有区别。缺损小时可无症状,仅在体检时发现心脏杂音或其他原因行超声心动图检查时偶然发现。缺损较大时分流量也大,导致体循环血流量减少而影响生长发育,表现为消瘦、活动后气促、易疲乏。大型房间隔缺损的婴儿偶尔可因肺循环血流量增多而反复呼吸道感染,严重者可发生心力衰竭。

房间隔缺损患儿存在中至大量左向右分流时,于胸骨左缘第2~3肋间可闻及2~3级收缩期喷射性杂音,多较柔和,通常不伴震颤。可有第二心音固定分裂。肺动脉高压不常见,合并肺动脉高压者,肺动脉瓣区第二心音往往增强,甚至亢进并成单一音。左向右分流量大的房间隔缺损患儿,因为右心房增大造成心前区隆起,同时右心室增大、搏动增强,导致心尖搏动弥散,心前区抬举样搏动。

2. **超声心动图**　超声心动图是诊断房间隔缺损的首选检查。经胸超声心动图不同切面结合多普勒彩色血流,通常足以识别房间隔缺损并确定房间隔缺损的大小、位置,估测分流量的大小和肺动脉压力(图1-7)。经食管超声心动图在明确静脉窦型房间隔缺损、评估是

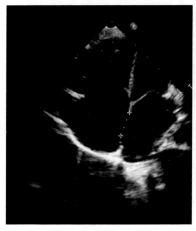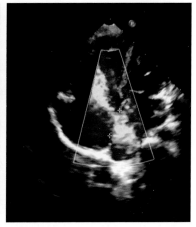

图 1-7　典型继发孔型房间隔缺损超声心动图

否存在肺静脉连接异常以及需要更精确测量房间隔缺损的边缘时,较经胸超声心动图更有优势。动态三维超声心动图可以观察到缺损的整体形态,观察缺损与毗邻结构的立体关系及其随心动周期的动态变化,可以为经导管封堵手术提供直观信息。

3. X线表现 胸部X线检查不能直接诊断房间隔缺损,但可协助判断缺损大小。可表现为心脏增大和肺动脉扩张。小型缺损患儿心脏大小可正常;分流量大的患儿心脏增大,以右心房及右心室增大为主。肺动脉段突出,肺门血管影增粗,透视下可见肺动脉总干及分支随心脏搏动呈一明一暗的肺门舞蹈征,肺野充血,主动脉影缩小(图1-8)。原发孔型房间隔缺损伴二尖瓣关闭不全者,则左心房、左心室亦增大。

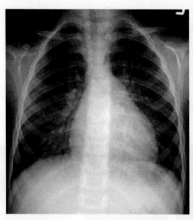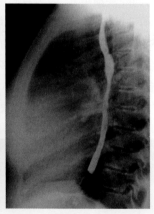

图1-8 房间隔缺损的典型X线特征

4. 心电图 典型心电图表现为电轴右偏和不完全性右束支传导阻滞,V_1导联呈rsR'图型,可能为右心室容量负荷增多所致,可出现右心房和右心室肥大。PR间期可延长。原发孔型房间隔缺损的病例常见电轴左偏及左心室肥大。

5. 心脏核磁共振和CT 对于疑似存在伴发畸形,如部分型肺静脉异位引流或超声心动图检查结果不确定的患儿,心脏磁共振和CT检查可以提供更有用的信息,必要时心脏核磁共振还可以测定心室容积和肺循环、体循环血流量。

6. **心导管检查** 一般不需要做心导管检查,当合并肺动脉高压、怀疑肺静脉异位引流或其他畸形不能明确诊断时可行心导管检查及造影。可准确评价肺动脉高压的程度、计算肺血管阻力及分流量等,判断是否存在梗阻性肺动脉高压,造影还可以直观显示大血管和心腔畸形。

【鉴别诊断】

1. **单纯肺动脉瓣狭窄** 收缩期杂音较房间隔缺损明显,性质粗糙,常扪及收缩期震颤,P_2 减弱,胸部 X 线检查示肺血减少。超声心动图可以明确诊断。

2. **功能性杂音** 位于胸骨左缘第 3 和 4 肋间、心尖区或肺动脉瓣区,呈乐音样或喷射性收缩期杂音,性质柔和,不传导,P_2 无固定分裂。

【治疗】

房间隔缺损的治疗需要综合考虑缺损的大小、分流量的多少和自发闭合的可能性等因素。缺损的相对大小(缺损相对于心脏的大小)可能更有临床意义,但临床上更常依据缺损的绝对大小对单纯性房间隔缺损进行定义。一般定义直径≤3mm 的缺损为微型缺损,3mm<直径 <6mm 的缺损为小型缺损,6mm≤直径 <8mm 的缺损为中型缺损,直径≥8mm 的缺损为大型缺损。婴儿期和儿童早期诊断的微、小型继发孔型房间隔缺损最可能自行闭合,中、大型继发孔型房间隔缺损和继发孔型之外的其他类型的房间隔缺损以及儿童后期发现的缺损不太可能自行闭合,部分缺损还可能逐渐增大。

房间隔缺损分流量较大(Q_p/Q_s>1.5)导致有临床意义的右心超负荷时,需择期关闭缺损,包括体外循环下直视修补术及介入封堵治疗。鉴于经皮封堵术良好的有效性和安全性,对于符合经皮封堵手术指征的继发孔型房间隔缺损首选经皮封堵术,图 1-9 示用 Amplatzer 封堵器进行房间隔缺损封堵术。外科手术矫治仅用于不适合经皮封堵的其他房间隔缺损患者,或者根据家属偏好选择。合并心功能不全或肺动脉高压时,需积极应用内科药物控制心功能,尽早外科手术矫治;合并梗阻性肺动脉高压,是手术禁忌证。

儿童经皮房间隔缺损封堵治疗指征：

（1）Ⅰ类：年龄≥2岁，有血流动力学意义的继发孔型房间隔缺损；房间隔缺损至冠状静脉窦、腔静脉及肺静脉的距离≥5mm；至房室瓣的距离≥7mm；房间隔直径大于所选用封堵伞左房侧的直径；不合并必须外科手术矫治的其他心血管畸形。

（2）Ⅱa类：①年龄<2岁，有血流动力学意义且解剖条件合适的继发孔型房间隔缺损；②前缘残端缺如或不足，但其他边缘良好的具有血流动力学意义的继发孔型房间隔缺损。③具有血流动力学意义的多孔型或筛孔型房间隔缺损。

（3）Ⅱb类：①心房水平出现短暂性右向左分流且疑似出现栓塞后遗症（卒中或复发性短暂性脑缺血发作）；②缺损较小，但有血栓栓塞风险。

（4）Ⅲ类：①原发孔型、静脉窦型及冠状静脉窦型房间隔缺损；②伴有与房间隔缺损无关的严重心肌疾患或瓣膜疾病；③合并梗阻性肺动脉高压。

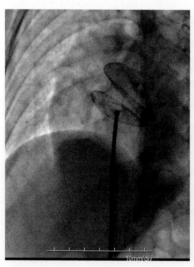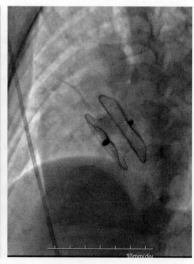

图1-9 Amplatzer法房间隔缺损封堵术

➤ 附:房间隔缺损诊治流程图

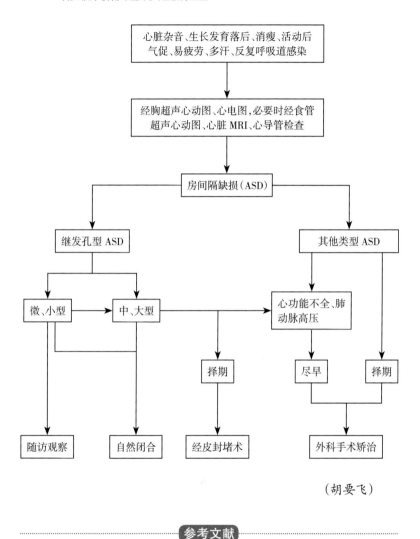

（胡要飞）

参考文献

[1] 中国医师协会儿科医师分会先天性心脏病专家委员会,中华医师学会儿科学分会心血管学组. 儿童常见先天性心脏病介入治疗专家共识[J]. 中华儿科杂志,2015,53(1):17-24.

［2］MENILLO AM,LEE LS,PEARSON-SHAVER AL. Atrial septal defect［M］.
Treasure Island:StatPearls Publishing,2021.

［3］Cambridge University Press. Guidelines for the management of congenital
heart diseases in childhood and adolescence［J］. Cardiol Young,2017,27
(S3):S1-S105

第四节　动脉导管未闭

【概述】

动脉导管未闭(patent ductus arteriosus,PDA)为先天性心脏病常
见类型之一,其发病率占先天性心脏病发病总数的 10%~21%。具有
早产儿及低体重儿发病率高、女性较多见等特点。胎儿期动脉导管
是血液循环的重要通道,出生后呼吸建立,流经动脉导管的动脉血氧
升高,同时经肺循环清除的前列腺素 E_2(prostaglandin E_2,PGE_2)增加,
PGE_2 水平下降,动脉导管收缩,通常 72 小时内形成功能性关闭。约
80% 的婴儿在生后 3 个月、95% 的婴儿在生后一年内解剖学上完全
关闭。若生后 3 个月仍持续开放,即称动脉导管未闭。未成熟儿动
脉导管发育不良,其氧敏感性钾离子通道对氧分压的反应低于成熟
儿,故早产儿动脉导管未闭发病率高,胎龄 <28 周的早产儿动脉导
管未闭的发病率高于 75%,出生体重 <1 500g 的早产儿发生率高达
50%~70%。

动脉导管未闭病因尚不明确,遗传因素和环境因素是其主要
病因。

根据未闭动脉导管(图 1-10)的大小、长短和形态,可分为五型。
①管型:导管长度多在 0.7~1cm,直径大小不等;②漏斗型:长度与管
型相似,但其主动脉端粗大,向肺动脉端逐渐变窄;③窗型:肺动脉与
主动脉紧贴,两者之间为一孔道,直径往往较大;④动脉瘤型:导管两
端细,中间呈瘤样扩张;⑤哑铃型:导管两端粗,中间细。

由于胎儿血液循环的特点,胎儿时期动脉导管的存在是正常生
理所必需的,血流方向是右向左。出生后由于主动脉的收缩压和舒张

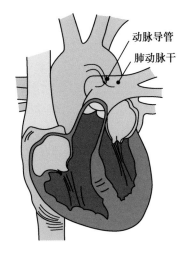

图 1-10 动脉导管未闭血流图

压均高于肺动脉,故产生左向右的连续性分流。患儿症状出现的时间及轻重主要与动脉导管直径大小及肺血管阻力有关。直径小者分流量小,几乎不会引起血流动力学的改变,可终生无明显症状。直径大者导致过多血液经导管从主动脉分流入肺动脉,使得肺血流量明显增多,回流至左心房、左心室容量增多,进而扩大。由于高压力的主动脉血流直接冲击肺动脉使肺循环阻力增加,长时间的容量和压力负荷增加使肺小动脉管壁增厚,肺动脉高压逐渐由动力性转变为阻力性。当肺循环阻力增加至等于或高于体循环阻力时,即形成右向左为主的分流,则为艾森门格综合征,患儿可能失去治疗机会。

【诊断】

1. 临床表现 与导管直径、分流量、肺阻力有关。动脉导管直径小者临床上可无症状,仅听诊时闻及杂音甚至无杂音。导管直径大者可有体循环血量减少和肺循环血量增加的表现,如咳嗽、气促、喂养困难及生长发育落后等。胸骨左缘第2肋间闻及粗糙响亮的连续性机器样杂音,占整个收缩期与舒张期,于收缩末期最响,杂音向左锁骨下、颈部和背部传导,当肺血管阻力增高时,杂音的舒张期成分可能减弱或消失。分流量大者因相对性二尖瓣狭窄而在心尖部可闻及较短的舒张期杂音。肺动脉瓣区第二心音增强。婴幼儿期因肺动脉压力较高,主、肺动脉压力差在舒张期不显著,往往仅听到收缩期杂音;当合并肺动脉高压或心力衰竭时,亦仅有收缩期杂音。由于舒张压降低,脉压增宽,可出现周围血管征,如水冲脉、甲床毛细血管搏动、股动脉枪击音等。当肺动脉压力逐渐升高时,左向右分流明显减少直至停止,当肺动脉压力超过主动脉时,产生肺动脉血流逆向分流入主动脉,出现下半身发绀,左上肢有轻度发绀,右上肢正常,即所谓差异性发绀(differential cyanosis)。动脉导管未闭患儿可并发支气管肺炎、充血性心力衰竭、感染性动脉炎、感染性心内膜炎等。

2. **X线检查** 分流量小者,心影正常。分流量大者显示左心室、左心房增大。肺动脉段凸出,肺门血管影增粗,双侧肺野纹理增多。升主动脉、主动脉弓往往增大,动脉导管后因大量血液分流入肺动脉而降主动脉骤然变细,呈现漏斗征,这一特征与室间隔缺损不同,有鉴别意义。合并肺动脉高压时,右心室亦增大。当婴儿有心力衰竭时,可见肺淤血表现。发生阻力性肺动脉高压时,肺门处肺动脉总干明显增粗,而远端肺小动脉变细,呈枯枝样(图1-11)。

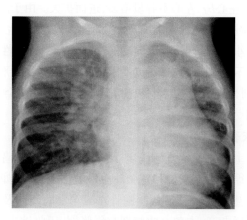

图1-11 动脉导管未闭X线表现

3. **心电图**　分流量小者心电图可正常。分流量中等者可示电轴正常,左心房大,左心室高电压或左心室肥大,R_{V5}、R_{V6}高大,Q_{V5}、Q_{V6}增深,T_{V5}、T_{V6}高尖对称。分流量大或肺动脉压较高时,电轴可正常或左偏,双心室肥大,V_3、V_4的 R 波与 S 波均高大。肺动脉压力与体循环压力相等时,电轴可右偏,右心室显示收缩期负荷加重。

4. **超声心动图**　主要的确诊手段。二维超声心动图可以直接探查到未闭合的动脉导管,常选用胸骨旁肺动脉长轴切面或胸骨上窝主动脉长轴切面。脉冲多普勒在动脉导管开口处可以探测到典型的收缩期与舒张期连续性湍流频谱。彩色多普勒在肺动脉内可见红色血流出自降主动脉,通过未闭动脉导管沿肺动脉外侧壁向肺动脉瓣方向分流(图 1-12);重度肺动脉高压,当肺动脉压超过主动脉压时,可见蓝色血流自肺动脉经未闭动脉导管进入降主动脉。

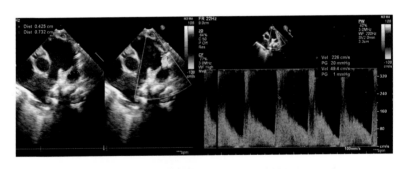

图 1-12　动脉导管未闭超声心动图表现

5. **心导管检查及心血管造影**　当肺血管阻力增加或疑有其他合并畸形时需行心导管检查,血气分析可见肺动脉血氧含量较右心室高。需测量肺动脉压力并计算肺血管阻力。心导管径路可以从肺动脉通过未闭动脉导管进入降主动脉。在主动脉峡部注入造影剂可显示未闭的动脉导管,且肺动脉同时显影,造影能明确未闭动脉导管的位置、形状及大小(图 1-13)。

【**鉴别诊断**】

1. **主-肺动脉窗**　与动脉导管未闭较难鉴别。主-肺动脉窗多为

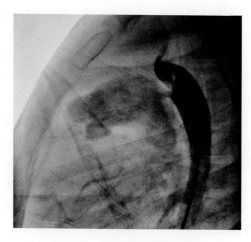

图 1-13　动脉导管未闭造影图

收缩期杂音,在胸骨右缘上部最响。超声心动图可显示主-肺动脉间隔缺损。右心导管检查,导管可经缺损进入升主动脉,而后者进入降主动脉。

2. 室间隔缺损并发主动脉瓣关闭不全　与动脉导管未闭相似,有脉压增大的表现。但其杂音为室间隔缺损的收缩期杂音和主动脉瓣反流的舒张期杂音,而非连续性杂音,超声心动图可明确诊断。

3. Valsalva 窦瘤破裂　往往发病年龄大,突然发病,进展快,出现明显心力衰竭,听诊连续性杂音位置表浅,超声心动图可探明病变部位。

4. 冠状动静脉瘘　有连续性杂音,但听诊杂音位置表浅,部位不同可鉴别。CT 或心血管造影可明确诊断。

【治疗】

1. 药物治疗　防治呼吸道感染、心力衰竭及感染性心内膜炎。早产儿 PDA 按照是否有显著的左向右分流分为症状性和非症状性,症状性 PDA 可行药物或手术治疗,生后一周内使用吲哚美辛或布洛芬促进动脉导管关闭。吲哚美辛 0.2mg/kg,共 3 剂,每剂间隔 12~24

小时,静脉给药或胃管鼻饲;布洛芬口服第 1 剂 10mg/kg,第 2、3 剂 5mg/kg,间隔 24 小时。仍有 10% 的患儿需手术治疗。早产儿非症状性 PDA 有自然闭合的可能,可动态观察。

值得注意的是,一些肺循环或体循环动脉导管依赖的先天性心血管畸形,如完全性大血管转位、肺动脉闭锁、三尖瓣闭锁、严重的肺动脉狭窄、左心发育不良综合征等,动脉导管对维持患婴生命至关重要,此时应用 PGE$_2$ 维持动脉导管开放。

2. **手术治疗**　分为介入治疗和外科手术治疗。

(1) 适应证与禁忌证:诊断明确均可手术治疗,不受年龄和体重限制。反复发生呼吸道感染、难以控制的心力衰竭、合并肺动脉高压的患儿,包括应用吲哚美辛无效或禁忌的早产儿,均应及早手术。若出现艾森门格综合征,已有右向左分流为主且内科治疗无改善、出现差异性发绀时则为手术禁忌。

(2) 介入治疗:经皮动脉导管封堵术应用广泛并成为 PDA 的首选治疗方法(图 1-14)。根据动脉导管的大小和形态可选用不同的封堵装置,目前常用的 PDA 封堵器有 Amplatzer 封堵器(第Ⅰ代和第Ⅱ代)、国产蘑菇型封堵器、成角型封堵器、血管塞封堵器(第Ⅰ代和第Ⅱ代)及弹簧圈。

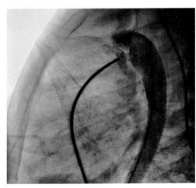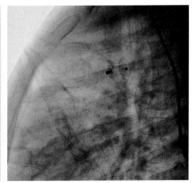

图 1-14　动脉导管未闭经皮动脉导管封堵治疗

1）介入治疗指征：

Ⅰ类：PDA 伴有明显左向右分流，并且合并充血性心力衰竭、生长发育迟缓、肺循环充血以及左心房或左心室扩大等表现之一者，且患儿体重及解剖条件适宜，推荐行经导管介入封堵术。

Ⅱa 类：心腔大小正常的左向右分流的小型 PDA 患儿，如果通过标准的听诊技术可闻及杂音，可行经导管介入封堵术。

Ⅱb 类：①标准听诊技术不能闻及杂音的"沉默型"PDA 伴有少量左向右分流（包括外科术后或者介入术后残余分流）；②PDA 合并重度肺动脉高压，动脉导管水平出现以左向右分流为主的双向分流，如果急性肺血管扩张试验阳性，或者试验性封堵后肺动脉收缩压降低 20% 或 30% 以上，且无主动脉压力下降和全身不良反应者，可以考虑介入封堵。

Ⅲ类：①依赖于动脉导管的开放维持有效肺循环或体循环的心脏畸形者；②PDA 合并严重肺动脉高压，动脉导管水平出现双向分流或者右向左分流，并且急性肺血管扩张试验阴性者。

2）介入治疗常见并发症：残余分流、溶血、血栓栓塞、血小板减少、封堵器移位导致的肺动脉或者外周动脉栓塞、封堵器致肺动脉或降主动脉狭窄、一过性高血压等。

3）介入治疗随访：术后第 1 个月、3 个月、6 个月、12 个月及以后每年常规随访心电图及心脏超声。中长期随访表明 PDA 介入术后可获得良好预后，尚无远期严重并发症的报道。

（3）外科手术治疗：外科手术只适用于非手术关闭技术不能应用的患者，如早产儿粗大动脉导管未闭、窗型动脉导管未闭或小婴儿粗大动脉导管未闭外周血管条件不能满足等。肺血管梗阻性病变是手术禁忌。标准方法是非体外循环下经左后侧胸切口结扎或切断缝合动脉导管。并发症罕见，包括喉返神经损伤（声音嘶哑）、左膈神经损伤（左半侧膈肌麻痹）或胸导管损伤（乳糜胸）；仅行结扎术的患儿可能发生动脉导管再通。

➢ 附:动脉导管未闭诊治流程图

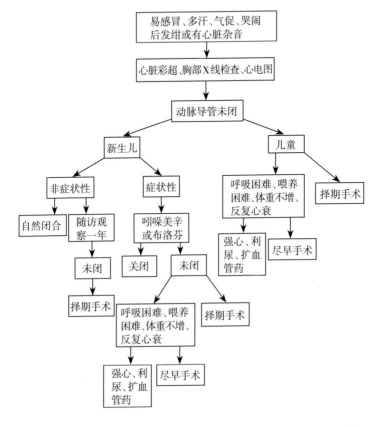

易感冒、多汗、气促、哭闹后发绀或有心脏杂音

心脏彩超、胸部X线检查、心电图

动脉导管未闭

新生儿 | 儿童

非症状性 | 症状性

呼吸困难、喂养困难、体重不增、反复心衰 | 择期手术

自然闭合 | 随访观察一年 | 吲哚美辛或布洛芬

强心、利尿、扩血管药 | 尽早手术

未闭 | 关闭 | 未闭

择期手术 | 呼吸困难、喂养困难、体重不增、反复心衰 | 择期手术

强心、利尿、扩血管药 | 尽早手术

（段君凯）

参考文献

［1］MALVIYA MN, OHLSSON A, SHAH SS. Surgical versus medical treatment with cyclooxgenase inhibitors for symptomatic patent ductus arteriosus in preterm infants［J］. Cochrane Database Syst Rev, 2013（3）: CD003951.

［2］周爱卿, 蒋世良. 先天性心脏病经导管介入治疗指南[J]中华儿科杂志, 2004, 42: 234-239.

［3］中国医师协会儿科医师分会先天性心脏病专家委员会,中华医学会儿科学分会心血管学组,《中华儿科杂志》编辑委员会.儿童常见先天性心脏病介入治疗专家共识[J].中华儿科杂志,2015,53(1):17-24.

［4］孙锟,沈颖,黄国英.小儿内科学[M].6版.北京.人民卫生出版社,2020:257-260.

［5］蔡威,张潍平,巍光辉.小儿外科学[M].6版.北京.人民卫生出版社,2020:300-303.

［6］中华医学会心血管病学分会结构性心脏病学组,中国医师协会心血管内科医师分会结构性心脏病专业委员会.中国动脉导管未闭介入治疗指南[J].中国介入心脏病学杂志,2017,25(5):241-248

第五节　房室间隔缺损

【概述】

房室间隔缺损(atrioventricular septal defect,AVSD),也称为心内膜垫缺损(endocardial cushion defect,ECD),是由于胚胎发育第4~5周,心内膜垫发育不全或缺如导致的一组以房室瓣周围的间隔组织缺损及房室瓣异常为特征的先天性心脏畸形。根据房室间隔缺损的范围和房室瓣异常的程度,分为三型:部分型(partial type)、完全型(complete type)和过渡型(intermediate type)。

1. **部分型房室间隔缺损(PAVSD)**　只存在心房水平分流,不存在心室水平分流。原发孔型房间隔缺损,常合并左侧房室瓣叶裂缺(cleft)以及裂缺瓣叶导致的不同程度的房室瓣反流。

2. **完全型房室间隔缺损(CAVSD)**　既存在心房水平分流,也存在心室水平分流。共同房室瓣的上桥叶(superior bridging leaflet)和下桥叶(inferior bridging leaflet)横跨左、右心室,形成了原发孔型房间隔缺损、非限制性流入道型室间隔缺损和由共同房室瓣构成的共同房室瓣口。针对CAVSD的解剖特点,Rastelli分型是目前最常使用的分型标准,分为Rastelli A、B和C三个亚型。

(1)Rastelli A型:是CAVSD的最常见类型,约占AVSD的75%。

上桥叶在室间隔嵴上方被完全分割开,上桥叶的左、右心室部分的腱索分别附着于室间隔嵴两侧上方,但下桥叶则很少存在分割。

(2) Rastelli B 型:是 CAVSD 的罕见类型。左侧房室瓣的部分腱索骑跨至右室面或右侧房室瓣的部分腱索骑跨至左室面。又称房室瓣骑跨(straddling)现象。

(3) Rastelli C 型:占比接近 AVSD 的 25%。共同房室瓣的上桥叶完整、连续,横跨并漂浮于室间隔嵴上方,两者间无腱索附着。该型常合并法洛四联症。

3. 过渡型房室间隔缺损(TAVSD) 介于部分型和完全型之间,同时存在原发孔型房间隔缺损和室间隔缺损。共同瓣下的室间隔缺损被腱索组织填充,心室水平仅少量分流。

【诊断】

1. 临床表现 PAVSD 仅在心房水平存在分流,故其临床症状与继发孔型房间隔缺损症状相似,婴儿早期可无症状,许多在常规体检时因心脏杂音而被确诊。其杂音性质也与继发孔型房间隔缺损相似,表现为胸骨左缘第 2~3 肋间 2/6 级喷射性收缩期杂音,肺动脉瓣区第二心音亢进、固定分裂。左向右分流量较大时,在胸骨左缘下部可闻及三尖瓣相对狭窄的杂音。TAVSD 和 CAVSD 因同时存在心房、心室水平的分流,故气促、喂养困难、生长发育落后、反复呼吸道感染、发绀等症状出现较早。CAVSD 患儿的肺动脉高压进展迅速,在婴幼儿期可以出现不可逆的肺血管病变。在合并 21-三体综合征的 CAVSD 患儿中,严重的肺动脉高压可能会出现得更早。严重房室瓣反流引起的心力衰竭,药物治疗难以缓解。

2. 心电图 各型房室间隔缺损具有相似的心电图特点:①不完全性右束支传导阻滞;②PR 间期延长;③电轴左偏;④aVF 导联呈 rS 形;⑤完全型房室间隔缺损可有左、右心室肥大。

3. X 线检查 PAVSD 的 X 线影像类似于继发孔型房间隔缺损,表现为右心房和右心室扩大、肺血增多、肺动脉段突出。TAVSD 和 CAVSD 的 X 线表现除上述外,还可有心影明显增大,肺动脉段明显突出,肺血明显增多,当有重度肺动脉高压时,肺动脉段可呈瘤样扩张。

4. 超声心动图　PAVSD 在四腔心切面可显示房间隔下段回声连续性中断,二尖瓣前叶分裂或三尖瓣隔叶发育异常,左心室短轴切面可观察二尖瓣瓣裂,呈"八"字形开放,分裂瓣叶边缘增厚。右心房和右心室扩大、肺血增多、肺动脉段突出。CAVSD 除具有上述部分型房室间隔缺损的表现外,还显示为十字交叉结构消失(图 1-15),房间隔下部和室间隔上部回声中断,二尖瓣及三尖瓣分裂,其相邻的部分融合形成前后共瓣,彩色多普勒显示十字交叉部位多处不同起源和时限的花色血流(图 1-16)。

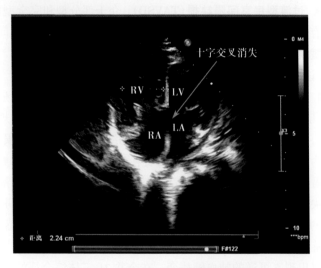

图 1-15　CAVSD:十字交叉结构消失

RA. 右心房;RV. 右心室;LA. 左心房;LV. 左心室。

5. CT 和磁共振检查　多排螺旋 CT(MDCT)成像技术和磁共振进行三维重建后可以清楚地显示心外大血管及肺循环的情况,尤其是合并其他复杂心内外结构畸形时,与超声结合可提高诊断的全面性(图 1-17)。

6. 心导管检查　合并其他复杂心脏畸形或存在重度肺动脉高压或肺血管疾病,建议行心导管检查。心导管检查可以进一步明确解剖和血流动力学特点,包括分流方向和分流量、体/肺循环压

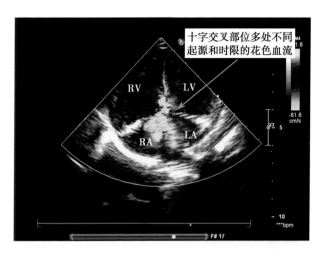

图 1-16 心尖四腔位彩色多普勒显示十字交叉部位多处花色血流

RA. 右心房；RV. 右心室；LA. 左心房；LV. 左心室。

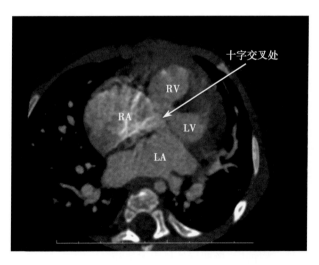

图 1-17 CT 提示房间隔下端近十字交叉处缺损，室间隔上端近十字交叉处缺损，十字交叉结构消失，右心房、右心室扩大

RA. 右心房；RV. 右心室；LA. 左心房；LV. 左心室。

力、阻力和流量、左右心室的压力、室间隔缺损位置和心室发育程度。左心室造影显示"鹅颈征"是房室间隔缺损的特征性影像表现（图 1-18）。

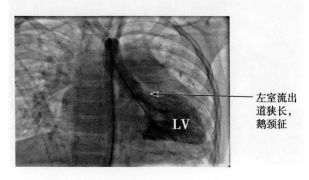

左室流出道狭长，鹅颈征

LV

图 1-18　AVSD左心室造影显示左心室流出道狭长，呈"鹅颈征"

LV：左心室。

【鉴别诊断】

1. **继发孔型房间隔缺损**　一般仅有肺动脉瓣区收缩期杂音，不伴有二尖瓣、三尖瓣关闭不全的杂音。心电图表现为右束支传导阻滞、电轴右偏、右心室肥大，而房室间隔缺损表现为 PR 间期延长，电轴左偏。超声心动图检查可辅助诊断。

2. **室间隔缺损**　巨大室间隔缺损的临床表现与完全型房室间隔缺损相似。超声心动图可明确诊断。

【治疗】

1. **内科治疗**　房室间隔缺损没有自然闭合的可能，必须早期进行手术治疗。内科治疗仅限于生后早期即出现心力衰竭的患儿，主要给予强心、利尿、扩血管等抗心力衰竭治疗，并积极预防和控制呼吸道感染。稳定病情后，择期行外科手术治疗。

（1）正性肌力药物

1）洋地黄制剂：地高辛，每天 10μg/kg，分 2 次，每 12 小时 1 次，口服，注意监测血药浓度。

2）磷酸二酯酶抑制剂：米力农，静脉负荷量为 25~75μg/kg，静脉注射时间 >10 分钟；继以 0.25~1.0μg/（kg·min）静脉滴注维持；一般用药时间为 7~10 天。

（2）利尿剂

1）呋塞米：口服或静脉推注，每次 0.5~2.0mg/kg，每 6~24 小时 1 次；最大剂量 6mg/（kg·d）。静脉持续滴注，0.05~0.40mg/（kg·h）。

2）氢氯噻嗪：口服，6 月龄至 2 岁剂量为 1~2mg/（kg·d），1~2 次/d，最大剂量 37.5mg/d；>2 岁为 1~2mg/（kg·d），1~2 次/d，最大剂量为 100mg/d。

3）托拉塞米：口服，0.2~0.8mg/（kg·d），1 次/d；静脉推注，每次 1~2mg/kg，单次最大剂量不超过 20mg。

4）螺内酯：口服，1~3mg/（kg·d），2~4 次/d，最大剂量为 4~6mg/（kg·d），总剂量不超过 100mg/d。

（3）血管扩张剂

1）硝普钠：静脉持续滴注，从小剂量 0.5μg/（kg·min）开始，常用 2.0~4.0μg/（kg·min），最大剂量 8.0μg/（kg·min）。

2）哌唑嗪：口服，每次 0.005~0.025mg/kg，每 6~8 小时 1 次。

（4）控制感染：有细菌感染时，立即选用敏感抗生素控制感染，有条件者可给予静脉注射丙种球蛋白支持治疗。

2. 外科治疗　除极少数房室间隔缺损很小，又不伴房室瓣反流的患者外，几乎所有的房室间隔缺损患儿均需要外科手术治疗。CAVSD 的诊断即是外科手术指征。推荐出生后 3~6 个月择期手术。若出现心功能不全、反复呼吸道感染、呼吸机依赖和重度肺动脉高压等症状时，建议尽早手术。合并肺动脉狭窄或法洛四联症的 CAVSD 患者，手术时机可适当推迟至 6 个月~1 岁。重度肺动脉高压［肺血管阻力（pulmonary vascular resistance，PVR）>6WU］可增加解剖矫治手术的早期死亡率。

➤ 附:房室间隔缺损诊治流程图

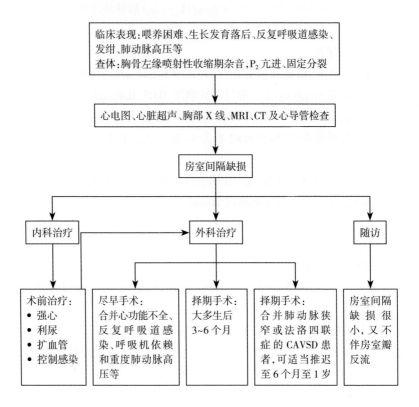

临床表现:喂养困难、生长发育落后、反复呼吸道感染、发绀、肺动脉高压等
查体:胸骨左缘喷射性收缩期杂音,P₂亢进、固定分裂

心电图、心脏超声、胸部 X 线、MRI、CT 及心导管检查

房室间隔缺损

内科治疗　　外科治疗　　随访

术前治疗:
● 强心
● 利尿
● 扩血管
● 控制感染

尽早手术:
合并心功能不全、反复呼吸道感染、呼吸机依赖和重度肺动脉高压等

择期手术:
大多生后3~6 个月

择期手术:
合并肺动脉狭窄或法洛四联症的 CAVSD 患者,可适当推迟至 6 个月至 1 岁

房室间隔缺损很小,又不伴房室瓣反流

（陈　智）

参考文献

[1] 陈寄梅,李守军.先天性心脏病外科治疗中国专家共识(六):完全型房室间隔缺损[J].中国胸心血管外科临床杂志,2020,27(7):725-731.

[2] BUSH D,GALAMBOS C,IVY DD,et al. Clinical characteristics and risk factors for developing pulmonary hypertension in children with down syndrome [J]. J Pediatr,2018,202(11):212-219.

[3] RASTELLI GC,ONGLEY PA,KIRKLIN JW,et al. Surgical repair of the

complete form of persistent common atrioventricular canal [J]. J Thorac Cardiovasc Surg, 1968, 55 (3): 299-308.

[4] 中华医学会儿科学分会心血管学组, 中国医师协会心血管内科医师分会 儿童心血管专业委员会, 《中华儿科杂志》编辑委员会. 儿童心力衰竭诊 断和治疗建议(2020 年修订版)[J]. 中华儿科杂志, 2021, 59 (4): 84-92.

第六节　主-肺动脉间隔缺损

【概述】

主-肺动脉间隔缺损(aortopulmonary septal defect, APSD), 又称 主-肺动脉窗(aortopulmonary window, APW), 是由于胚胎期圆锥动脉 干间隔发育不完全所致, 发病率较低, 占先天性心脏病的 0.2% 左右。 根据缺损的位置不同可分为三型: Ⅰ型, 为近端缺损, 缺损位于升主动 脉与主肺动脉之间, 邻近于半月瓣上方, 为最常见类型; Ⅱ型, 为远端 缺损, 缺损位于升主动脉远端并与右肺动脉交通, 此型常合并右肺动 脉起源于主动脉, 缺损远离半月瓣而近邻主动脉弓; Ⅲ型, 主-肺动脉 间隔几近全部缺损, 但双半月瓣瓣环及瓣叶完整, 较罕见。APSD 约 50% 为单发畸形, 当合并其他畸形时常见于法洛四联症、降主动脉缩 窄或离断、室间隔缺损、动脉导管未闭、右冠状动脉起始于肺动脉、右 位主动脉弓等。Ⅱ型 APSD 同时合并右肺动脉起源于主动脉、动脉导 管未闭、主动脉峡部发育不良, 称为 Berry 综合征。

APSD 的自然病程取决于缺损大小和肺血管阻力, 能够在发生不 可逆肺血管病变之前, 即婴儿期手术最为理想。合并其他严重畸形而 未得到治疗的患儿, 绝大部分死于心力衰竭, 只有少部分存活至青少 年或成人期。

【诊断】

1. 临床表现　由于 APSD 的缺损位于主动脉和肺动脉之间, 故 其病理生理及血流动力学与粗大动脉导管未闭极为相似, 即表现为 左向右分流及左心容量负荷增加征象。气促、多汗、喂养困难、体重不 增、反复呼吸道感染是常见症状。除非有严重的肺血管病变, 一般无发绀表现。APSD 患儿心力衰竭、肺动脉高压及早期肺血管阻塞性病变比动脉导管未闭患儿出现得早。如果合并主动脉弓离断或主动脉重度狭窄，在动脉导管关闭后，可出现急性循环衰竭和酸中毒。

体检时可发现心脏增大，胸骨左缘第 3 或第 4 肋间听到收缩期杂音，少数患儿可有连续性杂音，同一部位可扪及收缩期震颤，肺动脉第二心音亢进或分裂，脉压增大，有水冲脉。

2. **心电图** 常表现为右心室肥大或双心室肥大征象。

3. **X 线检查** 表现为典型的左向右分流型先天性心脏病征象，即心影增大、肺血增多、肺动脉段突出、主动脉结缩小。

4. **超声心动图** 由于缺损较大，故超声心动图诊断相对容易。剑突下流出道长轴、胸骨旁大动脉短轴、胸骨上窝长轴和短轴切面均可看到此畸形（图 1-19）。超声心动图可以明确缺损的大小、位置，明确分流的方向、时相和速度，还可以测量左心房、左心室内径以及室壁运动幅度以明确左心容量负荷增加的情况。降主动脉内见到明显舒张期逆向血流时应考虑此诊断。超声心动图还有助于诊断或除外其他畸形。

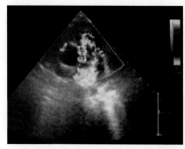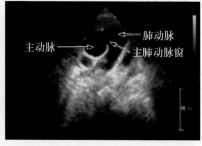

图 1-19 主-肺动脉间隔缺损超声心动图

5. **CT 血管成像**（computed tomography angiography，CTA） 可以作为 APSD 定性诊断、分型诊断的"金标准"。超声心动图容易受声窗、体位、体型的影响，对 APSD 检出及分型时可能有误诊或漏诊发生，而 CTA 对心外大血管及肺循环的显示优于超声心动图（图 1-20、图 1-21），并且在三维重建后可以清晰显示主动脉、肺动脉的形态和关

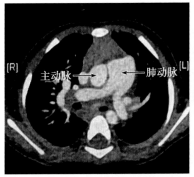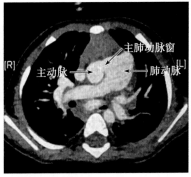

图 1-20 主-肺动脉间隔缺损Ⅰ型 CTA 图

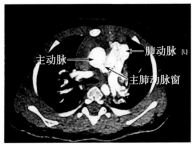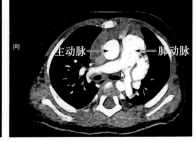

图 1-21 主-肺动脉间隔缺损Ⅱ型 CTA 图

系。超声心动图和心脏大血管 CTA 结合可以大大减少对有创心血管造影的依赖。

6. **心导管检查及造影** 一般不需要行心导管检查和造影,此项检查的主要目的为测定肺动脉压力并计算肺血管阻力,以明确有无手术指征。如果右心导管可以从肺动脉直接进入升主动脉和主动脉弓部,即可明确 APSD 的诊断,选择性升主动脉造影,可见 APSD,肺动脉同时显影。

【鉴别诊断】

易与动脉导管未闭、永存动脉干相混淆,需与之鉴别。

1. **动脉导管未闭** 胎儿期连接主肺动脉与降主动脉的动脉导管出生后未能闭合即为动脉导管未闭,其临床症状、杂音与 APSD 类似,单纯靠临床表现难以鉴别。超声心动图和彩色多普勒可以准确鉴别绝大多数病例,只有在考虑到可能存在肺血管病变或需要判定合并畸形时,才有进行其他检查的适应证。CTA检查可以很容易地鉴别动脉导管未闭和APSD。右心导管检查时,前者导管进入降主动脉,而后者导管则可经肺动脉进入升主动脉和主动脉弓。心血管造影检查可显示缺损的部位。

2. **永存动脉干**　鉴别要点是APSD存在两组半月瓣,两根大动脉分别发自心底部,升主动脉与肺动脉之间相通,右室流出道和肺动脉瓣发育正常。而永存动脉干则仅存在一组半月瓣,单独一根大动脉自心底部发出,所有肺动脉血流、冠状动脉血流及体循环血流均来自这一大动脉干。超声心动图和彩色多普勒具有鉴别诊断价值,应该进行多切面探查评估。心脏大血管CTA可以作为"金标准"对永存动脉干进行定性、分型诊断,应用CTA检查可以很容易地与APSD相鉴别。

【治疗】

1. **药物治疗**　APSD的药物治疗与粗大动脉导管未闭的治疗相同,主要为对症支持治疗,积极预防和控制呼吸道感染,控制心力衰竭。如果合并主动脉弓离断或主动脉重度狭窄,需要应用前列腺素 E_1 使动脉导管保持开放。如果出现急性循环衰竭,应使用快速的正性肌力药物,并争取尽早手术治疗。

2. **介入治疗**　有零星的报道阐述了经心导管介入治疗的方式来关闭APSD。如果缺损较小、离半月瓣较远,并且冠状动脉开口清晰可见,可以行心导管堵闭,但是长期结果尤其是残余分流和肺动脉狭窄程度仍未知。总的来说,大多数缺损太大或者过于靠近半月瓣的患儿无法使用心导管输送装置来进行安全的堵闭。

3. **手术治疗**　APSD患儿症状重、病情发展快,极易并发心力衰竭和严重肺部感染,且早期即可发生肺动脉高压,预后不佳,故一旦确诊应尽早手术治疗。对于可能已经发生了肺血管病变才确诊的缺损非常巨大的患儿,必须进行心导管检查对其进行仔细的评估。近期有报道,即使是有严重肺动脉高压和肺阻力明显增高的APSD患儿,仍然可以成功进行手术矫治,并且大部分长期预后较好。手术方式主张体外循环下补片修补,合并其他畸形一般同期矫治。

> 附:主-肺动脉间隔缺损诊治流程图

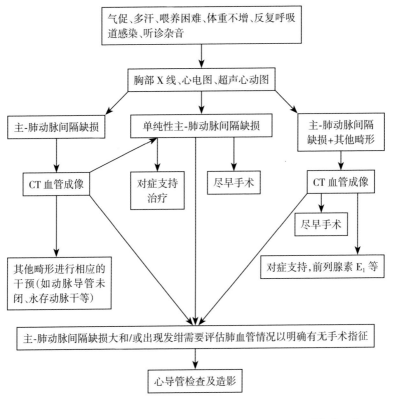

（张惠丽）

参考文献

[1] GOWDA D,GAJJAR T,RAO JN,et al. Surgical management of aortopulmonary window:24 years of experience and lessons learned [J]. Interact Cadiovasc Thorac Surg,2017,25(2):302-309.

［2］TALWAR S,AGARWAL P,CHOUSHARY SK,et al. Aortopulmonary window:morphology,diagnosis,and long-term results［J］. J Card Surg, 2017,32(2):138-144.

［3］TALWAR S,SIDDHARTH B,GUPTA SK,et al. Aortopulmonary window: results of repair beyond infancy［J］. Interact Cardiovasc Thorac Surg,2017, 25(5):740-744.

［4］KUMAR V,SINGH RS,THINGNAM SKS,et al. Surgical outcome in aortopulmonary window beyond the neonatal period［J］. J Card Surg,2019, 34(5):300-304.

［5］TALWAR S,KESHRI VK,GUPTA SK,et al. Valved patch closure of aortopulmonary window［J］. Asian Cardiovasc Thorac Ann,2018,26(5): 396-399.

［6］GUZETAS A,UGAN AS,TANIDIR IC,et al. Transcatheter closure of aortopulmonary window in infants with amplatzer duct occluder-I［J］. Acta Cardiol Sin,2021,37(3):305-308.

［7］TALWAR S,MAKHIHA N,ARORA Y,et al. An unusual combination of discreet subaortic membrane,aortopulmonary window,severe aortic insufficiency and rheumatic mitral regurgitation［J］. Indian J Thorac Cardiovasc Surg,2018,34(3):394-397.

［8］JONAS RA. 先天性心脏病外科综合治疗学［M］. 刘锦纷,译 . 北京:北京大学医学出版社,2009:187-199.

第七节 肺动脉狭窄

【概述】

肺动脉狭窄(pulmonary artery stenosis,PS)为右心室流出道梗阻的先天性心脏病,根据狭窄的部位可分为瓣膜部、瓣下(漏斗部)、瓣上、肺动脉干以及肺动脉分支狭窄,可呈单纯型或合并其他心血管畸形。肺动脉狭窄的发生率约占所有先天性心脏病患儿的25%~30%,其中以单纯肺动脉瓣狭窄最为常见,约占先天性心脏病患儿的

8%~12%,占所有右室流出道梗阻性病变的 80%~90%。肺动脉狭窄常伴发其他先天性心脏病,如法洛四联症、单心室等。

单纯肺动脉瓣狭窄时,瓣膜增厚、瓣缘互相融合或无交界,仅有中央的小孔可通过血流。右心室大小通常正常,但在极重度肺动脉瓣狭窄的婴儿,右心室可发育不良。肺动脉瓣发育不良包括瓣膜增厚、不规则、瓣膜无启闭活动、不同程度的瓣环小,常见于 Noonan 综合征。

漏斗部狭窄常位于入口处,肺动脉瓣正常。单纯漏斗型肺动脉狭窄罕见,往往伴有大型室间隔缺损,如法洛四联症。

肺动脉瓣上狭窄,可单独存在或伴有其他先天性心脏病,在所有先天性心脏病中占 2%~3%。狭窄可以单一累及主肺动脉,也可累及肺动脉分支及多支动脉,也可以是局限性瓣上狭窄。常见的伴发畸形有肺动脉瓣狭窄、法洛四联症及主动脉瓣上狭窄等;外周肺动脉狭窄常伴有先天性综合征,如 Willianm 综合征、Noonan 综合征、Alagille 综合征及 Silver-Russell 综合征。

与大多数先天性心脏病一样,大多数肺动脉狭窄没有明确的致病原因。少数肺动脉瓣狭窄与 Noonan 综合征等基因缺陷有关。单纯周围性肺动脉狭窄,目前认为可能与宫内风疹病毒感染有关。

【诊断】

1. **临床表现** 轻度肺动脉狭窄可完全无症状;中度狭窄患儿可有运动后气促或易疲劳,部分患儿常因体检发现心脏杂音而就诊;重度狭窄患儿可有右心衰竭或运动后胸痛,甚至在体力活动时出现晕厥甚至猝死;极重度狭窄的新生儿表现为喂养困难、呼吸困难、心力衰竭及发绀。

患儿的生长发育往往正常,即使有右心衰竭者亦不消瘦,面容往往圆硕,大多无发绀,狭窄严重者可产生周围性发绀,面颊和指端可暗红;如心房水平(卵圆孔)存在右向左分流,狭窄严重患儿可产生中央性发绀;如存在大型房间隔缺损,生后即可有严重发绀,后期可出现杵状指/趾及红细胞增多,但有蹲踞者罕见。

如果颈静脉有明显的搏动,提示狭窄严重,此种收缩期的搏动在肝区亦可摸到,心力衰竭时搏动可不明显;心前区较饱满,但明显隆起者较少;胸骨左缘上方可触及右心室的抬举性搏动和收缩期震颤,心力衰竭时震颤减弱或消失,新生儿可无震颤;听诊时在胸骨左缘上部可闻及喷射性收缩期杂音,此杂音为本病的主要体征,强度2/6~5/6级,向左上胸、心前区、颈部、腋下及背面传导,杂音越强、持续时间越长提示狭窄越重;轻至中度狭窄者可听到收缩早期喀喇音,狭窄越重,喀喇音越早,甚至与第一音相重叠,使第一音呈金属样的声响。喀喇音的出现通常提示瓣膜柔韧度尚可,是单纯肺动脉瓣狭窄的特征之一。第二心音可出现宽分裂,肺动脉瓣区第二音可以减弱甚至消失。心力衰竭时可出现肝大。

肺动脉瓣上或漏斗部狭窄以及肺动脉分支狭窄的杂音与肺动脉瓣狭窄相似,但通常不伴有喀喇音,此亦作为临床鉴别点。

2. 胸部 X 线　肺动脉瓣狭窄患儿心脏大小通常正常,但肺动脉主干可突出,系狭窄后扩张所致;心力衰竭时可有心脏扩大;肺血管影一般正常,但重度狭窄者肺血管影可减少;极重度肺动脉狭窄的新生儿表现为肺血减少和不同程度的心脏扩大。瓣上或漏斗部狭窄由于无狭窄后扩张,肺动脉主干无突出。

3. 心电图　轻度肺动脉狭窄者心电图可正常;中度肺动脉狭窄者,90% 以上会出现心电图改变,主要表现为额面电轴右偏,右胸导联 R 波异常增高,右心室肥大;重度肺动脉狭窄患儿心电图可以出现右胸导联 T 波倒置,ST 段压低,V_1 导联 P 波高耸,提示右心房扩大,右心房压力明显增高,并有右心室肥大伴心肌劳损表现。极重度肺动脉狭窄的新生儿由于右心室发育不良和左心室相对较大而呈现左心室肥大。

4. 超声心动图　是目前诊断肺动脉狭窄的最可靠和简便的诊断方法,可判断是瓣膜狭窄、漏斗部狭窄还是瓣上狭窄。二维超声心动图可以直接观察到肺动脉瓣的厚度和收缩时的开启情况,亦可显示狭窄后的扩张,如狭窄后扩张不明显,需注意是否合并瓣上或漏斗部狭窄。同时,还可以显示右心室发育的程度以及三尖瓣是否有合并畸形。多普勒超声可观察心房水平有无分流,并可估测肺动脉瓣狭窄的跨瓣压差,从而判断肺动脉瓣狭窄的严重程度。

超声心动图估测的肺动脉瓣跨瓣压差和心导管测量值有很好的

相关性。通常右心室压力小于左心室压力 50%，跨瓣压差 40mmHg
以下为轻度狭窄；右心室压力占左心室压力 50%~75%，跨瓣压差在
40~70mmHg 为中度狭窄；右心室压力超过左心室 75%，且跨瓣压差
超过 70mmHg 为重度狭窄。

瓣膜发育不良的特点是明显增厚、瓣叶固定不动且瓣环发育不
良；新生儿超声测量的压差可能会低估肺动脉狭窄的程度，因为肺动
脉压比正常高；合并右心功能不全时，超声心动图可能会低估狭窄的
严重程度。

对于极重度肺动脉瓣狭窄的新生儿，需观察右心室发育情况（是
否存在三部分：流入道、流出道、肌小梁），三尖瓣形态，并测量瓣环直
径、观察有无右心室依赖性冠状动脉循环。

5. **其他进一步检查** 如怀疑为肺动脉瓣上或瓣下、分支肺动脉
狭窄，可进行心脏 CT 或磁共振血管成像（MRA）检查。心导管检查及
造影一般不是必需的，通常是在进行介入治疗时进行。进行心导管检
查时，需要测量自肺动脉到右心室的压差，并造影显示肺动脉狭窄的
部位及肺动脉瓣发育的情况。

【鉴别诊断】

1. **室间隔缺损** 婴幼儿肺动脉狭窄的收缩期杂音有时位置较
低，难与小的室间隔缺损杂音鉴别。但肺动脉瓣狭窄者具有肺动脉瓣
区第二心音减弱、心电图显示右心室大，X 线表现为肺血少、右心室肥
厚、肺动脉段突出等，可与室间隔缺损相区别。超声心动图通常可以
明确鉴别此两类疾病。

2. **房间隔缺损** 房间隔缺损产生的肺动脉瓣区的收缩期杂音通
常较为柔和，肺动脉瓣区第二心音增强并伴有固定分裂，心电图表现
为不完全右束支传导阻滞，X 线肺血增多等特点，可以和肺动脉瓣狭
窄相区别。超声多普勒可以显示通过房间隔缺损的左向右分流。

3. **法洛四联症** 法洛四联症通常有渐进性发绀，部分不典型四
联症表现可以和肺动脉狭窄相似。通常法洛四联症的 X 线表现为肺
缺血，同时伴有肺动脉段凹陷。而单纯肺动脉瓣狭窄大多为肺动脉段
扩张。超声心动图可以明确区分此两类疾病。

【治疗】

轻度肺动脉狭窄如果没有症状或者右心室负荷过重的表现,可以定期随访。中至重度肺动脉狭窄均需干预。

1. 内科治疗

(1)极重度肺动脉瓣狭窄并有发绀的新生儿需要紧急处理,降低死亡率:应用前列腺素 E_1(PGE$_1$)静脉滴注,重新开放动脉导管,暂时缓解病情;可选用瓣膜球囊扩张术;扩张后不能维持有效的经肺动脉瓣的前向血流,需要延长前列腺素静脉滴注时间或应用导管支架或体肺分流手术。

(2)经皮球囊肺动脉瓣膜成形术(PBPV)是任何年龄肺动脉瓣狭窄患儿的首选治疗方法。以往认为发育不良型的肺动脉瓣狭窄不是球囊扩张的适应证,近年的观念认为即使是发育不良型的肺动脉瓣狭窄,PBPV 仍然是首选的治疗方法。如 PBPV 扩张不成功或存在其他合并畸形,外科瓣膜切开也不失为简单有效的方法。

PBPV 的指征:心导管室镇静状态下测定静息跨膜压差超过40mmHg;如果导管测定跨膜压差在 30~39mmHg,也可行球囊扩张术;肺动脉狭窄有临床症状(心绞痛、晕厥、劳力性呼吸困难),且心导管测定跨膜压差超过 30mmHg;球囊扩张术对于瓣膜发育不良的患儿也可以考虑,而且是有效的。如球囊扩张不成功,需要手术治疗。

(3)分支肺动脉狭窄球囊扩张的成功率较低,再狭窄概率很高,多数需支架置入,局部的严重狭窄亦可以进行手术治疗。

(4)轻度狭窄无须治疗,定期随访;中重度狭窄治疗可用球囊导管予以扩张,单纯肺动脉瓣狭窄球囊扩张效果满意,部分患儿再狭窄可再次扩张;除非有严重的肺动脉狭窄(多普勒跨膜压差 >70mmHg),否则通常不必限制患儿活动量。

2. 外科手术 肺动脉瓣狭窄外科手术仅限于合并复杂畸形或无条件做球囊扩张或球囊扩张术不成功者;其他类型梗阻(如瓣上狭窄、漏斗部狭窄、右心室异常肌束)导致显著跨膜压差者需手术治疗;极重度肺动脉瓣狭窄并有心力衰竭的患儿,在球囊扩张不成功或无条件做球囊扩张时,应急诊手术。

▶ 附：肺动脉狭窄诊治流程图

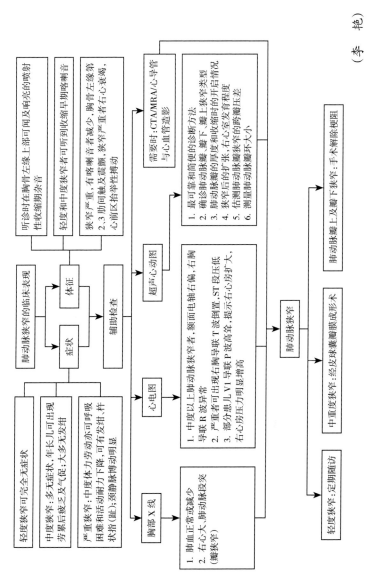

（李　艳）

参考文献

[1] MYUNG K. PARK. 实用小儿心脏病学[M]. 桂永浩,刘芳,译. 6版. 北京:
科学出版社,2017:189-193.

[2] 陈树宝,杨思源. 小儿心脏病学[M]. 4版. 北京:人民卫生出版社,2012:
337-343.

[3] ANDERSON RH,BAKER EJ,MCCARTNET FJ,et al. Paediatric cardiology
[M]. 3rd ed. London:Churchill Livingstone,2009.

[4] ALLEN HD,DRISCOLL DJ,SHADDY RE. Moss and Adams'heart disease in
infants,children and adolescents:including the fetus and young adult [M].
7th ed. Philadelphia:Lippincott Willams & wilkins,2007.

第八节　主动脉狭窄

【概述】

先天性主动脉狭窄(aorta stenosis,AS)是指包括主动脉瓣狭窄、主动脉瓣上狭窄和主动脉瓣下狭窄的一组左室流出道梗阻性先天性心脏病,其中以主动脉瓣狭窄最为常见。狭窄部位可单发或多发,也可与其他心脏畸形并存。新生儿及婴儿期的重度主动脉瓣狭窄可迅速发生心力衰竭,多数在生后数天或几周内死亡。一岁以上患儿则很少出现心力衰竭,可长期存活,其生存时间、猝死发生率与狭窄的严重程度及进展速度有关。

根据病因和病理可进行如下分类:

1. **主动脉瓣狭窄**　最常见的主动脉瓣畸形为二叶瓣畸形,也可见三叶瓣、四叶瓣畸形。各类型主动脉瓣狭窄的共同之处为瓣膜增厚、钙化,发生不同程度的交界融合,从而引起瓣口狭小,左心室向心性肥厚及升主动脉狭窄后扩张。

2. **主动脉瓣下狭窄**　通常为左室流出道主动脉瓣下方2cm之内有一环形或月牙形的纤维性或纤维肌性隔膜与主动脉瓣平行,形成隔膜型主动脉瓣下狭窄;或狭窄段从主动脉瓣向下延伸1~3cm,该狭窄段在左心室心肌表面覆盖一层很厚的纤维组织,使其变得僵硬,形成纤维肌型(管型)主动脉瓣下狭窄。

3. 主动脉瓣上狭窄　通常指主动脉瓣上的升主动脉出现局限性或弥漫性狭窄。主动脉瓣上狭窄与 7 号染色体 q11.23 位点弹性蛋白基因的微缺失有关,可引起弹性蛋白量和质的缺陷,进而导致血管病变、形成特殊面容等临床表现,即 Williams 综合征。狭窄可分为主动脉瓣上方的局限性狭窄和主动脉窦以上升主动脉发育不良甚至累及头臂动脉发育不良的广泛性狭窄。

【诊断】

1. 临床表现　症状轻重取决于狭窄程度。狭窄严重者在新生儿期即可出现心力衰竭,表现为呼吸急促、面色苍白、心动过速、双肺细湿啰音、肝脏增大等,病情可急剧恶化甚至死亡。轻中度狭窄的年长儿多无症状,常因体格检查时发现心脏杂音后进一步检查才确诊本病。随着年龄增长及病情加重可出现易疲劳、活动后气促、心前区疼痛甚至晕厥;个别患者可在剧烈运动后猝死,心肌急性缺血导致的严重心律失常是猝死的主要原因。

体检时,多数患者心尖搏动有力,心脏大小正常或扩大,在胸骨右缘第 2 肋间或左缘第 3、4 肋间触及收缩期震颤,并可闻及粗糙、响亮的收缩期喷射性杂音,向颈部、胸骨上窝及背部传导,在主动脉瓣区可听到收缩早期喷射音。轻至中度狭窄的杂音比重度狭窄响亮,心功能不全时杂音减弱,主动脉瓣区第二心音正常或减弱。若主动脉瓣狭窄合并主动脉瓣关闭不全,则在主动脉瓣区闻及舒张期杂音。

Williams 综合征患者常有特殊面容,表现为前额宽、圆脸、鼻梁宽平、嘴唇厚、下颌尖、牙齿发育异常、发育落后、智力下降、婴儿期高钙血症、多发性外周肺动脉狭窄等。

2. X 线检查　心脏大小正常或轻度至中度增大,以左心室增大为主,严重狭窄者左心房也增大,升主动脉扩张是主动脉瓣狭窄的特征性 X 线表现。

3. 心电图检查　心电图表现与狭窄的严重程度有关,轻度主动脉瓣狭窄者心电图正常,重度狭窄者心电图可显示左心室肥大伴心肌劳损改变,V_1 导联 S 波加深,V_5 导联 R 波振幅增高,Ⅰ、Ⅱ导联及左心前区导联 V_5、V_6 可见 T 波平坦或倒置。

4. **超声心动图** 二维超声心动图可显示左心室壁增厚,胸骨旁左室长轴切面显示主动脉瓣回声增强,瓣膜明显增厚,活动受限,瓣口呈圆顶状(图 1-22A),也可显示有无主动脉瓣上狭窄(图 1-23A)或瓣下狭窄、瓣膜的形态及严重程度。彩色多普勒可显示通过狭窄口的细小五彩湍流(图 1-22B、图 1-23B)。频谱多普勒可通过检测狭窄部位血液流速改变,测得最大流速峰值,计算速度压差。

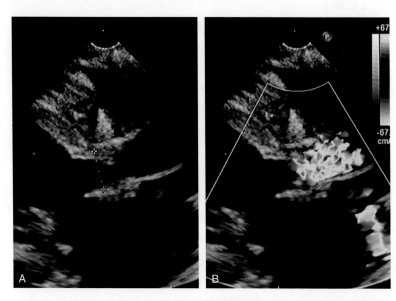

图 1-22 主动脉瓣狭窄

A. 二维超声;B. 彩色多普勒。

5. **心导管和心血管造影** 左心导管检查显示左心室收缩压明显升高,主动脉瓣狭窄时在左心室与主动脉之间连续测压有压力阶差,主动脉瓣上及瓣下狭窄在相应狭窄部位存在压力阶差。通过自左心室至升主动脉的连续压力曲线可鉴别狭窄的部位和狭窄的严重程度。

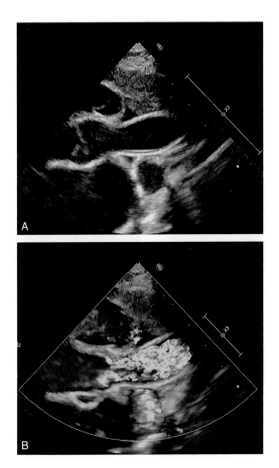

图 1-23　主动脉瓣上狭窄

A. 二维超声；B. 彩色多普勒。

　　左心室造影可见主动脉瓣增厚、粘连，瓣叶向上形成拱形，称为"幕顶征"或"鱼口征"，并可见到"射流征"，反映瓣口狭窄的严重程度（图 1-24）。主动脉根部造影可显示主动脉瓣的活动情况、瓣环大小、瓣膜是否有反流和狭窄后升主动脉的扩张情况（图 1-25）。主动脉瓣下狭窄时，左心造影显示带状充盈缺损或切迹；主动脉瓣上狭窄时，显示主动脉瓣上有膜状、局限性或弥漫性狭窄。

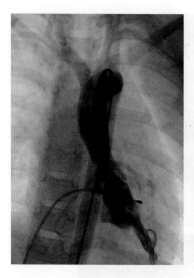

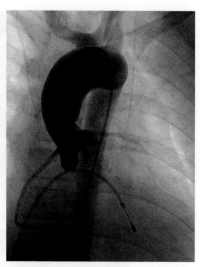

图1-24 左心室造影示主动脉瓣狭窄

图1-25 主动脉根部造影示主动脉瓣狭窄

【鉴别诊断】

1. **主动脉缩窄** 主动脉缩窄通常位于主动脉弓降部,缩窄近端动脉压力高,远端动脉压力低,故上、下肢的脉搏有差异,上肢血压可高于下肢。超声心动图显示主动脉瓣形态及活动正常,狭窄部位主动脉内径变窄、血流加速。心脏MRI或CT检查可进一步明确诊断。

2. **主动脉弓离断** 主动脉弓离断时,下肢的血流由肺动脉经动脉导管供应,由于动脉导管收缩,四肢脉搏强弱不等,下肢血氧饱和度低于上肢。超声心动图检查可排除主动脉瓣病变,肺动脉通过动脉导管与降主动脉相通,彩色多普勒提示血液由肺动脉流向降主动脉,而非单纯动脉导管未闭时的左向右分流。二维超声可显示离断部位,但确定诊断需靠心脏CT、MRI、左心室或升主动脉造影。

3. **梗阻性肥厚型心肌病** 由于室间隔不对称性肥厚导致左室流出道狭窄,其杂音最响部位在胸骨左缘第3肋间。超声心动图表现为心室壁增厚,以室间隔肥厚最明显,与主动脉瓣狭窄时的左心室壁均匀肥厚不同,主动脉瓣形态正常或稍增厚,活动正常;彩色多普勒显示高速血流起源于左室流出道狭窄处而非主动脉瓣口。

【治疗】

1. **一般治疗**　严重主动脉瓣狭窄需限制活动,避免参加竞争性体育运动,注意预防感染性心内膜炎。

2. **介入性治疗**

(1)非瓣膜发育不良的主动脉瓣狭窄,无或轻度主动脉瓣反流,如果静息状态下经导管测量的跨主动脉瓣收缩期压差≥50mmHg,是经皮球囊主动脉瓣膜成形术的指征。

(2)对于儿童单纯性主动脉瓣狭窄,如果静息状态下经导管测量的跨瓣收缩期压差 >40mmHg,并且在静息或运动时合并有心绞痛、晕厥等症状,或者心电图有缺血性 ST-T 改变,也推荐进行经皮球囊主动脉瓣成形术。

(3)针对严重主动脉瓣狭窄合并严重心力衰竭的新生儿和小婴儿,经皮球囊瓣膜成形术是首选的治疗方法。依赖于动脉导管开放的新生儿单纯性重症主动脉瓣狭窄以及合并左心室收缩功能减退的儿童单纯性主动脉瓣狭窄,无论跨瓣收缩期压差如何,均推荐进行经皮球囊主动脉瓣成形术。

3. **外科手术**

(1)主动脉瓣狭窄:①主动脉瓣交界切开术和成形术,远期随访有发生钙化和再狭窄的可能。②主动脉瓣置换术,机械瓣存在不可生长,且需要终生抗凝,易引起出血、血栓等问题;生物瓣膜也存在早期钙化、早期退化和结构失效等风险。因此在儿童病例中,建议以机械瓣置换为主,效果更为持久。③Ross 手术即以自体肺动脉瓣置换主动脉瓣,中远期并发症主要包括新主动脉瓣根部扩张、反流和右室流出道外管道衰败,是再次手术的主要原因。

(2)主动脉瓣上狭窄:①升主动脉成形术;②升主动脉部分切开置换术。

(3)主动脉瓣下狭窄:①隔膜型主动脉瓣下狭窄行隔膜切除术;②肌性肥厚性主动脉瓣下狭窄行左室流出道疏通术。

> ➢ 附:主动脉狭窄诊治流程图

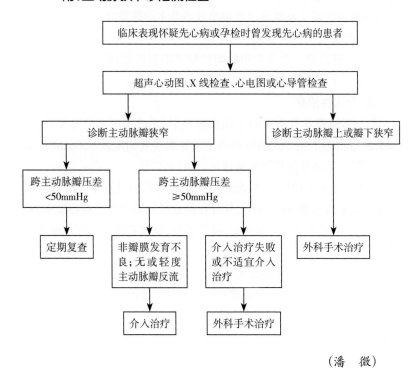

（潘　微）

―――――――――― 参考文献 ――――――――――

[1] 孙锟,李奋,张智伟,等.儿童常见先天性心脏病介入治疗专家共识[J].
中华儿科杂志,2015,53(1):17-24.

[2] 贾兵,李守军.先天性心脏病外科治疗中国专家共识(二):小儿先天性主
动脉瓣狭窄[J].中国胸心血管外科临床杂志,2020,27(3):246-250.

第九节　主动脉缩窄

【概述】

主动脉缩窄（coarctation of aorta,CoA)指主动脉局限性管腔狭窄

或闭塞引致主动脉血流障碍。主动脉缩窄段病变部位绝大多数(95%以上)在主动脉弓远段与胸降主动脉连接处,即主动脉峡部,邻近动脉导管或动脉韧带区。但极少数病例缩窄段可位于主动脉弓、胸降主动脉甚至于腹主动脉。有时主动脉可有两处呈现缩窄。极少数患者有家族史。本病多见于男性,男女之比为(3~5)∶1。

主动脉缩窄在各类先天性心脏病中约占 5%~8%,1760 年 Morgagni 在进行尸体解剖时发现此病。其预后与狭窄部位及程度有关,死亡原因包括心力衰竭、主动脉破裂、感染性心内膜炎、颅内出血等,因此,先天性主动脉缩窄经诊断后均应进行干预,但采用经皮球囊主动脉成形术和支架置入术的介入治疗或外科手术的治疗方式及其时间需根据患儿的年龄和心血管病变情况而定。

根据缩窄部位将其分为以下两型

1. 导管前型(婴儿型)缩窄　约占 10%。位于动脉导管开口近心端的主动脉弓,缩窄范围较广泛,动脉导管多呈开放状态且往往较粗大。胎儿期下肢血液循环供给主要依靠动脉导管,出生后如动脉导管闭合而其他侧支循环尚未及时建立,易引起严重的循环障碍。婴儿型主动脉缩窄多与其他心内畸形并存,如室间隔缺损、动脉导管未闭、二叶型主动脉瓣狭窄、二尖瓣狭窄等。

2. 导管后型(成人型)缩窄　约占 90%。位于动脉导管开口处附近或远心端,缩窄范围较局限,常单独存在,较少合并心内畸形。由于侧支循环建立充分,所以临床症状较轻,多数患儿可活到成年。

【诊断】

1. 临床表现　取决于缩窄位置和范围,以及有无合并畸形。导管前型主动脉缩窄的婴幼儿表现为喂养困难、体重不增,如动脉导管突然关闭,则可发生充血性心力衰竭和休克,严重者伴有大型室间隔缺损,早期即出现急性心力衰竭、休克和酸中毒,如不采取内、外科积极干预,会很快死于多脏器衰竭,特别是肾脏衰竭和坏死性小肠炎;较大儿童导管后型主动脉缩窄可因血压升高出现头痛、头部血管跳动、耳鸣、鼻出血等症状,因下肢供血不足引起的下肢无力、酸痛麻木、间歇性跛行等症状。

由于高血压而导致心脏扩大，心尖搏动强烈，心底部沿胸骨左缘直至心前区可闻及中等响度的收缩期杂音，并向背部、脊椎或沿侧支循环的血管传导，有时可触及震颤，系血液流经狭窄部所致。升主动脉扩张，可能引起胸骨上窝的明显搏动。

上肢血压不同程度增高，下肢血压显著降低，缩窄部位在左锁骨下动脉开口近端者，左上肢血压可低于右上肢；上、下肢脉搏和血压差别很大，上肢及颞部动脉搏动强，腹主动脉、股动脉、腘动脉和足背动脉搏动弱或触摸不到。侧支循环可引起特殊的症状，于锁骨上窝、肩胛间部、肩胛骨缘和腋窝等处可见血管搏动或可闻及血管杂音。

本病可并发感染性心内膜炎、心力衰竭、脑血管意外和主动脉瘤破裂等危及生命的并发症。

2. **X 线检查**　心脏可大致正常或有程度不等的左心室扩大，升主动脉扩张，心影左上缘可见主动脉缩窄的"3"字征：由扩张的主动脉弓与左锁骨下动脉、缩窄的主动脉段和缩窄后扩张的降主动脉构成。此外，年长儿可见肋骨虫蚀样切迹，为迂曲扩张的肋间动脉对肋骨下缘的长期压迫侵蚀所致，好发部位为第 4~8 肋骨下缘，呈局限性凹陷。

3. **心电图**　婴儿期心电图大致正常或出现电轴右偏、右心室肥厚、右束支传导阻滞；较大儿童和青年人的心电图表现为左心室肥厚及心肌劳损。

4. **超声心动图**　二维超声心动图经胸骨上主动脉弓长轴切面可显示主动脉弓的全貌，如主动脉缩窄的部位、长度及缩窄后的主动脉扩张，胸骨旁大动脉短轴切面显示动脉导管未闭与主动脉缩窄间的关系，左心室肥厚，或合并其他心内畸形。彩色多普勒血流显像可见血流通过缩窄部位时呈现五彩镶嵌的高速血流，连续多普勒可测得超出正常范围的血流速度。

5. **CTA 和 MRI**　诊断主动脉缩窄直观、可靠，可显示主动脉缩窄的部位和程度、主动脉弓发育情况等。

6. **心导管和心血管造影**　心导管检查包括各部位血氧饱和度和压力测定，并可行主动脉造影。左心导管通过狭窄段可测得缩窄前后压力级差,主动脉弓造影可显示主动脉缩窄部位和长度、是否合并主动脉弓发育不良、缩窄近端侧支血管形成情况,以及头臂血管起始是否狭窄及动脉导管未闭等;右心导管可测定肺动脉压力并计算肺血管阻力。心导管和心血管造影可同时诊断和评估是否合并畸形。

【鉴别诊断】

1. **主动脉瓣狭窄**　主动脉瓣狭窄的二维超声心动图可显示主动脉瓣叶数目是否异常,瓣膜有无增厚、发育不良及活动受限,以及升主动脉狭窄后扩张;脉冲和彩色多普勒可测量瓣口血液流速并计算升主动脉和左心室间压力级差,并可观察是否合并主动脉瓣反流;而主动脉弓和降主动脉内径及流速正常。

2. **主动脉弓离断**　重度主动脉缩窄患者当动脉导管闭合后,患者病情危重,有严重的腹腔脏器缺血和酸中毒,此时应与主动脉弓离断相鉴别。超声心动图检查可见狭窄部位主动脉内径变窄,血流加速。有时超声心动图很难区分是重度主动脉缩窄还是主动脉弓离断,CTA 和 MRI 可进一步明确诊断;选择性升主动脉或降主动脉造影可确定缩窄或离断部位。

【治疗】

1. **介入治疗**　介入治疗指征为:

Ⅰ类:①主动脉缩窄外科手术后再狭窄,经导管测量的跨缩窄段收缩期压差 >20mmHg,缩窄段形态适宜介入治疗者。②主动脉缩窄外科手术后再狭窄,缩窄段形态适宜介入治疗,经导管测量的跨缩窄段收缩期压差 <20mmHg,但伴有下列情况之一者:明显的侧支血管形成;单心室循环;左心收缩功能下降。

Ⅱa类:未经外科手术的主动脉缩窄患儿,如果合并严重的左心室功能减退、重度二尖瓣反流、低心排出量等情况时,球囊扩张术可作为一种姑息性减症手术。

Ⅱb类:①未经外科手术的局限性隔膜型主动脉缩窄,经导管测量的跨缩窄段收缩期压差 >20mmHg,年龄大于 4 个月者;②缩窄部解剖复杂的主动脉缩窄或术后再狭窄,或与某些系统性疾病如结缔组织病、Turner 综合征等合并的主动脉缩窄或术后再狭窄,本着个体化的原则在仔细分析论证后可以考虑行球囊扩张术。

2. 外科手术治疗 外科手术治疗适应证:①婴儿期合并充血性心力衰竭,经球囊扩张后症状缓解,但残留狭窄,可择期手术矫治,如扩张失败应及时手术;②婴儿期虽无充血性心力衰竭,但上肢收缩压≥150mmHg;③上肢高血压,上、下肢收缩压差≥20mmHg,主动脉缩窄处管径比正常段主动脉内径<50%,即使无症状;④婴幼儿主动脉缩窄伴发其他心内畸形者,出现心力衰竭、血尿素氮高,应先行急诊主动脉缩窄矫治术,其他畸形可二期手术治疗;⑤1岁以上患儿室间隔缺损伴主动脉缩窄可同时手术矫治。

➤ **附:主动脉缩窄诊治流程图**

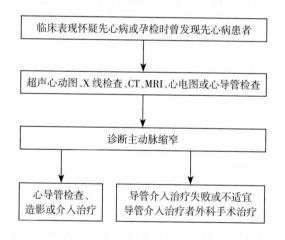

（易岂建）

参考文献

[1] 杨思源,陈树宝.小儿心脏病学[M].4版.北京:人民卫生出版社,2012:384-389.

[2] 戴汝平,高伟.先天性心脏病与瓣膜病介入治疗[J].沈阳:辽宁科学技术出版社,2007:110-113.

[3] 张端珍,朱鲜阳,崔春生,等.介入治疗主动脉缩窄14例临床分析[J].中国介入心脏病学杂志,2010,18(6):321-324.

[4] 张端珍,朱鲜阳.主动脉缩窄介入治疗的现状和进展[J].心血管病学进展,2009,30(5):780-783.

[5] 中国医师协会儿科医师分会先天性心脏病专家委员会,中华医学会儿科学分会心血管学组,《中华儿科杂志》编辑委员会.儿童常见先天性心脏病介入治疗专家共识[J].中华儿科杂志,2015,53(1):17-24.

第十节 主动脉弓离断

【概述】

主动脉弓离断(interrupted aortic arch,IAA)是一种少见的先天性心血管畸形,约占先心病患儿的1%~4%。主动脉弓离断是指主动脉弓与降主动脉之间连续性中断,主动脉弓和降主动脉之间完全离断者称为主动脉弓离断或缺如,两者之间仍有残余纤维束而内腔互不通者称为主动脉弓闭锁,二者血流动力学状态无差别。中断远端的主动脉弓、降主动脉通过未闭动脉导管提供的右心血供应体循环,患者出现差异性发绀。

升主动脉与降主动脉的连续性中断,为主动脉弓离断的主要解剖改变。单纯的主动脉弓离断甚为罕见,常合并室间隔缺损、动脉导管未闭、动脉单干及其他心血管畸形等。

根据主动脉弓离断部位不同分为三型:

A型:主动脉弓离断发生在峡部,位于左锁骨下动脉起始部的远端,此型约占30%。

B型:主动脉弓离断发生在左颈总动脉和左锁骨下动脉之间,占43%。常伴迷走的右锁骨下动脉。此型主动脉弓离断患儿约50%为DiGeorge综合征。

C型:主动脉弓离断发生在无名动脉起始处至左颈总动脉,此类型极少见,约占17%。

【诊断】

1. **临床表现**　对胎儿期未诊断出的主动脉弓离断患儿,即使合并圆锥隔室间隔缺损、动脉导管未闭,在新生儿期也很少被怀疑有严重先天性心脏病。如果动脉导管突然关闭且未被迅速发现,患儿生后不久即可表现为严重的酸中毒以及下肢的灌注不足,造成肝脏、肾脏及腹腔肠壁等缺血性损伤;非常严重的酸中毒(pH<7.0)可导致机体包括脑和心脏的所有重要器官损伤,可有抽搐、软弱无力和反应低下等表现。B型主动脉弓离断的DiGeorge综合征患儿常有血钙过低、细胞免疫功能低下、发绀、心动过速及气促等表现。

患儿上、下肢动脉搏动不同,若离断在左锁骨下动脉起始部的远端,则上肢动脉搏动强、血压高,股动脉搏动弱或触不到。当主动脉弓离断单独存在时,上、下肢动脉搏动和血压在诊断上具有重要意义。如果合并粗大动脉导管,下肢动脉搏动可以维持,上下肢血压差小甚至无压差。心前区搏动强烈,动脉导管虽未关闭,但可无杂音,偶可闻及侧支循环在异常部位的连续性杂音。若合并室间隔缺损可有收缩期杂音。

2. **胸部X线摄片**　心影增大。DiGeorge综合征患儿由于常合并胸腺缺如,故上纵隔窄,升主动脉结小,吞钡不见主动脉弓压迹。年长儿可有肋骨切迹(由侧支循环扩张侵蚀引起)。

3. **超声心动图**　胸骨上窝探查可见主动脉弓离断特异性表现:升主动脉正常的上升弧度消失,几乎垂直向上延伸并发出头臂动脉。主动脉弓与降主动脉连续性中断,仅探及盲端,离断部位不同,盲端位置不同。可探及粗大动脉导管,犹如主动脉弓,但位置低于正常主动脉弓的位置,常合并室间隔缺损。多普勒超声探及主动脉弓离断部位无血流通过是诊断本病的重要指征。

4. **CTA和MRI**　可很好地显示主动脉弓离断的直接征象。

【鉴别诊断】

主动脉缩窄　主动脉缩窄时,缩窄近端动脉压力高,远端动脉压力低,故上、下肢的脉搏有差异,上肢血压可高于下肢。缩窄部位主动脉内径变窄,血流加速。有时超声心动图很难区分是重度主动脉缩窄还是主动脉弓离断,CTA 和 MRI 检查可进一步明确诊断;选择性升主动脉或降主动脉造影可确定缩窄或离断部位。

【治疗】

1. 内科治疗

(1) 维持动脉导管开放:是抢救治疗的第一步,由可靠的静脉通路输入前列腺素 E_1(PGE_1),如生后 1 周内的新生儿在使用 PGE_1 1 小时以内,动脉导管没有开放的迹象应考虑技术问题,应改从中央静脉输入。剂量根据主动脉弓离断远端动脉血压(脐动脉压、股动脉压)情况进行调整,一般剂量为 5~10μg/(kg·min),保持动脉收缩压 50~60mmHg,特别是舒张压 25~30mmHg,以改善肾脏、肝脏等脏器灌注。

(2) 维护心功能:可给予多巴胺、多巴酚丁胺、米力农等正性肌力药。

(3) 积极纠正代谢性酸中毒。

(4) 合并 DiGeorge 综合征患儿应治疗低钙、增强机体免疫功能及其他对症治疗。

(5) 肺水肿的患儿应用利尿剂,还可应用呼吸机正压辅助呼吸。

2. 外科手术治疗

主动脉弓离断患儿如无持续开放的动脉导管则无法存活,因此,明确诊断后就应该尽快实施手术纠治。根据主动脉弓离断类型、中断距离、血管发育情况进行动脉间直接吻合或人造血管、同种血管连接等,对于合并的心内畸形,目前多主张同时进行修复矫治;即使合并大动脉转位、永存动脉干这些复杂畸形,只要具备双心室修补条件,均建议在新生儿期行一期根治手术,双心室修补具备生长潜能,而且最新的研究报道证实直接吻合以外的技术存在更高的再干预风险,当然对外科医生的要求和挑战也更大。大的心脏中心手术死亡率已经低于 10%,常见并发症包括左喉返神经和膈神经损伤、主动脉弓梗阻。

> ➤ **附：主动脉弓离断诊治流程图**

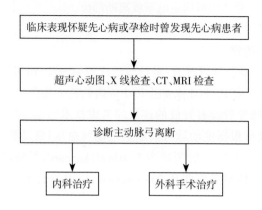

（易岂建）

参考文献

［1］杨思源,陈树宝.小儿心脏病学[M].4版.北京:人民卫生出版社,2012:314-316.

［2］CONSTANTINE M,CARL LB.小儿心脏外科学[M].刘锦纷,孙彦隽译.上海:上海世界图书出版公司,2014:324-337.

［3］齐禹,王彧,张颖,等.超声断层显像技术诊断胎儿主动脉弓畸形[J].中国医学影像技术,2019,35(9):1305-1309.

［4］胡志伟.主动脉弓离断矫治术的处理策略[J].中华临床医师杂志(电子版),2012,6(22):7037-7039.

［5］张海波,徐志伟,苏肇伉,等.新生儿根治主动脉弓中断伴合并畸形[J].临床小儿外科杂志,2009,8(1):10-13.

第十一节　法洛四联症

【概述】

法洛四联症(tetralogy of Fallot,TOF)是存活婴儿中最常见的发绀型先天性心脏病,其病理改变包括右室流出道狭窄、主动脉骑跨、室间隔缺损和右心室肥厚,其中右室流出道狭窄程度是决定病情严重程度的主要因素。本病的病理解剖特征有四种畸形。

1. **右室流出道狭窄** 以漏斗部狭窄最常见,部分为肺动脉瓣膜及瓣环狭窄,或与漏斗部狭窄同时存在。也可为肺动脉总干和/或分支狭窄,严重者肺动脉趋闭锁。

2. **室间隔缺损** 由于移位的漏斗部间隔与肌部室间隔不能相连,又称为对位不良型室间隔缺损,主要包括膜周型、漏斗部肌部型、双动脉瓣下型三种,其中膜周型缺损最常见。

3. **主动脉骑跨** 主动脉根部增粗、右移并顺钟向转位,导致主动脉骑跨在室间隔缺损之上,其后壁与二尖瓣之间有纤维连接,此与右心室双出口不同。

4. **右心室肥厚** 是右心室压力负荷增高的继发性改变,与右室流出道的狭窄程度、心室水平的分流量有关,且右心室漏斗部肌肉的肥厚呈进行性改变,可进一步加重右室流出道梗阻。

部分可合并其他心脏畸形,如右位主动脉弓、房间隔缺损、动脉导管未闭、左上腔静脉、左无名静脉低位、冠状动脉起源异常、肺动脉瓣缺如等。

【诊断】

1. **临床表现** ①进行性发绀:所有 TOF 患儿均具有不同程度的发绀表现,出生时多不明显,生后 3~6 个月渐渐明显,表现在唇、甲床、口腔黏膜等部位,随着年龄的增长和右室流出道狭窄的加重,发绀越来越重,并出现杵状指/趾。②缺氧发作:约 20%~70% 的 TOF 患儿有缺氧发作病史,表现为阵发性呼吸加深加快,发绀明显加重,重者可发生晕厥、抽搐或脑血管意外。发作可持续数分钟至数小时,常能自然缓解,但也有少数因严重低氧血症和脑血管并发症而死亡。缺氧发作多发生在晨起时,或在大便、哭吵或吃奶后。③蹲踞:TOF 婴幼儿喜侧卧位,将双膝屈曲呈胎儿姿势。TOF 年长儿活动耐力较差,在行走、活动过程中有喜蹲踞的现象。④主要体征:TOF 患儿多生长发育较差,有发绀、杵状指/趾,心脏体征表现为心前区隆起,胸骨左缘第 2~4 肋间可闻及(2~3)/6级收缩期杂音,肺动脉第二心音减弱。TOF杂音为右室流出道狭窄所致,杂音越轻,而发绀重,提示右室流出道狭窄程度越重。⑤常见并发症:TOF常见的并发症为脑血栓、脑脓肿及感染性心内膜炎,肺炎和心力衰竭少见。

2. **心电图** TOF典型心电图表现为电轴右偏和右心室肥大,部分重症合并心肌劳损者可出现右心房肥大。若心电图电轴左偏或左心室肥大,需注意排除是否合并其他心脏病。

3. **X线检查** 心影大小一般正常,典型者心影呈靴形(图1-26),即右心室肥厚使心尖圆钝上翘,肺动脉段凹陷,主动脉增宽致上纵隔增宽。双侧肺纹理减少,肺野清晰,年长儿肺野可出现网状侧支血管影。

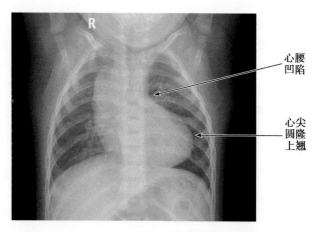

心腰凹陷

心尖圆隆上翘

图1-26 TOF胸部X线检查靴形心表现

4. **超声心动图** 超声心动图是TOF明确诊断的首选方法,采取心脏长轴、短轴及胸骨上凹、剑突下多切面探查可显示TOF的特异征象:①左室长轴切面可见主动脉内径增宽,主动脉前壁与室间隔连续性中断,主动脉骑跨并与左、右心室相通(图1-27)。②心底大血管短轴切面可见右室流出道狭窄的部位及程度,比较主动脉与肺动脉的比例可为手术提供依据;彩色多普勒可见肺动脉的湍流(图1-28)。

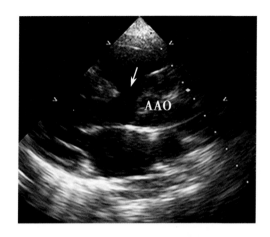

图 1-27　TOF 超声心动图

[左室长轴切面显示升主动脉(AAO)骑跨及对位
不良型室间隔缺损(箭头所示)]

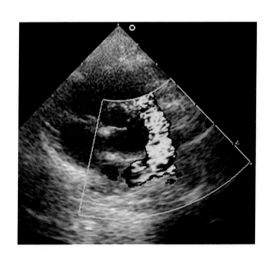

图 1-28　TOF 超声心动图

(大动脉短轴切面显示从右室流出道至肺动脉分
支的湍流血流)

③四腔心切面可测量左、右心室的大小及室壁厚度。④胸骨上切面可显示增宽的主动脉及主动脉弓的位置,显示肺动脉分支的远端,也可观察动脉导管未闭、侧支血管及异常的头臂血管等。

5. **MRI 和 CT 检查**　MRI 和 CT 对心内结构的显示略逊于心脏超声,但对心外大血管、肺血管远端以及侧支血管、冠状动脉的显示优于心脏超声。MRI 和 CT 在进行三维重建后可清楚显示主动脉、肺动脉的形态,并可显示外周肺动脉的发育情况以及是否存在体、肺侧支血管等。

6. **心导管检查**　经心脏彩超和 MRI 或 CT 明确诊断的 TOF 可不做心导管检查,但对外周肺动脉分支发育不良、存在体肺侧支循环或冠状动脉起源及走行异常的患儿可选择进行心导管检查。右心导管可提示右心室压力升高,造影可显示四种畸形、冠状动脉起源及走行,并了解肺动脉及左心室发育情况,尤其可以了解体、肺动脉侧支并选择在导管术中进行侧支封堵,为手术方案的制订及手术效果的评估提供依据。

【鉴别诊断】

本病临床表现较具特征性,一般不难诊断,但需与其他有发绀的先天性心脏病相鉴别。

1. **右室双出口**　主动脉和肺动脉均从右心室发出,常伴室间隔缺损,如同时有肺动脉瓣口狭窄,则在临床症状上与 TOF 鉴别诊断非常困难,心脏超声、CT 等影像学检查提示 TOF 患儿主动脉与二尖瓣间呈纤维连接,而右室双出口呈肌性连接可资鉴别。

2. **完全性大动脉转位**　主动脉从右心室发出,肺动脉从左心室发出,如果伴有肺动脉狭窄,临床表现可类似 TOF,影像学检查可以明确诊断。

3. **肺动脉闭锁**　主动脉骑跨于两心室之上,对位不良型室间隔缺损,从右室流出道到肺动脉总干及分支不同程度的闭锁,甚至有些患者没有中央肺动脉而由体肺循环大侧支血管供应肺循环。TOF 如肺动脉狭窄严重,甚至肺动脉瓣趋于闭锁时,临床表现及影像学检查均与肺动脉闭锁/室间隔缺损类似。

【治疗】

1. **药物治疗**　内科治疗原则：对症处理，注意营养，积极预防并处理并发症，为手术治疗提供条件。

（1）缺氧发作治疗和预防：①立即将患儿置于膝胸位，镇静、吸氧；②去氧肾上腺素每次 0.05mg/kg 或盐酸普萘洛尔每次 0.1mg/kg 缓慢静脉推注，或吗啡每次 0.1~0.2mg/kg 皮下注射；③缺氧时间长者给予 5% 碳酸氢钠 1.5~5ml/kg 静脉滴注，纠正酸中毒；④经常发作者口服盐酸普萘洛尔 1~3mg/(kg·d)，分 3 次口服预防；⑤经上述处理不能有效控制发作者，应考虑急诊外科手术治疗。

（2）预防脑血管栓塞：TOF 患儿因低氧血症代偿性红细胞增多，血红蛋白升高，血液黏滞度增加，易于形成血栓。平时应注意多饮水，当有高热、呕吐、腹泻时应及时补液，防止因脱水致血液浓缩而发生脑栓塞。

2. **手术治疗**　凡诊断明确的 TOF，均应行外科手术治疗。TOF 外科治疗的目的是解除右心室流出道狭窄、关闭室间隔缺损，尽可能保留肺动脉瓣和维护右心室功能。早期一期矫治手术可以避免长期缺氧导致的机体多脏器功能损伤，改善心脏功能，促进肺动脉和肺泡组织的发育。

轻症者可行一期根治术，对于无明显症状的 TOF 患儿，满足一期矫治条件，出生后 6 个月至 1 岁进行修复手术。伴有缺氧症状的 TOF 新生儿或小婴儿应进行急诊手术，根据肺动脉的发育情况，符合一期手术条件施行一期矫治手术，否则行姑息手术。

（1）根治手术：肺动脉发育能够承载接近全部的心输出量即可行根治手术，评估肺动脉发育的指标如 McGoon 比值 >1.2、肺动脉指数（Nakata 指数）>150mm^2/m^2 者可行根治手术。左心室大小目前已不作为一期矫治手术的判定指标，但左心室舒张末期容积指数过小、术后低心排血量综合征发生率较高。

（2）姑息手术：主要目的是使肺血流量增多，改善发绀症状，促进肺动脉发育。包括锁骨下动脉与肺动脉吻合术（Blalock-Taussig 术）、闭式漏斗部切除术和肺动脉瓣切开术（Brock 术）等。

➢ 附：法洛四联症诊治流程图

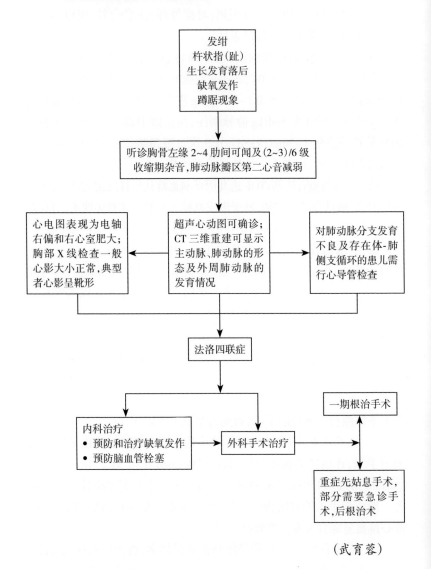

发绀
杵状指（趾）
生长发育落后
缺氧发作
蹲踞现象

↓

听诊胸骨左缘 2~4 肋间可闻及(2~3)/6 级收缩期杂音,肺动脉瓣区第二心音减弱

心电图表现为电轴右偏和右心室肥大；胸部 X 线检查一般心影大小正常，典型者心影呈靴形

超声心动图可确诊；CT 三维重建可显示主动脉、肺动脉的形态及外周肺动脉的发育情况

对肺动脉分支发育不良及存在体-肺侧支循环的患儿需行心导管检查

法洛四联症

内科治疗
• 预防和治疗缺氧发作
• 预防脑血管栓塞

外科手术治疗

一期根治手术

重症先姑息手术,部分需要急诊手术,后根治术

（武育蓉）

参考文献

[1] 王辉山,李守军.先天性心脏病外科治疗中国专家共识(十):法洛四联症[J].中国胸心血管外科临床杂志,2020,27(11):1247-1254.

[2] SMITH CA,MCCRACKEN C,THOMAS AS,et al. Long-term outcomes of tetralogy of Fallot:a study from the pediatric cardiac care consortium[J]. JAMA Cardiol,2019,4(1):34-41.

[3] GOLDSTEIN BH,PETIT CJ,QURESHI AM,et al. Comparison of management strategies for neonates with symptomatic tetralogy of Fallot[J]. J Am Coll Cardiol,2021,77(8):1093-1106.

[4] SANDOVAL N,CARREÑO M,NOVICK WM,et al. Tetralogy of Fallot repair in developing countries:international quality improvement collaborative[J]. Ann Thorac Surg,2018,106(5):1446-1451.

[5] SÁNCHEZ RAMÍREZ CJ,PÉREZ DE ISLA L. Tetralogy of Fallot:cardiac imaging evaluation[J]. Ann Transl Med,2020,8(15):966.

[6] 杨思源,陈树宝.小儿心脏病学[M].4版.北京:人民卫生出版社,2012:344-351.

附:肺动脉闭锁合并室间隔缺损

【概述】

肺动脉闭锁合并室间隔缺损(pulmonary atresia with ventricular septal defect,PA/VSD)通常被认为是法洛四联症中最严重的一种形式,因此也常被称为肺动脉闭锁/法洛四联症,其心内畸形与法洛四联症相似,而肺动脉由主动脉通过动脉导管或体肺侧支动脉供血,因此放在此章节一并讲述。由于肺动脉血供的变异非常大,这类畸形被认为是最复杂和难以处理的先天性心脏病之一。随着产前大畸形排查和胎儿心脏超声检查的推广,PA/VSD患儿出生率越来越低。

PA/VSD基本的心内畸形与法洛四联症相似,有主动脉骑跨、对位不良型大型室间隔缺损、右心室肥厚,与法洛四联症不同的是肺动脉与右心室完全不相通,肺动脉瓣及总干闭锁,左、右肺动脉发育差,甚至无心包内固有肺动脉。根据肺血来源和肺动脉发育情况,可分为三型:A 型,肺循环依赖动脉导管,有固有肺动脉,无大的体-肺侧支血管;B 型,固有肺动脉发育不良,存在粗大的体-肺侧支血管;C 型,固有肺动脉缺如,肺循环全部血供来源于体-肺侧支血管。

【诊断】

1. **临床表现** 90% 以上患儿于新生儿时期即出现发绀,并呈进行性加重。尤其是动脉导管供应肺循环者,动脉导管收缩或关闭时发绀会突然加重。如果存在粗大的体-肺侧支血管,可以无明显发绀,但肺充血早期可出现心力衰竭症状,呼吸困难、多汗、心脏增大、肝脏增大;体检轻度至重度发绀,皮肤苍白、末梢凉;听诊第二心音单一,有动脉导管未闭时在胸骨左缘第 2~3 肋间可闻及收缩期或连续性杂音。多发体-肺侧支动脉时可闻及广泛连续性杂音。部分 PA/VSD 患儿可见异常面容特征(扁平脸、球状鼻、斜眼裂、小圆低位耳、小嘴巴、小下颌),提示 DiGeorge 综合征或腭心面综合征(除与 DiGeorge 综合征相似的面容外,还有明显的腭裂等)。

2. **X 线检查** PA/VSD 可呈靴形心,右位主动脉弓多见。肺血分布不均匀。当肺血由动脉导管供血时,动脉导管收缩可导致肺野缺血。有粗大体-肺侧支血管时,心脏增大,肺血增多。

3. **心电图** 常提示电轴右偏,右心室肥厚。

4. **超声心动图** 是能够明确诊断的首选方法。可无创性评估右室流出道形态、肺动脉总干及分支的发育情况、室间隔缺损的分流是否限制,也可初步评估主-肺侧支循环形成情况。大动脉短轴切面可见右室流出道与肺动脉总干或分支不延续,无肺动脉前向高速血流信号;高位胸骨旁短轴切面可显示左、右肺动脉汇合并测量心包内肺动脉大小,结合胸骨上窝切面可显示单侧或双侧动脉导管。PA/VSD 中垂直型动脉导管多见,也可合并右位主动脉弓。

5. **CT 和 MRI** CT 和 MRI 越来越多地应用于显示固有肺动脉发育情况以及侧支血管数量、起源、形态特点(图 1-29)。如果需要重复显示肺血管,CT 的放射暴露值得关注,而 MRI 无辐射。

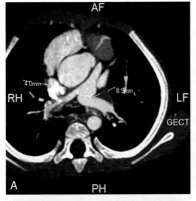

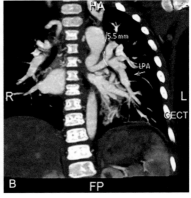

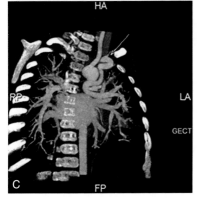

图 1-29 PA/VSD CT 图像
A. 右室流出道与肺动脉不相通,肺动脉瓣及部分总干闭锁;B. 左肺动脉由粗大侧支血管供血;C. 左锁骨下动脉近段发出一支侧支血管向左肺门走行。

6. **心导管造影** 尽管 CT 和 MRI 均可显示肺动脉以及侧支血管的形态,但是肺灌注的细节以及肺动脉分支与侧支血管之间的连接需要心导管检查进一步明确。心导管检查是 B/C 型和肺动脉发育不良的 A 型 PA/VSD 的常规检查。①若造影图像上出现特有的"海鸥"(seagull)征,可以明确为固有肺动脉,排除 C 型 PA/VSD;②明确固有肺动脉和侧支血管在各肺段的分布以及固有肺动脉和侧支血管的交通情况。

【鉴别诊断】

1. **完全性大动脉转位** 患儿出生后数小时即出现发绀。尤其是室间隔完整型或者伴有肺动脉狭窄者,在动脉导管关闭时发绀明显。

X线检查心影呈"蛋形"。多数患者肺纹理增多,合并肺动脉狭窄者肺纹理减少。超声心动图显示心室大动脉连接不一致,主动脉发自右心室,肺动脉发自左心室,可明确诊断。

2. **法洛四联症伴严重肺动脉狭窄** 临床表现及血流动力学与PA/VSD相似,超声心动图仍可见右室流出道与肺动脉之间的连接,可测及穿过肺动脉瓣的血流信号以资鉴别。

3. **完全性肺静脉异位引流** 临床表现为发绀、进行性呼吸困难、右心衰竭。查体可无特异性杂音,肺动脉瓣区第二心音分裂并亢进,在引流部位相对应的胸部可听到血管性杂音。X线检查示肺淤血,肺动脉段凸出,右心室、右心房增大,心上型者上纵隔增宽,心影呈"8"字形。心电图示电轴右偏,右心房增大,右心室肥厚。超声心动图示右心室和右心房肥大,不能见到肺静脉直接与左心房连接的征象。

【治疗】

1. **内科治疗** 本病系复杂重症先天性心脏病,动脉导管供应肺循环者在新生儿期即可出现严重低氧血症,常引起早期夭折,需行内外科镶嵌治疗。生后早期可应用前列腺素 E_1 或 E_2 保持未闭动脉导管开放,前列腺素 E_1 $0.05\sim0.2\mu g/(kg\cdot min)$ 持续静脉注射。也可以镶嵌治疗,通过动脉导管内支架置入以保持动脉导管开放。有粗大侧支血管者发绀不明显,可能导致肺充血、充血性心力衰竭的表现,可给予对症治疗。

2. **外科治疗** 手术的时机和方法取决于肺血来源和肺动脉发育情况,往往需要多次手术。A型肺动脉发育良好的PA/VSD患儿可行一期矫治术,不满足一期矫治手术适应证条件时,可行右心室-肺动脉连接术或体-肺动脉分流术。对于新生儿及 <3 个月的小婴儿建议行体-肺动脉分流术,可避免体外循环;对于大龄婴儿建议行右心室-肺动脉连接术,有利于促进肺动脉发育。对于 B/C 型 PA/VSD 的外科治疗,争议较大,但早期治疗是趋势。手术治疗策略是促进固有肺动脉发育和侧支血管单源化(包括交通侧支血管的结扎或封堵、侧支血管与侧支血管的吻合、侧支血管与固有肺动脉的吻合),最终完成PA/VSD矫治术。

➤ 附:肺动脉闭锁合并室间隔缺损诊治流程图

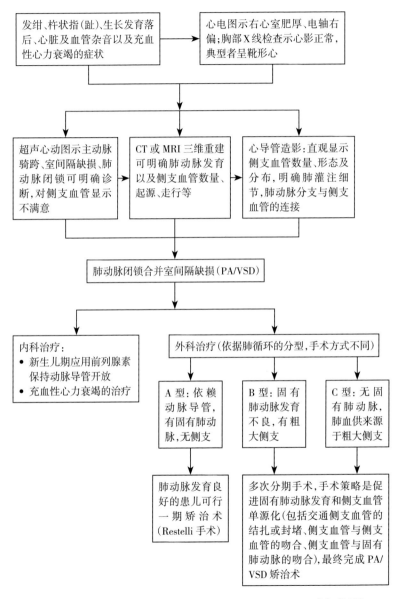

| 发绀、杵状指(趾)、生长发育落后、心脏及血管杂音以及充血性心力衰竭的症状 | → | 心电图示右心室肥厚、电轴右偏;胸部X线检查示心影正常,典型者呈靴形心 |

超声心动图示主动脉骑跨、室间隔缺损、肺动脉闭锁可明确诊断,对侧支血管显示不满意

CT或MRI三维重建可明确肺动脉发育以及侧支血管数量、起源、走行等

心导管造影:直观显示侧支血管数量、形态及分布,明确肺灌注细节,肺动脉分支与侧支血管的连接

肺动脉闭锁合并室间隔缺损(PA/VSD)

内科治疗:
- 新生儿期应用前列腺素保持动脉导管开放
- 充血性心力衰竭的治疗

外科治疗(依据肺循环的分型,手术方式不同)

A型:依赖动脉导管,有固有肺动脉,无侧支

B型:固有肺动脉发育不良,有粗大侧支

C型:无固有肺动脉,肺血供来源于粗大侧支

肺动脉发育良好的患儿可行一期矫治术(Restelli手术)

多次分期手术,手术策略是促进固有肺动脉发育和侧支血管单源化(包括交通侧支血管的结扎或封堵、侧支血管与侧支血管的吻合、侧支血管与固有肺动脉的吻合),最终完成PA/VSD矫治术

(武育蓉)

参考文献

[1] 陈欣欣,李守军 . 先天性心脏病外科治疗中国专家共识(三):肺动脉闭锁
合并室间隔缺损[J].中国胸心血管外科临床杂志,2020,27(4):401-407.

[2] SOQUET J,BARRON DJ,D'UDEKEM Y. A review of the management
of pulmonary atresia,ventricular septal defect,and major aortopulmonary
collateral arteries [J]. Ann Thorac Surg,2019,108(2):601-612.

[3] HOCK J,SCHWALL L,PUJOL C,et al. Tetralogy of Fallot or pulmonary
atresia with ventricular septal defect after the age of 40 years:a single center
study [J]. J Clin Med,2020,9(5):1533.

[4] JIA Q,CEN J,LI J,et al. Anatomy of the retro-oesophageal major
aortopulmonary collateral arteries in patients with pulmonary atresia with
ventricular septal defect:results from preoperative CTA [J]. Eur Radiol,
2018,28(7):3066-3074.

[5] 杨思源,陈树宝 . 小儿心脏病学[M]. 4 版 . 北京:人民卫生出版社,2012:
353- 357.

第十二节　完全性大动脉转位

【概述】

大动脉转位的发生与胎儿期心血管的扭转和动脉圆锥的发育分
隔等密切相关。有关本病的发生与解剖分类相当复杂,各家提法不
一。胚胎第 5~6 周心管扭转,正常时右向袢转(D-Loop),右心室位于
右侧、左心室位于左侧,主动脉圆锥位于右后偏下而肺动脉圆锥位于
左前偏上。心管在发育过程中如左向袢转(L-Loop),或由心室起源的
动脉圆锥干不呈螺旋状而呈笔直地发育分隔,便会形成右心室在左、
左心室在右或主动脉在右前、肺动脉在左后的位置变化。

根据大血管的相对位置、左右袢化等情况,Van Praagh 将大血管
转位分为 8 型。其中,完全性大动脉转位(complete transposition of
great arteries,cTGA)指主动脉和肺动脉位置完全对调,主动脉不像

正常在肺动脉的右后而在右前,接右心室,而肺动脉在主动脉的左后,接左心室,由于心室仍然是右向袢转,故称为 cTGA。cTGA 是大动脉转位的最常见类型,也是新生儿期最常见的发绀型先天性心脏病之一,发病率为 0.2‰~0.3‰。该病约占儿童先天性心脏病总数的 5%~7%,居发绀型先天性心脏病的第二位。未经治疗,约 90% 的患者在 1 岁内死亡。

【诊断】

1. **cTGA 的病理解剖**　对 cTGA 病理解剖及病理生理的准确理解和把握是疾病诊断和鉴别诊断的基础。正常情况下,肺动脉瓣下圆锥发育良好,肺动脉位于左前上方;主动脉瓣下圆锥萎缩,主动脉位于右后下方。大动脉转位时,主动脉瓣下圆锥发达,未被吸收,致使主动脉位于右前上方;肺动脉瓣下圆锥萎缩,肺动脉位于左后下方。这样使肺动脉向后连接左心室,主动脉连接右心室;主动脉瓣下因有圆锥存在,与三尖瓣呈肌性连接;而肺动脉瓣下由于无圆锥存在,与二尖瓣呈纤维连接。常见的合并畸形有房间隔缺损或卵圆孔未闭、室间隔缺损、动脉导管未闭、肺动脉狭窄及冠状动脉畸形等。

2. **cTGA 的病理生理**　cTGA 若不伴其他畸形,则形成两个独立循环。上、下腔静脉回流的静脉血通过右心室进入主动脉供应全身,而肺静脉回流的氧合血则通过左心室射入肺动脉进行氧合过程。两侧循环之间的混合对维系生命是必要的,患儿生存必须依靠心内交通(卵圆孔未闭、房间隔缺损、室间隔缺损)或心外交通(动脉导管未闭、侧支血管)。本病血流动力学改变取决于是否伴其他畸形,左、右心血液沟通混合程度及肺动脉是否狭窄。根据是否合并室间隔缺损及肺动脉狭窄可将 cTGA 分为三大类:①cTGA 并室间隔完整。右心室负荷增加而扩大肥厚,而肺血管阻力下降,左心室压力降低,室间隔常偏向左心室。二者仅靠未闭的卵圆孔及动脉导管沟通混合,故发绀、缺氧严重,需要尽快进行房间隔造口术,缓解发绀程度。②cTGA 合并室间隔缺损。cTGA 伴室间隔缺损,可使左、右心血液沟通混合充分,使发绀程度轻微,但肺血流量的增加可导致心力衰竭。许多合并有大型室间隔缺损的患儿在 3~4 月龄之后肺血管发生不可逆改变,因此,手术治疗最好在此之前进行。③cTGA合并室间隔缺损及肺动脉狭窄，血流动力学改变类似法洛四联症。

3. cTGA 的临床表现

（1）病史：大部分 cTGA 胎儿发育与胎龄吻合，男性高体重儿多见。室间隔完整的 cTGA 患儿出生后数小时内即出现发绀，且吸氧无效，活动（哭闹或进食）后可出现发绀加重。患儿在无心力衰竭的情况下可表现为难治性呼吸困难。如伴有室间隔缺损、房间隔缺损或动脉导管未闭，血液混合充分，发绀可晚至第一个月内发生。随着年龄增长及活动量增加，发绀逐渐加重。发绀为全身性，若同时合并动脉导管未闭，则出现差异性发绀。

伴有大型室间隔缺损或动脉导管未闭时，肺血流量明显增加，可出现充血性心力衰竭，表现为生后 3~4 周婴儿喂养困难、多汗、气促、肝大和肺部细湿啰音等进行性充血性心力衰竭等症状，患儿常发育迟滞。

（2）体检：早期出现杵状指（趾）。由于患儿右心室承担着体循环压力，在胸骨左下部位可见右心室搏动。心脏可无明显杂音，但可闻及单一响亮的第二心音，缘于靠近胸壁的主动脉瓣关闭音；若伴有大的室间隔缺损、动脉导管未闭或肺动脉狭窄等，则可听到相应畸形所产生的杂音。例如，合并动脉导管未闭者，可在胸骨左缘第 2 肋间闻及连续性杂音，合并室间隔缺损者，可在胸骨左缘第 3、4 肋间闻及全收缩期杂音，合并肺动脉狭窄者可在胸骨左缘上段闻及收缩期喷射性杂音。一般情况下，伴有大的室间隔缺损者早期出现心力衰竭以及肺动脉高压，但伴有肺动脉狭窄者则发绀明显，而心力衰竭少见。

（3）辅助检查

1）X 线检查：主要表现为，①由于主、肺动脉干常呈前后位排列，因此正位片见大动脉阴影狭小，肺动脉略凹陷，心影呈"蛋形"改变（图 1-30）；②心影进行性增大；③大多数患者肺纹理增多，若合并肺动脉狭窄者肺纹理减少。

2）心电图：新生儿期可无特殊改变。婴儿期示电轴右偏，右心室肥大，有时可有右心房增大。肺血流量明显增加时则可出现电轴正常或左偏，左、右心室肥大等。合并房室通道型室间隔缺损时电轴左偏，

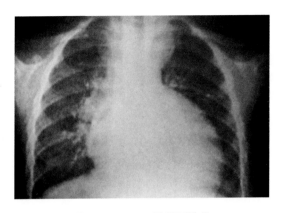

图 1-30 cTGA 胸部正位片

（大动脉阴影狭小，肺动脉略凹陷，心蒂小而心影呈"蛋形"）

双室肥大。

3) 超声心动图：是诊断 cTGA 最准确的手段。若二维超声显示房室连接正常，心室大动脉连接不一致，则可建立诊断（图 1-31）。主动脉常位于右前，发自右心室；肺动脉位于左后，发自左心室。多普勒超声检查有助于心内分流方向及缺损大小的判定、冠状动脉的起源及分支、合并畸形的检出。

(4) CT 和 MRI：CT 和 MRI 对 cTGA 的诊断有一定帮助，可通过直接显示心耳来确定心房位置，也可依靠最小密度投影重建显示双侧主支气管形态来推断心房位置。MRI 自旋回波 T_1W 图像可很好地显示心肌小梁的粗糙程度，据此判断心室位置，心肌小梁粗糙者为形态学右心室，光滑者为形态学左心室。房室连接一致、心室大动脉连接不一致是 cTGA 的诊断要点。

(5) 心导管检查及心血管造影：导管可从右心室直接插入主动脉，右心室压力与主动脉相等。导管也可通过房间通道到达左心腔再进入肺动脉，肺动脉血氧饱和度高于主动脉。选择性右心室造影时可见主动脉发自右心室，左心室造影可见肺动脉发自左心室（图 1-32），选择性升主动脉造影可显示大动脉的位置关系，判断是否合并冠状动脉异常。

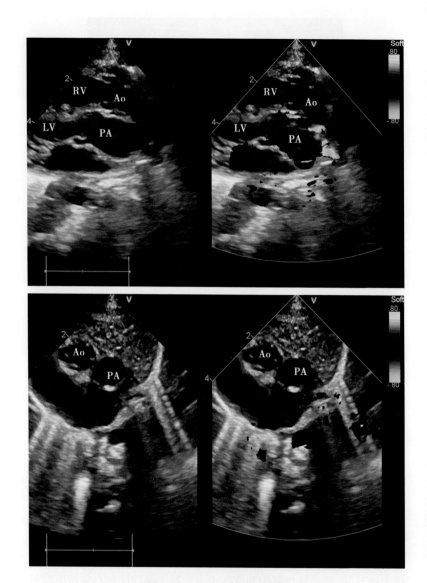

图 1-31 cTGA 超声心动图

LV. 左心室;RV. 右心室;Ao. 主动脉;PA. 肺动脉。

(房室连接正常,心室大动脉连接不一致)

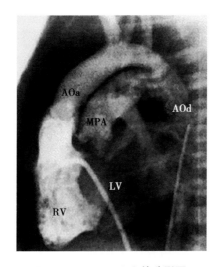

图 1-32　cTGA 心血管造影图

LV. 左心室；RV. 右心室；AOa. 升主动脉；AOd. 降主动脉；
MPA. 主肺动脉。

（右心室与主动脉连接，左心室与肺动脉连接）

【鉴别诊断】

cTGA 需要与右心室双出口、纠正型大动脉转位、单心室、永存动脉干等疾病进行鉴别。

【治疗】

治疗的目的是纠正血液的流向并形成理想的远期血流动力学效果。

1. **新生儿的药物治疗及球囊房间隔造口术——即刻稳定病情**
cTGA 新生儿药物治疗的重点应当围绕稳定、纠正由发绀和低灌注引起的生理异常，包括纠正酸中毒、维持正常体温、预防低血糖及其他支持疗法，前列腺素 E_1 常用于开放动脉导管以增加肺血流。术前高死亡率的主要原因是心房间无分流或分流很少，产前诊断并在出生后即刻实施球囊房间隔造口术可改善血液混合程度，避免早期死亡。是否应用球囊房间隔造口术取决于患儿的病情稳定程度以及是否考虑实施大动脉调转术（Switch 手术），一般而言，考虑做大动脉调转术者不需要行球囊房间隔造口术。

2. 手术治疗

（1）适应证：诊断后首先纠正低氧血症和代谢性酸中毒等影响疾病预后的情况。患儿出生后一经确诊，即应静脉给予前列腺素，以降低肺动脉压力和保持动脉导管开放。发绀严重者应行球囊房间隔造口术，以减轻缺氧症状，并应在 2 周~2 个月内行解剖矫治术（Switch 手术）。如合并动脉导管未闭或室间隔缺损，可在生后 6 个月左右同期矫治。

（2）手术治疗方式

1）姑息性治疗方法：①球囊房间隔造口术，缺氧严重而又不能进行根治手术时可行球囊房间隔造口或房间隔缺损扩大术，使血液在心房水平大量混合，提高动脉血氧饱和度，帮助患儿存活至适合根治手术的年龄。②肺动脉环缩术，cTGA 伴大型室间隔缺损者，可在 6 个月内行肺动脉环缩术，预防充血性心力衰竭发生及肺血管病变。

2）根治性手术：①生理纠治术（Senning 手术或 Mustard 手术）。可在生后 1~12 个月内进行，即用自体心包及心房壁在心房内建成板障，将体循环的静脉血导向二尖瓣口而流入左心室，并将肺静脉的回流血导向三尖瓣口而流入右心室，形成房室连接不一致及心室大血管连接不一致，以达到生理上的纠治。②解剖纠正手术（Switch 手术）。这是目前 cTGA 患儿主要采用的手术方法，可在生后 4 周内进行，即主动脉与肺动脉互换及冠状动脉移植，达到解剖关系完全纠正。手术条件为左/右心室压力比 >0.85，左心室射血分数 >0.45，左心室舒张末期容量 > 正常的 90%，左心室后壁厚度 >4~4.5mm，室壁张力 <12 000 达因/cm²。近年手术死亡率已降到 0~4.2%，效果良好。

➢ 附:完全性大动脉转位诊治流程图

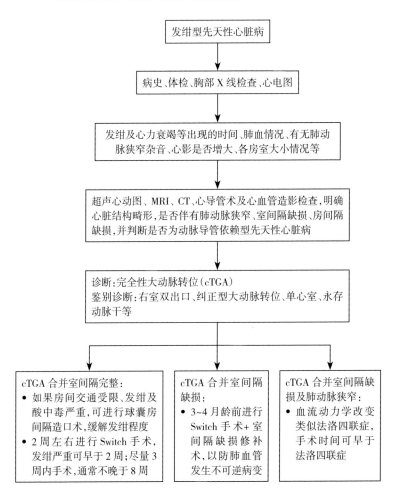

（华益民）

参考文献

[1] ALLEN HD,DRISCOLL DJ,SHADDY RE,et al. Moss and Adams' heart disease in infants,children,and adolescents including the fetus and young

adult［M］. 9th ed. Philadelphia：Lippincott Williams & Wilkins，2016.

［2］RUPERTI-REPILADO FJ，THOMET C，SCHWERZMANN M. 2020 ESC guidelines on treatment of adult congenital heart disease（ACHD）［J］. Herz，2021，46（1）：14-27.

［3］FRATZ S，CHUNG T，GREIL GF，et al. Guidelines and protocols for cardiovascular magnetic resonance in children and adults with congenital heart disease：SCMR expert consensus group on congenital heart disease［J］. J Cardiovasc Magn Reson，2013，15（1）：51.

［4］BUDTS W，PIELES GE，ROOS-HESSELINK JW，et al. Recommendations for participation in competitive sport in adolescent and adult athletes with Congenital Heart Disease（CHD）：position statement of the Sports Cardiology & Exercise Section of the European Association of Preventive Cardiology（EAPC），the European Society of Cardiology（ESC）Working Group on Adult Congenital Heart Disease and the Sports Cardiology，Physical Activity and Prevention Working Group of the Association for European Paediatric and Congenital Cardiology（AEPC）［J］. Eur Heart J，2020，41（43）：4191-4199.

［5］LACOUR-GAYET F，GOUTON M，BICAL O，et al. Surgery for severe congenital heart diseases in children from developing nations［J］. J Thorac Cardiovasc Surg，2021，163（2）：413-423.

第十三节　完全性肺静脉异位引流

【概述】

肺静脉异位引流（anomalous pulmonary venous drainage，APVD）系指肺静脉返回心脏血液不进入左心房而引流入体循环的静脉系统，包括部分性肺静脉异位引流（partial anomalous pulmonary-venous drainage，PAPVD）和完全性肺静脉异位引流（total anomalous pulmonary venous drainage，TAPVD）。PAPVD 是指一根或数根（但不是全部）肺静脉未回流至左心房，直接或间接与右心房相连接；PAPVD 占 APVD 的 60%~70%，约占一般尸检的 0.6%~0.7%，常伴发房间隔缺损，男女无差别;因 PAPVD 对患儿生理影响较小,患者症状轻微,所以临床诊断病例远较实际例数少。TAPVD 是少见的先天性心血管畸形,指所有的肺静脉血均引流入体循环静脉系统,最终直接或借道体静脉间接进入右心房,占 APVD 的 30%~40% 和先天性心脏病的 2%,属肺血流增多的发绀型先天性心脏病,大多数在婴儿期即有严重症状,如不及时治疗 80% 死于 1 岁以内,甚至可在数日内夭折,是本节将主要讨论的内容。

【诊断】

1. **TAPVD 的病理解剖** 对 TAPVD 病理解剖及病理生理的准确理解和把握是疾病诊断和鉴别诊断的基础。TAPVD 根据肺静脉引流部位进行分类,4 支肺静脉分别或汇成总干后引流入左无名静脉、上腔静脉、永存左上腔静脉等,称为心上型(图 1-33A);引流入奇静脉或门静脉,称为心下型(图 1-33B);引流到右心房、冠状静脉窦等,称为心内型(图 1-33C、D);也可为上述三种情况的混合型。TAPVD 的右心房同时接受肺静脉和腔静脉的血液,而左心房无血液回流,患者生存依赖于房间隔缺损或卵圆孔未闭的存在,使右心房内的混合血进入左心房和左心室,从而进入体循环。

2. **TAPVD 的病理生理** 体静脉和肺静脉的血在右心房汇合,并自右心房分成两路,一路入右心室,另一路通过房间隔缺损或卵圆孔入左心房、左心室,此通路是左心和体循环唯一的来源。房间通道大小对 TAPVD 的血流动力学至关重要。

如果房间通道太小,称为限制性房间通道,回到右心房的体静脉和肺静脉压力均上升,肺循环血流量可 1.5~5 倍于体循环,导致右心室扩大,肺动脉压力明显升高,左心房血流量少,患儿出生后早期出现症状。

房间通道血流通畅的 TAPVD 患儿,体、肺静脉血在右心房混合后,流向左心房及左心室,右心室的血流量取决于两侧心室的顺应性和体、肺循环的阻力等综合因素。而肺循环的阻力主要取决于肺静脉回右心房的途径有无梗阻。患儿症状取决于梗阻程度,严重梗阻者(心下型多见),回右心房血量少,肺循环淤血严重,肺循环压力增高,发

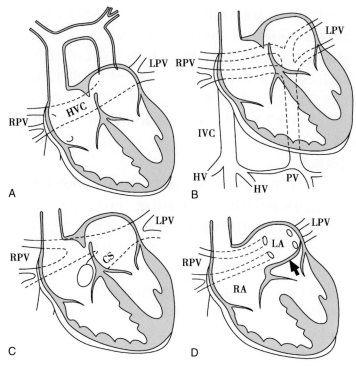

图 1-33　TAPVD 示意图

RPV. 右肺静脉；HVC. 肺总静脉；LPV. 左肺静脉；IVC. 下腔静脉；
HV. 肝静脉；PV. 肺静脉；CS. 冠状窦；RA. 右心房；LA. 左心房。A. 心上
型；B 心下型；C、D. 心内型。

绀、右心衰竭出现早；无梗阻者，回右心房血量多，肺循环血流量多，
可出现肺动脉压力增高，发绀程度不重，心功能不全出现晚。

3. **TAPVD 的临床表现**　症状随血流动力学改变不同而异，其决
定因素为肺静脉回流有无受阻及房间通道的大小。

(1) 无梗阻者

1) 症状：患婴出生后数日可无症状，但至 1 个月左右即呼吸急
促、喂养困难、体重不增、反复呼吸道感染，逐渐扩张的肺动脉及垂直
静脉可压迫左喉返神经使患婴哭声变低或嘶哑。至半岁左右心功能
不全加重，但发绀并不严重，75%~85% 的患儿死于 1 岁以内。

2) 体征:早期可发绀,但程度相对轻;杵状指/趾较轻;心力衰竭的发生偏晚;肺动脉瓣区可闻及 2~3 级收缩期杂音,第二心音亢进及分裂;三尖瓣区有舒张中期杂音,均系血流量增多所致;出现肺动脉高压时,杂音则不典型;异位引流部位的胸部可能有连续性血管杂音;心浊音界中度以上扩大,心前区有抬举样搏动;肝脏增大,有时可见颈静脉怒张和周围水肿。

(2) 有梗阻者:患婴出生后 1~2 日即出现呼吸急促、严重发绀、喂养困难及严重心力衰竭,多于数日内或者少数于 3~4 个月死亡。如异位连接至膈肌以下的体静脉,吞咽、啼哭、排便等均可使发绀及气促加重。临床上患婴症状严重,但心脏体征很少。由于梗阻致使回心血流量减少,心脏不增大,肺动脉关闭音响亮,可全无杂音,肺底部可有啰音,肝脏增大。

(3) 辅助检查

1) X 线检查:X 线检查示肺血增多,肺动脉段突出,右心房、右心室增大;心上型者上纵隔阴影增宽,但透视下无搏动,整个心影呈"8"字形或雪人征(图 1-34);心内型和心下型者类似房间隔缺损和/或合并有肺动脉高压的 X 线特征,主动脉结小。

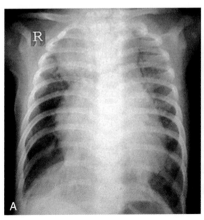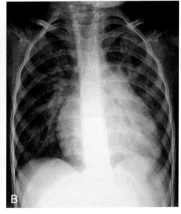

图 1-34 TAPVD 胸部 X 线检查

A. 心上型,呈"雪人征";B. 心内型。

2）心电图：右心房、右心室增大，电轴右偏，右心室肥厚。

3）超声心动图检查：超声心动图心尖四腔切面不能探及肺静脉在左心房的入口，但可探及肺静脉的异常入口，并可发现房间隔连续性中断。检查中发现左心房、左心室容积缩小时需要高度怀疑TAPVC（图1-35）。超声心动图检查要仔细检查每一根肺静脉的回流，追踪异常连接的部位，检测血流速度，了解是否存在血流梗阻、心房间交通有无限制、估测肺动脉压力并检查有无合并其他心脏畸形。

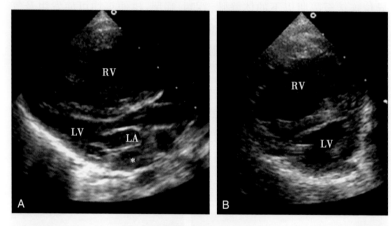

图1-35　TAPVD心上型超声图

LA.左心房；LV.左心室；RA.右心房；RV.右心室。A.长轴切面；B.短轴切面。（右心室扩大，室间隔凸向左心室，冠状窦扩大）

4）CT及MRI：能很好地显示和诊断肺静脉异常连接，造影增强磁共振血管成像序列对肺静脉异常连接诊断效果好，多角度的最大密度投影重建可以从矢状位、冠状位和横断位等多个角度显示肺静脉异常连接的征象，视野大，不使用含碘造影剂，对判断肺静脉异常连接的类型和有无梗阻很有帮助。螺旋CT和多层螺旋CT能很好地显示和诊断肺静脉异常连接，但需要使用含碘造影剂，TAPVD如有梗阻，CT检查有一定的危险性，另外，CT检查前如未提示心下型TAPVD，CT检查一般不会进行腹部扫描，可能造成漏诊（图1-36，

图 1-37)。

5）心导管检查及心血管造影：选择性肺动脉造影或选择性肺静脉造影均能取得较好的诊断效果。一般情况下，TAPVD 多选用选择性肺动脉造影，而 PAPVD 常用选择性肺静脉造影，均以正位造影为主，次序追踪肺静脉异常连接的部位、有无梗阻、心房间交通有无限制，并测量计算肺动脉压力、阻力，了解有无合并心脏畸形（图 1-36，图 1-37）。

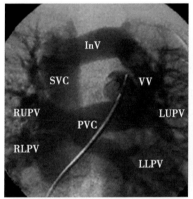
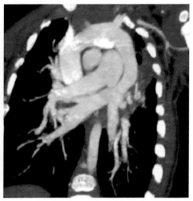

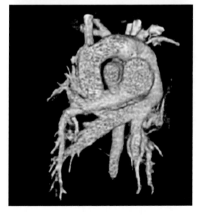

图 1-36 TAPVD 心上型心血管造影及 CT 检查

RUPV. 右上肺静脉；RLPV. 右下肺静脉；SVC. 上腔静脉；InV. 无名静脉；VV. 垂直静脉；LUPV. 左上肺静脉；LLPV. 左下肺静脉；PVC. 肺静脉总干。

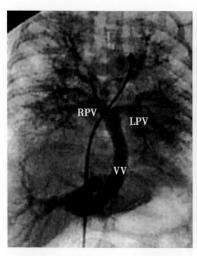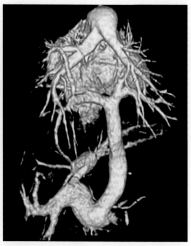

图 1-37 TAPVD 心下型心血管造影及 MRI 检查

RPV. 右肺静脉；LPV. 左肺静脉；VV. 垂直静脉。

【鉴别诊断】

TAPVD 需要与完全性大动脉转位、右心室双出口、永存动脉干等疾病进行鉴别。

【治疗】

如出生数日内有严重发绀、呼吸窘迫及心功能不全的症状，应该考虑到梗阻型 TAPVD。内科紧急治疗为纠正酸中毒、降低肺循环阻力。超声心动图检查可能提供足够的疾病信息，使重症患婴免于心导管检查及心血管造影而直接手术，但在混合型及伴发内脏异位症时仍以造影资料为标准。如有严重梗阻者，手术宜早不宜迟；对梗阻不重，但房间交通受限的患儿，可先用球囊导管行房间隔缺损/卵圆孔扩大的操作，然后择期心脏外科手术。心脏外科手术的目标为将肺静脉回路直接归入左心房。手术成功后，症状很快消失，肺动脉和右心室压力可逐渐下降并接近正常。术后可能发生再狭窄及房性心律失常。

➢ 附:完全性肺静脉异位引流诊治流程图

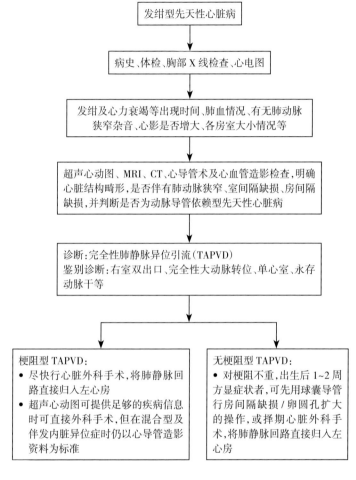

```
          发绀型先天性心脏病
                 ↓
      病史、体检、胸部 X 线检查、心电图
                 ↓
    发绀及心力衰竭等出现时间、肺血情况、有无肺动脉
    狭窄杂音、心影是否增大、各房室大小情况等
                 ↓
    超声心动图、MRI、CT、心导管术及心血管造影检查,明确
    心脏结构畸形,是否伴有肺动脉狭窄、室间隔缺损、房间隔
    缺损,并判断是否为动脉导管依赖型先天性心脏病
                 ↓
    诊断:完全性肺静脉异位引流(TAPVD)
    鉴别诊断:右室双出口、完全性大动脉转位、单心室、永存
    动脉干等
```

梗阻型 TAPVD:
- 尽快行心脏外科手术,将肺静脉回路直接归入左心房
- 超声心动图可提供足够的疾病信息时可直接外科手术,但在混合型及伴发内脏异位症时仍以心导管造影资料为标准

无梗阻型 TAPVD:
- 对梗阻不重,出生后 1~2 周方显症状者,可先用球囊导管行房间隔缺损/卵圆孔扩大的操作,或择期心脏外科手术,将肺静脉回路直接归入左心房

（周开宇）

参考文献

［1］ALLEN HD,DRISCOLL DJ,SHADDY RE,et al. Moss and Adams' heart
disease in infants,children,and adolescents including the fetus and young

adult［M］. 9th ed. Philadelphia：Lippincott Williams & Wilkins，2016.

［2］RUPERTI-REPILADO FJ，THOMET C，SCHWERZMANN M. 2020 ESC guidelines on treatment of adult congenital heart disease（ACHD）［J］. Herz，2021，46（1）：14-27.

［3］FRATZ S，CHUNG T，GREIL GF，et al. Guidelines and protocols for cardiovascular magnetic resonance in children and adults with congenital heart disease：SCMR expert consensus group on congenital heart disease［J］. J Cardiovasc Magn Reson，2013，15（1）：51.

［4］BUDTS W，PIELES GE，ROOS-HESSELINK JW，et al. Recommendations for participation in competitive sport in adolescent and adult athletes with Congenital Heart Disease（CHD）：position statement of the Sports Cardiology & Exercise Section of the European Association of Preventive Cardiology（EAPC），the European Society of Cardiology（ESC）Working Group on Adult Congenital Heart Disease and the Sports Cardiology，Physical Activity and Prevention Working Group of the Association for European Paediatric and Congenital Cardiology（AEPC）［J］. Eur Heart J，2020，41（43）：4191-4199.

［5］SUI R，ZI J，LI D，et al. Early and intermediate-term results for the combined superior approach correction of supracardiac total anomalous pulmonary venous connection in neonatal patients［J］. Heart Lung Circ，2021，30（8）：1256-1262.

第十四节　右心室双出口

【概述】

右心室双出口（double outlet of right ventricle，DORV）是指主动脉、肺动脉两条大血管完全或接近完全起自右心室，是一组少见而复杂的先天性心脏畸形，活产儿中发病率为(3~9)/100 000，占先天性心脏病的 1%~3%，男女比例约为 1.7:1。流行病学资料显示，DORV 在 21-三体综合征及 18-三体综合征患儿中发病率较高。

DORV 的胚胎发生学机制尚不很明确，从胚胎学的观点，目前比较统一的认识是由于胚胎发育期圆锥动脉干旋转不完全,使之与左、右心室对位连接发生不同程度的偏离。在胚胎发育心祥形成期就出现圆锥,右背侧及左腹侧嵴融合后分隔成前外侧和后内侧2个圆锥,连接于右心室小梁部原基。之后内侧圆锥融合于左心室而成为其流出道。DORV的形成与圆锥部旋转和吸收异常有关。主动脉与肺动脉之间的关系,半月瓣之间的关系,分别取决于圆锥间隔及动脉干的发育。

【诊断】

对 DORV 病理解剖及病理生理的准确理解和把握是疾病诊断和鉴别诊断的基础。

1. **DORV 病理解剖** DORV 属于圆锥与大动脉连接异常,主动脉、肺动脉均起源于右心室,大型室间隔缺损是左心室的唯一出口,主动脉与二尖瓣之间无纤维连接。病理解剖有三个关键点:①心室与大动脉之间的空间关系;②室间隔缺损与大动脉之间的空间关系;③是否存在右室流出道梗阻。最常用且被广泛接受的 DORV 分型方法是依据室间隔缺损位置分为四种类型:①主动脉瓣下室间隔缺损型,此型最多见;②肺动脉瓣下室间隔缺损型;③双动脉瓣下室间隔缺损型;④远离大动脉室间隔缺损型。

2000 年国际胸外科医师协会(STS)和欧洲胸心外科协会(EACTS)提出了新的分型:①室间隔缺损型,室间隔缺损位于主动脉瓣下,容易出现肺动脉高压,是最常见的类型;②法洛四联症型,室间隔缺损位于主动脉下或者在两大动脉开口下方,合并右室流出道狭窄;③大动脉转位型,室间隔缺损位于肺动脉瓣下,伴或不伴有漏斗部和肺动脉狭窄;④室间隔缺损远离型,室间隔缺损边缘与两个半月瓣瓣环的最小距离均大于主动脉瓣环直径,室间隔缺损多位于三尖瓣隔瓣下右室流入道或位于心尖肌部,双动脉下有圆锥存在,主动脉瓣和二尖瓣之间没有纤维连接,是一种少见、复杂的先天性心脏病,发病率约占 DORV 的 10%~20%。

2. **DORV 的病理生理** 在 DORV 患者中,室间隔缺损与大动脉的相对关系、有无合并右室流出道狭窄及体、肺血管床的相对阻力决定了其血流动力学状态,合并存在的其他心内结构畸形也可影响其血流动力学。DORV 的血流动力学可类似于大分流的室间隔缺损、右室型单心室、法洛四联症、完全性大动脉转位,可有发绀、充血性心力衰竭或两者同时存在。几乎所有患儿均有不同程度的低氧血症。当DORV 伴有大型主动脉下室间隔缺损而不伴有右室流出道狭窄时,左心室血液可通过非限制性室间隔缺损进入肺动脉,早期肺血流量充足,血氧饱和度正常,随着肺血管阻力上升,肺血流量下降,可导致血氧饱和度下降,临床类似艾森门格综合征。当存在右室流出道狭窄时临床表现可类似于法洛四联症。在 Taussing-Bing 畸形中,动静脉血混合且肺动脉血流量增加,血氧饱和度下降,由于不伴有右室流出道狭窄,此时左、右心室和肺动脉压力相等,如果伴有主动脉缩窄或主动脉弓畸形可进一步增加肺血流量导致左心室容量增加。当肺血管阻力升高时,可促使右心室的血液更多地进入主动脉而导致体循环血氧饱和度降低。

3. DORV 的临床表现

(1) 症状:患儿可有发绀、发育障碍和充血性心力衰竭症状,亦可无明显症状。临床症状及其出现时间取决于 DORV 的病理类型及其伴发畸形的严重程度,尤其是取决于合并右室流出道狭窄的程度。在法洛四联症型 DORV 中,如果存在严重的肺供血不足,可在新生儿期即有发绀表现。其他类型的 DORV,肺循环平衡良好,往往在新生儿期后才逐渐出现发绀。伴主动脉下室间隔缺损的 DORV,其典型临床表现是在出生近 1 个月时出现充血性心力衰竭而无发绀表现,与单纯大型室间隔缺损的临床表现相似,如果出生后立即出现心力衰竭则应考虑是否同时合并有主动脉缩窄等。伴肺动脉下室间隔缺损的 DORV 常表现为安静时轻度发绀,哭吵后加剧。

(2) 体征:DORV 常无特异体征,可有不同程度的发绀、生长发育迟缓、杵状指,心前区隆起,伴有右室流出道狭窄时体格检查可在肺动脉瓣听诊区闻及收缩期杂音,肺动脉第二心音减轻或消失。

(3) 辅助检查:检查目标为,①心室与大动脉的连接;②大动脉的相互位置关系;③室间隔缺损及其与大动脉的关系;④合并其他心脏畸形;⑤术后检查。

1)心电图:无肺动脉狭窄者,有右心室肥厚,也可有左心室肥厚,PR 间期延长,常见室内传导阻滞。伴有肺动脉狭窄者,有右心房肥大、右心室肥厚及室内传导阻滞,也可有左心室肥厚,PR 间期延长。

2)X 线检查:一般有心影增大,有肺动脉狭窄者,肺血流量减少与法洛四联症相似(图 1-38)。无肺动脉狭窄者,肺血流量增多,类似巨大室间隔缺损合并肺动脉高压。

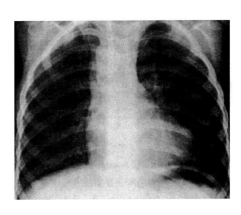

图 1-38 DORV 胸部 X 线检查

3)超声心动图:可显示主动脉、肺动脉均起源于右心室,或一支大动脉源自右心室,另一支大动脉 90% 起源自右心室,主动脉与肺动脉在同一平面,主动脉瓣和二尖瓣间无纤维连接(图 1-39)。

4)CT 和 MRI:MRI 自旋回波 T_1W 图像可显示左、右心室的大小及室间隔缺损的大小,通过逐层观察 MRI 自旋回波 T_1W 横断位图像,对判断室间隔缺损的部位是位于主动脉下还是肺动脉下也有较大帮助。造影增强磁共振血管成像和多层螺旋 CT 可很好地显示 DORV 可能存在的肺动脉狭窄、左上腔静脉、肺静脉异位引流、主动脉弓发育不良等对手术矫治方式有影响的异常。

5)心导管检查和心血管造影:右心导管检查对于患儿的肺动脉压力和肺阻力评估有重要作用。无肺动脉狭窄者,左、右心室压力相

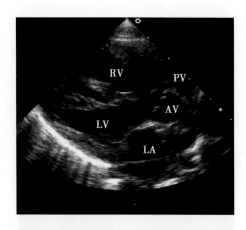

图 1-39 DORV 超声心动图提示主动脉及肺动脉均发自右心室

LA. 左心房；LV. 左心室；RV. 右心室；PV. 肺动脉瓣；AV. 主动脉瓣。

等，但室间隔缺损小者，左心室压力较右心室和肺动脉压力高。有肺动脉狭窄者，肺动脉压力降低，右心室血氧饱和度高于右心房。右心室造影可见主、肺动脉同时显影（图 1-40）。

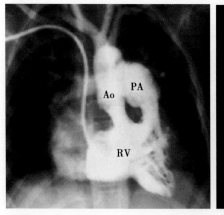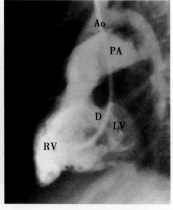

图 1-40 DORV 右心室正、侧位造影见主动脉及肺动脉均发自右心室

LV. 左心室；RV. 右心室；PA. 肺动脉；Ao. 主动脉。

6）3D 打印和 3D 虚拟成像技术：以 CT、MRI、超声影像为基础的 3D 打印技术和 3D 虚拟成像技术可为手术决策的选择提供帮助。

【鉴别诊断】

DORV 须与完全性大动脉转位鉴别；DORV 伴肺动脉狭窄需要与法洛四联症鉴别；肺动脉高压型 DORV 必须与艾森门格综合征鉴别。

【治疗】

1. 药物治疗

（1）使用洋地黄制剂和利尿剂治疗充血性心力衰竭。

（2）抗生素防治呼吸道感染或者感染性心内膜炎。

2. 手术治疗　DORV 一经确诊，原则上均应手术治疗，诊断本身即是手术适应证；合并阻力型肺动脉高压应视为手术的禁忌证。有心力衰竭、肺炎、严重发绀、喂养困难、生长发育迟缓等症状的患儿应尽早手术。

治疗前必须考虑以下几点：心室发育是否正常，双心室修复是否可能，Fanton 类手术是否可行；如果可能进行双心室修复，是否存在肺动脉狭窄，是否需要人工带瓣管道。小婴儿由于生长发育较快，一般须避免使用人工带瓣管道而优先采用分流手术。在室间隔缺损关闭后，是否有可能进行循环的转换手术，如果有可能，是否可进行大动脉调转术。

（1）术式选择

1）合并下述任一条件者建议行单心室治疗：①双侧心室发育不均衡；②合并严重房室瓣骑跨或者跨越；③合并心尖部室间隔缺损或者奶酪样室间隔缺损；④部分远离型 DORV，建立室间隔缺损与半月瓣之间的内隧道或管道连接困难，和/或严重影响二尖瓣或三尖瓣功能。

2）双心室矫治需满足如下条件：①双侧心室发育均衡；②不合并严重的房室瓣骑跨或者跨越；③肺动脉发育良好；④非心尖部室间隔缺损或者奶酪样室间隔缺损；⑤不合并阻力型肺动脉高压。

（2）治疗原则和手术要点

1）室间隔缺损型 DORV：因患儿可早期出现心力衰竭、肺炎等症状，6 月龄以上患儿可能出现阻力型肺动脉高压，建议在新生儿期或者婴儿早期手术，可行一期双心室矫治建立室间隔缺损至主动脉的内隧道连接或行肺动脉环缩术。

2）法洛四联症型 DORV：手术时机的选择类似于法洛四联症，3 月龄以上患儿可行双心室矫治术，发绀严重的患者可先行体-肺动脉分流手术。内隧道建立及主动脉瓣下圆锥处理同室间隔缺损型右心室双出口，同期疏通右心室流出道或者肺动脉瓣狭窄，类似于法洛四联症根治术。

3）大动脉转位型 DORV：不合并肺动脉瓣狭窄或合并轻度肺动脉瓣狭窄（跨瓣峰值压差 <35mmHg）、肺动脉瓣功能良好的患者建议在 6 月龄前尽早行双心室矫治。建立室间隔缺损至肺动脉的内隧道连接，然后再行动脉调转术。也可通过切除圆锥动脉肌肉后行 Kawashima 术。合并肺动脉瓣狭窄（跨瓣峰值压差 >35mmHg），建议 6 月龄后行双心室矫治。发绀严重、肺动脉发育不良的患儿先行体-肺动脉分流术。

4）室间隔缺损远离型 DORV：因需要建立室间隔缺损至大动脉的长内隧道连接，建议对 6 月龄以上患儿行双心室矫治手术。发绀严重的患儿可在新生儿期或者婴儿早期行体-肺动脉分流手术，肺动脉高压患儿在新生儿期或者婴儿早期行肺动脉环缩术。合并肺动脉瓣狭窄、肺动脉发育不良、血氧饱和度在 80% 以上、无缺氧发作者可暂不干预，1 岁左右行双心室矫治。

3. 预后　随着围手术期诊疗技术的不断发展，右心室双出口双心室矫治的总体早期死亡率已降低至 4.5%~7.4%，5 年生存率达 89.0%~93.5%。其中室间隔缺损型 DORV、法洛四联症型 DORV、大动脉转位型 DORV 远期预后良好，10 年生存率为 89.5%~95.2%。影响手术结果的因素包括 DORV 类型、术式选择、是否合并肺血管病变等；低龄、合并复杂畸形（完全型房室通道、完全性肺静脉异位引流、主动脉弓缩窄）、二尖瓣瓣裂、二尖瓣或共同房室瓣中等以上反流是远离型 DORV 术后死亡和再次手术的危险因素。

> ## ➤ 附:右心室双出口诊治流程图

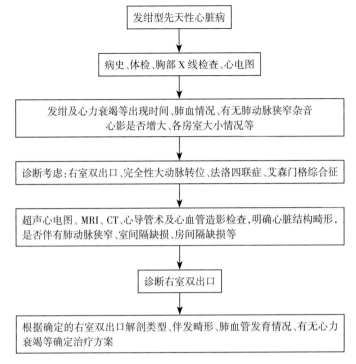

发绀型先天性心脏病

↓

病史、体检、胸部 X 线检查、心电图

↓

发绀及心力衰竭等出现时间、肺血情况、有无肺动脉狭窄杂音
心影是否增大、各房室大小情况等

↓

诊断考虑:右室双出口、完全性大动脉转位、法洛四联症、艾森门格综合征

↓

超声心电图、MRI、CT、心导管术及心血管造影检查,明确心脏结构畸形,
是否伴有肺动脉狭窄、室间隔缺损、房间隔缺损等

↓

诊断右室双出口

↓

根据确定的右室双出口解剖类型、伴发畸形、肺血管发育情况、有无心力
衰竭等确定治疗方案

（庞玉生）

参考文献

［1］LOFFREDO CA. Epidemiology of cardiovascular malformations:prevalence
and risk factors［J］. Am J Med Genet,2000,97(4):319-325.

［2］LACOUR-GAYET F,MARUSZEWSKI B,MAVROUDIS C,et al. Presentation
of the international nomenclature for congenital heart surgery. The long way
from nomenclature to collection of validated data at the EACTS［J］. Eur J
Cardiothorac Surg,2000,18(2):128-135.

［3］张本青,马凯,李守军. 先天性心脏病外科治疗中国专家共识(七):右心
室双出口[J].中国胸心血管外科临床杂志,2020,27(8):851-856.

［4］JONAS RA. Comprehensive surgical management of congenital heart disease ［M］. Boca Raton：CRC Press,2004:413-428.

［5］OLADUNJOYE O,PIEKARSKI B,BAIRD C,et al. Repair of double outlet right ventricle：Midterm outcomes ［J］. J Thorac Cardiovasc Surg,2019：S0022-5223(19)31694-0.

［6］VILLEMAIN O,BONNET D,HOUYEL L,et al. Double-outlet right ventricle with noncommitted ventricular septal defect and two adequate ventricles:Is anatomical repair advantageous ［J］. SeminThorac Cardiovasc Surg,2016,28(1):69-77.

第十五节　三尖瓣闭锁

【概述】

三尖瓣闭锁(tricuspid atresia)是一种常见的发绀型先天性心脏病,占所有先天性心脏病的2.7%,占比仅次于法洛四联症及大动脉转位。尸检中患病率为2.9%,约每15 000例活产婴儿中有1例三尖瓣闭锁。

三尖瓣闭锁的病理解剖特征是三尖瓣正常的组织消失,右心房和右心室间无直接交通途径,三尖瓣被肌性组织、纤维脂肪组织或闭锁的膜性结构所取代,在原三尖瓣位置仅见一个肌性的小陷窝、局部增厚的纤维组织或膜性结构。心房与心室的位置大致正常,多伴右心室发育不良,发育情况取决于室间隔缺损的大小。目前临床上通常根据三尖瓣闭锁是否合并大动脉异常分成三大类型,根据是否存在肺动脉闭锁或肺动脉狭窄和室间隔缺损等又分成若干亚型(表1-4)。

表1-4　三尖瓣闭锁分类

分类	分类依据	占比
Ⅰ型	大动脉位置关系正常	70%~80%
Ⅰa型	室间隔完整伴肺动脉闭锁	
Ⅰb型	小型室间隔缺损伴肺动脉狭窄亚型	
Ⅰc型	大型室间隔缺损不伴肺动脉狭窄	

续表

分类	分类依据	占比
Ⅱ型	完全性大动脉转位	10%~25%
Ⅱa 型	室间隔缺损伴肺动脉闭锁	
Ⅱb 型	室间隔缺损伴肺动脉狭窄	
Ⅱc 型	室间隔缺损不伴肺动脉狭窄	
Ⅲ型	除完全性大动脉转位外的大动脉转位不良	<10%

　　三尖瓣闭锁的患儿均依赖卵圆孔未闭或房间隔缺损方能存活，血流需从右心房经卵圆孔未闭或房间隔缺损右向左分流至左心房。三尖瓣闭锁伴室间隔完整或小型室间隔缺损的病例，其右心室腔容积多数仅为数毫升，右心室如附着于左心室壁上的憩室。但如果室间隔缺损较大，右心室窦部发育可相对较好，右心室腔得以发育，肺动脉往往也发育较好。血流动力学取决于肺动脉瓣的开放程度、肺动脉下或肺动脉狭窄的严重程度、大动脉的关系、动脉导管的大小以及房间隔缺损、室间隔缺损的大小。血液在左心房混合，因此到达左心室及经由主动脉泵出至体循环血液的血氧饱和度，取决于体循环血液和肺静脉回流血液的相对量。无或轻度肺动脉狭窄的患者肺静脉回流量大于全身静脉回流量，肺静脉血液占泵出至体循环血液的比例较高，因此全身动脉氧饱和度较高，但随着患儿成长，上述情况可能发生变化。相反，肺动脉狭窄或肺动脉闭锁者可能有明显的系统性低氧血症及发绀，肺动脉狭窄或肺动脉瓣闭锁患者依赖动脉导管未闭获得足够的肺血流量；随着动脉导管的关闭，肺血流量可能会减少。一般来说，大动脉位置关系正常的患者会表现为进行性的肺动脉或肺动脉瓣下梗阻（室间隔缺损处）。相比之下，大多数三尖瓣闭锁和大动脉转位（Ⅱc 型）患者肺血流通畅。肺动脉狭窄患儿的低氧血症通常比大动脉转位患者更明显。而大动脉转位患者更容易出现肺水肿、充血性心力衰竭，并发展为肺血管阻塞性疾病。随着时间的推移，三尖瓣闭锁患儿的室间隔缺损可自行愈合，在Ⅰb 型患者中可导致进行性低氧血症。小的室间隔缺损合并大动脉转位将引起主动脉下

梗阻。当主动脉下梗阻与肺动脉狭窄同时存在时,可发生左心室高电压和心肌肥厚,导致心肌纤维化和心功能不全。除室间隔缺损和肺动脉瓣畸形外,患儿可能合并动脉导管未闭、左上腔静脉、主动脉缩窄、主动脉弓中断、冠状动脉起源异常和肺静脉异位引流等先天性心脏病。Ⅰa 型十分罕见,此时血液到达肺部的唯一通道为动脉导管未闭或体-肺侧支血管。在Ⅱ型患儿中,左心室血流直接流入肺动脉,并经动脉导管注入降主动脉;若室间隔缺损小,主动脉接受来自右心室的血流量很少,可引起主动脉发育不良。

【诊断】

1. **临床表现** 发绀和心脏杂音为本病的主要临床表现,部分患儿可伴充血性心力衰竭及生长发育迟缓。发绀的轻重和出现时间的早晚取决于病理类型和肺血流量。合并肺动脉开口梗阻者,肺血流量较少,右向左分流及发绀出现早;超过一半患儿生后不久出现发绀。未经治疗的三尖瓣闭锁伴肺动脉开口梗阻的患儿自然病程约 6 个月,多数于 6 个月内死亡。Ⅰc 和Ⅱc 型因无肺动脉口梗阻,肺血流量较多,故发绀症状较轻或不明显,但常表现为多汗、气促、易患肺炎和心力衰竭。多数患儿有喂养困难、活动量小,易疲劳和劳力性呼吸困难,出现婴儿期缺氧反应则是肺循环量明显不足的征象。较大患儿可有蹲踞现象。生长发育大多迟缓,身长和体重均落后。

2. **体格检查** 可见发绀、杵状指,心前区隆起,心尖搏动有力,胸骨左缘可有收缩期杂音但少有震颤。心脏杂音的类型主要取决于合并的畸形。通常可在胸骨左缘闻及来自室间隔缺损或肺动脉狭窄的收缩期杂音;伴动脉导管未闭者则可闻及连续性杂音。多数病例第一心音单一,肺动脉瓣听诊区第二心音单一、减弱或明显分裂。有时因心房水平的交通呈限制性,右心房收缩加强,可产生第三心音。Ⅰc 和Ⅱc 型因肺循环血量增多,汇入左心的血流量也增多,导致二尖瓣口相对性狭窄,在心尖部可听到舒张期隆隆样杂音;有心功能损害时可出现第三心音或奔马律;发生肺动脉高压则肺动脉瓣区第二心音增强。7% 的患儿可出现严重心律失常,1.3% 并发脑栓塞和脑脓肿等。

3. 辅助检查

(1) X线检查：三尖瓣闭锁的新生儿及婴儿心影大小通常正常，其大小主要与肺血流量的多少有关。肺动脉闭锁或狭窄者胸部X线检查示肺血管纹理纤细，肺门影缩小，肺动脉段凹陷，心尖圆钝，心脏外形正常或轻度增大，需与法洛四联症、三尖瓣下移畸形等肺血流量减少类先心病鉴别。肺动脉无梗阻者胸部X线检查示肺血管影增粗，肺血管纹理增多，肺动脉段突出，心脏明显扩大，且呈进行性扩大，需与大型室间隔缺损、动脉单干和其他不伴肺动脉狭窄的先心病鉴别。三尖瓣闭锁时右心缘由扩大的右心房组成，可突出或平直，右心室不大，左心房和左心室扩大，如伴肺动脉发育不良，正位片心影可呈方形，这是三尖瓣闭锁的特征性表现。当合并右型大动脉转位，往往肺充血，心影扩大呈"蛋形"，心底部较窄。对合并左型大动脉转位者，左上心缘由升主动脉构成。

(2) 心电图：90%的病例有典型心电图异常表现，即电轴左偏、右心房扩大、左心室肥大、右心室低电压，表现为右心前导联S波加深，左心前导联R波增高伴T波倒置。右心房明显扩大，常见P波显著高尖，或双心房扩大，也可仅表现为左心房扩大。多数病例，特别是肺血流量增多者，常有ST-T改变，提示心肌损害。V_2导联R波明显增高往往提示右心室发育较好。V_6出现较高的R波和较深的S波提示肺血较多；反之则提示肺血较少。短PR间期和QRS波的初始部分常误诊为预激综合征。房室结功能通常正常，但有约15%的病例发生一度房室传导阻滞。

(3) 超声心动图：胎儿期行超声心动图即可诊断三尖瓣闭锁。多数患儿出生后不久即出现症状，因幼儿期超声透声条件较好，故超声心动图检查大多可明确诊断。二维超声心动图四腔心切面可见三尖瓣结构缺失，左心室明显大于右心室(图1-41)，多普勒可见无彩色血流通过三尖瓣。当患儿房间隔缺损较小时，可出现右心房增大，肝静脉扩张等征象。结合多普勒和彩色血流显像技术，还可显示大动脉转位、室间隔缺损、心房水平分流、动脉导管开放和肺动脉瓣狭窄等情况。超声检查时，应特别强调分段诊断，以利于确定病理类型和避免

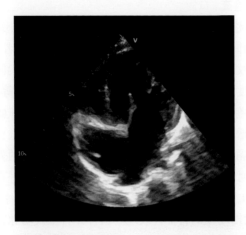

图 1-41　二维超声心动图显示三尖瓣闭锁、右心室发育不良

漏诊。经食管超声心动图检查可清楚地显示三尖瓣的形态、房间隔缺损和室间隔缺损等，特别适合于围手术期的监测。

　　（4）心导管检查：心导管检查通常不作为三尖瓣闭锁诊断的首选方法，仅当需获取肺动脉压力及阻力等数据为 Fontan 手术作准备及对小型房间隔缺损新生儿行球囊扩张房间隔缺损时使用。导管异常途径为右心房-左心房-左心室，右心房压力往往高于左心房，如右心房与左心房压差较大，则提示卵圆孔未闭或小型房间隔缺损。如果存在较大的室间隔缺损，则导管可从左心室进入右心室并插入肺动脉，此时左心室压力与右心室往往相近。如果合并肺动脉狭窄，肺动脉压可正常或降低，反之则可在早期就发生肺动脉高压。血氧饱和度测定显示左心房、左心室、右心室、肺动脉和主动脉的血氧饱和度十分接近，体循环低氧血症严重。右心房造影的显影顺序为右心房-左心房-左心室-大动脉，右心室显影出现在左心室显影之后，右心房明显扩张，部分造影剂可从右心房反流到扩张的下腔静脉和肝静脉。因右心房造影时不能使右心室窦部显影，故正位造影可见右心室充盈缺损，呈尖端向上的三角形透亮区，称为右心室"洞窗"，是本病的造影特征。三角形的底部为横膈，右边为右心房或下腔静脉，左边为左心室。选择性左心室造影可见发育不良的右心室,像附着于左心室前侧壁的憩室,可显示室间隔缺损的部位、大小以及大动脉位置关系。此外,造影还可观察主动脉形态和动脉导管开放情况等。

(5) MRI 或 CT 检查:可准确反应心腔大小、大动脉形态、房室连接关系、左右心室与大动脉的位置关系,对于三尖瓣闭锁的分型有一定帮助(图 1-42)。

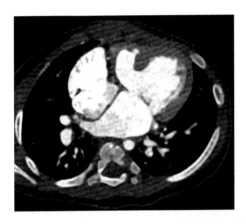

图 1-42　心脏螺旋 CT 检查见三尖瓣闭锁、室间隔缺损

【鉴别诊断】

典型病例的诊断要点包括出生后不久出现发绀,心电图示电轴左偏、右心房和左心室肥大,胸部 X 线检查示肺缺血、心影正常或稍大,结合超声心动图检查,一般即可明确诊断。

诊断时需注意与肺动脉闭锁伴室间隔完整、极重型肺动脉瓣狭窄伴右心室发育不良、三尖瓣狭窄伴室间隔缺损、单心室伴肺动脉狭窄、大动脉转位伴肺动脉狭窄、右心室发育不良以及三尖瓣下移等复杂心血管畸形进行鉴别。

对于三尖瓣闭锁伴肺血流量增多者,则应注意与大型室间隔缺损、单心室、完全性房室隔缺损、永存动脉干、右心室双出口、大动脉转位伴室间隔缺损等疾病鉴别。

【治疗】

出生后即出现严重发绀者,其治疗原则为缓解低氧血症,纠正酸中毒。对于出生 14 天以内的新生儿,可静脉滴注前列腺素 E_1,以保持动脉导管开放,增加肺循环血量,可迅速提高体循环血氧饱和度,起始剂量一般为 $0.03\sim0.10\mu g/(kg\cdot min)$,获得满意效果后可减量应用,应在重症监护室应用本药物,防止患儿出现高热、惊厥、呼吸心搏骤停、血压降低等不良反应。伴大动脉转位和无肺动脉梗阻的患儿可能有肺水肿和充血性心力衰竭,应给予利尿等对症治疗。

三尖瓣闭锁患儿治疗的根本在于手术。改良 Fontan 手术可为三尖瓣闭锁及单心室、复杂右心室双出口等复杂先天性心脏病提供良好的疗效。大部分病例 Fontan 手术前均需进行一至多次的姑息手术,姑息手术的目的是为患儿接受 Fontan 手术提供理想的条件:左心室功能正常、肺血管阻力低。新生儿期出现症状的严重病例可先进行 I 期姑息性分流手术,以增加肺循环血量,缓解低氧血症。常用的方法有 Blalock-Taussig 分流术,将锁骨下动脉与肺动脉吻合。对于伴大动脉转位和小型室间隔缺损的患儿,可实行 Damus-Kaye-Stansel 术+体-肺动脉分流术。但需注意,上述两种方案均由于左心室需供应体循环及肺循环导致其负荷增加,应尽早施行下一步手术。6 个月以上的患儿,若肺动脉已发育良好、肺血管阻力已下降,则可选择 II 期 Glenn 分流术,将上腔静脉与右肺动脉吻合。

对于年长儿,大多采用 III 期改良 Fontan 手术,即将腔静脉经右心房内管道,或通过打孔或不打孔的外管道与肺动脉进行连接,使体循环静脉血回流入肺循环,从而达到体、肺循环分开。

随着手术技术、术后监护水平的提高和手术经验的积累,Fontan 手术的条件已有了许多改良。目前认为,年龄不是主要的高危因素,1~4 岁进行 Fontan 手术同样能获得良好效果,甚至由于避免了左心室长期超负荷发生不可逆性心肌病变的危险而使得手术病死率明显下降。心律失常虽仍然是高危因素,但可以有效控制,故不是绝对禁忌证。体静脉回流异常可以通过全腔肺分流术加以解决。右心房容量、肺动脉与主动脉比值已经不作为手术指征。二尖瓣反流可以根据瓣膜情况同时修补,因此也不是绝对禁忌证。必须强调的是,肺动脉发育情况和肺循环阻力、左心室功能状况等,这些因素仍然是影响手术预后的重要指标。

总体来说,Fontan 手术治疗三尖瓣闭锁的效果优于其他形式的手术,术后 30 天生存率可达 95%,5 年生存率约 85%,10 年生存率约 78%,死亡原因主要为心力衰竭、心律失常、感染和再次手术等。Fontan 术后的患儿需长期使用抗凝药物,以防止血栓形成。另外,Fontan 手术后患儿可能出现蛋白丢失性肠病,出现疲劳、周围水肿、腹水、胸腔积液、生长迟缓和/或腹泻等症状;Fontan 手术在一定程度上将影响肝脏功能,部分患者可能罹患肝细胞癌,因此建议术后 10 年进行肝脏活检以便早期发现并给予诊治。

➢ **附:三尖瓣闭锁诊治流程图**

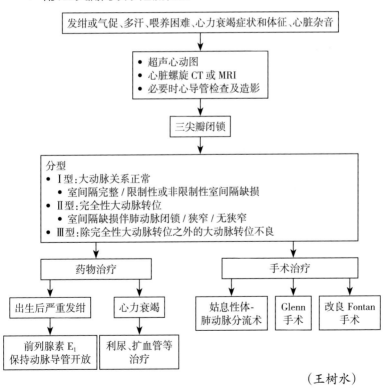

（王树水）

参考文献

[1] O'LEARY PW. Prevalence,clinical presentation and natural history of patients with single ventricle [J]. Prog in Pediatr Cardiol,2002,16:31-38.

[2] ALLEN HD,DRISCOLL DJ,SHADDY RE,et al. Moss and Adams' heart disease in infants,children,and adolescents including the fetus and young adult [M]. 9th ed. Philadelphia:Lippincott Williams & Wilkins,2016:949-981.

[3] PARK M. 实用小儿心脏病学[M]. 桂永浩,刘芳,译. 北京:人民军医出版社,2009:239-249.

[4] 张金哲. 张金哲小儿外科学[M]. 北京:人民卫生出版社,2013:993-997.

第十六节　肺动脉闭锁

【概述】

肺动脉闭锁(pulmonary atresia,PA)是指右心室流出道与肺动脉干之间完全闭锁。根据其有无室间隔缺损,分为两型。①肺动脉闭锁合并室间隔缺损(pulmonary atresia with ventricular septal defect,PA/VSD),其心内畸形与法洛四联症相似,存在非限制性对位不良室间隔缺损,同时肺动脉瓣或肺动脉干闭锁,肺动脉由主动脉通过动脉导管或体-肺侧支动脉供血。国际上常用 Tchervenkov 分型:A 型,肺循环依赖动脉导管,有固有肺动脉,无大的体-肺侧支血管;B 型,固有肺动脉发育不良,存在粗大的体-肺侧支血管;C 型,固有肺动脉缺如,肺循环全部血供来源于体-肺侧支血管。②室间隔完整的肺动脉闭锁(pulmonary atresia with intact ventricular septum,PA/IVS)是指主肺动脉、肺动脉瓣及肺动脉左右分叉部这三者中的一处或几处发生闭锁,右室流出道完全梗阻,血流无法从右心室流入肺动脉进入肺内,依赖其他肺血流来源以维持生命,常伴有不同程度的右心室、三尖瓣发育不良,室间隔完整,大动脉关系正常。如果不予以治疗,PA/IVS 死亡率可达 100%,一旦动脉导管关闭,通常会导致严重的代谢性酸中毒和低氧血症、心源性休克、心搏骤停和死亡。

【诊断】

1. **病史**　胎儿超声检查提示 PA/IVS 或 PA/VSD。

2. **临床表现**　90% 以上的患儿于出生时或出生后很短时间内即出现发绀，并呈进行性加重。动脉导管收缩或关闭时发绀会突然加重。伴呼吸困难和代谢性酸中毒。如果体-肺交通较大，发绀较轻，早期出现心力衰竭症状，呼吸困难、出汗多、心脏增大、肝脏增大。右心衰竭多见于三尖瓣关闭不全的患者，有肝大、水肿及心尖区奔马律。约 1/4 的 PA/IVS 病例存在右心室依赖型冠状动脉循环，即冠状动脉部分依靠来自右心室的逆向血流供应。如果临床没有识别这一情况，一旦右心室流出道梗阻解除，右心室压力下降可能导致冠状动脉窃血、心肌缺血、梗死和/或心源性猝死。PA/IVS 患者中，右心室可能向异常的冠状动脉供血，使冠状动脉内存在动静脉混合血，供氧量少于充分氧合的正常主动脉血流，可引起慢性心功能不全。

3. **体格检查**　PA 患儿常存在轻度至重度发绀，皮肤苍白、末梢凉。听诊第二心音单一，有动脉导管未闭时在胸骨左缘第 2、3 肋间可闻及收缩期或连续性杂音。多发体-肺侧支动脉时可闻及广泛连续性杂音。PA/VSD 可见异常面容特征（扁平脸、球状鼻、斜眼裂、小圆低位耳、小嘴巴、小下颌），提示 DiGeorge 综合征或腭心面综合征（除有与 DiGeorge 综合征相似的面容外，还有明显的腭裂等）。PA/IVS 可在胸骨下端听到三尖瓣反流的收缩期杂音。

4. **X 线检查**　PA/VSD 患儿呈靴形心，右位主动脉弓多见。肺血分布不均匀。当肺血由动脉导管供血时，动脉导管收缩可导致肺野缺血。体-肺交通较大、心力衰竭时，心脏增大，肺血增多。PA/IVS 患儿心影增大，肺血减少。

5. **心电图**　常提示右心房增大，P 波高尖。PA/VSD 患儿右心室肥厚。PA/IVS 患儿 QRS 波电轴常右偏，伴右心室发育不良者 S 波加深，R/S 比值降低，少数右心室肥厚。

6. **超声心动图**　是诊断本病的主要方法。能无创性评估闭锁的肺动脉瓣、右室流出道、右心室腔、三尖瓣、房间隔和动脉导管开放的结构形态及肺动脉发育情况、主-肺侧支循环的形成情况。胸骨旁右室流出道长轴及主动脉长轴切面见肺动脉瓣环部位呈回声增强的膜样回声反射,即为闭锁的肺动脉瓣。漏斗部闭锁可显示右室流出道通向肺动脉腔消失。四腔切面可见右心房大,右心室小,右心室肥厚,可测量三尖瓣环并与二尖瓣环比较。高位胸骨旁短轴可显示肺动脉汇合和测量心包内肺动脉大小,结合胸骨上窝切面可显示单侧或双侧动脉导管。彩色多普勒显像可评估三尖瓣反流的程度,估计右心室压力;可显示动脉导管向肺动脉供血的单源性肺供血等。

7. **心血管造影**　右心导管及心脏造影检查是诊断本病的关键。肺动脉闭锁后必然存在其他途径供应肺部血液,主要有动脉导管、主-肺侧支动脉、冠状动脉、第五对主动脉弓、支气管动脉或胸膜动脉丛等,心血管造影时需注意观察。PA/IVS 患儿需明确右心室发育不良的程度,心房间右向左分流是否为限制性,明确冠状动脉循环是否依赖高压的右心室,避免右心室腔减压术后心肌灌注不足。了解肺动脉及分支发育情况,可测量 McGoon 指数决定能否行一次性根治术或分流术,需了解肺总动脉及右心室漏斗部的发育情况,确定是否需外管道建立右心室与肺动脉连接。PA/VSD 患儿需了解肺供血、肺动脉分支与侧支血管连接的细节,明确固有肺动脉和侧支血管在各肺段的分布以及固有肺动脉和侧支血管的交通情况,计算固有肺动脉和侧支血管灌注肺段的数量。并需要计算总的新肺动脉指数(total neopulmonary arterial index,TNPAI),即固有肺动脉和拟行肺血管单源化术的侧支血管的横截面积之和(mm^2)除以体表面积(m^2)。此外,需在右心室与肺动脉建立连接后,将体-肺侧支血管逐步予以栓塞治疗。两侧肺动脉不汇合者需设法将其互相连接,再以外管道建立右心室与肺动脉连接。

8. **CT 和 MRI**　区别于传统的心脏影像技术,能全面清楚地显示解剖并提供肺动脉发育和侧支循环建立的情况。

9. **基因检测**　肺动脉闭锁存在一定的遗传学基础,检测出相关基因有异常可对早期诊断和判断预后有重要指导意义。如22q11微缺失综合征,在PA/VSD患儿中有较高的发生率,预后也相对较差。

【鉴别诊断】

1. **完全性大动脉转位** 患儿出生后数小时即出现发绀。伴有大的室间隔缺损者早期出现心力衰竭伴肺动脉高压,伴有肺动脉狭窄者则发绀明显。心脏可无明显杂音,但有单一的响亮的第二心音,若伴其他心内畸形,则可听到相应病变所产生的杂音。X线检查心影呈"蛋形"。多数患者肺纹理增多,合并肺动脉狭窄者肺纹理减少。新生儿期心电图可无特殊改变;婴儿期示电轴右偏,右心室肥大,有时右心房肥大;合并房室通道型室间隔缺损时电轴左偏,双心室肥大。超声心动图显示心室大动脉连接不一致,主动脉常位于右前,发自右心室,肺动脉位于左后,发自左心室。心导管检查及造影弥补心脏超声不足,可做血流动力学检测,明确冠状动脉及可能并发的畸形。

2. **法洛四联症伴严重肺动脉瓣狭窄** 多数患儿生后3~6个月出现发绀,并逐渐加重。可有缺氧发作史及蹲踞现象。体检心脏杂音,杵状指/趾。X线检查肺血减少,心脏影呈"靴形"。心电图示电轴右偏,右心室肥大和劳损。超声心动图见主动脉位置前移并骑跨在心室间隔上,主动脉前壁与心室间隔连续中断,该处室间隔回声失落,右心室肥厚,右室流出道、肺动脉瓣或肺动脉内径狭窄。右心室造影:主动脉与肺动脉同时显影,肺动脉瓣狭窄,并见少量造影剂经室间隔缺损进入左心室。

3. **完全性肺静脉异位引流** 临床表现为发绀、进行性呼吸困难、右心衰竭、生长发育不良。查体可无特异性杂音,肺动脉瓣区第二心音分裂并亢进,在引流部位相对应的胸部可听到血管性杂音。心浊音界增大。X线检查肺血增多,肺动脉段凸出,右心室、右心房增大,异位引流入左上腔静脉时,上纵隔增宽,心影呈"8"字形。心电图示电轴右偏,右心房增大,右心室肥厚。超声心动图示右心室和右心房肥大,不能见到肺静脉直接与左心房连接的征象。选择性肺动脉造影见造影剂经肺后可由肺静脉回流到右心房的走向。

【治疗】

1. **药物治疗** 本病系复杂重症先天性心脏病,在新生儿期出现严重低氧血症,常引起早期死亡,需内外科镶嵌治疗。行心导管前给予补液、纠正酸中毒,有相对性贫血时纠正贫血,需慎重吸氧。PA/IVS肺血流依赖动脉导管,生后早期应用前列腺素 E 保持动脉导管开放,前列腺素 E_1 0.05~0.2μg/(kg·min)持续静脉注射。

2. **介入治疗** ①经皮肺动脉瓣球囊扩张术,利用激光或射频肺动脉瓣打孔后,再进行球囊扩张。其优点是无体重和手术年龄的限制,手术时间较短,操作相对简单、损伤小;术后如发生再狭窄,可适时再度行球囊扩张术。②动脉导管内支架置入,优点是能够延续患儿出生后的血流状态,能保证术后肺动脉血流的均匀分布,较传统Blalock-Taussig 分流术更能促进肺动脉的均衡发育,而且手术重复性良好。

3. **非体外循下 Hybrid 术** 通过内科介入和外科手术相互结合应用的治疗,目前已在国内多数中心开展。PA/IVS 患儿的镶嵌治疗方法为胸骨正中切口置入穿刺鞘管,刺破闭锁的膜性肺动脉瓣后,在钢丝引导下放入球囊导管,球囊扩张后利用超声即时观察肺动脉瓣压差变化。

4. **外科手术治疗**

(1) PA/IVS:外科治疗原则是通过一期手术尽可能建立一个右心室-肺动脉的前向血流以促进右心室及三尖瓣发育,并提供确切的肺循环血供以改善体循环动脉血氧饱和度(SaO₂),最终尽可能实施双心室矫治术。但对于右心室发育很差,或伴有右心室依赖性冠状动脉循环的病例,目的是保证肺循环血供,将来采用Fontan类手术方法进行单心室矫治术。而对于右心室介于两者之间的患儿则可采用一个半心室修补术。一期根治术患儿年龄在 6 个月~1 岁,适用于轻度发育不良型,右心室发育良好,流入道、心尖小梁部、流出道三部分均存在,流出道发育良好者;右心室腔及三尖瓣直径大小约为正常对照的2/3 以上;三尖瓣 z 值在 0~2。在体外循环下切开肺动脉瓣环,并用同种或异种带瓣补片扩大右室流出道,修补房间隔缺损,结扎动脉导管未闭。分期根治术结合个体化原则,具体是经一期姑息手术(主要有改良 Blalock-Taussig 分流术,动脉导管内支架置入,介入肺动脉瓣成形术,体外或非体外循环下肺动脉瓣切开术±右心室流出道补片)后,如果右心室发育良好则二次手术,采取双心室修补术;若姑息手术后右心室发育仍差,采用改良 Fontan 手术或一个半心室修补。

(2) PA/VSD:PA/VSD 的解剖特点不同于室间隔完整的肺动脉闭锁,往往具有右室流出道、肺动脉,甚至是肺动脉分支的闭锁和巨大室间隔缺损,合并解剖变异极大的主动脉到肺的侧支循环动脉(APCA),左、右心室发育基本良好。肺循环的解剖学和形态学特点是决定手术方法和预后判断的重要指标,A 型 PA/VSD 矫治手术一般要求肺动脉发育达到肺动脉指数(PAI) $>150mm^2/m^2$, McGoon 比值 >1.2。当不满足一期矫治手术适应证时,可行右心室-肺动脉连接术或体-肺动脉分流术。对于新生儿及 <3 个月的小婴儿建议行体-肺分流术,可避免体外循环;对于大龄婴儿建议行右心室-肺动脉连接术,有利于促进肺动脉发育。B/C 型 PA/VSD 其手术时机取决于固有肺动脉和侧支血管的发育和分布情况。根据术前 SaO_2,可分为三种亚型:肺少血型($SaO_2 <75\%$),肺血平衡型(SaO_2 为 $75\%~90\%$)和肺多血型($SaO_2 >90\%$)。肺少血型患儿缺氧明显,往往肺动脉和侧支血管发育较差,应于新生儿期或婴儿早期手术治疗,行体-肺动脉分流术。3~6 个月后再次评估,未达到二期矫治术条件者行右心室-肺动脉连接术或再次体-肺动脉分流术(改用更大直径的分流管道)。对于固有肺动脉直径 >2.5mm 者,首选右心室-肺动脉连接术。肺多血型患儿早期出现充血性心力衰竭。全面评估后,达到矫治适应证者,3~6 个月行一期矫治术,包括 C 型 PA/VSD 患儿。而肺血平衡型患儿耐受性较好,固有肺动脉和侧支血管发育情况变异较大,满足矫治条件的患儿可选择在 6~12 个月行一期矫治术;不满足条件者在 1~3 个月行姑息手术促进肺动脉发育。对于固有肺动脉直径≤2.5mm 者,行 Melbourne分流术或其他类型的体-肺动脉分流术。固有肺动脉直径 >2.5mm 者行右心室-肺动脉连接术,术后定期复查评估,参考一期矫治手术适应证,达到条件者可行矫治术。

5. 胎儿干预 目前,也有一些医疗中心可对 PA/IVS 进行胎儿心脏干预,其目的是阻断肺动脉闭锁的发生,从而使"上游"结构(即右心室和三尖瓣)继续发育。虽然小型病例系列研究表明宫内扩张肺动脉瓣可行,但这一干预是否真正有益,目前仍存在争议。

➤ **附:肺动脉闭锁诊治流程图**

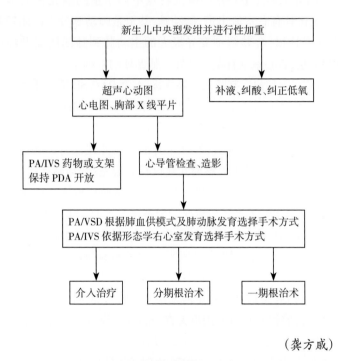

（龚方戚）

参考文献

[1] 杨思源,陈树宝.小儿心脏病学[M].4 版.北京:人民卫生出版社,2012:329-336.

[2] 陈欣欣,李守军.先天性心脏病外科治疗中国专家共识(三):肺动脉闭锁合并室间隔缺损[J].中国胸心血管外科临床杂志,2020,27(4):401-407.

[3] 郑景浩,李守军.先天性心脏病外科治疗中国专家共识(四):室间隔完整型肺动脉闭锁[J].中国胸心血管外科临床杂志,2020,27(5):479-483.

[4] CONSTANTINE M,CARL LB. Pediatric cardiac surgery [M]. 4th ed. Amsterdam:Elsevier,2013:571-587.

第十七节　三尖瓣下移畸形

【概述】

三尖瓣下移畸形(downward displacement of tricuspid valve)于1866年首先由 Ebstein 报道,故又称 Ebstein 畸形(Ebstein's anomaly),是指三尖瓣隔瓣和/或后瓣偶尔连同前瓣下移附着于心尖的右室壁上,其在活产儿中的发病率为1/20 000,约占先天性心脏病的0.5%~1%,男女发病率相似。

Ebstein 畸形的形态及其引起的临床表现有很大差异。其三尖瓣的病理表现主要是瓣膜组织与心肌分离不完全,即瓣叶与右心室心内膜存在纤维性附着。三尖瓣功能性瓣口从房室交界处向前向下移向右心室心尖部,隔瓣叶和后瓣叶下移,进入右心室和右室流出道,常附着于近心尖的右心室壁而非三尖瓣的纤维环部位,是 Ebstein 畸形的标志性表现;前瓣叶的位置多正常,通常附着在房室交界处的解剖学三尖瓣环上。三尖瓣通常存在不同程度的反流。右心室被分为两个腔,畸形瓣膜以上的心室腔(右心室的近端部分)壁薄,与右心房连成一大心腔,为“房化”右心室,其功能与右心房相同,收缩力差;畸形瓣膜以下的心腔(包括心尖和流出道)为“功能”右心室,其功能减退的程度取决于右室流入道的房化范围和瓣叶贴附于右心室壁的下移程度。常伴有房间隔缺损、室间隔缺损、动脉导管未闭、肺动脉狭窄或闭锁。可发生右心房压增高,此时如有房间隔缺损或卵圆孔开放,则可导致右至左分流而出现发绀。此外,在重度三尖瓣反流时,右心室射血分数可能高估真实的右心室收缩力。

【诊断】

1. 临床表现　由于解剖学异常程度不同,Ebstein 畸形的临床表现可存在较大的差别,三尖瓣瓣叶的位移程度和功能状态、有无心房间交通以及右心室扩张和功能障碍的严重程度均可影响临床症状的严重程度。临床表现轻者可无任何症状,或仅有易疲劳、气短和心悸等。一般病例缺乏特征性,可有发绀、心力衰竭、杂音和生长发育落后。6%~36% 的患者存在房室旁路,易发生心律失常,20%~30% 的患儿反复发生阵发性室上性心动过速,心律失常严重时可引起晕厥和猝死。约有半数患儿在新生儿期即出现发绀,但以后发绀可减轻,直到 5~10 岁时重新出现。听诊可闻及右束支阻滞导致的心音分裂及三尖瓣关闭不全导致反流引起的收缩期杂音,有时还可听到三尖瓣狭窄产生的舒张期杂音。

2. 心电图 是发现心律失常和预激证据的重要检查,常表现为右心房增大,P 波高尖,时间增宽;多数患儿电轴右偏;PR 间期延长,这主要是由于心房内传导延迟,而不是房室结功能障碍;不完全性或完全性右束支传导阻滞;右心前区导联 QRS 波群低电压,R 和 S 波幅小,两者高度之和常 <7mV;20% 左右患儿有预激综合征;多为右侧旁路,心电图显示 B 型预激。在先心病中,本畸形最易发生心律失常,常见阵发性室上性心动过速、心房颤动、期前收缩等。

3. 胸部 X 线 心脏呈不同程度的增大,严重扩大者呈球形,以右心房扩大为主,心脏搏动减弱,肺血管影正常或减少。

4. 超声心动图 显示三尖瓣附着点下移。正常三尖瓣环和二尖瓣环不在同一个水平,正常三尖瓣隔瓣附着点比二尖瓣前瓣附着点低,但两者之间的距离≤10mm,二尖瓣到心尖的距离与三尖瓣到心尖的距离比值为 1.0~1.2(平均 1.09),二维超声心动图可清楚显示三尖瓣下移的程度,具有确诊价值。一般采用心尖或剑突下探测,在四腔心切面可见三尖瓣隔瓣附着点的位置。Ebstein 畸形时,隔瓣短小,附着点下移,与二尖瓣前叶的附着点相距 1.5cm 以上,二尖瓣到心尖的距离与三尖瓣到心尖的距离比值 >1.2。

5. 心导管和心血管造影 右心导管易在巨大的右心房和房化右心室的共腔盘旋打圈而不易进入右心室,血氧测定可显示右心房向左心房分流,左心房、左心室和主动脉的血氧含量下降。肺动脉和右心室的压力通常正常,右心房压力常升高。选择性右心房造影可提供三尖瓣下移的程度,房化右心室及右心房的大小;右心室造影可显示右心室大小及三尖瓣反流程度。导管检查易诱发心律失常,应慎重和细致地操作。

诊断时根据临床表现及血流动力学变化可将 Ebstein 畸形分为三型。

1. **轻型**　无或轻度发绀,心功能Ⅰ~Ⅱ级,心脏轻至中度增大,心内分流以左向右为主,右心房与功能性右心室之间无压差,心血管造影无双球征,不需要手术或仅关闭心内缺损即可,预后良好。

2. **狭窄型**　发绀明显,心功能Ⅱ级以上,心脏轻至中度增大,肺循环血流量减少,扩大的右心房与功能性右心室之间有压差,心内分流为右向左,心血管造影见双球征,需要手术治疗。

3. **关闭不全型**　无或轻度发绀,心功能Ⅱ级以上,心脏重度增大,右心房与功能性右心室之间无压差,心内分流可为左向右或右向左,造影见右心房极大,有双球征,需要手术治疗。

【鉴别诊断】

1. **无发绀者需与继发孔型房间隔缺损鉴别**　继发孔型房间隔缺损症状轻,无发绀,心功能正常,在胸骨左缘第2~3肋间听到柔和的喷射性收缩期杂音,肺动脉第二心音分裂。胸部 X 线检查示肺充血,心脏轻度扩大,右心房、右心室均大。心电图示右心室大,常伴不完全性右束支传导阻滞。超声心动图示右心房、右心室大,室间隔呈矛盾运动,可见彩色血流通过房间隔缺损,三尖瓣位置正常。

2. **发绀者需与重症肺动脉狭窄伴房间隔缺损及三尖瓣关闭不全鉴别**　在胸骨左缘第2~3肋间可闻及粗糙的收缩期杂音,并向锁骨下区传导。胸部 X 线检查示肺缺血,心脏轻至中度扩大,右心房、右心室均增大。心电图示右心室肥大、劳损,右心房增大。超声心动图示右心房、右心室大,室间隔矛盾运动,彩色血流自右心房进入左心房,三尖瓣关闭不全。右心导管检查及造影见心房水平为右向左分流,右心室压力增高与肺动脉间有压力阶差,造影示肺动脉瓣狭窄。

【治疗】

Ebstein 畸形的治疗原则因病情而异,取决于患者年龄和临床表现,包括心功能不全、发绀以及右心室扩张或功能不全表现。具体治疗手段包括随访监测、药物治疗、心律失常治疗,以及手术或导管介入治疗。新生儿严重发绀者,可选用前列腺素 E 静脉滴注,并密切观察肺动脉压力和阻力下降过程中病情的变化。如有心力衰竭或心律失常,可按常规处理。心功能 I 级不影响日常生活者不需手术。心功能下降,出现症状和发绀加重,心脏进行性扩大者需手术治疗。心功能Ⅲ级伴心力衰竭,心脏严重扩大者需手术治疗。婴幼儿发绀、缺氧严重可做姑息手术改善症状。儿童期为较佳手术时期,拟施行瓣膜替换术者,年龄宜大些。近年来,随着手术技巧的日趋成熟,对三尖瓣下移畸形的手术适应证也逐渐放宽。临床上一经明确诊断且伴有心慌、气促、心律失常、发绀及心力衰竭,即应及早手术治疗,而不应受到诸如年龄及心功能等方面的限制。

➢ **附:三尖瓣下移畸形诊治流程图**

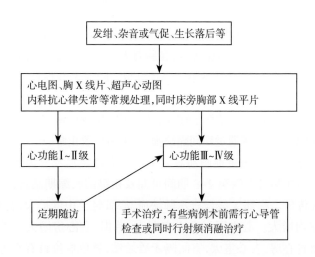

（龚方戚）

参考文献

[1] 杨思源,陈树宝.小儿心脏病学[M].4版.北京:人民卫生出版社,2012:329-336.

[2] ROBERT HA,KYMAR K,KATHLEEN A,et al. Anderson's pediatric cardiology[M]. 4th ed. Amsterdam:Elsevier,2019:2454-2504.

[3] KIMBERLY AH,HEIDI MC,JOSEPH AD. Ebstein's anomaly[J]. Methodist Debakey Cardiovasc J,2019,15(2):138-144.

[4] CONSTANTINE M,CARL LB. Pediatric cardiac surgery[M]. 4th ed. Amsterdam:Elsevier 2013:571-587.

第十八节　单　心　室

【概述】

单心室(single ventricle)属发绀型先天性心脏畸形,占先心病的 1%~2%。自 1824 年首例报道以来,单心室的命名一直存在争议,有称为共同心室(common ventricle)、心室双入口(double inlet ventricle)、单室心(univentricular heart)、单室型房室连接(univentricular atrioventricular connection)等。单心室的主要特征是所有或大部分心房的血流汇入一个主要的心室腔,而残留的心室腔发育不良或者难以辨认。目前,单心室定义通常不包括三尖瓣闭锁、肺动脉瓣闭锁以及左、右心室发育不良综合征。Van Praagh 按照心室形态将单心室分为四型。①A 型:主腔为左心室结构,残余小腔为右心室漏斗部,心室连接正常者,残余腔位于右前方,心室反位者残腔位于左前方,此型占78%。②B 型:主腔为右心室结构,左心室残腔常位于左后或前下方,占 5%。③C 型:主腔由左、右心室各半组成,没有室间隔或仅有室间隔残迹,此型占 7%。④D 型:无左、右心室窦部及室间隔结构,心室形态不能确定,占 10%。Anderson 将单心室分为三型:左心室型、右心室型和不确定型。目前的共识是诊断单心室需依从分段诊断的概念,从心室形态、房室连接的类型以及心室大动脉连接的方式三个方面进行描述。依据肺动脉是否存在梗阻,单心室又可以分为肺血增多和肺血减少两种类型。单心室循环大多数只能进行Fontan手术。

单心室的遗传学基础目前并不明确。其胚胎发育基础也存在数个假说,包括肌小梁及室间隔发育障碍、房室管偏移异常、心室入口间隔发育不全等。

【诊断】

1. **症状和体征** 单心室的临床表现取决于体循环和肺循环血流的多少。不存在肺动脉狭窄的患儿,刚出生后可能表现正常,没有明显发绀,但随着肺血管阻力的逐渐下降,患儿逐渐出现充血性心力衰竭症状,有气促、多汗、易疲劳、喂养困难等表现,发绀相对较轻,体格检查有生长发育迟缓、肺充血、心脏大、心率快、胸骨左缘收缩期杂音、P_2 亢进等体征。

如果有肺动脉狭窄甚至肺动脉闭锁存在,肺血减少,发绀是患儿的主要表现,出生后即明显发绀,哭闹和活动后加重。体格检查有中央型发绀、杵状指/趾、胸骨左缘收缩期杂音、P_2 减弱等体征。

2. **辅助检查**

(1) X 线检查:多数心脏为正位,大动脉位置多有异常,肺动脉常位于主动脉后,因此可有肺血多而无肺动脉段突出的表现。肺血多者往往心影增大;若存在肺循环梗阻,则肺血减少,心影并不大。

(2) 心电图:通常对诊断帮助不大,表现为 4 种类型。①右心室占优势型;②左心室占优势型;③左右心室均势;④所有心前区导联均有深 S 波。

(3) 超声心动图:二维超声和彩色多普勒检查对诊断有决定意义。在心尖四腔切面可显示两组房室瓣或共同房室瓣开口于一个大的心腔,并可显示残余心腔的位置及与主腔之间的关系。在超声诊断中要仔细探查主、肺动脉的位置,明确两大血管是发自主腔还是残腔,肺动脉及分支有无狭窄,是否存在肺动脉高压。

如果主动脉发自残腔,应注意室间隔缺损的大小。另外要注意有无合并的心房异构、体静脉或肺静脉畸形。应用适当的方法评估单心室的房室瓣反流程度和心室功能对手术方案的选择也有重要意义。

(4) MRI 和 CT:MRI 及 CT 可显示房室瓣的开口以及心腔的位置、形态,有助于单心室的诊断。与超声心动图相比,其优势在于可以清晰显示周围血管和肺动脉分支的发育情况。通过三维重建,还可以显示肺静脉回流位置和可能存在的肺静脉异位连接。

(5) 心导管和血管造影:新生儿和小婴儿一般不需要心导管检查。由于超声技术的进步,目前心导管检查主要用于测定肺动脉压力和肺循环阻力,为 Fontan 手术提供有效资料。另外,常于手术治疗前行侧支血管介入堵闭治疗。

【鉴别诊断】

单心室诊断并不困难,而手术前病理解剖学诊断则不很容易,因此鉴别诊断主要集中在对不同类型单心室的鉴别上。Anderson 将单心室分为三种类型:①左心室型,以左心室形态为主,右心室仅为一小残腔;②右心室型,以右心室形态为主,左心室仅为残腔,临床上很少见;③中间型,左、右心室形态并存而室间隔缺如。

【治疗】

1. **内科治疗** 肺循环流出道严重狭窄的患儿主要依靠动脉导管供血,一旦动脉导管关闭,将出现严重发绀。此类患儿,出生后需要应用前列腺素 E_1 保持动脉导管开放。如果患儿有缺氧发作,可按照缺氧发作的原则进行治疗。

对肺循环没有梗阻的患儿,有肺充血和心力衰竭,可给予地高辛和呋塞米等强心、利尿治疗。

2. **手术治疗** 随着对单心室解剖和病理生理研究的不断深入,单心室的外科治疗取得了良好的效果。单心室的诊断本身就是外科治疗的开始,在婴儿期甚至新生儿期即采取有效措施,避免单心室产生过度的容量负荷和压力负荷,优化心室的顺应性,小心保护好肺血管床,优化肺血管阻力,为 Fontan 手术创造良好的条件。

(1) 新生儿期姑息手术

1) 体-肺分流术:如果新生儿期有肺循环流出道梗阻,动脉血氧饱和度低于 75%,应建立体-肺分流即改良 Blalock-Taussig 分流手术。分流口不宜过大,新生儿分流管径 3.5~4mm,保持动脉血氧饱和度在 80%~85% 即可。

2) 肺动脉环缩术:在没有肺循环流出道梗阻和存在肺静脉异位连接伴肺静脉血流梗阻的单心室患儿,出生后随着肺循环阻力的下降,肺血增多。为保护肺血管床,防止肺动脉压力升高,应行肺动脉环缩术。

3) Damus-Kaye-Stanse 手术或 Norwood 手术:单心室合并体循环流出道梗阻时,应行 Damus-Kaye-Stanse 手术或 Norwood 手术,将近端肺总动脉和升主动脉相连,肺动脉远端通过 Gore-Tex 管道与主动脉或心室相连。为以后的腔肺吻合创造条件。

(2) 婴幼儿期手术:在婴儿期,肺血管阻力逐渐下降,到 4~5 个月时肺血管阻力下降,体静脉压力可以驱动体循环静脉血液直接进入肺动脉,此时可行双向 Glenn 手术。将上腔静脉横断,近心端关闭,远端直接与右肺动脉行端侧吻合。与体-肺分流术相比,Glenn 手术可有效增加肺血流而不增加心室容量负荷。

(3) Fontan 手术:通常在接受了 Glenn 手术后 6~18 个月时可行 Fontan 手术,将下腔静脉与肺动脉吻合,使下半身血流也回流到肺动脉,这样就完成了体循环和肺循环的分开。

➤ **附：单心室的诊治流程图**

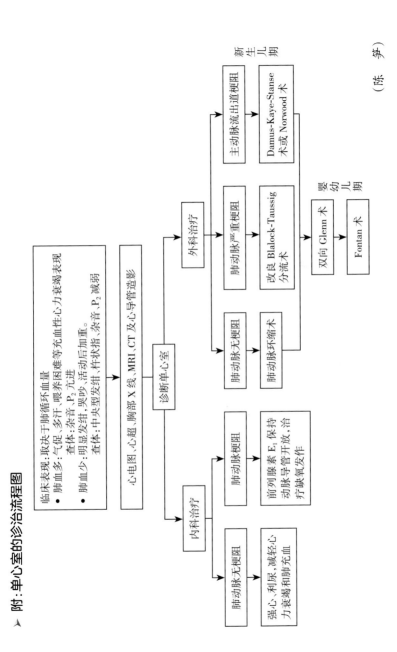

临床表现：取决于肺循环血量
- 肺血多：气促、多汗、喂养困难等充血性心力衰竭表现
  查体：杂音、P₂ 亢进
- 肺血少：明显发绀，哭吵、活动后加重。
  查体：中央型发绀，杵状指，杂音，P₂ 减弱

心电图、心超、胸部 X 线、MRI、CT 及心导管造影

诊断单心室

内科治疗

外科治疗

肺动脉无梗阻

强心、利尿、减轻心力衰竭和肺充血

肺动脉梗阻

前列腺素 E，保持动脉导管开放，治疗缺氧发作

肺动脉无梗阻

肺动脉缩窄术

肺动脉严重梗阻

改良 Blalock-Taussig 分流术

主动脉流出道梗阻

Damus-Kaye-Stansel 术或 Norwood 术

新生儿期

双向 Glenn 术

Fontan 术

婴幼儿期

（陈　笋）

参考文献

［1］ALLEN HD，DRISCOLL DJ，SHADDY RE. Moss and Adams' heart disease in infants，children and adolescents：including the fetus and young adult ［M］. 7th ed. Philadelphia：Lippincott Willams & wilkins，2007.

［2］ANDERSON RH，BAKER EJ，MECARTNEY FJ，et al. Paediatric cardiology ［M］. 3rd ed. London：Churchill Livingstone，2009.

［3］陈树宝，杨思源 . 小儿心脏病学［M］. 4 版 . 北京：人民卫生出版社，2012.

第十九节　共同动脉干

【概述】

共同动脉干（truncus arteriosus）也称为永存动脉干（persistent truncus arteriosus），是指左、右心室均向一根共同的动脉干射血，体循环、肺循环和冠状动脉循环血供均直接来自动脉干，动脉干的半月瓣骑跨于高位室间隔缺损之上。在心脏发育过程中，圆锥动脉干分隔障碍，未能将原始动脉干分隔成主动脉和肺动脉，而留下共同的动脉干，并出现高位室间隔缺损。动脉干的半月瓣常为 3 瓣，也可有 2~6 个瓣叶畸形。肺动脉可从动脉干根部、主干部或弓部分出。

共同动脉干是一种少见的先天性心脏病，其发病率约为 0.5%，在先天性心血管疾病患者的尸体解剖中约占 1%~3%。根据肺动脉起源部位的不同，Collect 和 Edwards 将动脉总干分为四型。①Ⅰ型：肺动脉有一个短的主干起源于共同动脉干的近端，由肺动脉主干发出左、右肺动脉。此型较常见，约占 48%。②Ⅱ型：左、右肺动脉分别起源于共同动脉干的后壁，左、右肺动脉相距较近，约占 29%。③Ⅲ型：左、右肺动脉分别起源于共同动脉干的两侧，约占 11%。④Ⅳ型：肺动脉由发自降主动脉的支气管动脉供血，约占 12%。目前多认为Ⅳ型共同动脉干应归于肺动脉闭锁，不应归于共同动脉干。Van Praagh 根据有无室间隔缺损将共同动脉干分为 A 型（合并室间隔缺损）和 B 型（室间隔完整）。其中，A 型根据肺动脉及主动脉弓的形态分为四类，①A1 型：

约占 50%,肺动脉主干发自共同动脉干,约有 7% 的病例在肺动脉主干的起点有狭窄;②A2 型:约占 21%,左右肺动脉分别发自共同动脉干;③A1~A2 过渡型:约占 9%;④A3 型:约占 8%,仅有一支肺动脉分支共同动脉干,而另一侧肺动脉由发自主动脉弓或降主动脉的动脉导管或侧支血管供血;⑤A4 型:最少见,约占 12%,肺动脉主干由共同动脉干发出,伴有主动脉弓缩窄、闭锁甚至离断,通常合并粗大的动脉导管连接动脉总干和降主动脉。

有研究显示 34.5% 的共同动脉干患儿存在 22q1 微缺失,部分患儿合并 DiGeorge 综合征。另外,尚有报道包括 *Pax3*、*C-jun*、*Tdgf1* 等基因突变与共同动脉干的形成相关。

【诊断】

1. **临床症状** 婴儿出生后数周内由于肺血管床阻力高,肺血流量少,临床症状不明显,少数患儿可有轻度发绀。随着肺血管床阻力降低后即可出现心力衰竭和肺部感染症状。肺血流量增多者常呈现呼吸困难、心力衰竭和心动过速。如存在肺动脉狭窄,肺血流量减少则出现发绀,同时伴红细胞增多和杵状指/趾。合并明显动脉干瓣膜反流者,症状出现较早。

2. **体征** 患者一般情况较差,生长发育缓慢甚至体重不增,心率增快,心脏扩大,肝大,在肺动脉瓣区闻及单一的第二心音,胸骨左缘第 3、4 肋间有响亮、粗糙的收缩期杂音和震颤。伴有瓣膜关闭不全者则心尖区有舒张早期或中期杂音,动脉干瓣膜关闭不全常可触及水冲脉。

3. **辅助检查**

(1) 胸部 X 线检查:胸部摄片显示左、右心室增大,肺血管影增多,肺动脉总干弧消失,"主动脉"影增宽而搏动性增强。约 25% 的病例为右位主动脉。

(2) 心电图:肺血增多时心电图表现为左、右心室肥大;肺血管阻力增高,肺血少时心电图表现为右心室肥大。

(3) 超声心动图:仅见一组半月瓣,可以显示骑跨于室间隔缺损之上的共同动脉干,适当调整探头位置,可以显示左、右肺动脉及其起源。结合多普勒超声,可以判断是否合并肺动脉狭窄。超声心动图还可以很好地显示共同动脉干瓣膜的形态和功能。

(4) 磁共振或 CT 显像:结果可以显示扩大的动脉干骑跨在心室间隔之上。可以清晰显示肺动脉分支的形态和侧支血管的情况。

(5) 心导管及造影检查:随着影像学技术的发展,心导管及造影已不是共同动脉干诊断所必需的,仅在诊断有疑问、肺动脉分支不能清晰显示或者需要评估肺动脉压力和阻力时进行。心导管检查可显示右心室压力与周围动脉收缩压相似,右心室流出道血氧含量高,选择性造影显示一个动脉干、一组半月瓣和从动脉干分出的肺动脉。

【鉴别诊断】

1. **主、肺动脉间隔缺损**　临床表现类似永存动脉干的 I 型,但超声心动图可见到两组半月瓣,CT 或造影可显示两个大动脉和间隔缺损的部位。

2. **肺动脉闭锁或三尖瓣闭锁**　伴有发绀者需要跟肺动脉或三尖瓣闭锁鉴别。影像学方法大多能提供比较明确的诊断。

【治疗】

内科治疗主要是控制心力衰竭及可能的感染。主要治疗手段包括利尿剂、强心药物等。

最根本的方法是早期进行手术纠治。不伴肺动脉狭窄者多提倡6 个月以内进行手术以避免手术过晚导致梗阻性肺动脉高压。内科治疗无效的严重心力衰竭患儿也应提早手术治疗。发生不可逆性肺血管阻塞性病变则是根治术的禁忌证。手术可以通过不同的方法重建右室流出道与肺动脉相连接,同时修补室间隔缺损,必要时需要对共同干的瓣膜进行相应的整形以保证瓣膜的功能。

➢ 附：共同动脉干诊治流程图

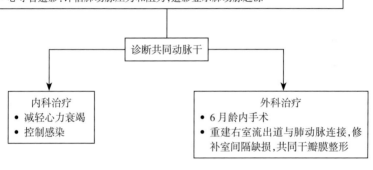

- 肺血多：气促、多汗等心力衰竭症状，反复呼吸道感染
- 肺血少：发绀、杵状指等
  查体：杂音响亮伴震颤，P_2 单一

- 心电图：肺血多时表现为左、右心室肥大；肺血少时表现为右心室肥大
- 胸部 X 线检查：左、右心室增大，肺血管影增多，肺动脉总干弧消失，主动脉
  影增宽
- 超声心动图、MRI、CT：仅见一组半月瓣，共同动脉干骑跨于室间隔缺损之上
- 心导管造影：评估肺动脉压力和阻力，造影显示肺动脉起源

诊断共同动脉干

内科治疗
- 减轻心力衰竭
- 控制感染

外科治疗
- 6 月龄内手术
- 重建右室流出道与肺动脉连接，修
  补室间隔缺损，共同干瓣膜整形

（陈　笋）

参考文献

［1］ALLEN HD，DRISCOLL DJ，SHADDY RE. Moss and Adams' heart disease in infants，children and adolescents：including the fetus and young adult［M］. 7th ed. Philadelphia：Lippincott Willams & wilkins，2007.

［2］ANDERSON RH，BAKER EJ，MCCARTNEY FJ，et al. Paediatric cardiology ［M］. 3rd ed. London：Churchill Livingstone，2009.

［3］陈树宝，杨思源. 小儿心脏病学［M］. 4 版. 北京：人民卫生出版社，2012.

第二十节 左心发育不良综合征

【概述】

左心发育不良综合征(hypoplastic left heart syndrome, HLHS)是一种少见而严重的复杂先天性心血管畸形,主要特征为左心流入道和流出道发育不良引起的一组病变,包括左心室狭小或缺如、主动脉瓣闭锁、升主动脉发育不良、二尖瓣闭锁或发育不良。1958 年 Noonan 和 Nadas 首次将左半心脏通道梗阻和发育不良的心脏血管畸形命名为 HLHS。HLHS 的发病率在活产新生儿中约为 0.016%~0.036%,占所有先天性心脏畸形的 1.4%~3.8%,男性多发,约占 70%,同胞之间的复现率约为 2%~13%。HLHS 预后极差,如未经干预治疗,绝大多数患儿将在出生后 7~10 天内死亡。

HLHS 多种畸形的发生可能受母体、妊娠和家族等多种危险因素的影响,或因胎儿发育过程中左心血流减少所致,可能与胚胎发育异常、胎儿血流异常、遗传因素和环境因素有关。在国外一项研究中,有 5 721 名患儿确诊 HLHS,其中 282 人(5%)有相关的基因异常,三种最常见的染色体异常导致的综合征分别是 Turner 综合征(25%)、DiGeorge 综合征(22%)和 Downs(12.7%)综合征。

【诊断】

欧洲心胸外科协会和欧洲儿科先天性心脏病协会在新生儿和婴儿 HLHS 的管理指南中指出,HLHS 是一组复杂的先天性心血管畸形,包括:二尖瓣闭锁/主动脉闭锁;二尖瓣狭窄/主动脉闭锁;二尖瓣狭窄/主动脉瓣狭窄;二尖瓣闭锁/主动脉瓣狭窄+室间隔缺损;左心发育不全(主动脉发育不全,左心室小或不能支持体循环)。以下分别叙述两种比较典型的 HLHS。

1. 主动脉瓣闭锁

(1)临床表现:出生初几天即出现呼吸困难,呼吸频率高达 60~120 次/min,1~2 周内发生明显心力衰竭,肝脏迅速增大。生后最初 2 天即可发现轻微发绀,逐渐加重。左心房血液进入右心房受到限制者,发绀较重,伴肺部淤血。多数病例心率增快,心音低钝,胸骨左缘第 2 肋间可听到因肺动脉扩张而产生的收缩期喀喇音,杂音一般不明显。伴有室间隔缺损时则可听到响亮的收缩期杂音。动脉搏动微弱,动脉导管逐渐关闭时尤为明显。

(2) 胸部 X 线:出生最初 2 天心影增大不明显。随着临床症状的加重,心脏迅速增大。心尖圆钝,稍上翘,右心房和右心室增大。肺门血管影增多且模糊,呈淤血改变。

(3) 心电图:出生时心电图示正常右心优势,数天后即出现右心房和右心室肥厚改变。V_1 导联 T 波多直立。V_5 和 V_6 导联 T 波倒置,与冠状动脉血供不足有关。

(4) 超声心动图:二维超声示主动脉瓣闭锁或狭窄,二尖瓣前叶与主动脉连续。主动脉内径明显小于肺动脉,或主动脉长轴切面显示升主动脉细小且管壁回声增高,主动脉瓣环及升主动脉内径 <5mm,左心室腔很小,右心房和右心室则明显增大。彩色多普勒超声心动图可测经房间隔的左向右分流及经动脉导管的右向左分流。以上表现结合典型临床症状可确诊此症,从而避免进一步做心导管及心血管造影等创伤性检查。

(5) 心导管及心血管造影:超声心动图可确诊者不一定要做。

2. 二尖瓣闭锁

(1) 临床表现:患婴多于出生后第一周即出现发绀,但亦可发生于数月后。发绀于哭吵时加重。存活时间较长的患婴有喂养困难,容易激动及发绀发作等症状。体格发育甚差,可出现杵状指/趾。听诊可能闻及室间隔缺损或肺动脉狭窄产生的收缩期杂音;肺动脉区第二心音多亢进;充血性心力衰竭甚为常见。

(2) 胸部 X 线:绝大多数患婴右心房和右心室增大,心尖略上翘,肺动脉段凸出;大动脉转位时心底部变窄;肺部多充血。

(3) 心电图:电轴显著偏右,多数在+120°以上。P 波高尖,右心室肥厚。右侧心前区心室波多呈 qR 型,T 波直立。

(4) 超声心动图:二维超声表现为各个切面均未探及二尖瓣位置有活动瓣膜样结构,代之为一层无孔的膜样结构,或纤维条索样结构。右心室明显扩大、室壁增厚。通常可见一较小的左心室腔,甚至无法探及左心室。频谱多普勒超声表现为未能测及左心室流入道的血流。合并其他畸形如房间隔缺损、室间隔缺损、动脉导管未闭及肺静脉异位引流等有相应的异常血流频谱。

（5）心导管及心血管造影:超声检查已确诊的病例可免去本项检查。

【鉴别诊断】

1. **新生儿重症主动脉瓣狭窄**　可出现左心室肥厚,心腔小,与HLHS易混淆。一般认为可根据左心室是否存在功能进行鉴别。重症主动脉瓣狭窄患儿的左心室舒张末期的截面积≥$1.7cm^2$,主动脉瓣环直径≥5mm,左心室功能存在。

2. **大型室间隔缺损并发主动脉缩窄/二尖瓣狭窄/主动脉瓣闭锁**　均可出现不同程度的主动脉或二尖瓣发育不良,但由于大型室间隔缺损的存在,左心室腔多无明显缩小,左心室功能存在。HLHS的诊断主要是左心室腔小,左心室不存在功能。

3. **Shone综合征**　是指Shone在1963年描述的二尖瓣瓣上环、降落伞型二尖瓣、主动脉瓣下狭窄合并主动脉缩窄。经典的Shone综合征同时合并四种畸形的很少见,广义上Shone综合征是指以左心系统流入道和流出道多个水平梗阻为特征的心脏畸形,包括二尖瓣瓣上环,二尖瓣膜异常(包括降落伞型二尖瓣、二尖瓣腱索融合和单组乳头肌),主动脉缩窄,主动脉瓣狭窄等。Shone综合征未涉及左心室发育不良,而左心室发育不良是HLHS诊断的最基本条件。

【治疗】

1. **内科治疗**　临床诊断明确后积极给予支持治疗,使患儿有机会及时进行外科手术矫治。关键是:①纠正缺氧,保持体、肺循环的平衡,适时进行气管插管,机械通气,纠正代谢性酸中毒;②保持心房有足够的左向右分流,必要时球囊房间隔造口术可帮助左心房减压,改善氧合;③应用前列腺素 E_1 保持动脉导管持续开放以维持婴儿生命,静脉以 0.05~0.1μg/(kg·min) 的速度起始,获得满意效果后减量至 0.05μg/(kg·min)、0.025μg/(kg·min) 和 0.01μg/(kg·min),若无反应,可加至 0.4μg/(kg·min)。对 HLHS 患儿进行细致的遗传学、眼科、神经科检查,包括颅内解剖结构的影像学检查。

2. 手术治疗　HLHS 诊断明确后应尽早手术,手术时间多在生后 2~3 天,若有充血性心力衰竭或严重低氧血症需在生后 24 小时内行急诊手术。手术方法为三期姑息性手术或心脏移植。

(1) 一期手术

1) 一期 Norwood 手术:手术通常在确诊后 12~24 小时内进行。包括,①去除房间隔以允许含氧血液从肺静脉自由进入左心房到达右心室,防止肺静脉回流受阻;②使用主动脉或肺动脉移植物连接近端肺动脉和发育不良的升主动脉和主动脉弓,完成升主动脉重建,而且重建的升主动脉要有生长潜能,以避免再次手术;③通过将右锁骨下动脉或无名动脉连接到右肺动脉来创建体-肺分流(Blalock-Taussig 分流),这取代了动脉导管作为肺血的来源。因此,不再需要前列腺素 E$_1$ 来维持导管通畅。

此期常见并发症如下:Blalock-Taussig 分流血栓形成,减少肺血流量并导致危及生命的低氧血症;由于通过 Blalock-Taussig 分流的肺血流量过多引起全身灌注不足导致冠状动脉供血不足,这可能导致心律失常、出血、感染、肾功能不全、呼吸衰竭,甚至猝死。

2) Sano 手术:在 1990 年代后期被引入,目前已经成为被人们普遍接受的体-肺分流方式,具体方法为在右室流出道与左、右肺动脉交汇处安放一直径 4(体重 <2kg)~5mm(体重 >2kg)的聚四氟乙烯管。优点是主动脉舒张压更高,可改善冠状动脉灌注,肺动脉平均压较低;缺点是心室切口引起右心室心律失常或右心室损伤的风险增加。

3) 镶嵌手术(hybrid procedure):为不适合 Norwood 手术的新生儿而开发的替代方案。由以下部分组成:①环缩左、右肺动脉至满意程度(兼顾肺血流、心室容量负荷、肺血管的发育);②放置动脉导管支架;③如房间隔完整或缺损为限制性,要经心房或经皮穿刺行球囊房间隔扩大或放置房间隔支架,建立非限制性的房间交通血流。需要外科和介入医生共同合作来完成,一般只需一次体外循环。对有机会进行双心室矫治的患者,通过应用镶嵌手术姑息治疗,可以使手术者在婴儿后期而不是在新生儿期做出单心室或双心室修补的决定。与一期 Norwood 手术相比,镶嵌手术可降低高危早产儿和低出生体重新生儿的 30 天死亡率。

(2) 二期手术:通常在一期 Norwood 手术后 6~12 个月进行。手术过程为去除体-肺分流,减轻右心室负荷;连接上腔静脉与肺动脉。有两种选择,即半 Fontan 术或双向腔-肺分流术(Glenn 术)。肺血管阻力必须保持在低水平以促进肺血流并维持心输出量。术后预期全身血氧饱和度在 75%~85%,适度高碳酸血症[二氧化碳分压(partial pressure of carbon dioxide,PCO_2)为 35~45mmHg]可改善脑灌注和肺血流量,从而改善全身血氧饱和度。此期可能出现肺血流减少导致的缺氧和心输出量减少、心律失常、血栓栓塞等。

(3) 三期手术:Fontan 手术,即心房内隧道全腔静脉-肺动脉连接术,使全部腔静脉血回流至左、右肺动脉,右心室承担支持体循环的功能,体循环静脉血全部进入肺循环,肺血流量增加,使发绀基本消除。一般在二期手术 1 年后进行,患儿年龄约在 2~3 岁。术后易出现心力衰竭、心律失常、蛋白质丢失性肠病、肝功能障碍、血栓栓塞事件、纤维素性支气管炎等并发症。

(4) 心脏移植:对于主动脉瓣和二尖瓣均闭锁、升主动脉直径小于 3mm 的严重病例,心脏移植是最合适的选择。心脏移植也是分期手术失败后的一种挽救性治疗措施。

➢ **附:左心发育不良综合征诊治流程图**

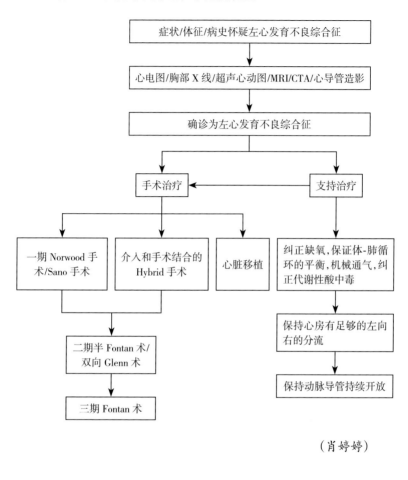

```
症状/体征/病史怀疑左心发育不良综合征
              ↓
心电图/胸部 X 线/超声心动图/MRI/CTA/心导管造影
              ↓
     确诊为左心发育不良综合征
```

手术治疗 ← 支持治疗

| 一期 Norwood 手术/Sano 手术 | 介入和手术结合的 Hybrid 手术 | 心脏移植 | 纠正缺氧,保证体-肺循环的平衡,机械通气,纠正代谢性酸中毒 |

二期半 Fontan 术/双向 Glenn 术

三期 Fontan 术

保持心房有足够的左向右的分流

保持动脉导管持续开放

（肖婷婷）

参考文献

［1］ZAKARIA D,TANG XY,BHAKT R,et al. Chromosomal abnormalities affect the surgical outcome in infants with hypoplastic left heart syndrome:A large cohort analysis［J］. Pediatr Cardiol,2018,39(1):11-18.

［2］ALPHONSO N,ANGELINI A,BARRON DJ,et al. Guidelines for the management of neonates and infants with hypoplastic left heart syndrome:

The European Association for Cardio-Thoracic Surgery（EACTS）and the Association for European Paediatric and Congenital Cardiology（AEPC）Hypoplastic Left Heart Syndrome Guidelines Task Force［J］. Eur J Cardiothorac Surg,2020,58（3）:416-499.

［3］杨思源.小儿心脏病学［M］.4 版.北京:人民卫生出版社,2012:390.

［4］任卫东.心血管畸形胚胎学基础与超声诊断［M］.北京:人民卫生出版社,2015:168.

［5］YÖRÜKER U,AKINTÜRK H. Giessen procedure as comprehensive stage Ⅱ palliation with aortic arch reconstruction after hybrid bilateral pulmonary artery banding and ductal stenting for hypoplastic left heart syndrome［J］. Seminars in Thoracic and Cardiovascular Surgery,2018,21:19-27.

［6］NWANKWO UT,MORELL EM,TRUCCO SM,et al. Hybrid strategy for neonates with ductal-dependent systemic circulation at high risk for norwood［J］. Ann Thorac Surg,2018,106（2）:595-601.

［7］LEWIS M,ROSENBAUM M. The miracle baby grows up:hypoplastic left heart syndrome in the adult［J］. Curr Cardiol Rep,2017,19（8）:74.

第二十一节　冠状动脉畸形

冠状动脉异常在儿童中并非少见病变,近年来随着儿童冠状动脉造影、冠状动脉 CT 血管造影的开展以及临床医生对该病变的认识逐渐增多,冠状动脉异常的检出率较前大为增加。冠状动脉异常是一组具有不同解剖特征、临床表现和结局的疾病,临床意义的范围从几乎为零(在无症状患儿中偶然发现、预良好后的冠状动脉异常),到最极端的表现[发生心源性猝死(sudden cardiac death,SCD)]。总体可分为冠状动脉的起源、走行、终止及直径异常,分别为:①起源异常——包括异常起源于对侧冠状窦,或异常起源于肺动脉;②走行异常——心肌桥;③终止异常——冠状动脉瘘;④直径异常——冠状动脉瘤或冠状动脉闭锁,儿童冠状动脉瘤大部分为川崎病或其他风湿免疫性疾病后遗症,先天性非常罕见;冠状动脉闭锁非常罕见。

本节主要讨论儿童常见的先天性冠状动脉畸形,包括左冠状动脉异常起源于肺动脉(anomalous origin of the left coronary artery from the pulmonary artery,ALCAPA)、冠状动脉主动脉异常起源(anomalous aortic origin of a coronary artery,AAOCA)、心肌桥和冠状动脉瘘(coronary artery fistula,CAF)。

一、左冠状动脉异常起源于肺动脉

【概述】

冠状动脉异常起源于肺动脉(ALCAPA)是指部分或全部冠状动脉不从主动脉根部发出,而是起源于肺动脉的先天性畸形,由于胚胎时期主动脉、肺动脉旋转不良和冠状动脉胚芽的错位所致。左冠状动脉(left coronary artery,LCA)胚芽更接近肺动脉,因此 ALCAPA 最多见,约占 90%;右冠状动脉(right coronary artery,RCA)异常起源于肺动脉较少见,约占 7%~8%,而且多无临床症状;双侧冠状动脉或单支冠状动脉起源于肺动脉极为罕见,如合并畸形多无法生存。

ALCAPA 最初由 Bland,White 和 Garland 在 1933 年描述,故又称为 Bland-White-Garland 综合征。发病率占活产婴儿的 1/300 000~1/30 000,占所有先天性心脏病的 0.25%~0.5%,男女之比约 2.3∶1,如不治疗,90% 的患儿在 1 岁内死亡。大约 15% 的患儿可合并其他先天性心脏病,如室间隔缺损、动脉导管未闭、法洛四联症、肺动脉瓣狭窄、主动脉缩窄、右心室双出口、左心发育不良等。

ALCAPA 患儿 LCA 主干多数起源于肺动脉的左窦或后窦,偶可起源于右窦或肺动脉分支,左前降支(left anterior descending artery,LAD)或回旋支单独起源异常极少见。LCA 走行仍正常,RCA 正常起始于主动脉右窦,有侧支循环建立时 RCA 明显扩张。LCA 内径正常或发育不良,部分患儿由于灌注压降低,LCA 壁变薄,呈静脉化改变。LCA 分布的心室壁呈弥漫性纤维化、局灶性钙化及心肌梗死等病变,严重者可出现心内膜弹力纤维增生。左心室乳头肌,尤其是前乳头肌,由于心肌缺血、梗死及瘢痕形成可引起乳头肌和腱索变形、缩短,从而导致二尖瓣关闭不全。左心房、左心室扩大,心肌收缩无力,左心室略肥厚或心内膜弹力纤维增生,有时可出现室壁瘤。

【诊断】

1. **临床表现**　根据左、右冠状动脉间侧支循环建立的程度和血流方向,本病可分为两种病理生理循环类型,并决定临床症状的初始表现和严重程度:①婴儿型,左、右冠状动脉间极少或没有侧支血管建立,导致症状早期出现。胎儿期或新生儿早期,由于肺循环压力与体循环压力一致以及动脉导管开放,肺动脉血流可以进入 LCA;生后几天或几周,随着动脉导管的关闭和肺循环血管阻力逐渐下降,异常起源的冠状动脉灌注压逐渐降低,可出现严重的心肌缺血和左心功能低下,乳头肌缺血引起的二尖瓣反流。患儿在未出现严重症状前已迅速死亡,故确诊后即应手术,尽可能保护心肌。②成人型,RCA明显占优势,大量的侧支循环建立,RCA血流逆向灌注到异常起源的LCA,患儿可生存至成人。由于肺动脉压力低,LCA血流逆向分流到肺动脉,形成 LCA"窃血"现象,引起左心室扩张,心内膜下心肌缺血,乳头肌失去功能,二尖瓣反流和左心衰竭;若分流量大,可产生肺动脉高压,左心负荷加重,肺血增多,左心房、左心室增大,出现充血性心力衰竭。

临床表现一般与左心室功能不全、二尖瓣反流程度有关,可引起心肌缺血、心力衰竭甚或猝死。出生时发育良好,症状通常在 2 周至6 个月内出现。喂奶时出现面色苍白、多汗、哭闹不安等所谓"婴儿心绞痛综合征"的表现,以及呼吸困难、心动过速和肝肿大,多因心力衰竭而死亡。可反复呼吸道感染及充血性心力衰竭,或青少年时期发生猝死。若心内膜下心肌缺血和乳头肌功能失调导致二尖瓣关闭不全,可有全收缩期杂音,常可听到第三心音和第四心音。侧支血管丰富者可闻及连续性杂音。不明原因的左心室扩张,收缩功能减低伴二尖瓣反流者应高度警惕 ALCAPA 的可能。

2. **辅助检查**　ALCAPA 心电图特征性表现常有前侧壁心肌缺血及心肌梗死的图形(图 1-43B),表现为 Ⅰ、aVL 导联 ST 段压低、T 波倒置和宽深 Q 波,左心室肥厚、电轴左偏。胸部 X 线检查显示心脏明显增大,尤以左心室增大为主,肺血可有增多。

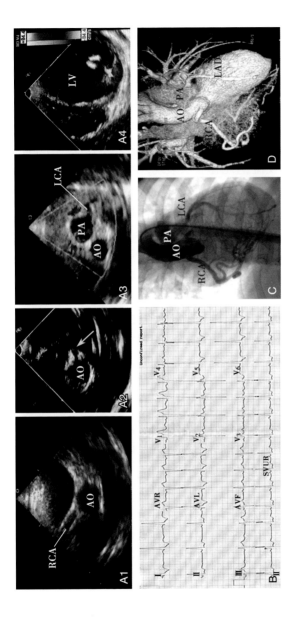

图 1-43　左冠状动脉异常起源于肺动脉的影像学检查

AO. 主动脉;LCA. 左冠状动脉;RCA. 右冠状动脉;PA. 肺动脉;LV. 左心室。A1. 超声心动图示明显增粗的 RCA;A2. 超声心动图示 LCA 与 AO 连接,但彩色多普勒显示为逆向血流,提示非起源于 AO(箭头);A3. 超声心动图示 LCA 起源于 PA;A4.LV 扩大,乳头肌及心内膜回声增强,二尖瓣及心尖部富的侧支血流,间隔及心尖部广泛的 ST-T 改变;B. 心电图显示 aVL 导联可见 q 波;C. 冠状动脉造影示明显增粗的 RCA 发自右冠状窦,左冠状窦无冠状动脉发出,LCA 通过 RCA 的侧支循环显影并回流入肺动脉;D. 冠状动脉 CT 造影三维重建显示 RCA 及 LCA 分别发自 AO 及 PA,并可见 RCA 发出的大量侧支。

139

超声心动图检查是诊断该病的首要方法,特征性表现为 LCA 与主动脉根部无正常连接,RCA 明显迂曲扩张,可见在肺动脉瓣上方靠肺动脉外侧壁的 LCA 开口(图 1-43A1,图 1-43A2)。有时二维超声心动图显示 LCA 与主动脉连接的假象,但彩色多普勒显示 LCA 内为逆向流入主动脉的蓝色血流而非自主动脉流向 LCA 的红色血流,此为重要鉴别点(图 1-43A2)。彩色多普勒还可显示左、右冠状动脉之间丰富的侧支循环,并可见自异常起源的 LCA 到肺动脉的血流(图 1-43A3)。因心肌、乳头肌供血不足可有左心室室壁节段性运动异常、乳头肌萎缩、二尖瓣反流、左心室扩大表现,左心室乳头肌纤维化回声增强为 ALCAPA 较特异的超声征象(图 1-43A4)。心脏收缩功能指标降低。若发现起源于主动脉的 RCA 扩张,而 LCA 起源显示不清时,应高度怀疑 ALCAPA 的可能。

冠状动脉造影是诊断 ALCAPA 的金标准,可明确左、右冠状动脉起源的部位,侧支循环建立情况,LCA 有无狭窄或发育不良以及是否合并畸形(图 1-43C)。左心功能受损的患者必要时加做左心室造影,以观察左心室收缩功能、二尖瓣反流程度、室壁各部分的运动情况和有无室壁瘤形成。随着无创性影像学检查发展,双源以及 256 排螺旋 CT 可逐渐替代有创的冠状动脉造影(图 1-43D)。

【鉴别诊断】

主要与扩张型心肌病和小婴儿的心内膜弹力纤维增生症鉴别。临床上利用超声心动图诊断这两种疾病的患儿一定要明确是否有冠状动脉起源异常,超声心动图如果显示不清需要进行冠状动脉 CT 造影,同时也可以排除主动脉弓病变。

【治疗】

内科治疗包括抗心力衰竭、改善心肌代谢、抗心律失常,但治疗效果差,不经手术治疗约 90% 的患儿 1 年内死亡,即使成人型也有猝死的风险,因此,一旦确诊均应积极进行手术治疗。首选的手术方法为带蒂 LCA 移植术,适用于 LCA 起源于肺动脉右窦或左窦。如果 LCA 开口离主动脉根部较远,移植冠状动脉张力过高会导致血流不畅,可进行人造主-肺动脉窗加肺动脉内隧道术(Takeuchi 手术)。心肌梗死造成的左心衰竭失代偿期,实施心脏移植为最后的挽救措施。近年来,体外膜氧合(extracorporeal membrane oxygenation,ECMO)的应用提高了术后生存率,当术后并发严重左心衰竭时,有应用 ECMO的指征。

二、冠状动脉主动脉异常起源

【概述】

冠状动脉主动脉异常起源(AAOCA)指左、右冠状动脉主干或分支起源于主动脉非正常解剖部位,可以表现为两条冠状动脉均来自同一主动脉窦的单个开口或两个单独的开口,也可能发自窦的上方或交界上方,而不是窦本身。可涉及所有三支冠状动脉。异常起源于升主动脉的冠状动脉本身不引起任何症状,但当冠状动脉异常起源于对侧冠状窦且走行于主、肺动脉之间时易导致冠状动脉狭窄和闭塞,引起心绞痛、心肌梗死、晕厥甚至猝死。AAOCA 是引起美国年轻运动员猝死的第二大原因(17%),仅次于肥厚型心肌病(36%)。

AAOCA 包括左冠状动脉主干异常起源(ALCA)、右冠状动脉异常起源(ARCA);以及回旋支异常起源(ACX)和单支冠状动脉。异常冠状动脉发出后以不同的方式走行。ALCA 或 ARCA 可沿右心室流出道前方(肺前)或主动脉后方(心后或主动脉后)走行,通常为良性病变;但动脉间走行常与心肌缺血和心源性猝死相关。动脉间血管通常位于壁内,起自临近交界或在交界上方的异常开口后走行于主动脉壁内。

异常冠状动脉发出后如果呈锐性角度和近端壁内走行,当主动脉根部在舒张期开始扩张时,会导致冠状动脉受压或阻塞,最终导致心肌缺血和室性心动过速或心室颤动;运动会诱发主动脉根部和肺动脉主干扩张,使冠状动脉受压加重。异常冠状动脉的锐角性起源导致开口呈裂口(或狭缝)样或椭圆形,也是引起心肌缺血的原因。

【诊断】

AAOCA 患儿通常没有症状,体检和心电图几乎总是正常的,常常由于其他原因进行超声心动图检查时意外发现(图 1-44A)。少数患

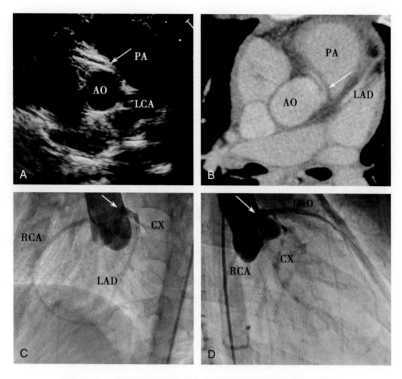

图 1-44 右冠状动脉异常起源于左冠状窦的影像学检查

AO. 主动脉；CX. 回旋支；LAD. 左前降支；LCA. 左冠状动脉；PA. 肺动脉；RCA. 右冠状动脉。A. 超声心动图大动脉短轴切面显示 RCA 未从右冠状窦发出，可追踪至发出 LCA 的左冠状窦（箭头所示），并走行于 AO 和 PA 之间；B. 冠状动脉 CTA 显示 RCA 发自左冠状窦，发出的角度为锐角，并走行于 AO 和 PA 之间；C、D. 左前斜和右前斜投照角度冠脉造影均显示 RCA 发自左后方的左冠状窦（箭头所示）。

儿在休息或运动期间或运动时胸痛、心悸、头晕和/或晕厥，也有首发症状是猝死或心搏骤停。因此一旦怀疑诊断，需接受冠状动脉 CT（图1-44B）甚至冠状动脉造影检查（图1-44C、D），以更好地显示冠状动脉的起源和近端行程，并需要评估有无心肌缺血证据，包括 24 小时动态心电图检查及运动平板试验、负荷超声心动图、静息及负荷核素心肌灌注显像、负荷心脏核磁以及最大心肺运动测试等检查。由于每一项心肌缺血检查在儿童的阳性预测率均不高,而且 AAOCA 缺血发生也是间歇性,临床需结合多种心肌缺血的评估结果进行综合分析。

由于有猝死风险,理想状况是对诊断为 AAOCA 的患儿进行危险分层,以区分高风险组和低风险组。表 1-5 列举了区分高风险和低风险 AAOCA 的部分特征。对于动脉间走行的患儿,狭缝状开口、壁内行程、血管痉挛通常是高危或高猝死风险的特征,以及血管内超声(intravenous ultrasound,IVUS)显示的壁内段发育不良的长度、壁内段侧向压迫以及运动期间的侧向压迫程度也是与临床严重程度相关的因素,但尚无一个特定的定量方式可预测。其中壁内走行是一个最重要的高风险因素,有报道 CTA 测量的 3.9mm 的壁内长度预测该病变高风险的灵敏度为 77%,特异度为 75%。

表 1-5 冠状动脉主动脉起源异常的危险分层

AAOCA 特征	低风险	高风险
异常起源的冠状动脉	RCA,LCX	LMCA,LAD
行径	肺动脉前(prepulmonic) 主动脉后(retroaortic) 心后(retrocardiac) 肺动脉下(subpulmonic)	动脉间(interarterial)
肌内成分	无	有
肌内长度	短	长
从主动脉发出的角度	不锐(≥45°)	锐(<45°)
开口	正常或椭圆	狭缝状
IVUS 检查狭窄面积(程度)[&*]	≤45%~55%	>45%~55%
FFR[*]	≥0.8	<0.8

注:[&] 最佳阈值不明确;[*] 有创检查,而且目前 IVUS 置入导管最小为 6F,也无适合于不同年龄儿童的合适导管,限制了在儿童中的应用;AAOCA. 冠状动脉主动脉起源异常;FFR. 血流储备分数;IVUS. 血管内超声;LAD. 左前降支;LCX. 左回旋支;LMCA. 左冠状动脉主干;RCA. 右冠状动脉。

【鉴别诊断】

主要与胸痛、晕厥或引起心搏骤停的病因进行鉴别。胸痛需与心包炎、肺及胸腔炎症、肋间神经痛、胸部外伤、心因性疾病等疾病鉴别，剧烈胸痛伴有面色改变及出汗等需要与主动脉夹层、肺动脉栓塞以及其他导致心肌缺血或梗死的冠状动脉病变进行鉴别；晕厥需与自主神经介导性晕厥及神经系统疾病鉴别；心搏骤停需与离子通道病等导致的恶性心律失常进行鉴别。心电图、胸部 X 线检查及超声心动图是常规的检测方法，必要时可进行胸部及冠状动脉 CT，以及心肌缺血评估。

【治疗】

对 AAOCA 患儿进行风险分层后，高风险人群建议接受手术和/或运动限制。对于大多数动脉间、壁内 ALCA 和症状性 ARCA 患儿，建议采用改良去顶术进行手术治疗，该手术死亡率很低，但术后仍需随访评估有无心肌缺血。对于不在两条大动脉之间走行的 AAOCA 患儿，大多数医生不建议进行手术或运动限制，可定期进行运动及心肌缺血评估。

三、心肌桥

【概述】

心肌桥的定义为冠状动脉沿其行程，自心外膜以不同深度穿入心肌层，并在其内延伸，通常在终止前返回心外膜，又称为隧道动脉。心肌桥是一种常见的冠状动脉异常，可发生于任何冠状动脉，但绝大多数见于 LAD。通常由于其他原因进行冠状动脉 CT 或冠状动脉造影时偶然发现，因此确切发生率不清。由于大部分心肌桥为良性，不引起临床症状，被看成正常变异，但也有其引起心绞痛、心肌缺血、急性冠脉综合征、左心功能不全、心律失常等明显心脏问题甚至猝死的报道。儿童心肌桥缺乏系统研究。

心肌桥有不同长度、深度和不同数量的冠状动脉或分支。典型心肌桥的深度为 1~10mm，长度为 10~30mm。据报道 70% 的心肌桥累及 1 支冠状动脉，20% 累及 2 支冠状动脉，10% 累及 3 支冠状动脉，多见于 LAD 的中远段(70%~98%)。引起冠状动脉血流动力学改变和影响心肌血供的重要解剖因素包括心肌桥的深度和包裹长度(图 1-45A),尤其包裹长度不仅影响被夹闭的 LAD 节段的动态压缩,还影响其附近或发出的间隔支的动态压缩;其他重要解剖属性包括隧道段动脉的数目,以及收缩时直径缩小或扭结的程度;心肌肥厚也是可能引起或加重心肌桥症状的病理生理因素。在儿童中,心肌桥主要与运动或情绪引起的交感相关性心动过速有关,通过缩短舒张期灌注时间减少血流和心肌灌注,同时也增加心外膜冠状血管收缩以及心肌桥内血管收缩,最终导致心内膜下或跨壁缺血和由"壁内窃血"或"分支窃血"机制引起的间隔缺血(图 1-45A)。因此,常见的心肌桥引起少见的心肌缺血是由内在和外在因素相关的复杂病理生理引起的,包括随时间而变化的血压、动脉和心肌压缩、舒张期流量、跨壁灌注梯度、心率或舒张期灌注时间、交感神经驱动的心肌收缩和冠状动脉收缩之间的相互作用。

【诊断】

绝大部分心肌桥患儿没有症状,血管造影时偶然发现。然而,少数患儿可能出现症状,包括运动或情绪诱发的胸痛、胸闷等心肌缺血症状,心律失常、左心室功能不全甚至猝死等。肥厚型心肌病的儿童和成人心肌桥发生率均明显高于普通人群,可出现胸痛甚至晕厥症状。儿童心肌桥如果合并其他基础心脏病如冠状动脉起源异常则会增加心脏事件的严重性。年轻运动员尤其是没有主诉的运动员在运动期间猝死也可能与心肌桥有关。为了预防此类危险因素,在对有症状病例如频繁非特异性胸痛、劳力性呼吸困难和原因不明晕厥者进行鉴别诊断时,应考虑心肌桥,并应进行相应检查。

冠状动脉 CT 或造影是诊断心肌桥的金标准,并用以评估解剖和临床意义。表现为受累冠状动脉收缩性狭窄或"挤奶征",舒张期完全或部分受压(图 1-45B、C)。冠状动脉内推注硝酸甘油可加重心肌桥的收缩性狭窄,而邻近的非桥动脉节段扩张。血管内超声有助于提高检出率,更好地描述心肌桥的长度、深度和位置,特征是"半月现

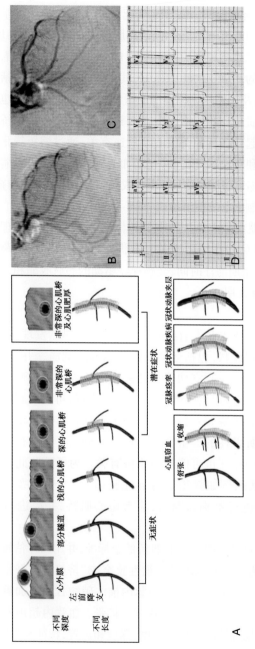

图 1-45 心肌桥的解剖剖切模拟图以及一例 8 岁反复晕厥的心肌桥患儿的冠状动脉造影图及心电图

A. 心肌桥的解剖变异及病理生理机制模拟图；B、C. 左冠状动脉造影显示左前降支中段自心外膜穿入心肌层并在其内延伸一段距离后（箭头所示），又返回心外膜向远端走行，以及收缩期心肌桥内的冠状动脉重度狭窄（挤奶征，B 图），舒张期冠脉恢复（C 图）；D. 心电图显示多导联广泛的 ST-T 改变。

象"，即桥动脉段和心外膜组织之间在整个心动周期中存在一个回声透亮区域。无创性心肌缺血评估同 AAOCA。

【鉴别诊断】

主要与胸痛、晕厥或引起心搏骤停的病因进行鉴别，同 AAOCA 的鉴别诊断。

【治疗】

目前尚无公认的根据心肌桥解剖或功能分类为患者提供特定治疗的建议。此外，临床症状的变异性、无创检查的结果以及伴随的疾病，如冠状动脉疾病、肥厚型心肌病或瓣膜性心脏病，可能独立影响心肌桥患者的治疗选择和结果。

如果存在症状或缺血的客观依据，且检查证实与心肌桥有关，则选择 β 受体阻滞剂或钙通道阻滞剂。伊伐布雷定通过特异性抑制 I_f 离子通道减慢心率，可代替或联合小剂量 β 受体阻滞剂或钙通道阻滞剂应用。避免使用单纯扩血管药物如硝酸甘油，其可使隧道动脉收缩压增加、心动过速和近端血管扩张，可能加剧肌桥内血管缺血。

非药物治疗包括支架植入、肌桥心肌切开松解术和冠状动脉旁路移植术（coronary artery bypass grafting，CABG）。由于支架血栓形成、再狭窄、支架断裂和血管穿孔等在该类疾病中发生率高，通常不鼓励对心肌桥患者进行经皮冠状动脉介入治疗，尤其是儿童。对于药物难以缓解的症状明显的患儿，可考虑手术治疗。心肌切开松解相对简单，可能并发症包括室壁穿孔、室壁瘤形成和术后出血等。如果肌桥长（>25mm）或深（>5mm）心肌切开松解的风险较大，或当肌桥的冠状动脉段在舒张时不能完全减压时，CABG 优于心肌切开术。

四、冠状动脉瘘

【概述】

冠状动脉瘘（CAF）是指一条或多条冠状动脉绕过心肌毛细血管床与心腔之间的异常连接，或冠状动脉直接与大血管相连。由

Krause 在 1865 年首次报道。先天性 CAF 是一种罕见的心血管畸形,由于其未诊断率很高,确切发病率不清,约占所有心脏畸形的 0.2%~0.4%,所有冠状动脉畸形的 14%。性别及种族间的发病率无差别。约 90% 病例为单一瘘口,10.7%~16% 为多个瘘口。RCA 病变比 LCA 更多,两支同时发生病变较少;绝大多数瘘的终点在心脏右侧。大约 75% CAF 为偶然发现、无症状。约 80% CAF 单独发生,20% CAF 合并其他心脏畸形,如房间隔或室间隔缺损、法洛四联症、动脉导管未闭等。

先天性 CAF 是由于胚胎时期心肌小梁间隙和窦状隙未退化而持续存在所致。近 90% 的报道病例中瘘分流至低压的右心系统,包括右心室(40%)、右心房(30%)、肺动脉(20%)以及上腔静脉、冠状静脉窦、肝静脉等。CAF 患儿冠状动脉开口较正常粗大,管壁多扩张、扭曲或变薄,有时形成梭形扩张或囊状动脉瘤。瘘管进入的心腔常有不同程度的增大。根据瘘管起源部位可分为两型(图 1-46):①近端型,瘘管起源于冠状动脉主干的近端 1/3,较多见,瘘管可呈瘤样扩张或扭曲;②远端型,正常走行及分支的冠状动脉远端瘘入心腔或大血管,冠状动脉直径扩张可不明显,亦可明显扩张。

根据交通部位可将 CAF 血流动力学异常分为两大类:①动-静脉瘘,指与右心房、右心室或肺动脉、腔静脉交通者;②体循环的内瘘,指与左心房、左心室或肺静脉交通者。血流动力学改变取决于瘘管的直径和扭曲度、瘘口大小和部位以及瘘口前后的压力阶差。瘘口小则分流量小,对血流动力学影响不大,临床症状不明显。瘘口大时,若分流进入右心系统,相当于左向右分流型先心病的血流动力学改变,而且为收缩期和舒张期的连续性分流;若瘘管开口于左心系统,如瘘入左心室者,一般只在舒张期出现分流,瘘入左心房者则出现连续性右向左分流,二者均可形成类似于主动脉瓣关闭不全的病理生理变化,分流明显者加重左心室负担,导致左心室扩张和心力衰竭。瘘口较大时冠状动脉内血流量经瘘管分流而减少,尤其在舒张期,导致灌注压下降,造成“窃血”现象,引起心肌缺血。

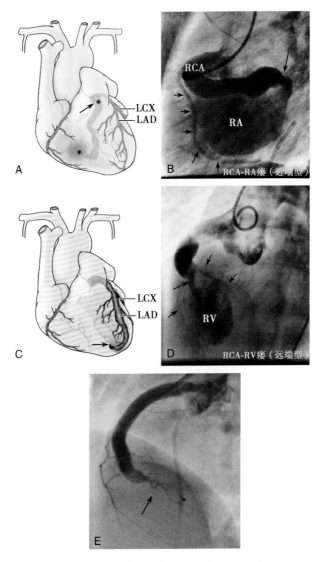

图 1-46 冠状动脉瘘的示意图及冠脉造影图

LCX.左回旋支;LAD.左前降支;RCA.右冠状动脉;RA.右心房;
RV.右心室。A.近端型 CAF 示意图;B.近端型 RCA-RA 瘘造
影图;C.远端型 CAF 示意图;D.远端型 RCA-RV 瘘造影图;E.远
端型 RCA-RV 瘘堵闭器堵闭瘘口,RCA 分支无影响。

【诊断】

1. **临床表现** 症状轻重取决于分流部位、分流量大小及是否合并其他心脏畸形。分流量大的婴幼儿可表现为喂养困难、呼吸急促、烦躁不安、面色苍白、多汗等，分流量大的年长儿可述乏力、胸痛、活动耐力差等。可发生肺动脉高压和感染性心内膜炎。听诊可在心前区闻及收缩期、舒张期或连续性杂音，典型的连续性杂音为递增-递减型，舒张期更响，这与其他连续性杂音在闻及第二心音时达到最强相反。血流通过瘘口而产生杂音，杂音最响的位置通常在瘘入口处，杂音响度与冠状动脉与瘘口远端的压力阶差成正比。

2. **辅助检查** 心电图可以表现为心肌缺血、心脏容量负荷过重、心肌梗死和心律失常等。胸部 X 线检查可显示由左向右分流引起的肺血增多以及相应心脏腔室增大。超声心动图是诊断 CAF 的首要手段，可显示扩张的冠状动脉及瘘口位置和走行，但常无法显示冠状动脉的全貌。冠状动脉多层螺旋 CT 可明确诊断，并能显示冠状动脉走行及引流部位。冠状动脉造影仍为诊断 CAF 的金标准，显示冠状动脉的走行及引流部位、瘘口大小、瘘口近心端冠状动脉分支的分布情况（图 1-46）。分流量小的瘘口近心端冠状动脉正常或轻度扩张，分流量大的瘘口近心端冠状动脉显著扩张，而瘘口远端冠状动脉变细或不显影（窃血现象），随后瘘入的心腔显影。

【鉴别诊断】

CAF 需与动脉导管未闭、肺动静脉瘘、主动脉窦瘤破裂、主-肺动脉窗、嵴上型室间隔缺损合并右冠状窦瓣脱垂、胸廓内动脉-肺动脉瘘、全身动静脉瘘等进行鉴别。

【治疗】

CAF 自然闭合的概率很低，无明确报道。小型、无血流动力学改变的 CAF 患儿可随访观察，分流明显的 CAF 患儿诊断后建议早期治疗，预防并发症发生，如感染性心内膜炎、瘘管破裂、心肌梗死及猝死。关闭瘘管的方法包括经导管封堵和外科手术治疗。

1. **经导管介入封堵治疗**　自1983年首例成功报道以来发展迅速,现已广泛应用,随访疗效良好,目前是单一瘘口治疗的第一选择。采用不同投影角度造影评估瘘管及正常冠状动脉的解剖结构,以选择合适的封堵器类型、尺寸以及最佳放置部位,通过建立动静脉轨道自静脉途径或直接自动脉途径放置,注意观察是否影响冠状动脉分支血流。常用封堵器包括弹簧圈、血管塞、Amplatzer动脉导管或室间隔缺损封堵器等,近端型可选择瘘管内合适位置放置封堵器,远端型尽可能堵闭心腔开口或近开口处,避开正常冠状动脉分支(图1-46E)。堵闭过程需注意冠状动脉痉挛、血栓形成、心律失常甚至穿孔等并发症。

2. **外科手术治疗**　对于瘘管特别扭曲,封堵器难以到达指定部位,或堵闭器放置后影响正常冠状动脉血流,或多个复杂瘘口,或合并其他心脏畸形等的患儿,需手术治疗。手术方式包括直接心外结扎瘘管、经冠状动脉直视修复和经心腔或肺动脉内修补瘘口等。手术目的为关闭瘘口而不影响正常冠状动脉血流,手术方式视瘘的类型和部位而定,手术安全、疗效好,死亡率仅为0~5%。

成功关闭CAF的患儿预后良好,早期关闭瘘管对并发症的预防非常重要。不管是经导管封堵或手术治疗,尤其是年长患者,均有报道术后即刻或晚发心肌梗死的发生,儿童相对少见,因此建议术后进行抗血栓治疗。尚无统一的治疗方案,建议CAF患儿关闭瘘管后进行某种形式的抗栓治疗至少1年,1年后根据残余冠状动脉扩张的内径,给予不同的治疗方案。患儿术后需长期随访,定期检查心电图及超声心动图,必要时进行冠状动脉CTA甚至冠状动脉造影检查,对预防术后瘘的复发,冠状动脉的扩张、钙化、血栓形成及心肌梗死发生是必要的。无症状保守治疗的患者也需要随访。

▲ **附：冠状动脉病变诊治流程图**

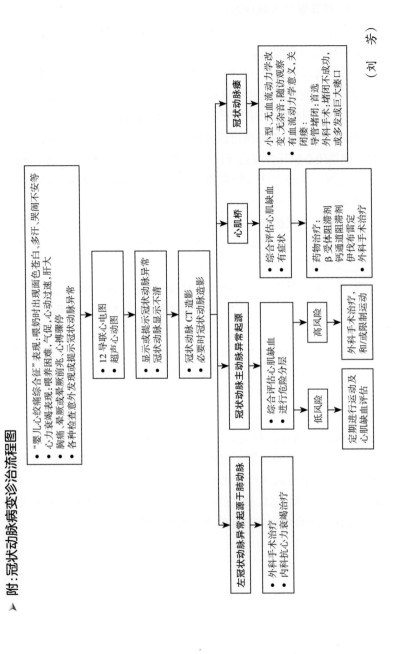

- "婴儿心绞痛综合征"表现：喂奶时出现面色苍白、多汗、哭闹不安等
- 心力衰竭表现：喂养困难、气促、心动过速、肝大
- 胸痛、晕厥或晕厥前兆、心搏骤停
- 各种检查意外发现或提示冠状动脉异常

- 12导联心电图
- 超声心动图

- 显示或提示冠状动脉异常
- 冠状动脉显示不清

- 冠状动脉CT造影
- 必要时行冠状动脉造影

左冠状动脉异常起源于肺动脉
- 外科手术治疗
- 内科抗心力衰竭治疗

冠状动脉主动脉异常起源
- 综合评估心肌缺血
- 进行危险分层

低风险
- 定期进行运动及心肌缺血评估

高风险
- 外科手术治疗和或限制运动

心肌桥
- 综合评估心肌缺血
- 有症状
- 药物治疗：
  β受体阻滞剂
  钙通道阻滞剂
  伊伐布雷定
- 外科手术治疗

冠状动脉瘘
- 小型、无血流动力学改变、无杂音：随访观察
- 有血流动力学意义、关闭瘘：
  导管堵闭：首选
  外科手术：堵闭不成功，或多发及巨大瘘口

（刘 芳）

参考文献

[1] KASTELLANOS S, AZNAOURIDIS K, VLACHOPOULOS C, et al. Overview of coronary artery variants, aberrations and anomalies [J]. World J Cardiol, 2018, 10(10): 127-140.

[2] GOO HW. Anomalous origin of the coronary artery from the pulmonary artery in children and adults: a pictorial review of cardiac imaging findings [J]. Korean J Radiol, 2021, 22(9): 1441-1450.

[3] ADAM EL, GENEROSO G, BITTENCOURT MS. Anomalous coronary arteries: when to follow-up, risk stratify and plan intervention [J]. Current Cardiology Reports, 2021, 23(8): 102.

[4] KARIMI M, KIRSHBOM PM. Anomalous origins of coronary arteries from the pulmonary artery: a comprehensive review of literature and surgical options [J]. World Journal for Pediatric and Congenital Heart Surgery, 2015, 6(4): 526-540.

[5] MOLOSSI S, AGRAWAL H, MERY CM, et al. Outcomes in anomalous aortic origin of a coronary artery following a prospective standardized approach [J]. Circ Cardiovasc Interv, 2020, 13(2): e008445.

[6] JULIE A, BROTHERS. Introduction to anomalous aortic origin of a coronary artery [J]. Congenital Heart Disease, 2017, 12(5): 600-602.

[7] KAUSHAL S, BACKER, CL, POPESEU AR, et al. Intramural coronary length correlates with symptoms in patients with anomalous aortic origin of the coronary artery [J]. Ann Thorac Surg, 2011, 92: 986-992.

[8] KRISHNAMURTHY R, MASAND PM, JADHAV SP, et al. Accuracy of computed tomography angiography and structured reporting of high-risk morphology in anomalous aortic origin of coronary artery: comparison with surgery [J]. Pediatr Radiol, 2021, 51(8): 1299-1310.

[9] MURTAZA G, MUKHERJEE D, GHARACHOLOU SM, et al. An updated review on myocardial bridging [J]. Cardiovasc Revasc Med, 2020, 21(9): 1169-1179.

[10] NURDAN E. Challenges in evaluation and management of children with myocardial bridging [J]. Cardiology, 2021, 146:273-280.

[11] BUCCHERI D, CHIRCO PR, GERACI S, et al. coronary artery fistulae: anatomy, diagnosis and management strategies [J]. Heart Lung Circ, 2018, 27(8):940-951.

[12] VERDINI D, VARGAS D, KUO A, et al. coronary-pulmonary artery fistulas: a systematic review [J]. Thorac Imaging, 2016, 31(6):380-390.

[13] HEERMANN P, HEINDEL W, SCHÜLKE C. Coronary artery anomalies: diagnosis and classification based on cardiac CT and MRI(CMR)-from ALCAPA to Anomalies of Termination [J]. Rofo, 2017, 189(1):29-38.

第二十二节　心　脏　异　位

【概述】

正常心脏位置在胸腔中间偏左侧,与其他胸腹腔脏器之间有一定的对应关系,如果患儿心脏不在胸腔中间偏左侧,或者心脏与其他脏器的对应关系发生明显改变,称为心脏异位。可分为原发性和继发性两种(本文讨论原发性)。原发性心脏异位是指各种先天因素所致的心脏位置异常,多属于先心病的表现之一,如右位心、左位心或罕见的"体外心"。在胚胎发育过程中,受到不良的遗传、母体或环境因素影响,原始心管扭曲或心脏的旋转、移位过程发生改变,多伴有心脏畸形。而继发性心脏异位是心脏周围脏器病变使心脏位置发生移动,心脏的结构基本正常。

【诊断】

1. **临床表现**　少数心脏异位者不影响心脏的生理功能,对其他周围脏器也无明显影响,如单纯右位心(镜像右位心),除胸部叩、听诊时心脏位于胸部右侧外,无其他异常症状,大多数病例在体检时才发现,几乎与正常人无异。

当异位心脏所在的部位特殊,如颈型、胸腔外型等,患儿病情往往非常严重,大多数在新生儿期死亡。合并有其他先天性心脏畸形或内脏反位者,常出现所伴随畸形的相应症状与体征,如大动脉转位、肺静脉异位引流、室间隔缺损等。

2. **超声心动图**　有较高的临床价值,常采用超声分段诊断法,分别确定内脏和心房位置、心室与心房的关系、心室与大动脉的关系,有利于明确异位心脏的位置和结构。如心脏正常位(内脏和心房正常、心室右襻、心室与大动脉关系正常),镜像右位心(内脏和心房反位、心室左襻、大动脉是正常关系的镜像)。还能了解心脏和其他内脏器官的畸形,如肺静脉异位引流,室间隔缺损、房间隔缺损部位大小,心瓣膜和心脏功能状况等。

3. **胸部 X 线检查**　胸部 X 线检查可显示异位的心脏阴影、心胸比例。正位平片上可分辨左、右肺叶(正常情况右侧肺三叶、左侧肺两叶),正常胃泡位于左上腹部,有利于判断内脏与心脏的对应关系,是单纯右位心,还是右位心伴内脏全反位。

4. **CT 和 MRI**　CT 和 MRI 对确诊心脏异位有帮助,建议应用多层螺旋 CT 血管造影,能清晰显示异位心脏的位置、畸形类型和大血管的连接方式。

5. **心电图检查**　对判断心脏的位置,尤其是心室的位置有辅助作用。

6. **心血管造影**　异位心脏常伴有其他心内结构异常,且大多数是复合畸形,当超声心动图检查不能明确诊断时,也可选用心血管造影检查,但造影属于有创检查。临床上超声心动图和多层螺旋 CT 血管造影技术的发展已基本取代了有创造影检查。

总之,心脏异位病变类型复杂,诊断可按下列步骤进行分析:依次判断心脏在胸腔内的位置;内脏和心房有无反位;判断心室右襻还是左襻;心房与心室的连接形式;心室与大动脉的连接形式。

【鉴别诊断】

应与继发性心脏异位鉴别,以下心外因素都能使心脏位置发生移动,如胸腔积液、气胸、胸部畸形、肺发育不良、肺不张、肺气肿、肺大疱、腹水等,与先天性心脏异位完全不同。

【治疗】

1. **内科治疗** 不伴有其他心脏畸形的单纯右位心,一般不需治疗,可定期随访。

2. **外科治疗** 非胸腔内型心脏异位,因胸腔容积太小,既往手术无法将异位的心脏移回胸腔,死亡率高。达拉斯儿童医学中心采用覆盖心脏、将心脏移入胸腔、重建心胸结构等三个步骤治疗,有成功的病例报道。胸腔内型心脏异位(右位心)伴有其他心内畸形或内脏异常者,应根据畸形的类型进行相应的手术处理。

➢ **附:心脏异位诊治流程图**

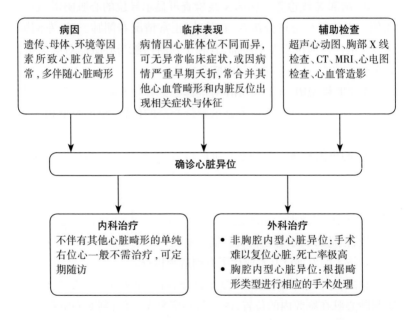

（褚茂平）

参考文献

[1] MURAT SN, YALCINKAYA D, YARLIOGLUES M, et al. Diagnosis of heterotaxy syndrome in a patient with multiple congenital cardiac malformations using magnetic resonance imaging. Circulation [J]. Cardiovascular Imaging, 2020, 13(9): e010307.

[2] SMITH BJ, FLYER JN, EDWARDS EM, et al. Outcomes for ectopia cordis [J]. The Journal of Pediatrics, 2020, 216: 67-72.

[3] ROUX C, VARNOUS S, LEPRINCE P, et al. Two hearts, one soul: heterotopic heart transplantation follow-up with cardiac computed tomography [J]. European Heart Journal, 2016, 37(44): 3356.

[4] ARUJUNA A, ALI K, BANNER NR. Innovative electrocardiograph lead placement in heterotopic heart transplant patients undergoing cardioversion of ventricular arrhythmias [J]. The Journal of Heart and Lung Transplantation, 2016, 35(9): 1146-1148.

第二十三节　血　管　环

【概述】

先天性血管环（congenital vascular ring, CVR）是指主动脉弓复合体发育异常、包绕气管和/或食管引起压迫的先天性心血管畸形，约占先心病的 1%~2%。目前主要将血管环分为完全性血管环和不完全性血管环，完全性血管环包括双主动脉弓和右位主动脉弓伴左位动脉导管，不完全性血管环包括左位主动脉弓伴迷走右锁骨下动脉、右位主动脉弓伴迷走左锁骨下动脉、无名动脉压迫和肺动脉吊带。主要临床表现为反复发作的呼吸道、消化道症状，容易误诊、漏诊。

血管环的发生主要与胚胎时期主动脉弓及其分支发育异常有关。在胎儿发育过程中，有六对原始主动脉弓依次形成，随着弓的发展，先前的弓会退化。第一弓、第二弓、第五弓消失，第三弓变为颈总动脉和颈内动脉，左第四弓变为左主动脉弓和左锁骨下动脉，右第四弓变为右锁骨下动脉，第六弓形成肺动脉分支和动脉导管。当应该正常退化消失的结构异常保留、应该保留的正常结构却消失时，主动脉弓与异常存在的血管在空间结构上形成了一个全封闭或半封闭的环状结构，即为血管环。

（1）双主动脉弓：胚胎时期左、右第四弓均不退化，从两侧包绕气管、食管，在背部汇入降主动脉（图1-47）。

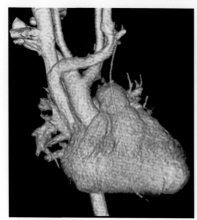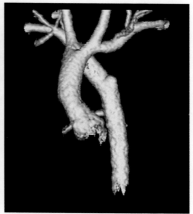

图1-47　双主动脉弓

（2）右位主动脉弓伴左位动脉导管：最常见的形式为右位主动脉弓依次发出左颈总动脉、右颈总动脉、右锁骨下动脉，迷走左锁骨下动脉起自食管后方的憩室（Kommerell憩室）（图1-48），走行在食管的左后侧。动脉韧带或PDA通常存在于左锁骨下动脉起始段与左肺动脉之间，形成一个完全性血管环。

（3）左位主动脉弓伴迷走右锁骨下动脉：右第四弓在锁骨下动脉和颈动脉之间退化，右锁骨下动脉起自降主动脉，经食管的后方走行，压迫食管左后壁，形成不完全性血管环。

（4）异常无名动脉：如果无名动脉发自主动脉弓太靠左侧或者后侧，可以压迫气管。

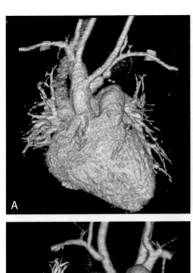
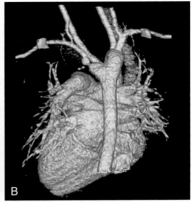
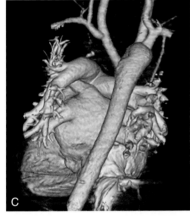

图 1-48 右位主动脉弓伴左位动脉导管

A. 正面观;B. 后面观;C. 术后。

(5) 肺动脉吊带:在胚胎发育过程中,如果左肺动脉发育落后于气管、支气管树发育,使之不能正常与左侧的第六弓连接而发生迷走;迷走的左肺动脉从右肺动脉后方发出,走行于食管、气管之间,向左进入左侧肺门(图 1-49)。

【诊断】

1. **临床表现** 主要以呼吸道和消化道症状为特征,症状出现时间及严重程度与气管、食管的受压程度相关。

呼吸道症状以吸气性喘鸣多见,运动或进食后加剧。严重影响气管发育,生后早期即可发病,出现呼吸窘迫、发绀等表现。部分患儿

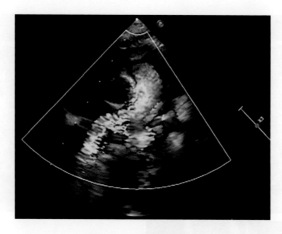

图 1-49 肺动脉吊带

可有反复发作的呼吸道感染或慢性咳嗽病史,内科治疗效果欠佳。部分患儿喜头后仰,以减轻气道压迫症状。消化道症状则包括反复吐奶或喂养困难,部分患儿可出现生长发育落后。

2. **胸部 X 线检查** 常表现正常或显示右位主动脉弓。完全性血管环患儿,正位或侧位平片上可见到气管受压,部分患儿可有肺不张等表现。

3. **超声心动图** 对于诊断血管环和心内畸形均有帮助。胸骨上窝切面对于诊断血管环有特别价值,注意明确主动脉弓数目、位置、头臂血管分支类型及左肺动脉起始位置。当超声检查显示主动脉弓仅有两个分支或头臂动脉没有分支时,应高度怀疑血管环可能。

4. **CT** CT 对确诊血管环很有帮助,尤其是多排螺旋 CT(MSCT)可以很好地显示各种异常走行的血管及包绕并压迫气管和/或食管的征象,对术前评估起至关重要的作用。气道三维重建可清晰地显示受累气道改变。

5. **MRI** MRI 也可作为血管环的诊断评估方法,较 CT 而言,MRI 无辐射,但检查时间长,气管显示图像欠佳。

6. **心血管造影** 能清晰显示心腔内外及血流情况,但为有创检查,且无法显示气管、食管受压情况,临床价值有限。

7. **纤维支气管镜检查** 可了解气管受压情况,协助发现有无气管软化。若镜下观察狭窄处有明显血管搏动,则提示血管环存在,但纤维支气管镜检查有加重气道阻塞的风险,故不作为常规检查。

【鉴别诊断】

血管环患儿大多数以反复发作的吸气性喘息为主要表现,故应除外其他因素引起的反复喘鸣及气道梗阻,如气管或支气管软化、先天性气管狭窄、声带麻痹、先天性喉囊肿或肿瘤等。以吞咽困难和呕吐等消化道症状为主要表现者,需除外贲门失迟缓症、食管闭锁、消化道畸形等疾病的可能。

【治疗】

1. 对于无症状患儿,可随访观察,一般无须手术治疗。

2. **内科对症治疗** 包括抗感染、营养支持及对症治疗等。

3. **外科手术** 存在明显气管和/或食管受压表现的患儿,一旦明确诊断,都有手术指征,尤其是双主动脉弓和肺动脉吊带患儿,建议进行手术干预。血管环常伴有心内其他合并畸形和/或气管狭窄,完整的治疗方案包括血管环的矫治、心内畸形的矫治及气管狭窄的矫治。

手术时机取决于症状的严重程度,一般建议尽早手术治疗。呼吸道症状不严重、轻度气管狭窄的患儿,无须积极对气管狭窄同期矫治,可仅进行血管环矫治术随访气管狭窄情况。手术方法因类型不同而异。

部分症状严重的儿童在手术中出现气管插管困难或术后需长期气管插管治疗,因此,术前、术后需重视对患儿气道功能的评估。

4. **术后护理及随访** 术后关键是呼吸道护理,一般建议早期拔管,湿化气道,保持气道通畅。手术可解除食管、气管的压迫,术后轻度呼吸道狭窄症状可随年龄的增长、气管的发育进一步缓解。

> ## 附:血管环诊治流程图

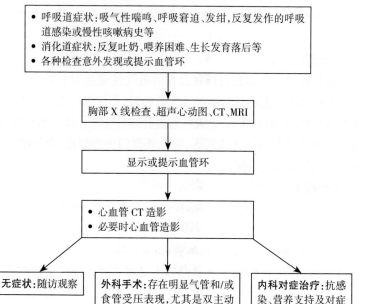

- 呼吸道症状:吸气性喘鸣、呼吸窘迫、发绀,反复发作的呼吸道感染或慢性咳嗽病史等
- 消化道症状:反复吐奶、喂养困难、生长发育落后等
- 各种检查意外发现或提示血管环

胸部 X 线检查、超声心动图、CT、MRI

显示或提示血管环

- 心血管 CT 造影
- 必要时心血管造影

无症状:随访观察

外科手术:存在明显气管和/或食管受压表现,尤其是双主动脉弓和肺动脉吊带

内科对症治疗:抗感染、营养支持及对症治疗等

术后护理及随访

（吕海涛）

······· 参考文献 ·······

[1] 杨思源,陈树宝.小儿心脏病学[M].4 版.北京:人民卫生出版社,2012: 310-314.

[2] BACKER CL, MONGE MC, POPESCU AR, et al. Vascular rings [J]. Semin Pediatr Surg, 2016, 25(3): 165-175.

[3] YOSHIMURA N, FUKAHARA K, YAMASHITA A, et al. Congenital vascular ring [J]. Surg Today, 2020, 50(10): 1151-1158.

[4]杨盛春,马力,邹明辉,等.121例小儿血管环的外科治疗结果分析[J].中华小儿外科杂志,2020,41(10):919-925.

第二十四节　动静脉瘘

【概述】

动静脉瘘(arteriovenous fistula)泛指动脉系统及静脉系统之间绕过正常毛细血管床而直接连接。如果分流量大,可引起心脏负荷增加,最终可导致心力衰竭。动静脉瘘可发生于身体任何部位,如心脏、大脑、脊髓、肝脏等。根据病因可分为先天性及后天获得性(如各种穿刺伤、动脉瘤侵蚀等)。本节主要介绍与心血管相关的动静脉瘘。

一、冠状动静脉瘘

冠状动静脉瘘指一支或多支冠状动脉血管绕过心肌的毛细血管床而直接与心腔或大血管相连。它是一种罕见心血管疾病,占所有先天性心脏病的0.3%。近90%的冠状动脉瘘为单发。冠状动脉瘘可以起源于各支冠状动脉,其中起自右冠状动脉最多见,为50%~60%,其次为左前降支(25%~42%)、回旋支(18.3%),左、右冠状动脉同时受累者约5%。冠状动脉瘘常开口于右心系统,如右心房(19%~26%)、右心室(14%~40%)、肺动脉(15%~20%)和冠状窦(7%),也见于左心室(2%~19%)和左心房(5%~6%)。

此病病因不详,大多数为先天性,可能与胚胎时期小梁间隙及冠状窦性持续开放有关。后天获得性可见于冠状动脉粥样硬化、大动脉炎、皮肌炎、心脏手术等。

【诊断】

1. **临床表现**　因其发生位置、数量、分流的方向和大小不同而异,潜在的危险因素包括冠状动脉向右心-肺动脉系统的引流导致左向右分流型的心脏病、瘘道以远的心肌缺血、成瘘冠状动脉的窃血现象、有感染性心内膜炎的风险、瘘管血栓形成、瘘管破裂以及心

163

包压塞等。大部分人 20 岁之前没有临床症状,因常规体检或偶然听诊发现连续性心脏杂音而发现。20 岁之后出现症状的概率增加,主要表现为劳力性呼吸困难,其他表现还有乏力、心悸、阵发性夜间呼吸困难。部分分流量大的患者可能出现心力衰竭、肺动脉高压、心肌梗死、心律失常、心内膜炎等。极少部分患者可出现心包积液甚至猝死。

2. 心电图及 X 线检查 对诊断该病意义不大,虽然心电图可有左心容量负荷增加及 ST-T 改变,但没有特异性。大部分 X 线是正常的,偶有患者由于分流量大出现心脏增大的表现。

3. 超声心动图 是冠状动脉瘘的重要检查手段,可以发现受累冠状动脉异常增粗,瘘管走行迂曲甚至形成冠状动脉瘤。彩色多普勒可显示瘘口处异常血流。复杂的冠状动脉瘘可加做经食管超声进一步明确瘘口解剖。此外,还可通过超声心动图评价各房室大小和功能,评估容量负荷。

4. 冠状动脉 CT 可以明确显示左、右冠状动脉的全程走行和瘘口位置,通过三维重建可辨明瘘口位置、形态和与周围结构的关系,辅助手术治疗决策。

5. MRI 检查 可以显示动静脉瘘的近端甚至其完整走行。对一些年长患者,可以对治疗前后心肌缺血状况进行评估。

6. 心导管造影检查 是冠状动静脉瘘诊断的"金标准"。通过心导管检查可以评估其血流动力学影响,明确冠状动静脉瘘的大小、起源、走行、形态、有无狭窄及汇入的部位,并可行介入治疗。

【鉴别诊断】

需与引起心前区连续性杂音的疾病相鉴别,如动脉导管未闭、肺动静脉瘘、主动脉窦瘤破裂及主-肺动脉窗等。

【治疗】

冠状动静脉瘘治疗策略取决于患者年龄、临床表现、瘘的大小、解剖形态及是否合并其他畸形。

1. 一般性治疗 部分小的冠状动静脉瘘有自愈可能,多见于汇入右心室的 2 岁之内的患儿。对于没有症状的患儿可定期随访观察。

大部分分流量小的、没有症状的患儿可随访至成人而无须任何治疗。但如果患儿体肺循环血流量比($Q_p:Q_s$)>1.5应考虑手术治疗。但也有人主张为预防合并症的发生,一旦确诊则应积极手术治疗。对于分流量大或分流量不断增加的患儿,由于早期手术治疗可避免诸如心力衰竭、心肌梗死、心律失常、猝死等并发症发生而主张早期手术治疗。

2. **手术治疗** 治疗方法包括介入治疗及外科开胸治疗。方法的选择取决于患儿冠状动静脉瘘的解剖形态、是否合并其他畸形等。

(1)介入治疗:自1983年Reidy等成功实施介入治疗以来,目前该技术已取得满意效果。因其创伤小、无须开胸、避免体外循环、恢复快,而成为有介入指征患者的首选。封堵装置主要有可控弹簧圈、血管堵闭器、动脉导管未闭封堵器及房间隔缺损封堵器等。经导管封堵的冠状动静脉瘘适应证如下,单瘘、无过度迂曲扩张的瘘管、瘘管有相对狭窄的封堵部位且该部位近端远离正常的冠状动脉和远端有侧支分出、无合并其他需手术矫正的心脏畸形、无瘘管血栓、无重度肺动脉高压及感染性心内膜炎等并发症。介入封堵冠状动静脉瘘的基本原则是封堵器的位置稳定且不影响正常心肌的血供,而对于瘘管极度扭曲、多个瘘口及汇入部位离正常冠状动脉近的患者介入治疗应慎重。介入栓塞治疗应注意以下两个方面:①栓塞的部位要尽可能远离正常冠状动脉分支,避免由栓塞引起的心肌缺血,同时要确保栓塞装置不会脱落至其他部位;②应根据患者的年龄、起源动脉的形态、瘘管的大小、扭曲程度及瘘管连接的位置选用不同的封堵装置。

(2)外科治疗:适用于,①年龄小但瘘口分流量大,需要尽早干预;②难以介入封堵的大型或复杂冠状动脉瘘;③合并其他需要外科同期解决的病变。

> ➤ **附:冠状动静脉瘘诊治流程图**

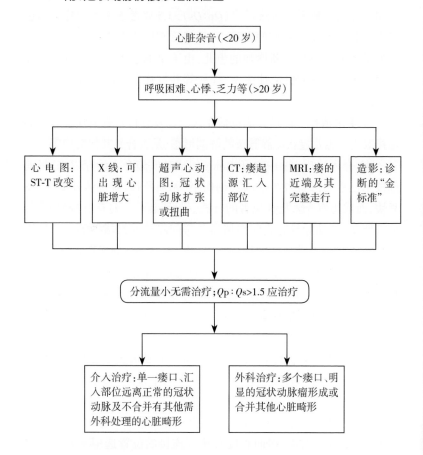

二、肺动静脉瘘

肺动静脉瘘(pulmonary arteriovenous fistula)是一种少见的右向左分流型心脏病,绝大多数为先天性,15%~50%伴有遗传性出血性毛细血管扩张症。亦可为后天获得性,多见于肝硬化、肺放线菌病、先天性心脏病术后等。

病理上分为囊型和弥漫型。病变血管扩张迂曲或形成海绵状血管瘤,动脉血液不经过肺泡直接流入肺静脉,肺动脉与静脉直接相通形成短路。先天性肺动静脉瘘为不完全常染色体显性遗传性疾病,为先天性中胚叶血管发育不全,在胚芽时期动静脉丛由于血管间隔发育不全,以及血管壁缺乏肌层和弹力纤维或在动静脉之间缺乏末梢毛细血管祥而形成肺动静脉瘘。后天性肺动静脉瘘可能为肝静脉回流至肺循环血流中断所引起。

【诊断】

1. **临床表现** 临床症状的轻重取决于肺动静脉瘘的病理变化及右向左分流量的大小,多表现为轻重不等的中央型发绀、杵状指/趾、呼吸困难。肺动静脉瘘分流量小可无症状;当右向左分流量 >25% 时,患儿出现症状,如乏力、活动后气促、头晕、缺氧等。病史长者,可出现发绀、杵状指/趾、继发性红细胞增多症、血液黏稠度增高,易形成肺血管内小血栓脱落,产生脑血栓或脑脓肿。咯血时病变部位的支气管黏膜可见毛细血管扩张或肺动静脉瘘破裂。胸痛可因位于肺脏层胸膜下的病变破裂出血或血胸所致。约 25% 的病例出现神经系统症状,如头痛、眩晕、语言障碍、吞咽困难、肢体麻木和偏瘫等,这是由于红细胞增多和血栓形成所致。与家族性遗传有关的出血性毛细血管扩张症者常有出血症状,如鼻出血、咯血、血尿及消化道出血等。部分病例在分流较大的病变区可听到收缩期杂音或类似动脉导管未闭的连续性杂音。

2. **超声心动图声学造影** 将震荡后有微气泡的生理盐水经肘正中静脉注入,正常人因微气泡在肺内受肺毛细血管滤过后被吸收,故肺静脉、左心房和左心室不显影。但在本病患儿中,在右心系统显影后 4~5 个心动周期,肺静脉及左心房可见到气泡。此方法安全、确诊率高,但只能作为定性诊断,不能确定病变部位和范围。

3. **胸部 X 线检查** 在胸部 X 线检查上局限性动静脉瘘可表现为一侧或双侧肺野中大小不等的一个或多个圆形影,有条状影与肺门供血动脉和引流静脉相连,而心影大小正常,结合临床资料多数可诊断,但弥漫型肺动静脉瘘多缺乏典型 X 线征象。

4. **CT 检查** 对诊断很有价值,特别是螺旋 CT、三维成像,可确定病变部位、大小和数量。

5. **选择性肺动脉造影** 数字减影血管造影(digital subtraction angiography, DSA)是诊断肺动静脉瘘的金标准,可显示病变部位、大小、数量,并可见扩张、伸长、扭曲的血管,具体征象为:①可表现为孤立的动脉瘤样、多房囊状或局限性迂曲扩张的血管影,在肺动脉显影后 0.5~1.0 秒肺静脉即显影,左心房早期显影;②弥漫型肺动静脉瘘表现为双肺多发的迂曲扩张的血管影及肺静脉、左心房早影。根据影像学形态特征可分为三型,①简单囊型(单纯型):1 支供血动脉和 1 支引流静脉直接沟通,瘤囊无分隔;②复杂囊型(复杂型):供血动脉或引流静脉为 2 支或以上,瘤囊有分隔;③弥漫型:肺小动静脉之间靠扩张的毛细血管网相连,无明显瘤囊形成,可累及一叶肺、一侧肺或双肺,常伴有肺外毛细血管扩张。其中单纯型最多见,复杂型次之,弥漫型少见。

【鉴别诊断】

肺野肿块阴影需与肺结核、肺肿瘤区别;发绀、杵状指/趾、杂音需与复杂型先心病相鉴别。

【治疗】

治疗方法有介入治疗和手术治疗两种。

1. **介入治疗** 自 20 世纪 70 年代成功报道介入治疗以来,随着新技术及新器材的不断研发,介入治疗已成为治疗肺动静脉瘘的首选方法。现临床应用的栓塞材料主要包括:可控弹簧圈、Amplatzer 血管封堵器等。具有创伤小、可重复操作、最大限度保留正常肺组织等优点。介入治疗的注意事项:①通过选择性肺动脉造影全面评估肺动静脉瘘的形态特征,包括供血动脉、瘤囊及引流肺静脉的数量、大小和形态;②根据肺动静脉瘘的特点选择最佳的封堵方法和材料,尽量栓塞供血动脉远端,但要适中。缺点是有瘘管再通、弹簧圈移位、残余瘘、肺梗死等风险。

2. **手术治疗** 手术方法根据范围大小、数量、类型和年龄而定。肺叶切除是最常用方式,也可采用楔形、区域性、肺叶或全肺叶切除术,原则上尽量少切除肺组织以保持肺功能。近几年来胸腔镜技术的开展降低了手术创伤及并发症的发生率。婴幼儿症状不重,宜在儿童期手术;若为多发性瘘仅切除主要病变就能减轻发绀,存留的小瘘在术后可变得明显突出,需要时再行处理。单个肺动静脉瘘预后良好,多个和弥漫型预后不良。

➢ **附:肺动静脉瘘诊治流程图**

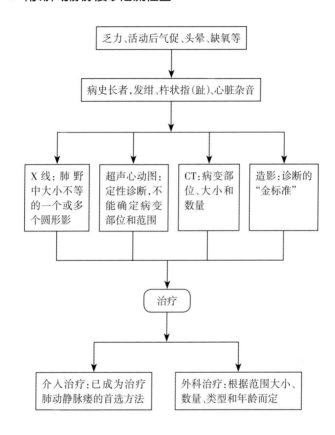

三、体动静脉瘘

体动静脉瘘可为先天性或后天获得性,先天性者为胚胎时期毛细血管网的血管通路未退化所致,后天者大多由外伤、诊断性穿刺、动脉粥样硬化及梅毒所致。小儿动静脉瘘绝大多数为先天性,最常见的侵犯部位为大脑、颈部、肝脏及四肢。在胚胎发育期,血管正常发育分三个时期：①毛细血管网状形成期；②扩大的血管腔形成期，在此期有一条轴动脉和两条边缘静脉，与周围的毛细血管网和吻合管有广泛的连接；③血管基干定型期，此期中原始毛细血管网状结构和吻合管道均消失。在血管发育的第二期中，原始毛细血管网状结构和吻合管道持续存在是先天性动静脉瘘形成的胚胎学基础。先天性动静脉瘘在胚胎时期形成，但多数在出生后发病并进展，可发生在人体任何部位，最常发生部位为大脑和肝脏。根据瘘口的大小和发生部位，可分为三种类型。①干状动静脉瘘：瘘口位于小动静脉之间。多数瘘口较大分流较多，可导致邻近部位静脉压增高，可伴震颤、杂音及静脉曲张等。②瘤状动静脉瘘：当血管发育停留在早期阶段可形成无数动静脉瘘间的交通支，其瘘口在细小的动、静脉分支之间，局部伴有瘤样血管扩张，分流量较小，无震颤和杂音。③混合型：兼有干状和瘤状的多发性动静脉瘘。瘘口小者对心脏功能无明显影响，瘘口大者可影响心脏功能。

【诊断】

1. **临床表现** 动静脉瘘的症状及体征取决于动静脉瘘的位置、大小和患者年龄。体格检查时可在受累部位闻及收缩期或连续性杂音。由于通过半月瓣的血流增加，心前区可闻及收缩期杂音。心输出量高时外周脉搏有力，但发生心功能不全时脉搏减弱，可出现奔马律。脑动静脉瘘的存在，因大量的盗血，导致脑组织缺血、颅内压增高，引起心力衰竭、脑缺血、脑发育不良，甚至阻塞脑脊液循环通路导致脑积水等。

2. **心电图及胸部X线检查** 缺乏特异性，诊断意义不大。分流量大者，胸部X线检查可见心脏增大。

3. **超声心动图** 有助于解剖学诊断及排除其他先天性心脏病。上腔静脉比主动脉弓直径宽和无名静脉扩张，提示身体上半部有分流；下腔静脉和肝血管扩张提示肝动静脉瘘或下半身有分流。

4. **多层螺旋CT和MRI** CT检查简便易行，可用于头、颈、躯干及四肢病变的诊断，可有效显示病变和周围组织的关系。MRI和增强成像可进一步证实动静脉瘘的特征性表现，可显示病灶部位和周围组织的关系,并能检测病变冠状面和矢状面以及异常的血管交通。

5. **心导管和心血管造影** 如果经临床检查和非侵入性影像技术能够确定诊断,可不必行心导管检查。选择性心导管造影可显示动静脉瘘的位置、大小,供血动脉和引流静脉。对多个滋养动脉的选择性造影,能增加瘘支检出率。动静脉瘘选择性造影的典型表现是多个异常主干和动静脉沟通伴静脉相提前显影。

【鉴别诊断】

脑深静脉瘘需要与脑肿瘤和脑动静脉畸形鉴别;新生儿时期动静脉瘘与动脉导管未闭、冠状动脉瘘、主动脉窦瘤破裂及主-肺动脉窗等鉴别。

【治疗】

较大的脑动静脉瘘新生儿,其中90%生后第1周可发生难治性充血性心力衰竭或神经系统并发症,如感染和脑出血。较大年龄患者,50%~70%有脑出血病史,脑出血的年龄为15~20岁。新生儿高流量肝动静脉瘘,如果不及时治疗,其死亡率可高达85%。这部分危重患儿应快速诊断,及时治疗,以减少分流,这是降低死亡率和减少并发症的唯一有效的方法。对于瘘口较小的局限性病变,为防病变扩展,可早期手术切除。瘘口较大者,供血动脉明确的病变可行栓塞治疗。弥漫型病变常不易根治,且易复发。

体动静脉瘘手术治疗比较困难,且易复发,目前比较有效的方法是经心导管注入各种填充物,至动静脉瘘的动脉端,使之尽量阻塞受累动脉的远端,又不致通过动静脉瘘而进入体循环。填塞后由于血块凝集及纤维细胞长入,使填充物与血管形成永久性结合。大型动静脉瘘治疗成功后心力衰竭可迅速纠正。

➢ 附：体动静脉瘘诊治流程图

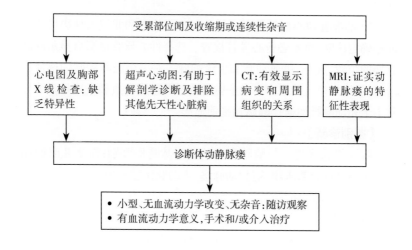

（梁永梅）

参考文献

[1] 姚凤波,杨立民,张震. 3 例肺动静脉瘘的外科治疗[J].心肺血管病杂志,2019,38(4):437-438.

[2] REICHERT M, KERBER S, ALKOUDMANI I, et al. Management of a solitary pulmonary arteriovenous malformation by video-assisted thoracoscopic surgery and anatomic lingula resection: Video and review [J]. Surg Endosc, 2016, 30 (4):1667-1669.

[3] 王祥,陈智,夏元喜,等. 儿童先天性冠状动脉瘘介入治疗 32 例疗效分析[J].心肺血管病杂志,2020,39(7):790-794.

[4] 张书兰,田曼,包玉玲,等. 儿童先天性肺动静脉畸形临床诊治分析[J].中国实用儿科杂志,2020,35(9):717-721.

[5] KEINATH K, VAUGHN M, COLE N, et al. Exertional hypoxia in a healthy adult: A pulmonary arteriovenous malformation [J].BMJ Case Rep, 2019, 12 (10):e231981.

［6］LI J,JIANG Y,SONG Y,et al. Pulmonary arteriovenous fistula:Ar are cause of spontaneous hemothorax［J］.Thorac Dis,2019,11(5):2108-2110.

［7］CONTEGIACOMO A,DEL CIELLO A,RELLA R,et al. Pulmonary arteriovenous malformations:What the interventional radiologist needs to know［J］. Radiol Med,2019,124(10):973-988.

［8］CUSUMANO LR,DUCKWILERR GR,ROBERTS DG,et al. Treatment of recurrent pulmonary arteriovenous malformations:Comparison of proximal versus distal embolization technique［J］. Cardiovasc Intervent Radiol,2020, 43(1):29-36.

［9］宋秋韵,伍广伟,许能文,等 . 经皮导管介入治疗肺动静脉瘘疗效及安全性评价［J］. 介入放射学杂志,2018,27(7):623-626.

［10］MA XH,ZHOU HC,JIA X,et al. Transcatheter closure of congenital right coronary artery-to-left atrium fistula using Amplatzer duct occlude:Image focus［J］. Acta Cardiologica,2021,76(4):442-443.

［11］SIVAKUMAR K,BAWAGE S,MOHAKUD AR. Large symptomatic coronary artery fistulas draining to the left heart:transcatheter management［J］. Cardiology in the Young,2020,31(1):148-150.

［12］AI HIJJI M,EL SABBAGH A,EL HAJJ S,et al. Coronary artery fistulas: indications,techniques,outcomes,and complications of transcatheter fistula closure［J］. JACC Cardiovasc Interv,2021,14(13):1393-1406.

［13］YUN G,NAM TH,CHUN EJ. Coronary artery fstulas:pathophysiology［J］. Imaging find Manag,2018,38:688-703.

［14］WANG X,PANG C,LIU X,et al. Congenital coronary artery fistula in pediatric patients:transcatheter versus surgical closure［J］. BMC Cardiovasc Disord,2020,20(1):484.

［15］刘方军,石祥恩,胡孟庆,等 . 显微手术治疗儿童非 Galen 静脉脑动静脉瘘［J］. 临床神经外科杂志,2018,15(6):410-413.

［16］马廉亭,谢天浩,徐召溪 . 脑动静脉畸形、硬脑膜动静脉瘘与软脑膜动静脉瘘的鉴别［J］. 中国临床神经外科杂志,2019,24(6):321-323.

第二十五节　新生儿先天性心脏病

【概述】

先天性心脏病(以下简称先心病)是由于胚胎时期心脏血管发育异常所致的畸形,是我国最常见的出生缺陷,发生率约占活产婴儿的0.6%~0.8%。《中国出生缺陷防治报告2012》数据显示,我国出生缺陷总发生率约为5.6%,每年新增出生缺陷数约90万例,其中每年新增的先天性心脏病患儿超过13万例。随着胎儿超声心动图等筛查技术的迅速发展,胎儿心脏畸形特别是复杂畸形的检出率明显提高,可对疾病自然演变进行有效评估。近年来,随着心脏介入手术和外科手术技术水平的提高、体外循环及术后监护等方面的进展,治疗效果明显改善。严重和复杂的心脏畸形如不及时救治,约30%在生后1周内死亡,因此了解疾病特质,在新生儿期甚至胎儿期诊断和及时有效的治疗十分重要。

由于气体交换部位不同,胎儿循环和生后循环存在明显差异,胎儿存在低阻力、高流量的胎盘循环,胎儿时期循环为右心室优势,右心室排出量占总心排出量的60%~70%。胎儿循环存在静脉导管、卵圆孔和动脉导管(ductus arteriosus,DA)三处分流,前两条通路使来自胎盘的氧合血进入左心房,然后进入左心室和升主动脉,到达冠状动脉循环和脑循环。由于肺血管阻力(PVR)高,肺动脉主干血流大部分通过DA流向主动脉(右向左)。卵圆孔分流使胎儿循环左、右心房压力几乎相等,DA分流使胎儿循环左、右心室压力基本一致。胎儿血液循环的大部分血液是混合性的,但混合的程度不同。循环至肝、头颈和上肢的血液含氧和营养物质较多,而循环至肺、躯干和下肢的血液含氧和营养物质较少,适应胎儿生长发育的需要。

生后脐静脉血流断流、静脉导管关闭。偶有静脉导管延迟闭合使门静脉血流经静脉导管直接进入下腔静脉,导致新生儿高胆红素血症的发生。胎儿生后肺血流增加使肺静脉回流量增加,引起左心房压力升高,将卵圆孔推闭,但是偶尔也会有左向右的分流,甚至持续到成年。在生后 10~15 小时,DA 因平滑肌中层收缩功能性关闭,2~3 周因 DA 内膜及内膜下层改变呈解剖学关闭。流经 DA 的血氧分压、前列腺素 E_2(PGE$_2$)水平、新生儿成熟度是影响 DA 关闭的主要因素。在宫内,由循环和局部产生的 PGE$_2$ 使 DA 持续开放,生后 PGE$_2$ 浓度下降、体循环血氧饱和度增加可刺激 DA 平滑肌收缩导致其关闭。因此,各种原因导致孕妇使用前列腺素合成酶抑制剂时,如为了防止早产或治疗羊水过多时,可能导致 DA 在胎儿期收缩而造成危害,也可能导致新生儿产生持续性肺动脉高压。在病理情况下,所有这些通路均有可能延迟关闭,并在发生某些结构性心脏病时使其临床症状恶化。

【诊断】

1. **病史** 应详细询问患儿有无先天性心脏病家族史,母亲孕期病毒感染史,疾病史(如糖尿病、系统性红斑狼疮等),服药史(如布洛芬、苯妥英钠、锂制剂等),饮酒史和可疑致畸因子接触史等导致先心病的高危因素。

2. **临床表现** 新生儿先心病的主要表现缺乏特异性,主要包括:发绀、心脏杂音、充血性心力衰竭和心律失常等。

(1) 发绀:先心病发绀的特点为中央型发绀,多为全身持续性发绀,吸氧不能缓解,血氧饱和度降低主要见于右向左分流型或复杂型心内畸形。通常为右室流出道梗阻或肺血管阻力增高的患儿,右向左分流可发生在心房、心室和大血管等不同水平。若上下肢血氧饱和度差异显著,上半身发绀重于下半身,提示完全性大动脉转位合并动脉导管未闭(PDA)可能;若下肢发绀而上肢无发绀,应考虑导管前主动脉缩窄合并 PDA。不同类型的先心病,发绀出现的时间可以不同,大动脉转位的患儿典型发绀出现于生时至生后 1 周内;伴完全性肺静脉异位回流和 Ebstein 畸形的患儿发绀也多在生后 1 周内出现;三尖瓣闭锁和严重肺动脉狭窄患儿发绀出现于生后 1~4 周;而一般法洛四联症的患儿发绀于生后 3~6 个月才出现。另一个引起新生儿持续发绀的原因是新生儿持续性肺动脉高压(persistent pulmonary hypertension of the newborn,PPHN)。新生儿 PPHN 病因复杂,多因出生后肺血管适应不良、肺组织或肺血管发育不良引起,多见于足月儿、近足月儿和过期产儿,总病死率为7%~15%。可表现为气促、发绀、呼吸困难。由于在肺动脉水平有不正常的阻力增高,大量血液经卵圆孔和动脉导管右向左分流而造成患儿严重发绀,但无心脏解剖学畸形。

（2）杂音：新生儿期出现的杂音可由心脏结构畸形所致,也可为生后循环过渡有关的良性杂音。无发绀的新生儿闻及柔和的收缩期杂音,多为良性杂音和轻度缺损所致。病理性杂音可在特征性的年龄出现,如瓣膜狭窄性杂音和房室瓣反流性杂音在生后不久即可出现,而间隔缺损所致的左向右分流性杂音,通常在生后2~4周才出现。连续性杂音是PDA的典型杂音,但早产儿PDA可无杂音或仅闻及收缩期杂音。

（3）充血性心力衰竭：新生儿期心力衰竭可由心脏容量负荷增加或压力负荷增加所致,也可由心肌功能障碍所致。新生儿期复杂型先心病合并心力衰竭的特点为发生时间早、治疗困难、不易控制。患儿表现为气促、心率快、乏力、纳奶停歇、喂养困难和生长发育迟缓,容易合并呼吸道感染或肺炎。心力衰竭出现的时间可随病变性质不同而改变,生后1天即已存在的心力衰竭是由于缺氧、代谢紊乱、心肌炎或败血症所致的心肌功能障碍所致;伴左心发育不良综合征的患儿常在生后第1周中随着动脉导管的关闭而发生心力衰竭和休克;伴主动脉狭窄、完全性肺静脉异位回流等的患儿也常于生后第1周内出现心力衰竭;生后6周内突然发生的充血性心力衰竭可以继发于主动脉缩窄;在生后第1个月中,如有大的室间隔缺损和房室间隔缺损等左向右分流先心病也可随肺血管阻力下降而发生充血性心力衰竭。新生儿期建立一个可以临床操作的心力衰竭诊断标准很难,一方面不能过度治疗,另一方面不能延误治疗时机。自1992年Ross评分系统开始用于婴儿心力衰竭的诊断和分级,经过20余年临床应用和不断改良,已有基于不同年龄组的评分方法供临床应用,表1-6列出的为0~3个月婴儿的评分方法,包括新生儿。需要注意的是,N端脑钠肽前体（NT-proBNP）需要出生4天后测量。

表 1-6　0~3 个月婴儿改良 Ross 心力衰竭分级计分表

	计分		
	0	1	2
奶量/ml	>100	70~100	<70
喂奶时间/min	<20	20~40	>40
呼吸	正常	气急	吸气凹陷
呼吸次数/(次·min^{-1})	<50	50~60	<60
心率/(次·min^{-1})	<160	160~170	>170
循环灌注	正常	减少	休克样
肝大(肋缘下)/cm	<2	2~3	>3
NT-proBNP(生后 >4 天)/(pg·ml^{-1})	<450	450~1 700	>1 700
左室射血分数/%	>50	30~50	<30
房室瓣关闭不全	无	轻度	中重度

注:心功能分级,Ⅰ级为 0~5 分;Ⅱ级为 6~10 分;Ⅲ级为 11~15 分;Ⅳ级为 16~20 分。

（4）心律失常：心律失常如完全性房室传导阻滞或快速型心律失常可由先心病所致,如 Ebstein 畸形、大动脉转位等,也可发生于结构正常的新生儿。因严重的心律失常可发生休克而出现类似于体循环梗阻的临床症状,应及时治疗,并急诊做超声心动图检查以排除结构性先心病。

3. **心电图**　新生儿心电图有别于婴儿和年长儿,由于胎儿期心脏以右心室占优势为特征,生后随着呼吸建立、卵圆孔及动脉导管关闭、肺血管阻力下降,右心室优势才逐渐消退。尤其在生后过渡循环期间,任何有害因素如缺氧、酸中毒、感染及电解质改变等都可引起心电图改变。因为其右心室优势,必要时可加做 V_{3R}、V_{4R} 综合分析。另外,各种心血管畸形的心电图改变,除部分有特征性改变,其他早期改变和生理性右心室肥厚难以区分,给正确判断正常或异常心电图带来困难。尽管新生儿心电图有以上特有表现,但它在分析电轴改变、心律失常、心脏缺血、心脏扩大等方面仍不失为简便、有价值的非侵入性方法。值得注意的是,在心电图判读过程中,需要注意除外致心律失常药物或抗心律失常药物的使用对于心电图的影响。

4. **胸部 X 线检查** 根据心房及内脏位置分为正常位、反位及不定位,后者常见于无脾及多脾综合征。除出生后不久难以区分肺血多少外,一般均可显示肺血状况,有助于先心病类别的判断。心影呈靴形,肺血少,提示为法洛四联症、肺动脉闭锁等;心影呈蛋形,上纵隔狭小为先天性大动脉转位;心房扩大可见于 Ebstein 畸形或三尖瓣关闭不全。心影增大常见于二尖瓣或三尖瓣关闭不全、肺静脉异位引流、完全性大动脉转位或右心室双出口、不伴肺动脉狭窄的大分流量的左向右分流先心病等。胸部 X 线检查对于先心病诊断具有一定的限度,并非所有的疾病都能做出诊断,读片应该充分利用所有细节并结合有关的临床信息综合分析。

5. **超声心动图** 超声心动图检查是新生儿先心病的重要检查技术之一,是目前早期发现和诊断新生儿先心病最有价值的方法。超声心动图检查有许多优点:①无损伤、无离子辐射或放射性损害;②操作方便,可在床旁进行,且能反复探测;③能实时动态观察心脏和大血管的解剖结构、心脏功能和血流动力学情况;④新生儿胸壁薄,有利于声束传导,可获得清晰的图像;⑤价格低廉。超声心动图能显示心脏的结构、血流及功能,在新生儿常用剑突下、心尖、胸骨旁及胸骨上窝切面,可显示心脏位置、房室瓣活动、房室连接、大血管位置及心室连接,大部分先心病可获得诊断,一些重症先心病经超声检查结合其他临床资料可直接进行外科手术或介入治疗。超声心动图的广泛应用,大大减少了对诊断性导管检查的需求,且可以指导介入治疗,如球囊房间隔造口术。

6. **心导管检查** 新生儿心导管包括诊断性导管术及介入性导管术两部分。随着超声诊断技术的不断提高,单纯诊断性心导管术的应用越来越少,更多的是诊断性导管术和介入性导管术同时进行。由于新生儿复杂畸形多、心脏及血管腔小、管壁薄、循环容量小及心、肺、肾脏调节功能差等特点,导管检查略困难于较大年龄患儿。近年来,随着心导管技术及监护水平的提高,新生儿心导管术的并发症和死亡率明显降低。当超声心动图等非侵入性检查不足以提供外科手术前所必需的解剖及生理资料时,则需行诊断性心导管检查。导管路径通常为股静脉和/或股动脉插管,选用头端质软的导管及球囊漂浮导管可减少对心脏的刺激及并发症,操作应轻柔、准确,尽量减少检查时间。由于新生儿期卵圆孔开放及合并心血管畸形,一般经静脉插管可达左、右心腔,仅少数病例需要做逆行动脉插管。采用轴位心血管造影可清楚地显示心内结构,主动脉、肺动脉及分支,肺静脉回流途径等。导管检查还可获得心腔各个部位的压力及血氧资料,明确肺血管的压力及阻力情况。有些复杂型先心病如室间隔完整的肺动脉闭锁、极重度的肺动脉瓣狭窄或主动脉瓣狭窄、主动脉缩窄等可在诊断性导管及造影后马上行介入治疗。

【鉴别诊断】

1. **呼吸系统疾病** 由于部分新生儿发绀型先心病伴有肺充血(如肺静脉异位引流)或肺淤血(如左心发育不良综合征),导致肺间质积液及肺顺应性降低,可使患儿表现出与呼吸系统疾病相似的症状及体征,如不同程度的呼吸困难,听诊可闻及肺部湿啰音等,需与新生儿肺炎鉴别。

2. **败血症和感染性休克** 新生儿发绀型先心病多伴有体循环供血不足和持续性低氧血症,故患儿可表现为皮肤灰暗、喂养困难及体重不增,特别是合并心功能不全者,还表现为呼吸急促、肝脏增大等,故临床表现上与败血症及感染性休克相似。但败血症患儿血氧饱和度应在正常范围内(呼吸衰竭除外),且血常规、C反应蛋白也有助于鉴别。

3. **新生儿持续性肺动脉高压** 临床上,新生儿发绀型先心病与新生儿持续性肺动脉高压均可表现为气促、发绀、呼吸困难,因两者间治疗差异较大,且延迟诊断会导致疾病的恶化,故及时明确诊断、给予正确治疗尤为重要。临床上检查手段主要有心肌酶、肺部X线检查、心电图、超声心动图等技术。

【治疗】

大部分先天性心脏病不需要在新生儿期处理,但危重先天性心脏病是造成新生儿心力衰竭、严重缺氧的常见原因,需要在新生儿期或婴儿早期接受手术或介入治疗。发绀型先心病是新生儿危重先心病的重要类型,如完全性大动脉转位、完全性肺静脉异位引流、肺动脉闭锁、左心发育不良综合征等。新生儿危重先心病的另一种类型是大型室间隔缺损、动脉导管未闭、完全性房室间隔缺损、主动脉缩窄、主动脉弓离断,这些畸形由于存在大量的左向右分流或流出道梗阻,使心脏负荷明显加重,极易并发肺炎、心力衰竭,甚至导致死亡。在诊断明确的前提下应积极早期治疗。

1. 一般治疗

(1) 保温:应将重症新生儿先心病患儿置于远红外线保暖床或新生儿暖箱中,使患儿体温保持稳定,同时方便观察病情和监护。

(2) 喂养:先心病患儿约有 50% 以上伴有营养不良和发育迟缓,在快速生长发育阶段的婴儿如营养不良将产生持久的体格或发育上的损害。故在生命早期务必提供 120~150kcal/(kg·d) 的能量摄入才能达到正常的体重增加,由于临床上液体摄入受限、经常使用利尿剂,婴儿配方奶或母乳的能量密度需达到 0.8~1.0kcal/ml 为宜,在新生儿中少量多次喂养比大容量喂养更易耐受,如经口喂养耐受差,可考虑间断或持续鼻饲以提供足够的能量。

(3) 监护:尽早开始心电血氧监护,对危重患儿应监测有创动脉血压和中心静脉压。

(4) 建立血管通路:需要液体复苏、血流动力学检测、长时间应用血管活性药物的新生儿可经外周静脉穿刺置入中心静脉导管,出生 2 周内的新生儿也可通过脐静脉置管给药。若需要机械通气,动静脉通路都需建立。

(5) 供氧:一般采用鼻导管或面罩给氧,有明显 PO_2 降低及 PCO_2 升高时可用机械通气。氧气吸入有助于改善血液低氧,解除肺血管收缩,改善心肌缺血缺氧状况。对左向右分流病变,可降低肺血管阻力,增加左向右分流,因此不主张长时间吸高浓度氧;左心室或右心室流出道重度梗阻性病变需要依赖动脉导管供血,吸氧会加速动脉导管关闭,而加重病情,甚至死亡,此类患者不宜吸氧。

(6) 纠正代谢及水电解质紊乱:低血糖、低血钙、酸中毒等均可诱发或加重心力衰竭,应予以纠正。限制每天液体量为 80~100ml/ (kg·d),存在水肿时酌减,并适当补充电解质。

2. 药物治疗

(1) 心力衰竭的药物治疗

1)正性肌力药

A. 肾上腺素受体激动剂:该类药物作用于肾上腺素受体,增加细胞内环磷酸腺苷(cyclic adenosine monophosphate,cAMP)水平,使心肌收缩力增强,心输出量增加,对心率、周围血管和肾血流量等的作用因药物及剂量而异。由于多巴胺及多巴酚丁胺作用快速,对心率影响较小,较多地应用于新生儿重症心力衰竭。

a. 多巴胺:生物学效应与剂量大小有关。静脉滴注,小剂量 [2~5μg/(kg·min)]主要兴奋多巴胺受体,增加肾血流量,使尿量增多;中剂量[5~15μg/(kg·min)]主要兴奋 β_1 受体,具有增加心肌收缩力及改善肾血流灌注的作用,使心输出量增加并促进尿液排出,而体循环血管阻力降低;大剂量[>20μg/(kg·min)]时,主要兴奋 α_1 受体,使心率增快,血管收缩,体循环和肺血管阻力增加,血压上升,增加心肌耗氧、心脏后负荷,尿量减少,有潜在和诱发心律失常的风险。

b. 多巴酚丁胺:低心输出量但血压稳定患儿的首选用药。强力作用于心脏 β_1 受体,有较强的增加心肌收缩力的作用,增加心输出量,减少左心室充盈,对心率、血压及外周血管的调节作用小于多巴胺。其作用迅速,持续时间短,半衰期约 2 分钟,常和多巴胺联合应用。新生儿剂量范围为 2~20μg/(kg·min),静脉滴注。根据临床反应调整用量。在感染性休克伴低心输出量时,由于低血压风险高,应和去甲肾上腺素联用。

c. 异丙肾上腺素:主要用于心动过缓导致的低血压。强力作用于心脏 β_1 受体和外周血管 β_2 受体,具有较强的增加心率和心肌收缩力的作用,从而提高心排血量,同时有扩张外周血管的作用,并降低平均动脉压。多用于心率慢和肺血管收缩、气道高反应的患儿。新生儿剂量范围为 $0.05 \sim 2 \mu g/(kg \cdot min)$，静脉滴注。根据临床反应及时调整剂量。

d. 肾上腺素：主要用于其他血管活性药物治疗无效的顽固性低血压。强力作用于心脏 β_1 受体，对外周血管 α_1 和 β_2 受体也有中等强度作用。可增加心肌收缩力和心排血量，对外周血管阻力的作用有剂量依赖性。小剂量时 β_2 受体占主导，可降低外周阻力；大剂量时 α_1 受体占主导，增加外周阻力。新生儿初始剂量从 $0.05 \sim 0.2 \mu g/(kg \cdot min)$ 起，根据平均动脉压反应可上调至 $0.5 \sim 1.0 \mu g/(kg \cdot min)$。

e. 去甲肾上腺素：与肾上腺素相比，去甲肾上腺素兴奋 α_1 受体的效果更强，而兴奋 β_1 受体的作用更弱，因为其更强的血管收缩作用常用于治疗高排低阻型脓毒症休克或体液分布型休克。在新生儿先天性心脏病导致的心力衰竭中应用不多。

B. 磷酸二酯酶抑制剂：既有增加心脏收缩的作用，又有扩血管功能，但不影响心率也不增加心肌耗氧。其生物学效应通过抑制Ⅲ型磷酸二酯酶（phosphodiesterase，PDE）活性，减少 cAMP 降解，增加心肌细胞内 cAMP 的含量，激活 cAMP 依赖性蛋白激酶（cAMP-dependent protein kinase，PKA）活性，促进 Ca^{2+} 内流，增加心肌收缩力，过程中而不依赖 β 肾上腺素受体，故不增加心肌氧耗和后负荷。同时，作用于血管平滑肌使其松弛，使体循环和肺循环的血管床扩张。常见副作用有低血压、肝肾功能损害和血小板减少等。临床常用米力农，剂量为 $0.3 \sim 0.75 \mu g/(kg \cdot min)$，静脉滴注。

C. 洋地黄制剂：新生儿先心病并发心力衰竭多为急重症，多采用洋地黄化法治疗，但易发生中毒，剂量应减小，尤其是早产儿。目前常用药物为地高辛，口服负荷量，早产儿为 $20 \sim 30 \mu g/kg$，足月儿为 $25 \sim 35 \mu g/kg$；静脉注射量为上述量的 3/4。首剂为负荷量的 1/2，其余分 2 次给予，每次间隔 6~8 小时。最后一次负荷量使用后 12 小时改用维持量。维持量，每次用量为负荷剂量 1/5，分 2 次用。急性心力衰竭也可静脉注射去乙酰毛花苷，负荷量为 $20 \mu g/kg$，首次用负荷量的 1/3~1/2，余量分 2~3 次，每次间隔 6~8 小时。

2）利尿剂：通过利尿作用减少血容量，使回心血量减少，降低左心室充盈压，从而减轻前负荷。常用利尿药包括：①快速起效的利尿药，常用呋塞米，主要作用于髓袢，口服量为 2~3mg/（kg·d）；静脉注射每次 1mg/kg，一天 2~3 次；注意补钾。②醛固酮拮抗剂，作用于远曲小管抑制钠-钾交换，可以预防其他利尿药产生的低钾血症，因此多与袢利尿药合用。常用螺内酯，3mg/（kg·d），分 2~3 次口服。但如果患者正在应用血管紧张素转化酶抑制剂，应当停用螺内酯以免发生高钾血症。③噻嗪类利尿药，作用于近端和远端小管，目前已经应用不多。

3）扩血管药物：扩血管药物主要作用为降低体循环的血管阻力、降低动脉血管阻力和扩张静脉血管容量。特别适用于应用正性肌力药物后心功能无明显改善的患儿。前负荷不足和低血压伴有右室流出道梗阻的患儿不能使用血管扩张剂。根据作用部位不同可以分为作用于动脉系统的、作用于静脉系统的及作用于动静脉系统的药物。常用药物有以下两种。

A. 静脉扩张剂：硝酸甘油，静脉给药，新生儿起始剂量为 0.25~0.5μg/（kg·min），必要时每 3~5 分钟增加 0.5~1μg/（kg·min）。常用治疗剂量为 1~3μg/（kg·min），最大可达 5μg/（kg·min），小剂量开始，根据效果调整用量。尤其对改善肺静脉淤血效果较好。

B. 动静脉扩张剂：①血管紧张素转化酶抑制剂（ACEI），常用药物有卡托普利，新生儿 0.1~0.4mg/（kg·d），分 2~3 次口服；依那普利，开始剂量为 0.05~0.2mg/（kg·d），逐渐增量，最大量不超过 0.4mg/（kg·d）。应用于明显瓣膜反流及大量左向右分流的患儿。使用时要注意监测血压和肾功能。②硝普钠，新生儿起始剂量为 0.5μg/（kg·min），根据临床反应逐渐调整，最大可至 10μg/（kg·min）。硝普钠对光敏感，溶液稳定性差，滴注溶液应新鲜配制并注意避光。溶液的保存与应用不应超过 24 小时。

（2）药物控制动脉导管的闭合与开放

1）维持动脉导管开放：建立和维持动脉导管的开放是对导管依赖性先心病患儿进行复苏极其重要的部分，通常会极大地改善低氧，通过动脉导管维持体循环和肺循环平衡。常用药物为前列腺素 E_1（PGE_1）。PGE_1 用于维持动脉导管开放，在生后 2 周内使用效果最佳；若导管已经关闭，则 PGE_1 应用无效。适应证为，①右室流出道梗阻型先心病伴有低氧血症，包括肺动脉闭锁、极重度肺动脉瓣狭窄、重症法洛四联症以及其他心脏复合畸形伴肺动脉闭锁或狭窄等，PGE_1 应用效果最好。②左心梗阻型先心病，包括左心发育不良综合征、严重的主动脉瓣狭窄、主动脉弓离断以及婴儿型主动脉缩窄等，需要依赖未闭的动脉导管供应降主动脉血流。此类患儿治疗效果不及前一类患儿。③完全性大动脉转位。④房间隔交通很小或肺静脉回流梗阻并发肺动脉高压的完全性肺静脉异位引流。用法为静脉泵输注，起始剂量为 $0.05\sim0.1\mu g/(kg\cdot min)$，用药后 10~30 分钟开始发挥作用，起效后逐渐减量，维持剂量通常为原来剂量的 1/10~1/2，停药后不久即无作用。一般选择短期使用，少有应用数月的报道。若超声心动图明确动脉导管粗大，PGE_1 起始剂量可选择 $0.005\sim0.01\mu g/(kg\cdot min)$。一般患儿耐受良好，可有一过性血压下降、发热、面部泛红、血小板抑制等，停药后即可恢复。呼吸暂停伴心动过缓是最严重的并发症，如不及时处理，可致死亡。因此，使用 PGE_1 的患儿应给予监护，如出现呼吸暂停，应立即停用并对症处理，通常可恢复。

2）促动脉导管闭合：对于非导管依赖性先心病，由于 PDA 可增加肺血，加重心脏负荷，有导致肺炎、心力衰竭的可能。尤其是早产儿，出生体重低于 1 750g 和低于 1 200g 的早产儿中，分别约有 40% 和 80% 出现 PDA，而且分别有 15% 和 40%~50% 的患儿合并心力衰竭。因此，为减少手术结扎的可能性，早产儿 PDA 一旦诊断明确，应尽早应用药物治疗关闭。文献报道，药物治疗早产儿 PDA 的成功率在 70%~80%，但是其对足月儿是无效的。常用药物为环氧合酶（COX）抑制剂，有布洛芬和吲哚美辛。

A. 布洛芬：布洛芬通过抑制 COX-2 受体，减少 COX 介导的花生四烯酸的代谢产物前列腺素 E_2 的产生，进而增强导管平滑肌细胞对钙离子的收缩反应，最终闭合动脉导管。随机临床试验的系统回顾表明，布洛芬和吲哚美辛效果相同，且发生坏死性小肠结肠炎和一过性肾功能不全的风险小,机械通气时间短,并且对脑血流的不良影响较少,所以更常使用。目前布洛芬经静脉输入和口服给药的常规剂量均为首剂 10mg/kg,12~24 小时后给予第 2 剂 5mg/kg,第 2 剂后 12~24 小时再给予第 3 剂 5mg/kg。欧美国家布洛芬多为静脉剂型,我国目前仍为口服剂型,回顾性研究发现口服与静脉给药效果相同。

B. 吲哚美辛:作为前列腺素酶抑制剂,吲哚美辛可降低血液中内源性前列腺素含量,促进导管平滑肌收缩,发挥关闭动脉导管的作用。目前吲哚美辛使用途径主要包括静脉输入、动脉输入、口服以及灌肠。常用给药方法,吲哚美辛首剂 0.2mg/kg,静脉滴注,第 2、3 剂 0.1~0.2mg/kg,间隔 12~24 小时,总剂量不超过 0.6mg/kg。应用吲哚美辛的禁忌证是坏死性小肠结肠炎、出血倾向(包括颅内出血)、高胆红素血症、氮质血症(血清尿素氮 >25mg/dl)、高肌酐血症(血清肌酐 >1.2mg/dl)和血小板减少(<80×10^9/L)。吲哚美辛的不良反应主要有坏死性小肠结肠炎、肾损伤及脑室旁白质损伤等。孕龄低于 30 周、出生体重低于 1 000g 者疗效差。偶有应用第二疗程吲哚美辛以彻底关闭 PDA。若药物治疗失败或使用吲哚美辛有禁忌时,需要及时手术结扎导管。由于体重及发育原因,早产儿 PDA 介入治疗受到限制。

(3) 法洛四联症伴缺氧发作:流出道狭窄较重的患儿可在新生儿期出现缺氧发作。治疗方法为,碳酸氢钠治疗酸中毒时先予 BE(碱剩余)×0.3mmol/kg 计算量的半量静脉滴注,余半量复查血气后按需静脉滴注;普萘洛尔 0.01~0.25mg/kg(平均 0.05mg/kg),缓慢静脉推注,可以减慢心率、逆转缺氧发作;或氯胺酮 1~3mg/kg(平均 2mg/kg),缓慢静脉推注,可增加体循环阻力,并使患儿镇静。缺氧发作纠正后口服普萘洛尔 2~4mg/(kg·d)以预防缺氧发作。注意监测血压和心率。

3. 非药物治疗

(1) 心导管介入治疗

1) 球囊房间隔造口术:由 Rashkind 和 Miller 于 1966 年首先应用。原理为将头端带有扩张球囊的导管从右心房经未闭的卵圆孔或小的房间隔缺损放置于左心房,用稀释造影剂充盈球囊,然后快速将导管自左心房经过房间隔交通拉回至右心房,从而在房间隔上产生足够大的交通。主要用于房间隔完整或近乎完整的复杂先心病患儿,充分混合体、肺静脉血,可以提升血氧饱和度和/或心输出量,如室间隔完整的大动脉转位、肺动脉闭锁、三尖瓣闭锁、二尖瓣闭锁、完全性肺静脉异位引流合并限制性房间交通的患儿。房间隔撕裂使心房间血液混合增加,明显改善动脉低氧血症,使患儿存活到外科手术年龄,降低死亡率。球囊房间隔造口术在生后 1 个月内进行效果较好。该手术传统上是在心导管室 X 线透视导引下实施的,随着经皮穿刺技术的应用、高质量球囊扩张导管研制的成功、超声心动图技术的广泛应用等,可在重症监护室由超声心动图引导下进行。另外随着对复杂型先心病镶嵌治疗的进展,一些维持房间隔交通的装置及支架亦随之开始应用,动物实验及临床应用均效果良好。

2) **球囊瓣膜成形术**:利用球囊具有非膨胀性及耐受高压力而不易破裂的特点,扩张球囊产生张力而使狭窄的瓣膜撕裂,是治疗新生儿重度主动脉瓣狭窄及重度肺动脉瓣狭窄的首选方法。

A. 新生儿经皮球囊肺动脉瓣狭窄成形术(PBPV):在新生儿期即出现症状的肺动脉瓣狭窄多为重症,由于肺血流明显减少及同时伴有心房水平右向左分流,常伴低氧血症及酸中毒,须紧急处理。如果是肺动脉瓣口狭窄,则仍为球囊扩张术的良好指征;如果是瓣膜及右心室发育不良型或伴漏斗部狭窄,则不是球囊扩张术的首选指征,该类患儿除了需要解除肺动脉瓣狭窄外,常需做体-肺分流术。新生儿在进行球囊肺动脉瓣扩张的术前、术中及术后可静脉滴注 PGE_1 保持动脉导管开放,有助于改善低氧血症。新生儿期 PBPV 并发症相对较多,是引起患儿死亡的高发时期,因此,对于新生儿期球囊扩张术亦有特殊要求。

室间隔完整的肺动脉瓣闭锁(PA/IVS)多为膜性闭锁,可通过肺动脉瓣射频或导丝打孔技术穿过闭锁的肺动脉瓣,继而进行球囊扩张对右心室减压,但手术前要先除外右心室依赖的冠状动脉循环。①经导管肺动脉瓣导丝打孔:1991 年 Latson 成功进行了 1 例 PA/IVS 新生儿经导管肺动脉瓣导丝打孔术联合球囊扩张术,该病例使用

0.014in 导丝的硬性尖端进行打孔。随着专门用于冠状动脉完全闭塞的特殊 0.014in 导丝的改进,具有足够穿刺能力的软性尖端可以替代硬性尖端对 PA/IVS 新生儿肺动脉瓣穿刺打孔。国内学者研究显示,应用导丝进行肺动脉瓣膜打孔并行球囊扩张术治疗的 PA/IVS 新生儿,手术成功率可达 100%,无死亡及严重并发症发生。②经导管肺动脉瓣射频打孔术:激光瓣膜打孔技术是 PA/IVS 传统的介入治疗方法,但该技术复杂、费用昂贵,取而代之的是射频打孔技术,该技术在一些发达国家和地区已成为首选治疗方案,但在国内开展较少。射频打孔造成心脏或肺动脉穿孔的风险较高,研究显示心脏穿孔率约为 17%。新生儿期 PA/IVS 经导管射频治疗还存在乳头肌或腱索损伤风险,同样需要高度注意。

B. 新生儿经皮球囊主动脉瓣成形术:重症主动脉瓣狭窄在新生儿早期即出现严重的心力衰竭,对依赖于动脉导管开放的新生儿单纯性重症主动脉狭窄(AS)以及合并左心室收缩功能减退的儿童单纯性 AS,无论跨瓣收缩期压差如何,均推荐进行球囊扩张术。球囊主动脉瓣成形术使重症主动脉瓣狭窄的新生儿心功能得到缓解,并使其尽可能过渡到外科矫治的年龄。

3) 动脉导管支架:在一些危重发绀型新生儿先心病中,动脉导管往往是肺动脉供血的唯一来源。动脉导管依赖型先心病可以分为导管依赖型体循环和导管依赖型肺循环,从病理生理上两个疾患大不相同,根据不同的临床状况和心脏畸形制订个体化的治疗策略。如动脉导管关闭将引起严重的低氧血症、代谢性酸中毒。虽可应用前列腺素保持动脉导管开放,但效果不确切,而且由于不良反应严重,不能长期应用。近年来,对于应用前列腺素后血氧饱和度仍较低者,可放置支架保持动脉导管开放,疗效确切,如不拆除,动脉导管保持开放的时间可持续 2 年。通过放置支架可以增加肺血管供血,增加血氧饱和度,促进肺血管的发育。部分患者可避免做体-肺分流等姑息手术,避免二次开胸的风险及痛苦。而在左心发育不良综合征的治疗中,手术方法包括 Norwood 三期手术和心脏移植,近年来内外科镶嵌治疗左心发育不良综合征的治疗中取得了重大进展。介入医师可在动脉导管放置支架,外科医师做左右肺动脉环缩,达到控制肺血流并提供适当的体循环心输出量和建立无梗阻的左心房血流的目的,使患儿循环稳定,能够生存,合适时间分期完成 Fontan 类手术。内外科镶嵌治疗使手术操作步骤简化,减少了麻醉和气管插管的时间,不需要体外循环,避免了大量的输血或不需输血,缩短了在外科重症监护室的住院天数。研究显示,儿童动脉导管支架置入手术成功率为93.3%~95.0%,并发症发生率约为 17.6%,手术常见并发症包括血管损伤(动脉导管痉挛、血栓性闭塞),动脉导管或肺动脉穿孔,支架移位以及肺动脉分支狭窄加重等。

4) 动脉导管封堵术:新生儿尤其是早产儿动脉导管未闭经药物治疗未能关闭且有明显心功能不全时,除了常规外科手术结扎外,还可进行经导管封堵术。近年来新封堵装置和输送系统的发展使得在新生儿期开展封堵治疗成为可能。用来封堵早产儿动脉导管的封堵器主要为血管塞二代(AVPⅡ)及以上,仅需要 4F 输送鞘,而且封堵器的特殊形状可以不影响主动脉和肺动脉血流。

5) 宫内介入治疗:部分心脏畸形在妊娠中晚期可演变进展致心肌不可逆损害,危及胎儿生命,生后预后不良。适时接受胎儿心脏介入治疗(fetal cardiac intervention,FCI)可及早中断此类疾病进展,解除梗阻性病变,促进心室继续发育,增加生后双心室循环可能,改善远期预后。自 1991 年 Maxwell 等报告首例经皮胎儿球囊主动脉瓣成形术(FAV)以来,国外 FCI 临床研究工作稳步发展,治疗效果已得到美国心脏病协会等权威机构认可,国内相关手术也于 2016 年开始逐步开展。依据 2019 年发布的《胎儿结构性心脏病介入治疗专家指导意见》,目前超声引导下经皮 FCI 主要适应证包括以下 3 种疾病,室间隔完整的肺动脉闭锁(PA/IVS)伴右心发育不良(HRHS)、严重主动脉瓣狭窄伴左心发育不良综合征(HLHS)和 HLHS 伴完整(或高度限制性)房间隔缺损(IAS/RAS)。胎儿先心病介入治疗排除原则为,①孕妇存在麻醉禁忌证;②双胎、多胎妊娠;③胎儿遗传学筛查证实存在遗传综合征;④胎儿合并心外其他严重畸形。

(2) 外科手术治疗(依据 2021 年发表的《先天性心脏病外科治疗

中国专家共识》)

1）姑息手术：新生儿先心病的姑息手术主要包括两大类，一类是体-肺动脉分流术，适用于肺血减少及发绀的患儿；另一类是肺动脉环缩术，适用于肺血过多和充血性心力衰竭的患儿。近年来，随着外科技术及监护水平的不断提高，姑息手术应用较前有所减少，但与根治手术相比，姑息手术有着自身的优势与特点——损伤较小、操作相对简单易行；手术效果明显，能改善低氧血症、充血性心力衰竭和肺炎等临床症状；提高生活质量，延长寿命；减轻病变的严重性，为进一步根治手术创造条件。

2）根治手术：近年来，随着心外科技术、体外循环技术及术后监护水平的不断提高，许多危重症已能在新生儿期得到完全救治。一氧化氮（NO）吸入、腹膜透析及 ECMO 等新技术的应用，大大降低了新生儿围手术期死亡率。对于不合并室间隔缺损的完全性大动脉转位，即使通过使用 PGE_1 或球囊造口术使缺氧得到改善，但由于其左心功能将在 4 周内逐渐退化而不能满足大动脉转位手术对左心室压力的要求，故应在新生儿期施行大动脉调转术。合并肺静脉回流梗阻或限制性房间隔缺损的完全性肺静脉异位引流的患儿，由于肺血管淤血、体循环低灌注，应在诊断明确后立即手术。主动脉弓离断及导管前型主动脉缩窄的患儿下半身供血随时可能因为动脉导管关闭而中断，故即使在使用 PGE_1 的前提下，也应急诊手术，若合并心内畸形，应用深低温停循环技术可同期矫治。

（3）一站式杂交手术治疗：即融合介入和外科治疗各自优势的组合治疗方案。目前应用于新生儿期的杂交手术治疗主要是经胸肺动脉瓣球囊扩张成形术+改良 Blalock-Taussig 分流术治疗室间隔完整型肺动脉闭锁，即在非体外循环下经过右心室流出道表面，应用球囊穿刺扩张肺动脉瓣膜，完成肺动脉瓣球囊扩张术同时进行改良 Blalock-Taussig 分流术，降低右心室压力，促进右心室及三尖瓣发育，为二期双心室矫治做准备。目前对于经皮介入和外科经胸镶嵌手术的选择仍有争议。

➤ 附：新生儿先天性心脏病诊治流程图

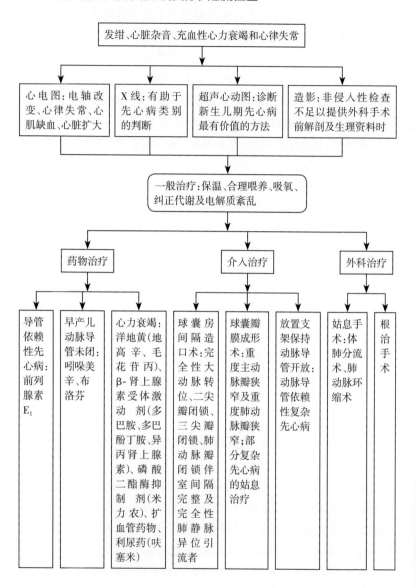

（金　梅）

参考文献

［1］ROSS RD. The Ross classification for heart failure in children after 25 years：a review and an age-stratified revision［J］. Pediatr Cardiol，2012，33：1295-300.

［2］KANTOR PF，LOUGHEED J，DANCEA A，et al. Presentation，diagnosis，and medical management of heart failure in children：canadian cardiovascular society guidelines［J］. Canadian Journal of Cardiology，2013，29：1535el552.

［3］GLIDEWELL J，OLNEY RS，HINTON C，et al. State legislation，regulations，and hospital guidelines for newborn screening for critical congenital heart defects-united states，2011-2014［J］. MMWR Morb Mortal Wkly Rep，2015，64：625-630.

［4］CINTEZA E，CARMINATI M. Balloon atrial septostomy-almost half a century after［J］. Maedica（Bucur），2013，8（3）：280-284.

［5］赵莉晴，陈笋，武育蓉，等. 经皮心导管微导丝肺动脉瓣打孔并球囊扩张治疗新生儿室间隔完整型肺动脉瓣闭锁效果分析［J］. 中华儿科杂志，2020，58（2）：96-100.

［6］PETIT CJ，QURESHI AM，GLATZ AC，el al. Technical factors are associated with complications and repeat intervention in neonates undergoing transratheter right ventricular decompression for pulmonary atresia and intact ventricular septum：Results from the congenital catheterisation research collaborative［J］. Cardiol Youg，2018，28（8）：1042-1049.

［7］SCHNEIDER AW，BLOM NA，BRUGGEMANS EF，et al. More than 25 years of experience in managing pulmonary atresia with intact ventricular septum［J］. Ann Thorac Surg，2014，98（5）：1680-1686.

［8］SANTORO G，GAIO G，GIUGNO L，et al. Ten-years，single-center experience with arterial duct stenting in duct-dependent pulmonary circulation：early results，learning-curve changes，and mid-term outcome［J］. Catheter Cardiovasc Interv，2015，86（2）：249-257.

［9］潘思林. 胎儿结构性心脏病介入治疗专家指导意见（2019年制定）［J］.

中国实用儿科杂志,2019,34(6):458-460.

[10] 吴圣楣.新生儿医学[M].上海:上海科学技术出版社,2006:600-616.

[11] 邵肖梅.实用新生儿学[M].5版.北京:人民卫生出版社,2019:676-745.

[12] JANET M RENNIE.罗伯顿新生儿学[M].4版.刘锦纷,译.北京:北京大学医学出版社,2008:675-720.

[13] 陈树宝.小儿心脏病学[M].4版.北京:人民卫生出版社,2012.

第二十六节　胎儿先天性心脏病

【概述】

作为最常见的严重先天性畸形,活产儿先心病的发病率约为 6‰~8‰,胎儿先心病发病率约为 15‰~30‰,宫内死亡率可达17.5%。胎儿先心病的病因复杂,绝大多数心脏畸形为多因素导致,包括染色体异常、单基因突变和环境因素等,即基因-环境相互作用。来自母体、胎儿和家族三个方面的高危因素均可导致先心病的发生。21世纪以来随着胎儿超声心动图技术、先心病发生机制研究及外科和/或心导管治疗技术的进展,先心病领域发生了巨大的变化,其中胎儿先心病的诊治改变最为突出。

随着先心病产前筛查的普及和诊断准确率的不断提升,胎儿先心病产前咨询的地位和作用发生了本质上的改变。既往产前咨询仅由产科医生或儿科医生基于先心病类型,结合生后疾病的诊治经验,给出单一甚至片面的解释。由于一线医生对胎儿先心病在妊娠期间动态变化的认识不足,且缺乏早期治疗措施,先心病胎儿活产后才能进行进一步评估治疗。研究显示,产前诊断提高了胎儿先心病的生后存活率,但妊娠终止率仍达 50% 以上。

胎儿超声心动图不仅能够精确地诊断先心病,而且可以动态评估先心病宫内进展情况,使医生能够更为深入、直观地了解胎儿先心病的机制,真正意义上将胎儿视作患者。随着胎儿先心病诊治经验的积累,包括儿科心脏病、胎儿医学、产科等多学科和高度专业化的胎儿心脏医学团队在产前咨询过程中发挥了重要作用。从胎儿先心病早期诊断开始,多学科团队提供全面详细的产前咨询,形成多学科参与的围产期科学管理方法,包括选择性终止妊娠、三级医疗中心转诊制度,确保母婴安全。此外,作为先心病诊治领域的重大进展,胎儿心脏介入治疗已成为胎儿先心病产前咨询评估不可或缺的组成部分。部分半月瓣疾病,如重度主动脉瓣狭窄及肺动脉瓣闭锁,在妊娠期病变持续进展,影响胎儿循环状态,甚至造成生后结局恶化。胎儿心脏介入治疗可改变此类疾病的自然病程,为远期预后带来新的希望。目前,胎儿心脏介入治疗已在国内少数医学中心开展。

【诊断】

胎儿超声心动图检查是一种无创的检查方法,对结构性心脏病具有高度的灵敏性和特异性。得益于胎儿超声心动图技术的发展,如今该技术可提供多切面、高质量的图像信息和心腔大小、功能及血流方向等更多的生理信息。

1. **最佳检查时间** 孕中期是进行胎儿超声心动图检查的最佳时期。这个阶段胎儿心脏已经基本发育完善,胎儿体格相对较小,宫腔相对较大,胎儿活动度比较好,胎位更加舒展,有利于超声心动图探查心脏。美国超声心动图协会制定的胎儿超声心动图指南提出,胎儿超声心动图的最佳检查时间为18~22周,在我国该检查多与三级产前超声检查同步,通常选择在20~24周。

2. **基本检查内容** 胎儿超声心动图检查过程中,多切面、全方位扫描非常重要,以心脏声窗的顺序按步骤进行。首先要明确胎位、胎儿的左右及心脏位置,明确下腔静脉和降主动脉在横膈水平的位置。然后采用节段分析法,确定胎儿心脏与内脏的关系(正位或反位),静脉-心房连接关系,心房-心室连接关系,心室-大动脉连接关系,大动脉相互关系等。①测量心胸比例、双顶径及股骨长度等;②探查切面包括:四腔心切面,五腔心切面,左、右室流出道长轴及短轴切面,三血管气管切面,腔静脉长轴切面,动脉导管切面,主动脉弓切面等;③彩色多普勒血流显像:上腔静脉、下腔静脉、肺静脉、肝静脉、静脉导管、卵圆孔、房室瓣、半月瓣、动脉导管、主动脉弓、脐动脉、脐静脉血流等;④测量参数:测量房室瓣环及半月瓣环、主肺动脉、升主动脉、左肺动脉、右肺动脉、主动脉弓及动脉导管直径,测量心房大小、心室长轴内径、心室短轴内径、室壁厚度及卵圆孔开口大小等。

3. 宫内随访评估 主动脉瓣和肺动脉瓣水平梗阻是妊娠早期发生的进展性病变,受影响的心室血液充盈减少可导致该心室进行性发育不良。左心房压力升高多发生于严重的左心梗阻性疾病,也可能继发于限制性卵圆孔或心房间交通,可改变肺静脉血流和肺血管发育。与室间隔完整的肺动脉狭窄或闭锁相比,进行性肺动脉分支发育不良在重度法洛四联症和肺动脉瓣闭锁伴室间隔缺损中更常见。此外,胎儿心功能不全可导致中心静脉压升高和淋巴回流延迟,进而致胎儿水肿。严重的半月瓣梗阻,继发性心肌扩张或肥厚,伴有缺血和随之而来的纤维化,可能会损害心室乳头肌,并导致继发性严重房室瓣反流、心房扩大,也可致胎儿水肿,宫内死亡率达80%。因此,对于潜在结构进展性先心病,妊娠期间密切随访评估十分重要。

【鉴别诊断】

美国胸外科医师学会先心病手术数据库统计显示,19%的接受心脏手术的新生儿合并心外畸形、遗传学异常或遗传综合征。圆锥动脉干疾病,如法洛四联症、永存动脉干或主动脉弓中断与染色体22q11微缺失综合征相关。对于女性胎儿,左心梗阻性病变,如主动脉狭窄、主动脉缩窄或左心发育不良综合征可能与 Turner 综合征有关。疑似21-三体综合征的胎儿中,先心病发生率为40%~60%。因此,胎儿心脏结构异常者,需重视心外畸形的筛查,同时建议进行染色体微阵列分析(识别重复或缺失的染色体片段),根据心脏缺陷进行有针对性的检测(如荧光原位杂交检测疑似22q11微缺失的染色体,或染色体核型检测疑似21-三体综合征)。

【治疗】

1. 产前咨询 胎儿临床结局因心脏畸形类型的不同而有很大差异,后者决定了胎儿先心病的治疗策略。低危先心病(如室间隔缺损、孤立半月瓣疾病等简单先心病)长期存活率达95%以上,中危先心病(如法洛四联症、主动脉缩窄、Ebstein 畸形)为90%,高危先心病(如单心室、纠正型大动脉转位、永存动脉干）为 80%。胎儿先心病的评估和治疗需要多学科团队共同参与，包括产科医生、胎儿医学医生、儿科心脏病医生和新生儿科医生等，针对病情制订合理的产前咨询和精准的围产期管理计划。但是先心病胎儿继续妊娠还是终止妊娠最终是由胎儿父母决定。是否继续妊娠与先心病或心外畸形的复杂性高度相关。对于低危、中危先心病胎儿建议继续妊娠，生后及时行超声心动图检查评估，制订治疗方案。对于导管依赖性病变和任何需要新生儿期干预的先心病，建议在具有儿童心脏专科的医疗机构分娩，或生后可快速转运至有经验的儿童心脏专科，生后及早应用前列腺素 E_1 和手术干预。对于预后较差的部分高危先心病患儿，如单心室及只能行单心室手术的心脏畸形，建议及早终止妊娠（表 1-7）。

根据胎儿心脏病的发病机制和进展潜力，妊娠期间需进行动态评估，在合适的时机进行胎儿心脏介入治疗是产前干预的重要措施。胎儿心脏介入治疗的基本原理是恢复梗阻性疾病的正常血流，降低心室内压力，从而改善冠状动脉灌注，最大限度减少心肌缺血损伤，促进胎儿心室生长，提高分娩后双心室修复机会。胎儿瓣膜成形术被建议用于室间隔完整的肺动脉闭锁伴右心发育不良综合征和严重主动脉瓣狭窄伴左心发育不良综合征的胎儿。房间隔造口术则适于合并主动脉狭窄、左心发育不良综合征的限制性卵圆孔或卵圆孔早闭者。

2. 胎儿心脏介入治疗指征

（1）胎儿心脏介入治疗排除标准：①孕妇存在麻醉禁忌证；②双胎、多胎妊娠；③胎儿遗传学筛查证实存在遗传综合征；④胎儿合并严重心外畸形。

（2）胎儿肺动脉瓣成形术参考指征：①肺动脉瓣膜性闭锁；②室间隔完整或高度限制性室间隔缺损；③右心室腔明显狭小；④动脉导管见逆向血流信号；⑤胎儿水肿；⑥右心室发育停滞或落后 3~4 周；⑦三尖瓣瓣环/二尖瓣瓣环比值≤0.83；⑧右心室长径/左心室长径比值≤0.64；⑨肺动脉瓣瓣环/主动脉瓣瓣环比值≤0.75；⑩三尖瓣流入时间/心动周期比值 <0.36。右心室肥厚伴卵圆孔低速分流往往反映

表 1-7　常见先天性心脏病严重程度及预后分级

低危	中危	高危
室间隔缺损	法洛四联症(轻、中度)	法洛四联症(重度)
肺动脉瓣狭窄	单纯性完全性大动脉转位	永存动脉干
冠状动脉瘘	完全性房室间隔缺损	肺动脉闭锁
主动脉缩窄	主动脉缩窄(重度)	法洛四联症合并肺动脉瓣缺如
	右心室双出口(部分类型)	重度主动脉瓣狭窄或主动脉弓中断
	完全性肺静脉异位引流	右心室双出口
	三尖瓣下移(不伴有心脏扩大)	纠正型大动脉转位
	主-肺动脉窗	三尖瓣闭锁
	左冠状动脉起源于肺动脉	心室双入口
		左心发育不良综合征
		右心发育不良综合征
		完全性房室间隔缺损并右心室双出口
		单心室及只能行单心室手术的心脏畸形
		三尖瓣下移(伴严重心脏扩大)
		二尖瓣重度狭窄伴反流

注:低危,不影响或较小影响生活质量和寿命;中危,可以治愈,但长期生存率数据不足;高危,手术复杂,部分难以解剖矫治;每种先天性心脏病变因严重程度不同而转归不同。

右心室心肌储备能力不足,或者由于三尖瓣严重反流导致右心室呈低压萎缩,则不建议手术。右室流出道肌性闭锁,三尖瓣低速反流(<2.5m/s)或存在右心室依赖型冠状动脉窦隙开放,则为手术禁忌证。

(3)胎儿主动脉瓣成形术参考指征:①左心室腔明显狭小、心肌肥厚和心内膜回声增强;②左心室生长停滞,二尖瓣发育不良;③多普勒超声见二尖瓣单相血流,主动脉弓横向逆流,跨卵圆孔血液反向分流;④左心室长轴内径 Z 值 >0;⑤左心室短轴内径 Z 值 >0;⑥主动脉瓣瓣环 Z 值 >-3.5;⑦三尖瓣瓣环 Z 值 >-2;⑧跨二尖瓣或主动脉瓣血流压差 $\geqslant 20mmHg$。

(4) 胎儿房间隔造口术参考指征:①限制性卵圆孔 $\leqslant 1mm$ 或卵圆孔早闭合;②左心房和肺静脉扩张;③彩色多普勒示收缩期肺静脉血流呈双向,且逆流为主;④肺静脉正、反向血流速度-时间积分比 <2.7;⑤肺静脉舒张早期见微小或无前向血流。对于厚壁型房间隔或肺静脉显著扩张者,则无手术机会。

3. 胎儿心脏介入治疗要点

(1) 技术操作:①良好的胎儿位置是决定胎儿心脏介入手术能否成功的前提和关键,需针对不同疾病类型选择合适的胎位,切不可急于求成;②术中需全程在超声引导下完成,尤其保证穿刺针与穿刺靶点全程可见;③手术结束时导管系统(穿刺针、球囊、导丝)作为一个整体从胎儿和母体中撤出;④密切观察有无心包积液、心功能不全和心动过缓等并发症。

(2) 麻醉方式:国外胎儿介入麻醉方式多选择母体硬膜外阻滞麻醉,胎儿则需额外经脐静脉或肌内注射肌肉松弛剂。国内多选择母体静吸复合全身麻醉,即丙泊酚、舒芬太尼联合七氟醚,临床证实该方法可保证胎儿快速有效麻醉,无须额外胎儿用药,母体子宫松弛良好。

(3) 胎儿并发症:胎儿心动过缓(胎心率 <100 次/min)时需停止操作,提高母体吸入氧浓度,快速静脉输液及应用血管活性药物提升血压,增加母体和胎儿间血氧供给。上述措施无效时,应用 22G 穿刺针穿刺胎儿右心房,心内注射肾上腺素($0.1\sim1.0\mu g/kg$)或阿托品($0.1mg$)复苏治疗。与胎儿肌内注射药物相比,该方法存在心脏二次创伤,但可以确保药物快速起效。心房内给药时应缓慢少量推注,避免造成心室过度膨胀致心脏缺血、心律失常发生。术后胎儿心包积血量通常很少($1\sim2mm$),一般不影响胎儿血流动力学,短时间内可自行消退。心包积血量较大或进行性加重,出现胎儿血流动力学不稳定时,建议用

22G 穿刺针穿刺胎儿心包进行引流。胎儿胎龄 >28 周,胎儿复苏无效时,若家属强烈要求继续救治,可紧急分娩进行新生儿复苏。因此,紧急分娩准备应是胎儿心脏介入术前计划的重要部分。

（4）孕妇管理:术前对孕妇进行心理疏导,做好充分的心理准备。术中给予 25% 硫酸镁注射液抑制宫缩(25% 硫酸镁 40ml 加入 5% 葡萄糖注射液 500ml,1~2g/h 维持静脉滴注),根据手术禁食时间适当补液。术后口服地高辛(250mg/次,每日 1 次)强心治疗 7 天。监测胎儿心率,及早识别宫内感染,动态复查血常规了解母体血红蛋白水平,观察有无胎膜早破、胎盘早剥等并发症。

➤ **附:胎儿先天性心脏病诊疗流程图**

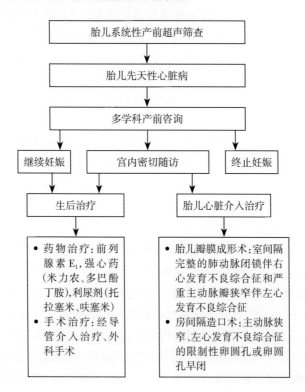

（泮思林）

参考文献

[1] 杨思源,陈树宝.小儿心脏病学[M].4版.北京:人民卫生出版社,2012.

[2] PARK M.实用小儿心脏病学[M].5版.桂永浩,刘芳,译.北京:人民军医出版社,2009.

[3] 中华医学会儿科学分会心血管学组,中国医生协会儿科医生分会先天性心脏病专家委员会,《中华儿科杂志》编辑委员会.胎儿先天性心脏病诊断及围产期管理专家共识[J].中华儿科杂志,2015,53(10):728-733.

[4] 中华医学会儿科学分会心血管学组,中华医学会儿科学分会心血管学组新生儿心脏病协作组,《中国实用儿科杂志》编辑委员会.胎儿结构性心脏病介入治疗专家指导意见(2019年制定)[J].中国实用儿科杂志,2019,34(6):458-460,469.

第二十七节　先天性心脏病介入性治疗

【概述】

自1967年Porstmann等首次报道经心导管封堵动脉导管未闭以来,介入治疗通过50多年的不断完善和发展已逐步走向成熟,越来越多的先天性心脏病(以下简称先心病)可以通过心导管介入治疗得到根治。影像技术的发展如磁共振成像、多层螺旋CT、3D打印等技术在先心病治疗前后的应用也更有助于介入治疗病例的选择。各种介入治疗器械的发展和改良,使多种常见先心病可以通过介入治疗根治,甚至使一些少见复杂和危重先心病外科手术的时间延缓、难度降低和次数减少。这意味着患者可以避免或者减少外科开胸手术的创伤、缩短住院时间,从而不同程度地改善患者的生活质量。先心病的分类当中可分为肺少血型和肺多血型,我们也可以将介入治疗针对的是梗阻性病变还是异常通道及分流以及要达到的目的分为开放类和关闭类两种介入疗法。

【开放类介入疗法】

1. **球囊扩张术**　球囊扩张术适用于多种先天性心血管畸形,肺动脉瓣狭窄和主动脉瓣狭窄是最普遍的适应证,技术也最为成熟。除了原发的瓣膜狭窄外,外科手术后右室流出道的狭窄或分支肺动脉狭窄也是球囊扩张的适应证。另外,球囊扩张术也用于治疗主动脉缩窄,临床上多应用于外科术后再狭窄或外科手术风险高的病例。在进行瓣膜扩张的病例中,为了缓解狭窄的瓣膜,扩张后可能会产生一定程度的瓣膜反流,但是只要反流程度不严重,通常是可以耐受的,尤其是右心系统如肺动脉瓣的反流。球囊扩张的其他并发症还包括球囊破裂导致球囊撤出时困难,以及引起气体栓塞,因此在球囊送入前对混合对比剂进行彻底的排气是十分重要的。但总体来说,球囊扩张术是快速、简单和有效的介入疗法之一。

球囊房间隔造口术(balloon atrial septostomy,BAS)常应用于一些发绀型先心病的姑息治疗,例如三尖瓣闭锁、左心发育不良综合征、完全性大动脉转位,需要在心房水平存在一个非限制性的通路,其作用在于:右心梗阻的情况下保证左心输出量,大动脉转位的情况下使动静脉血充分混合;对肺血管存在梗阻的疾病减少右心前负荷,左心梗阻时降低左心房压,术后右心衰竭时右心房减压。有多种技术可完成房间隔造口,包括房间隔球囊造口、房间隔切割造口、原位房间隔球囊扩张、射频打孔,以上技术仅为暂时解决方案,在进行房间隔造口时,应有充分的外科及循环辅助后援。通常情况下,BAS操作较为简单、风险较低,并发症包括球囊破裂及碎片栓塞等,可尝试收回。严重的并发症如心耳破裂等心脏穿孔或损伤,只有紧急外科手术才能挽救患儿生命。

2. **支架置入术**　目前支架在先心病的应用范围越来越广泛,文献报道支架置入的疗效也令人满意。常用的支架包括可自膨和需要通过内球囊扩张支架,下面主要介绍三种适用支架治疗的适应证,分别为分支肺动脉狭窄、主动脉缩窄和动脉导管支架置入术。

(1)动脉狭窄的支架置入术:分支肺动脉狭窄支架置入多用于曾经行肺动脉外科矫治术后残余病变的病例。支架可单侧或双侧置入,也可在较长的血管狭窄段置入多个支架。支架栓塞发生的风险很低,一旦发生,需要导管取出或外科手术切开肺动脉移除。支架置入后一般给予阿司匹林口服 3~6 个月,以防止血栓形成,直到支架内皮化完成。儿童置入支架的病例较少,缺乏对照研究数据。随着新型材料的研制,由国内张智伟教授团队研制的可吸收铁基支架正处于多中心的临床实验中,这种支架既能扩张狭窄的血管,又能在一段时间后崩解开来,被人体自身无毒无害吸收,大约 2 年时间就会完全降解、消失。这一可降解的支架不仅适用于儿童先心病患者,对于一些成年心脏、血管病变的患者同样可使用。

(2) 缩窄的支架置入术:先天性主动脉缩窄和外科术后再缩窄的年长儿童,如有足够的空间安全置入支架,支架置入后能展开至成人所需的大小,且导管测量的收缩期跨缩窄处压差 >20mmHg 时,推荐行支架置入术。如压差 <20mmHg,但是缩窄导致了高血压,可考虑行成人支架置入。不论是先天性还是再发性的主动脉缩窄患者,如行球囊血管成形术失败,也是支架置入的适应证。覆膜支架的应用可降低主动脉撕裂、夹层动脉瘤形成的风险。支架置入后给予阿司匹林 3~6 个月。支架栓塞罕见,一旦发生需要外科手术取出。

(3) 动脉导管支架置入术:在动脉导管内置入支架以保证肺血流是治疗发绀型先心病的一项姑息治疗手段。在体循环血流动脉导管依赖型的病例中,如左心发育不良综合征的婴儿,在有条件开展大动脉移植术(Norwood 手术)的中心,动脉导管置入支架可作为一种暂时姑息的手段以延长动脉导管的开放,使患儿的循环系统和其他器官情况过渡到可耐受进一步的外科手术。对于肺循环血流动脉导管依赖型的小婴儿,如肺动脉闭锁,目前大多数中心不再施行动脉导管支架置入术;因为这些患者的动脉导管通常为长管形并且多有扭曲,增加了操作的难度,常常由于操作过程中出现动脉导管的痉挛或支架置入后继发的狭窄而导致较高的死亡率。对于这类患者目前多数进行外科的主-肺分流术,如改良的 Blalock-Taussig 分流术来暂时缓解患者的低氧血症。

3. 肺动脉闭锁的射频打孔术　室间隔完整的肺动脉闭锁患儿其肺循环血流在出生后依赖动脉导管的供应。如果解剖上呈膜性的闭锁,则可以利用射频导丝在肺动脉瓣上打穿一个小孔,建立轨道后再用球囊导管逐步扩张这个小孔,从而建立至肺动脉的前向血流。如果患者的右心室发育不佳,有可能需要使用前列腺素 E 保持动脉导管的开放或施行 Blalock-Taussig 分流术来增加肺循环血流量。经过上述处理后,需要数周的时间来评估右心室的发育和功能情况,判断是否能承受双心室的矫治术。射频打孔术的主要风险是心脏穿孔,是由于射频导丝定位不够精确所致,可以引起心包渗出导致心脏压塞。一旦考虑心脏穿孔应迅速行超声心动图检查,以观察确定放置心包引流管和/或进行外科开胸探查术。

【关闭类介入疗法】

1. **动脉导管未闭(PDA)** 使用海绵塞法对 PDA 进行堵塞在 1971 年首次被报道,随后 40 多年又先后发明了双面伞、纽扣式补片、弹簧圈、双盘伞、血管塞等多种器械用于 PDA 的关闭。

目前最常用的封堵器是弹簧圈(coil)和 Amplatzer 动脉导管封堵器(Amplatzer ductus occluder, ADO),其安全性和有效性也被确定。弹簧圈主要用于关闭直径 <2.5mm 的小 PDA,ADO 是由镍钛记忆合金编织成的双盘状封堵器,操作简便,适应证范围较广,但目前已基本被国产器械取代。通常根据 PDA 的形状和大小选择封堵器,短而宽、漏斗型的 PDA 多选用 1 代 ADO(ADO I)或国产器械,长管形或迂曲的 PDA 一般选用单个或多个弹簧圈进行封堵,或者 2 代 ADO(ADO II)。PDA 封堵术的目的是减少肺循环充血和预防梗阻性肺血管疾病的发生,避免心内膜炎和动脉炎。中型或大型 PDA 伴有左向右分流,并且出现充血性心力衰竭、生长发育落后、肺循环多血(伴有或不伴有肺动脉高压)、左心房或左心室扩大等并发症之一者,如解剖及患者的体重合适,推荐行经导管 PDA 封堵术。PDA 患者如合并严重肺动脉高压,出现双向分流或右向左分流,且对血管扩张试验没反应者,禁止行封堵术。PDA 封堵术发生并发症的风险很小,主要并发症有封堵器栓塞,如封堵器脱落栓塞在肺动脉可尝试用圈套器取出,栓塞发生在体循环,多数需要外科手术移除。偶见封堵术后溶血导致血尿,是残余分流所致,如内科保守治疗无效,应再次介入封堵残余分流或行外科手术。

2. **房间隔缺损(ASD)**　1976年,Mills和King首先应用"双伞状"封堵器为最大径为26mm的房间隔缺损患者进行堵闭并获得成功。目前,所有的介入器械仅限于关闭中央型继发孔型ASD,对于其他类型的ASD,如原发孔型、静脉窦型及无顶冠状窦型,均不适合。有研究表明,如果适应证掌握得当,介入治疗的疗效与外科手术相当,而且由于无须开胸、并发症发生率低、麻醉时间短和住院时间短等优点,在条件合适的病例中,施行经导管ASD关闭术更优于外科手术。合适的ASD通常在儿童期进行关闭,理想的年龄是学龄前期。合并继发性梗阻性肺动脉高压的患者禁止行ASD关闭术。术中强调超声心动图的监测,以评估封堵的效果,经胸超声切面显示欠佳者最好行食管超声监测。国外也有研究在MRI引导下行经导管ASD关闭术。

ASD介入治疗的主要适应证是缺损周围有足够的边缘来固定封堵器。目前国际上用于关闭ASD的器械主要有Amplatzer、Starflex和Helex等几种封堵器,Helex封堵器的最大优点是金属含量少,但只适用于关闭中小型ASD(≤18mm)。临床广泛使用的主要是Amplatzer封堵,由镍钛记忆合金编织成具有自膨胀性的双盘状及连接双盘的腰部三部分组成,可用于关闭最大径为38mm的ASD,所需输送鞘管较小,适用于儿童ASD的封堵。2002年起,经国家食品药品监督管理局批准注册国产ASD封堵器并应用于临床,价格仅为同类进口产品的1/3左右,现国产封堵器的使用已超过90%,疗效稳定,远期随访效果良好。同时,近几年出现的可降解ASD封堵器也已用于临床。由国内丁建东教授团队及张智伟教授团队研制的聚乳酸封堵器在前期动物实验中已经发现其大约经过2年的时间可完全降解。

ASD介入关闭的并发症发生率很低,包括封堵器移位、脱落,心腔内磨损、穿孔,导致填塞或死亡、残余分流、房室传导阻滞、空气栓塞、头痛等。总体并发症发生率约5%~8%,主要并发症低于2%,多发生在缺损较大病例中,主要为封堵器脱落或移位引起的栓塞,需要外科手术取出,如术后出现高度房室传导阻滞亦需外科取出。罕见并发症如封堵器金属网架断裂、二尖瓣损伤等也有个案报道。

3. **室间隔缺损（VSD）** VSD 的介入治疗发展相对较晚，自 1988 年 Lock 等首次应用双面伞关闭 VSD 以来，先后有 Cardio-SEAL 双面伞、Sideris 纽扣式补片和弹簧圈等多种装置应用于 VSD 的介入治疗，但以上器械由于操作较烦琐、并发症多、残余分流发生率高等缺陷，均未能临床推广应用。1998 年，Amplatzer 发明了肌部 VSD 封堵器成功治疗肌部 VSD，但是由于肌部 VSD 仅占 VSD 的 1%~5%，临床应用范围有限。2002 年，Amplatzer 研制出膜周部偏心型 VSD 封堵器并成功应用于临床。但是术后并发症发生率较高，尤其是需安装心脏起搏器的完全性房室传导阻滞（complete atrioventricular block，cAVB）的发生率在随访中高达 5.7%，而且有相当一部分患者为迟发型的 cAVB，可发生在介入治疗后 1 年甚至更远的时间，因此 Amplatzer 偏心型封堵器的临床应用受到限制。2002 年，国内自行研制的对称型膜周部 VSD 封堵器应用于临床，此后，先后研制出非对称型、小腰大边型等型号封堵器用于膜周部 VSD，使适应证范围进一步扩大，对膜周流入道、流出道型以及伴有轻度主动脉瓣脱垂的膜周部 VSD 病例均有满意的疗效。随着 VSD 介入治疗技术的成熟，适应证也相应扩大，既往对于高位 VSD 合并主动脉脉瓣明显脱垂的患者，往往进行外科手术，现在国内学者尝试使用 ADO II 进行封堵，术后近期效果良好，远期效果还有待于进一步的随访。对于特殊膜部瘤类型的 VSD 患者，往往存在封堵器选择困难，国内张智伟教授团队尝试根据介入造影膜部瘤的分型，选择不同类型的封堵器，远期并发症并未造成瓣膜损伤及传导阻滞的出现。目前，应用国产封堵器关闭膜周部 VSD 的病例已近 3 万例，在近 3 年国内注册登记的 VSD 介入治疗的并发症发生率低于 1%，但是，我们仍强调对 VSD 介入治疗的病例进行规范的随访，除了进行超声心动图检查了解术后封堵效果、房室瓣和主动脉瓣情况以及心功能等，还应常规进行心电图检查，以及时发现严重的心律失常。

4. **Fontan 术后 Fenestration 的关闭** 单心室患儿通过一系列姑息手术逐步将肺循环和体循环的血流分隔开，一般在 3~4 岁完成改良 Fontan 手术（又称全腔静脉与肺动脉连接术），体静脉通过人工管道或直接连接到肺动脉，单心室则可以单独作为体循环的动力泵。

在一部分手术风险较高的病例当中,通常会在下腔静脉与肺动脉连接管道行程中的右心房内聚四氟乙烯补片上用打孔器打一个直径约4mm的孔,即开窗(fenestration),可以降低腔静脉与肺动脉连接回路的压力,减少术后早期的并发症,提高手术成功率。但是,Fontan手术后如果无腔静脉回流受阻的临床征象,开窗的存在可引起右向左分流,动脉血氧饱和度降低,此时可根据患儿情况经心导管堵闭开窗。关闭方法与ASD的关闭相似,但常需在Fontan连接管道内用对比剂进行选择性造影以确定开窗的位置和大小。器械的选择根据患儿和各中心的情况而定,目前临床最常用的是Amplatzer的ASD或卵圆孔未闭(PFO)封堵器。

5. 主-肺异常侧支血管栓塞术　主-肺侧支可见于各种类型的先心病,产生不同程度的左向右分流。对于肺血减少的先心病,尤其是肺动脉发育不良时,主-肺侧支可增加肺血流量,改善发绀和缺氧。但是,由于侧支血管的起源和走行各异,外科手术处理比较困难,因此常在心导管室进行栓塞。法洛四联症和肺动脉闭锁/室间隔缺损的患者往往存在主-肺侧支,是否进行主-肺侧支封堵取决于以下几个因素:左向右分流的程度、发绀程度、是否有有效的肺血流、肺血双重供应的程度。最终目的是最大化地平均分配肺血流、最小化肺压。螺旋CT、心导管检查、MRI都有助于诊断,以确定哪些侧支血管可以封堵、何时适合封堵,内、外科医师手术前后对病情全面评估、认真商量、相互合作很重要。单心室患者如果已经完成Glenn或Fontan手术,侧支血管产生的左向右分流可引起容量负荷及充盈压升高,从而增加肺血及肺压,在术后早期可导致机械通气时间及ICU停留时间延长,因而主-肺侧支的封堵可改善临床症状。主-肺侧支还常出现在其他类型的先心病患者中,导致额外的左向右分流。其常常被主要的心脏畸形所掩盖,而在外科术后因不明原因的充血性心力衰竭和肺循环淤血被发现。目前大部分侧支血管采用弹簧圈和Amplatzer血管塞进行栓塞,弹簧圈价格便宜,单个弹簧圈栓塞效果不满意可放置多个,直至分流消失或明显减少;血管塞价格较昂贵,多用于较粗大的侧支封堵。

【新技术和新进展】

1. **经皮肺动脉瓣置换术**　国内法洛四联症（TOF）手术广泛使用右室流出道-肺动脉跨瓣补片术式，远期出现右室流出道瘤样扩张和肺动脉瓣反流。严重的肺动脉瓣反流会导致右心室进行性扩张、衰竭以及心律失常，甚至死亡。因此建议在适当的年龄置入肺动脉瓣以恢复右心室功能，改善症状。目前国外有 Melody 导管置入型肺动脉瓣、Edwards SAPIEN；我国自主研发的自膨胀 TPVR 瓣膜系统，主要包括 Venus-P 瓣膜和 PT-Valve 瓣膜。Venus-P 瓣膜由猪心包瓣和镍钛合金支架构成，为独特的三段式设计：右室流出道侧为覆膜的大花冠便于锚定，末端内收避免损伤邻近结构；中间体部圆柱形支架覆膜，预防瓣周漏；左、右肺动脉分叉端为不覆膜的大网格花冠，用于锚定但不影响左、右肺动脉血流，同样支架末端内收设计不损伤肺动脉内壁。PT-Valve 瓣膜设计为哑铃型，两端膨大利于瓣膜锚定，中间收腰，降低冠状动脉压迫风险和减少腰部被迫压缩，有利于提高瓣膜的耐久性。2016 年《经皮肺动脉瓣置入术中国专家建议》提出了肺动脉带瓣支架置入的具体适应证和禁忌证。适应证包括：①伴有右室流出道狭窄的先心病外科矫治术后并发的中重度肺动脉瓣反流。②患者有右室流出道功能障碍的相关症状，包括运动耐量下降、右心衰竭。或者患者无症状但有以下任一种情况，中度以上功能性三尖瓣反流；心脏磁共振成像测得的右心室舒张末期容积指数 $\geqslant 130ml/m^2$；心脏磁共振成像测得的右心室射血分数 <45%，QRS 波宽度 $\geqslant 160ms$；持续性房性或室性心律失常。③解剖学上适合行经皮肺动脉瓣置入术。④年龄 $\geqslant 10$ 岁或体重 $\geqslant 25kg$。禁忌证包括：①肺动脉高压（平均压 $\geqslant 25mmHg$）；②严重肺动脉或分支狭窄；③解剖学评估不适合，包括血管入径无法送入瓣膜或右室流出道-肺动脉无法放置瓣膜，或者术前检查提示瓣膜支架有压迫冠状动脉的可能；④存在心导管的手术禁忌。主要风险和并发症为瓣膜不稳定和/或移位、冠状动脉受压、肺动脉梗阻、瓣膜破裂、支架断裂、血管并发症等。

2. **内外科的镶嵌治疗**　目前在国外一些心血管中心，通过心导管介入治疗和外科手术结合进行联合治疗复杂先心病，已变得越来越普遍。外科手术虽经过较长时间的临床验证,适应证更广,但手术创伤大、多数需要在体外循环下完成、存在手术后带来的美容问题、心理问题等,使某些特定病变也受到手术途径的限制;介入治疗创伤小、恢复快,但又受到体重、婴儿外周血管直径细小等条件的限制。镶嵌治疗是一种融合外科技术、介入技术及影像学技术的新的先心病治疗模式,这种治疗方法既可以缩短体外循环时间或避免体外循环,减少创伤,同时又降低了辐射时间和剂量,并且不受患儿年龄、体重、血管发育等的限制,弥补了单独外科或介入治疗的不足和缺陷,在需紧急处理的新生儿复杂先心病中尤其适用。镶嵌治疗的概念最初是由 Hjortal 等人提出,但早在 1996 年,Rashkind 和 Miller 等人就通过球囊实现经皮房间隔造口术,用于缓解完全性大动脉转位患儿的临床症状至最佳手术时机。虽然介入治疗在复杂的先天性心脏病中无法起到根治作用,但在外科术前、术中、术后能起到姑息缓解甚至矫治作用。在我国,镶嵌治疗发展迅速,该治疗模式主要应用于左心发育不良综合征、室间隔完整的肺动脉闭锁、法洛四联症、肌部室间隔缺损等先天性心脏病。

综上所述,由于近年介入治疗技术的发展和器械的不断改良,经心导管介入治疗先心病的适应证正在不断扩大,介入和外科的镶嵌治疗也使一些复杂先心病的疗效得到改善,优化了操作流程,减少了患者的创伤。目前大部分介入疗法显示出良好的近中期疗效,但与外科手术相比缺少长期随访资料。因此,我们强调对儿童先心病介入治疗必须规范化,术后进行严格的随访,尤其对于一些新技术的应用要加强中远期的随访研究。

(张智伟)

参考文献

[1] 周爱卿.先天性心脏病心导管术[M].上海:上海科学技术出版社,2009:456-481.

[2] 李俊杰,张智伟,钱明阳,等.经导管介入治疗常见先天性心脏病中国注

册登记研究[J].中华心血管病杂志,2012,40(4):283-288.

[3] 中华儿科杂志编辑委员会,中华医学杂志英文版编辑委员会.先天性心脏病经导管介入治疗指南[J].中华儿科杂志,2004,42(3):234-239.

[4] VEZMAR M,CHATURVEDI R,LEE KJ,et al. Percutaneous pulmonary valve implantation in the young 2-year follow-up [J]. JACC Cardiovasc Interv, 2010,3:439-448.

[5] 张智伟,谢育梅,王树水,等.复杂先天性心脏病外科手术后残余心血管病变的介入治疗[J].中华心血管病杂志,2010,38(4):326-329.

[6] HJORTDAL V. Hybrid approaches to complex congenital cardiac surgery [J]. European Journal of Cardio-Thoracic Surgery,2002,22(6):885-890.

[7] RASHKIND WJ,MILLER MM. Creation of an atrial septal defect without thoracotomy. A palliative approach to complete transposition of the great arteries. Jama,1966,196(11):991-992.

[8] 张泽伟.镶嵌治疗在先天性心脏病治疗中的应用现状[J].实用医院临床杂志,2016,13(1):1-4.

[9] 唐超.先天性心脏病镶嵌治疗进展[J].实用医院临床杂志,2011,8(3): 13-15.

[10] 王树水,张智伟,庄建,等.心脏外科手术与介入性心导管术镶嵌治疗小儿先天性心脏病[J].中华胸心血管外科杂志,2005(2):82-84.

[11] 中华医学会心血管病学分会结构性心脏病学组,中国医师协会心血管内科医师分会结构性心脏病专业委员会.经皮肺动脉瓣置入术中国专家建议[J].中国医学前沿杂志,2016,8(10):20-24.

第二章　心　肌　病

第一节　扩张型心肌病

【概述】

扩张型心肌病（dilated cardiomyopathy,DCM）是以左心室或双心室扩大伴心脏收缩功能降低为特征的心肌病。DCM 分为原发性与继发性。DCM 是一种高度异质性心肌病，诊断时需除外高血压、心脏瓣膜病、先天性心脏病和缺血性心脏病等。原发性心肌病指病理仅限于或主要限于心肌，包括家族性 DCM、特发性 DCM 和获得性DCM；而继发性心肌病指心肌病变由免疫因素、环境因素或仅为全身多系统疾病引起的，如缺血性心肌病、中毒性 DCM、自身免疫性心肌病、结缔组织病、内分泌系统疾病、代谢性疾病等。近年来，随着对DCM 病因认识的提高及治疗方法的进步，DCM 患儿的预后较前明显改善。

原发性 DCM 的病因复杂，现在尚未完全清楚。目前认为主要有以下几种：①遗传性 DCM。有 20%~35% 呈家族性，遗传方式主要为常染色体显性遗传、X 连锁隐性遗传，少数为常染色体隐性遗传和线粒体遗传。通过对家族性 DCM 进行连锁分析目前已定位了26 个相关染色体位点，发现了 60 多个致病基因，主要分布于心肌肌节蛋白基因、Z 盘蛋白基因、细胞骨架蛋白基因、钙调控蛋白基因及少数其他基因，其中编码心肌细胞骨架蛋白和肌节蛋白的基因是主要的突变基因。②心肌炎症。约占 DCM 的 30%~40%，多由病毒性心肌炎转化而来，称为炎症性扩张型心肌病（inflammatory dilated cardiomyopathy,DCMi），主要表现为心腔扩大、心功能下降、心肌心内膜活检有炎症证据(心肌组织淋巴细胞+巨噬细胞≥14 个/mm²)。常见病毒包括腺病毒、柯萨奇病毒、巨细胞病毒、微小病毒 B19、人类免疫缺陷病毒、丙型肝炎病毒等。一些学者认为 DCMi 与慢性心肌炎在诊断上可通用。③免疫功能异常。心肌含有多种抗原,可分为器官特异性抗原(针对心肌纤维)、组织特异性抗原(包括心肌和骨骼肌)及其他器官组织共同抗原。目前已在 DCM 患儿的血清中发现多种心肌自身抗体,如肌球蛋白、线粒体腺嘌呤核苷异位酶、支链 α-酮酸脱氢酶复合物、β-肾上腺素受体、M_2 受体(毒蕈碱受体)、热休克蛋白和钙通道受体等的抗体。DCM 患儿体内除具有与各种结构蛋白反应的抗体外,还具有对心脏高度特异性的自身抗体(器官特异性抗体),如 HLA-DR4、抗心肌线粒体抗体、抗心磷脂抗体等。④原因不明。部分 DCM 原因不明,称为特发性 DCM(idiopathic dilated cardiomyopathy,IDCM),约占 DCM 的 50%。IDCM 患儿左心室扩大的程度和心功能降低的程度均重于 DCMi,预后较差。⑤继发性 DCM。可由心律失常、遗传代谢病(如线粒体病、肉碱缺乏)、神经肌肉疾病(如肌营养不良)、结缔组织疾病、化疗药物(蒽环类药物)、电解质紊乱、营养不良等引起。

【诊断】

DCM 的诊断主要依据超声心动图或心脏磁共振成像(CMRI),同时需全面评估患儿病情,进一步明确其心功能降低的程度,是否存在心律失常,心腔内是否有附壁血栓,是否伴有电解质紊乱、肝肾功能异常及肺部疾患等,并应尽早明确 DCM 病因。明确病因及全面评估病情可直接影响 DCM 患儿治疗方案的选择与管理,最终影响其预后。

1. **临床表现** DCM 可发生于任何年龄段,以婴儿期及幼儿期发病最常见。DCM 患儿起病缓慢,主要表现为充血性心力衰竭相关症状,最常见的症状是心慌、胸闷、气促和胸痛。上述症状活动后加重,严重者出现端坐呼吸、夜间阵发性呼吸困难、运动耐量降低、尿少等。查体脉搏细弱,心音低钝,伴心包积液者心音遥远,少数患儿出现奔马律,有心律失常者听诊可有心律不齐,叩诊心界扩大;合并肺部感染者可有细湿啰音,合并胸腔积液者肺部呼吸音减低;肝脏肿大、质韧,有腹水者移动性浊音阳性;有心力衰竭者亦可见下肢水肿。伴严重心律失常如阵发性室性心动过速或三度房室传导阻滞时,可引起心输出量严重不足,出现血压下降,甚至心源性休克。少数患儿由于附壁血栓脱落引起脑梗死,出现惊厥、昏迷、偏瘫等症状。

2. 实验室检查

(1) 心肌损害指标:常用肌钙蛋白、肌酸激酶(creatine kinase,CK)、肌酸激酶同工酶 MB(CK-MB)。如上述任意两项指标升高,应考虑 DCMi。

(2) 抗心肌抗体(anti-heart autoantibody,AHA):包括抗线粒体腺嘌呤核苷异位酶(ANT)抗体(即抗线粒体 ADP/ATP 载体抗体)、抗 β_1 肾上腺素受体(β_1AR)抗体、抗 M_2 胆碱受体(M_2R)抗体、抗肌球蛋白重链(MHC)抗体和抗 L 型钙通道抗体。阳性者应考虑自身免疫性 DCM。

3. 器械检查

(1) 心电图:常见改变有,①T 波改变,Ⅰ、Ⅱ、V_5 导联 R 波大于 S 波时,T 波小于 R 波 1/10;②ST 段移位,ST 段平行下移 >1mm;③心律不齐,常见期前收缩、阵发性室上性心动过速、心房颤动、心房扑动、室性心动过速等;④传导阻滞,窦房传导阻滞、房室传导阻滞、束支传导阻滞等;⑤异常 Q 波;⑥低电压(新生儿除外)。

(2) 超声心动图:是诊断和评估 DCM 最常用的重要检查方法,主要改变有,①左心室或双心室扩大,以年龄及体表面积(body surface area,BSA)校正后的左室舒张末期内径 >112%(2 个标准差,即 Z 值 >2)。②左室收缩功能下降,左室射血分数(left ventricular ejection fraction,LVEF) <45%,左室短轴缩短率(left ventricular fractional shortening,LVFS) <25%。③左室室壁运动减弱,绝大多数患儿左室室壁运动弥漫性减弱、室壁相对变薄,可合并右室室壁运动减弱。

④二尖瓣前、后叶开放幅度减小;严重病例或晚期患儿可并发肺动脉高压,此时超声心动图可有右心房、右心室大,肺动脉增宽,如有三尖瓣反流,可从反流速度估测肺动脉压。⑤其他,附壁血栓,多发生在心尖部。

(3) 心脏磁共振显像:CMRI 可提供准确的心脏解剖与功能信息,评估右心室大小和功能方面优于超声心动图,是测量右心室容量及基于容量计算右心室功能的金标准。CMRI 可根据延迟钆强化(LGE)、T_1-mapping 和细胞外容积(ECV)成像判断 DCM 患儿的心脏水肿、充血、毛细血管渗出及心肌纤维化或坏死等心肌组织学异常。CMRI 诊断 DCM 的特异度和灵敏度都优于超声心动图。

当超声心动图提示 DCM,以下情况可考虑进行 CMRI 检查:新发或新诊断 DCM(病程半年内)患者的潜在病因学诊断、DCM 患者进行植入型心律转复除颤器手术或心脏再同步化治疗前需准确评价左右心脏功能、DCM 心肌组织学特征定性以协助评价预后风险、DCM 标准抗心力衰竭药物治疗后或病情急剧变化时。

儿童 DCM 的典型 CMRI 征象为左心室或者左、右心室均扩大,室壁厚度一般较均匀,心肌信号为中等强度,伴随心室壁的广泛变薄,收缩幅度降低,射血分数明显减低,伴有不同程度的左心室游离壁肌小梁增粗、增多。常可见二尖瓣关闭不全。增强扫描心肌中层的强化是其特征,并以此作为与缺血性心肌病的鉴别诊断依据之一。

(4) 其他:包括胸部 X 线检查、冠状动脉造影检查、心脏放射性核素扫描检查、心内膜心肌活检等。

【鉴别诊断】

1. **心肌炎** 心肌炎有心室腔扩大、心室收缩功能下降,50%~70% 患儿肌钙蛋白或 CK-MB 升高,但左心室扩大轻微;DCM 患儿肌钙蛋白或 CK-MB 升高者占少数,左心室显著扩大是其特征。慢性心肌炎与 DCM 难以鉴别。

2. **心内膜弹力纤维增生症**(endocardial fibroelastosis,EFE)

EFE 也有左心室扩大、心功能下降,但主要见于婴幼儿,且心内膜明显增厚(>2mm)为其特征。EFE 经正确、全面、长程治疗,预后较好。

3. **左室心肌致密化不全**(left ventricular noncompaction cardiomyopathy,LVNC) LVNC 也有左心室扩大、心功能降低;但 LVNC 有左心室肌小梁增多、粗乱,心室壁厚(主要为疏松部增厚),与 DCM 不同。

DCM 确定诊断后,要仔细检查是否有可引起 DCM 的其他系统疾病,以区别原发性 DCM 和继发性 DCM。

【治疗】

主要目的是改善心力衰竭的症状和体征,预防或控制心律失常等并发症,提高患儿生存质量,因此除给予病因治疗、免疫治疗和并发症处理外,临床均需给予抗心力衰竭基础治疗。

1. **一般治疗** DCM 患儿存在不同程度的心功能不全,应避免剧烈运动,有心力衰竭者要绝对卧床,避免情绪激动。应限制患儿钠盐摄入,控制液体入量,饮食要易于消化,防止暴饮暴食,保持大便通畅。

2. **病因治疗** 对于 DCMi 患儿,除应用强心剂、利尿剂、ACEI 等药物进行抗心力衰竭及心律失常治疗外,免疫治疗也具有一定的疗效,可给予大剂量免疫球蛋白、糖皮质激素等治疗。目前免疫治疗在儿科 DCM 的应用缺乏大样本、长期随访的报道,同时在药物剂量、疗程方面也缺乏统一的规范化治疗方案。关于遗传性 DCM 的基因治疗,大鼠研究显示外显子跳跃可挽救杂合子和纯合子 *titin* 基因突变导致的 DCM 表型;目前 DCM 的基因治疗总体尚处于动物实验阶段。

3. **抗心力衰竭治疗** 详见本书第十二章儿童心力衰竭。儿童 DCM 伴发的心力衰竭多为慢性,其治疗以调节神经内分泌为主,包括应用 ACEI、β 受体阻滞剂及醛固酮受体拮抗剂,同时应用利尿剂妥善控制容量。除非禁忌证或不能耐受,所有 DCM 患儿在利尿剂治疗的基础上均应尽早使用 ACEI,且从小剂量开始增至最大安全剂量;小婴儿首选卡托普利,2岁以上儿童可选用依那普利,年长儿可选择雷米普利和培哚普利。β受体阻滞剂在儿童DCM中的应用尚缺乏大规模对照研究,临床效果尚不确定;目前建议在应用ACEI的基础上,稳定DCM心力衰竭症状时给予β受体阻滞剂,从小剂量开始,逐渐达最大耐受量并长期使用;长期应用过程中,若发生急性心力衰竭,不宜骤然停药,可酌情减量或渐停,病情稳定后可再用;常用卡维地洛和美托洛尔。醛固酮受体拮抗剂适用于肾功能正常或仅轻度受损、心功能Ⅱ级及以上的DCM慢性心力衰竭患儿,常用药物为螺内酯,临床常与其他利尿剂合用。国内应用经验表明,洋地黄在小儿DCM慢性心力衰竭治疗中具有明显的积极作用。地高辛是儿童DCM最常用的洋地黄类药物,可增加心肌收缩力,且有副交感神经活性,可减慢心率、抑制传导;严重心力衰竭的患儿需地高辛或去乙酰毛花苷静脉用药快速洋地黄化,轻度心力衰竭时可直接口服维持量。

4. **心律失常的处理**　小儿DCM伴发心律失常的治疗方法详见本书第八章心律失常。DCM患儿心功能差,心肌受损,心脏电生理发生改变,易引起异位节律点兴奋性增高,产生各种类型的心律失常和传导阻滞,且有多变、易变、突变的特点,最严重的是阵发性室性心动过速和三度房室传导阻滞。DCM患儿心律失常药物选用须注意:第一,尽量选用不影响心功能的抗心律失常药物,如胺碘酮;第二,必须使用影响心功能的药物时,应考虑该患儿心功能状况能否耐受,且剂量宜适当减少。

5. **心脏移植**　对晚期心力衰竭不能控制DCM患儿,可考虑心脏移植,以提高其生存率。但由于供体困难、移植后排斥反应等问题,目前在我国儿童DCM中开展较少,但较以往明显增多。

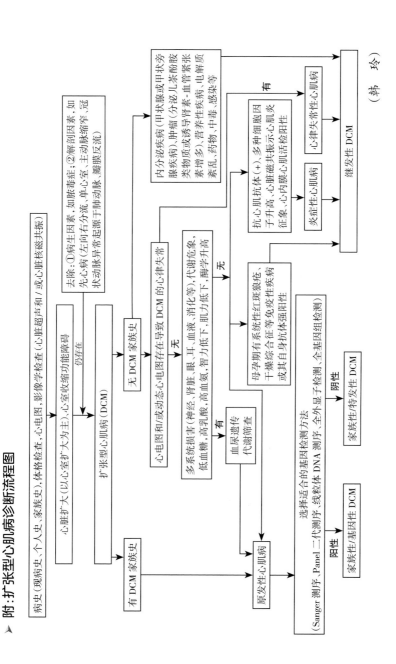

附：扩张型心肌病诊断流程图

（韩 玲）

参考文献

[1] LIPSHULTZ SE, LAW YM, ASANTE-KORANG A, et al. Cardiomyopathy in children: classification and diagnosis: a scientific statement From the American Heart Association [J]. Circulation, 2019, 140(1): e9-e68.

[2] PINTO YM, ELLIOTT PM, ARBUSTINI E, et al. Proposal for a revised definition of dilated cardiomyopathy, hypokinetic non-dilated cardiomyopathy, and its implications for clinical practice: a position statement of the ESC working group on myocardial and pericardial diseases [J]. Eur Heart J, 2016, 37: 1850-1858.

[3] 郭晓敏,杜军保. 儿童炎症性心肌病治疗进展[J]. 中国实用儿科杂志, 2016, 31(08): 629-632.

[4] 中华医学会心血管病学分会,中国心肌炎心肌病协作组. 中国扩张型心肌病诊断和治疗指南[J]. 临床心血管病杂志, 2018, 34(5): 421-434.

[5] 中华医学会儿科学分会心血管学组,中国医师协会心血管内科医师分会儿童心血管专业委员会,中华儿科杂志编辑委员会. 儿童心力衰竭诊断和治疗建议(2020年修订版)[J]. 中华儿科杂志, 2021, 59(2): 84-94.

第二节 肥厚型心肌病

【概述】

肥厚型心肌病(hypertrophic cardiomyopathy, HCM)是一类以心肌肥厚为特征的心肌病,以室间隔和/或左心室壁肥厚为主,心室腔正常或缩小,早期表现为心脏舒张功能不全,收缩功能正常或增强,晚期可出现收缩功能不全。HCM约占儿童心肌病的26%~42%,其预后与病因及发病年龄等因素密切相关,心力衰竭和心源性猝死是导致死亡的主要原因。

HCM是最常见的遗传性心血管疾病,常有家族史,多为常染色体显性遗传,主要致病基因包括肌小节蛋白基因(如 *MYH7*、*MYBPC3*、*MYL2*、*MYL3*、*TNNT2*、*TNNI3*、*TPM1*、*ACTC1* 等)、Z盘蛋白基因(如

CSRP3 和 *ACTN2*)以及钙调节蛋白基因(如 *PLN*)等。目前已发现的基因突变绝大部分位于肌小节蛋白基因,因此 HCM 也被称作"肌小节病",其中以 β-肌球蛋白重链(*MYH7*)、肌球蛋白结合蛋白 C(*MYBPC3*)、肌钙蛋白 T(*TNNT2*)和肌钙蛋白 I(*TNNI3*)等基因突变最为常见。约有 40%~50% 的 HCM 患儿基因检测结果为阴性,对于此类患儿,如无心外表现,在治疗和预后上与肌节性 HCM 相似,通常也被归于肌节性 HCM。

与成人相比,儿童 HCM 病因更为复杂和广泛,某些情况下心肌肥厚可以是全身疾病的一部分,此类病因约占儿童 HCM 的 35%,包括先天性代谢缺陷病和畸形综合征(如 Noonan 综合征、心脏皮肤综合征)等。其中先天性代谢缺陷病主要包括脂肪酸氧化代谢障碍(如原发性肉碱缺乏症),溶酶体贮积症(如糖原贮积症Ⅱ型、Danon 病、PRKAG2 心脏综合征、戈谢病和法布里病等),氨基酸和有机酸代谢缺陷(如酪氨酸血症),线粒体病(如 Leigh 综合征、MELAS 综合征、MERRF 综合征、Barth 综合征)和糖蛋白代谢缺陷(如先天性糖基化病)。

1 岁前发病的 HCM 通常预后较差,常存在继发病因,因此,明确病因对于指导治疗和改善预后非常重要。

【诊断】

1. **家族史** 应详细询问至少三代家族史,家族成员中有无相关心肌病患者,或曾发生心力衰竭、心律失常、猝死等事件。临床新发现的 HCM 患儿的一级亲属均应进行心电图和心脏超声检查。某些家族性 HCM 的外显率变异较大,心肌肥厚大多在青春期后进展较快,因此即使对家族中心电图、心脏超声筛查"正常"的成员也应定期复查。

2. **临床表现** 大部分患儿无症状,超 50% 的患儿是由于心脏杂音或其他原因体检就诊而首次发现。症状主要与左室流出道梗阻、心肌缺血相关。存在严重肥厚梗阻的患儿可以出现劳力性呼吸困难、心悸、胸痛、晕厥及心绞痛等,并有发生恶性心律失常导致猝死的风险(如室性心动过速或心室颤动)。其中劳力性呼吸困难与左心室顺应性下降、舒张功能不全导致的肺淤血、肺静脉压升高有关;胸痛与左心室严重肥厚导致的心肌缺血有关;晕厥多于活动或情绪激动时发生,与心肌收缩增强加重流出道梗阻,心输出量骤减致脑缺血、缺氧有关。儿童,特别是婴儿 HCM 的临床特征与成人有明显不同。婴儿 HCM 常有症状,且多数为心力衰竭症状,如呼吸困难、喂养困难、多汗、面色苍白、口周发绀等。多数患儿可无阳性体征,少数患儿可以在胸骨左缘中下方或心尖部闻及 2/6~3/6 级收缩期喷射性杂音及二尖瓣反流的柔和全收缩期杂音。婴幼儿 HCM 如伴有全身多系统、多器官损害表现,需警惕全身系统性疾病。如婴儿 HCM 合并肌力下降、肌酸激酶高,需警惕糖原贮积症Ⅱ型(又称蓬佩病,*GAA* 基因突变);如合并颅面畸形、神经认知障碍和身材矮小,需警惕 Noonan 综合征等畸形综合征;如合并扩张型心肌病等混合心肌病表型、神经肌肉病变、发育迟缓和高乳酸血症等多系统受累表现,需警惕线粒体心肌病等先天代谢性疾病。

3. **心电图**　75%~90% 的患儿存在心电图异常,包括左心室肥厚、电轴左偏、ST-T 改变、左心室前导联 Q 波异常加深(因室间隔肥厚)伴 R 波减弱或消失,偶见一度房室传导阻滞;心尖肥厚者常见 V_2~V_4 导联 T 波深倒置。PRAKG2 心脏综合征典型心电图特征是心室预激,传导阻滞(右束支传导阻滞、室内传导异常和窦房传导阻滞)。

4. **胸部 X 线检查**　早期可无异常;后期可见肺淤血、左心室增大。

5. **超声心动图检查**　是诊断 HCM 的金标准之一。儿童 HCM 诊断标准:心室壁或最大舒张期室间隔的任一节段或多个节段厚度大于同年龄、同性别或根据体表面积校正的正常儿童平均值的 2 个标准差,并排除引起心脏负荷增加的其他疾病,如高血压、瓣膜病、主动脉疾病等。超声可显示室间隔和心室壁增厚,如向心性肥厚、节段性肥厚及非对称性室间隔肥厚(室间隔与左心室后壁厚度比值 >1.3);左心室收缩末期内径变小,收缩起始室间隔与二尖瓣前叶的距离常明显缩小;病程早期多普勒提示收缩功能正常或略增强,舒张功能不全,伴 E 峰速度减慢、减速时间增加、二尖瓣 E/A 比值降低(常 <0.8)。随

着疾病进展,心肌出现坏死、纤维化时,患者通常出现心力衰竭症状,超声表现为收缩功能减低,心腔扩大,标志进入终末阶段。M型超声显示典型的二尖瓣前叶朝向肥厚间隔的收缩期前向运动(SAM征),静息状态下多普勒测量左室流出道瞬时最大压差≥30mmHg即可诊断梗阻性HCM,≥50mmHg提示存在严重梗阻。

6. 心脏磁共振成像(CMRI) CMRI是评估心肌病变最敏感的检查方法之一,可精确定位心肌肥厚的分布与类型,观察到超声心电图无法看到的非对称性左心室肥厚。心肌纤维化是心脏重构的主要表现,是导致HCM心律失常、心力衰竭及心脏猝死的重要因素,钆对比剂延迟强化能够直观显示HCM的形态学改变及心肌纤维化程度。儿童HCM的CMRI特征性改变是心肌呈节段性或弥漫性增厚,其中左心室前游离壁基底部及其相邻的室间隔前部是最常见的受累部位,部分患儿也可以出现延迟强化。

7. 心导管检查 当存在以下情况之一时,可选择进行心导管检查:①合并心房增大需与限制型心肌病或缩窄性心包炎鉴别;②临床表现和影像学检查之间存在差异,需心导管检查评估左室流出道梗阻情况;③需行心内膜心肌活检明确病因;④心脏移植前的术前评估。

8. 基因检测 遗传诊断对HCM的诊断、预后判断及治疗有重要意义,建议对所有HCM患儿进行遗传学检测,首先对先证者进行外显子组测序,发现阳性突变后再对家系成员进行Sanger测序筛查,可以发现早期无症状的家族成员,有利于预后判断和早期干预。如果高度疑似某个基因突变,也可直接对患儿进行候选基因Sanger测序。如果患儿合并神经肌肉病变、高乳酸血症等疑似线粒体心肌病的表现,建议同时进行线粒体基因测序。

9. 其他检查 对于存在心外表现,临床疑似遗传代谢病、线粒体病等非肌节性HCM的患儿,一些特异性检查有助于协助诊断,包括GAA酶活性检测(糖原贮积症Ⅱ型)、血乳酸检测(线粒体病)、α-半乳糖苷酶A检测(法布里病)、血尿遗传代谢病筛查、肌电图、肌活检等。

【鉴别诊断】

1. 高血压性心肌病 长期严重的高血压可继发心肌肥厚,结合高血压病史及相关检查可诊断,血压控制后心肌肥厚可逆转。

2. 先天性心脏病 如主动脉瓣狭窄、主动脉缩窄等导致的继发性心肌肥厚,通过详细的体检、四肢血压测定、超声心动图、增强 CT 等不难鉴别。

【治疗】

治疗目标是降低心室收缩力,增加左室流出道内径和心室容积,提高心室顺应性,改善舒张功能,缓解症状,预防猝死。猝死的危险因素包括:有猝死家族史,有晕厥、心搏骤停病史,非持续性室性心动过速,运动时有低血压和极度的左心室肥厚等。对有明确病因的继发性 HCM,针对病因精准诊治。

1. 一般治疗 HCM 患者存在运动中猝死的风险,建议停止参加竞技及剧烈运动。尽量避免哭闹、烦躁、情绪激动、劳累,避免营养过剩和肥胖等,长期药物治疗控制症状,预防猝死。

2. 无症状、无左室流出道梗阻及家族性心血管事件者 随访为主,无须治疗。

3. 存在左室流出道梗阻、有症状者的药物治疗 β 受体阻滞剂(如普萘洛尔、美托洛尔)和非二氢吡啶类钙通道阻滞剂(如地尔硫䓬)能降低过度的收缩功能、改善舒张功能,是常见的一线药物。β 受体阻滞剂对于存在流出道压差的患者是首选药物,可减少心绞痛发生率,同时具有抗心律失常作用。普萘洛尔的起始剂量为 0.2~0.5mg/(kg·d),分 2~3 次口服,3~5 天增加一次剂量,4 周左右达最大耐受量 2~3mg/(kg·d)。使用维拉帕米要谨慎,维拉帕米可能导致周围血管扩张及严重血流动力学合并症。扩血管药物如硝苯地平、硝酸甘油、ACEI 及血管紧张素受体阻滞剂(angiotensin receptor blocker, ARB)也可增加流出道梗阻而不宜用于心室流出道梗阻患者。一般情况下,洋地黄类药物和利尿剂应禁用。其他正性肌力药和血管扩张药物也尽量避免使用。

4. 抗心力衰竭 出现心力衰竭时,在使用β受体阻滞剂的同时,可使用小剂量地高辛(常规剂量的2/3),有明显容量负荷过重时可同时使用中小剂量利尿剂。也可使用磷酸二酯酶抑制剂,如米力农、氨力农等。

5. 抗心律失常 如出现室性期前收缩、室性心动过速、阵发性室上性心动过速、心房颤动等快速性心律失常可应用普萘洛尔、胺碘酮、普罗帕酮等抗心律失常药物。合并心房颤动者,建议服用抗凝剂(华法林)和/或抗血小板药物(如阿司匹林、双嘧达莫)。

6. 针对继发性HCM病因的精准治疗 对全身性疾病导致的HCM,可针对病因进行特异性治疗。如婴儿型糖原贮积症Ⅱ型,酶替代治疗(注射用阿糖苷酶α)是唯一有效的特效治疗方法。某些溶酶体蓄积病,特别是黏多糖病Ⅰ、Ⅱ、Ⅳ和Ⅵ型,目前使用酶替代疗法或骨髓移植治疗。对于线粒体心肌病,可尝试改善能量代谢的"鸡尾酒疗法"(联合使用大剂量辅酶Q_{10}、左旋肉碱、维生素B等)。

7. 药物治疗效果不佳的梗阻性HCM患儿的手术治疗 对药物治疗后静息状态下连续多普勒测压差仍>6.7kPa(50mmHg)的患儿,可选择手术治疗。手术方法包括外科手术(改良扩大Morrow手术、改良Konno手术)和内科消融术(经皮室间隔化学消融术和经皮心肌内室间隔射频消融术,又称Liwen式式)。

8. 植入型心律转复除颤器(implantable cardioverter defibrillator,ICD) 对存在室性心动过速、晕厥史等猝死高危因素的患儿,应考虑植入ICD,这是目前认为唯一能减少心脏猝死的有效措施。双腔起搏器(DDD模式)通过控制心室收缩顺序,降低左室流出道压差而改善症状,可作为手术治疗的替代选择。

9. 心脏移植 对药物治疗无效、反复晕厥、合并收缩功能障碍的心力衰竭患者,最终需心脏移植。

➤ 附：肥厚型心肌病诊治流程图

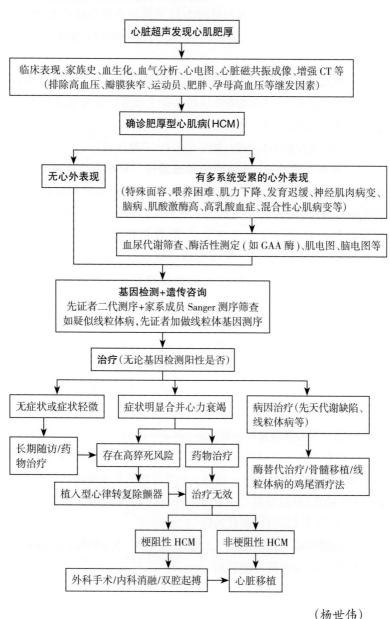

心脏超声发现心肌肥厚

临床表现、家族史、血生化、血气分析、心电图、心脏磁共振成像、增强 CT 等
（排除高血压、瓣膜狭窄、运动员、肥胖、孕母高血压等继发因素）

确诊肥厚型心肌病(HCM)

无心外表现

有多系统受累的心外表现
（特殊面容、喂养困难、肌力下降、发育迟缓、神经肌肉病变、
脑病、肌酸激酶高、高乳酸血症、混合性心肌病变等）

血尿代谢筛查、酶活性测定（如 GAA 酶）、肌电图、脑电图等

基因检测+遗传咨询
先证者二代测序+家系成员 Sanger 测序筛查
如疑似线粒体病，先证者加做线粒体基因测序

治疗(无论基因检测阳性是否)

无症状或症状轻微

症状明显合并心力衰竭

病因治疗(先天代谢缺陷、
线粒体病等)

长期随访/药物治疗

存在高猝死风险

药物治疗

酶替代治疗/骨髓移植/线粒体病的鸡尾酒疗法

植入型心律转复除颤器

治疗无效

梗阻性 HCM

非梗阻性 HCM

外科手术/内科消融/双腔起搏

心脏移植

（杨世伟）

参考文献

[1] LIPSHULTZ SE, LAW YM, ASANTE-KORANG A, et al. Cardiomyopathy in children: classification and diagnosis: a scientific statement from the American Heart Association [J]. Circulation, 2019, 140(1): e9-e68.

[2] 中华医学会儿科学分会. 儿科心血管系统疾病诊疗规范[M]. 北京: 人民卫生出版社, 2015.

[3] 中华医学会儿科学分会心血管学组, 中华儿科杂志编辑委员会. 儿童心肌病基因检测建议[J]. 中华儿科杂志, 2013, 51(8): 595-597.

[4] 张艳敏, 李自普, 韩玲, 等. 中国儿童肥厚型心肌病诊断的专家共识[J]. 中国实用儿科杂志, 2019, 34(5): 329-334.

[5] MONDA E, RUBINO M, LIONCINO M, et al. Hypertrophic cardiomyopathy in children: pathophysiology, diagnosis, and treatment of non-sarcomeric causes [J]. Front Pediatr, 2021, 9: 632293.

[6] 傅立军, 陈浩. 儿童遗传代谢性心肌病的诊断与治疗进展[J]. 中华实用儿科临床杂志, 2018, 33(13): 965-969.

[7] JAFRY M, SIDBURY R. RAS opathies [J]. Clinics in dermatology, 2020, 38(4): 455-461.

[8] COLAN SD, LIPSHULTZ SE, LOWE AM, et al. Epidemiology and cause-specific outcome of hypertrophic cardiomyopathy in children: findings from the Pediatric Cardiomyopathy Registry [J]. Circulation, 2007, 115(6): 773-781.

[9] LIPSHULTZ SE, ORAV EJ, WILKINSON JD, et al. Risk stratification at diagnosis for children with hypertrophic cardiomyopathy: an analysis of data from the Pediatric Cardiomyopathy Registry [J]. Lancet, 2013, 382(9908): 1889-1897.

第三节 限制型心肌病

【概述】

限制型心肌病(restrictive cardiomyopathy, RCM)是心肌间质纤维

增生所致心肌僵硬度升高,引起限制性舒张功能障,单侧或双侧心室充盈受限和舒张容量减少,最终导致心力衰竭的心肌病;主要表现为心室舒张末压升高和心房扩大,而心室大小、室壁厚度和心室收缩功能大致正常。原发性 RCM 发病率较低,仅占儿童心肌病的 3%~5%,且预后差,确诊后平均生存周期仅 2 年。本病常难以与缩窄性心包炎(constrictive pericarditis,CP)鉴别,从而影响治疗方案及对预后的判断。

按照病因分类,RCM 分为原发性和继发性,但儿童 RCM 以原发性为主。目前发现肌钙蛋白 I(*TNNI*)、肌钙蛋白 T(*TNNT*)和结蛋白基因突变可引起 RCM。RCM 的继发病因包括感染性疾病(心内膜心肌纤维化和嗜酸细胞性心内膜炎是热带地区继发性 RCM 最常见的病因,但在热带以外的地区儿童 RCM 很少发现特殊的病因),浸润性疾病(如戈谢病、黏多糖贮积症 I 型(Hurler syndrome)等),贮积病(如法布里病、肝糖原贮积症等),使用蒽环类药物和心脏移植后胸部放射治疗。其他,如淀粉样变、结节病、血色病和心内膜纤维弹力增生症等亦可累及心肌。

【诊断】

1. **病史及家族史**　30% 的 RCM 患儿呈家族性发病,应详细询问至少三代家族史,家族成员中有无相关心肌病患者,或曾发生心力衰竭、心律失常、猝死等心脏事件。继发性 RCM 多有其他系统疾病表现。

2. **临床表现**　RCM 临床表现差异大,以舒张功能障碍为主,收缩功能正常或接近正常,病程晚期收缩功能可能降低;终末期出现以右心衰竭为主的表现,主要为体循环淤血,如颈静脉怒张、肝大、腹水、下肢水肿、静脉压升高等;部分可出现左心衰竭,表现为呼吸困难、咯血及肺底细湿啰音等;也有可能出现低心输出量症状,伴有晕厥,甚至出现血栓栓塞或猝死等。其他的非特异性表现包括乏力、气促、活动耐量降低、体格发育缓慢等。

3. **胸部 X 线检查**　常见心影增大,以心房扩大为主,肺循环血量增多。

4. 心电图　左、右心房增大，非特异性 ST-T 异常，可出现左心室肥厚、束支传导阻滞等。*DES* 基因突变导致的 RCM，多伴有高度房室传导阻滞。

5. 超声心动图　①左、右心房扩大而心室内径正常，心室壁厚度正常或轻度肥厚；心包无增厚。②左心室收缩功能正常，但舒张功能不全。③多普勒提示限制型血流频谱：二尖瓣舒张早期充盈速度增加，而心房充盈速度降低，即 E 峰高尖、A 峰减低，E/A 比值≥2.0；E 峰减速时间（deceleration time，DT）缩短（≤150ms）；左心室等容舒张期（isovolumic relaxation time，IVRT）缩短（≤70ms）；肺静脉逆向血流速度和持续时间增加；组织多普勒检测二尖瓣环纵向早期伸展速度（Ea）下降。

6. 心脏磁共振成像（CMRI）　CMRI 适用于 RCM 的病因学诊断，尤其适用于 RCM 和缩窄性心包炎的鉴别诊断。儿童 RCM 的典型 CMRI 表现为左、右心室大小和室壁厚度正常，双房扩大，心包无增厚；心室收缩功能正常但充盈受限，房室瓣关闭不全；增强扫描可见不同形态的强化（弥漫性强化、粉尘状强化、"花瓣样" 强化等），以心内膜下或心肌壁内常见。

7. 心导管检查和心内膜心肌活检　可出现肺动脉压力升高和左、右心室舒张末期压力升高，有助于与缩窄性心包炎的鉴别；心内膜心肌活检对诊断一些特殊的继发性心肌病如心肌淀粉样变等有帮助。

【鉴别诊断】

本病与缩窄性心包炎（constrictive pericarditis，CP）鉴别困难（表 2-1）。CP 以心包纤维化和/或钙化增厚为特征，可继发于心脏移植胸部放射治疗后、心包出血、术后粘连和慢性炎症状态，如肺结核和尿毒症。CP 患儿也可表现出舒张功能不全，但一般可有急/慢性心包炎史，常有奇脉；M 型和二维超声心动图可见异常的室间隔运动，如异常的切迹样运动和随呼吸的反向运动，多普勒超声提示二尖瓣舒张早期峰值速度增加。CMRI 可用于评价心包异常增厚的程度，大多数 CP 患儿心包厚度超过 4mm 或者更多，而 RCM 患儿心包厚度正常（<2mm）。

表 2-1 儿童限制型心肌病与缩窄性心包炎的鉴别

项目	限制型心肌病	缩窄性心包炎
病史	继发性患儿可提供心肌淀粉样变性、心内膜心肌纤维化病变等病史，原发性患儿可有家族史	既往有急性心包炎史，如细菌（如结核分枝杆菌）、寄生虫、病毒等感染病史
体征	二尖瓣、三尖瓣关闭不全的收缩期杂音，第三心音奔马律	可有心包叩击音，偶可闻及心包擦音
心电图	P波高，宽并有切迹，QRS波可增宽，可呈低电压，ST段和T波改变常见，可出现窦性心动过速、心房扑动、心房颤动和束支传导阻滞等心律失常	非特异性改变，部分心房扩大明显者可出现P波高尖，可出现ST-T改变，也可出现窦性心动过速、心房扑动等，传导阻滞较少见
胸部X线检查	心内膜钙化	心包钙化
心脏超声	左、右心房明显增大，可见心内膜增厚，二尖瓣、三尖瓣充盈受呼吸影响小，二尖瓣环组织速度<8cm/s	左、右心房增大，常伴心包钙化、增厚，随着呼吸摆动；二尖瓣环组织速度>8cm/s
心脏磁共振成像	心内膜增厚	心包钙化或增厚
心导管检查	左、右心室舒张末期压力差>5mmHg，右心室舒张末期压/右心室收缩压比值为0.35±0.14	左、右心室舒张末期压力差<5mmHg，右心室舒张末期压/右心室收缩压比值为0.50±0.13

续表

项目	限制型心肌病	缩窄性心包炎
放射性核素	心房核素潴留，右心室核素显像延迟	左、右心室无明显差异
B 型脑钠肽	高于 800pg/ml	一般不高于 800pg/ml
外周血嗜酸性细胞增多	可见	多正常

心导管检查可以通过测量各个腔室的压力协助鉴别,CP 患儿左、右心室的舒张压处于相同水平,一般相差不超过 5mmHg,而 RCM 患儿左侧压力高于右侧,且相差 >5mmHg。

【治疗】

目前为止,RCM 的治疗方法主要为对症治疗,包括药物治疗、手术治疗,目的是改善心功能。原发性 RCM 以基因突变为主要病因,基因治疗或将成为根治 RCM 的新方法。

对于存在体、肺循环充血的患儿可给予利尿剂以改善症状,但需注意利尿剂可能因降低心室舒张末压而使 RCM 患儿的临床症状加重。因 RCM 患儿收缩功能正常,一般不主张使用洋地黄类药物,但病情晚期出现收缩功能下降者可以酌情给予洋地黄制剂。ACEI 在扩张血管的同时,不能相应增加心输出量,且可降低体循环压,因此也不主张使用。对于心率较快、心电图具有 ST-T 改变的 RCM 患儿,建议使用 β 受体阻滞剂,但须注意心率下降引起的心输出量下降。

对于内科治疗无效者可以考虑手术治疗,常用手术方式有:①心内膜剥脱术。心内膜纤维化严重病变者,可选择心内膜剥脱术,若病变累及心脏瓣膜,则手术内容包含切除附壁血栓和纤维化的心内膜,置换二尖瓣与三尖瓣。②心脏移植,是目前唯一有效的治疗手段,尤其当肺血管阻力上升时,应尽早推荐心脏移植,随访研究发现接受心脏移植的 RCM 患儿的生存期大大超出了疾病的自然病程。

RCM 患儿发生血栓栓塞的风险增加,如无明确的禁忌,均应常规服用抗凝剂(华法林)和/或抗血小板药物(阿司匹林、双嘧达莫)。对于有明确证据表明心肌缺血、有原因不明的晕厥史或室性心动过速的患儿,应考虑安装 ICD。

➤ 附:限制型心肌病诊治流程图

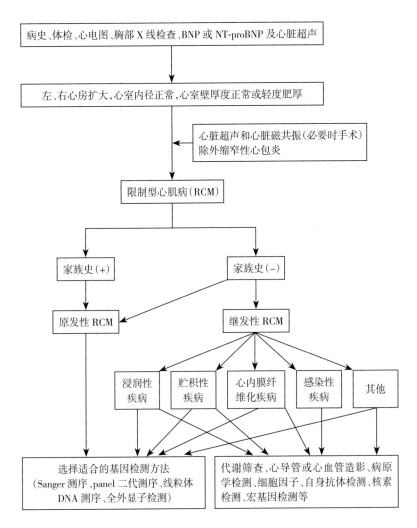

病史、体检、心电图、胸部 X 线检查、BNP 或 NT-proBNP 及心脏超声

左、右心房扩大,心室内径正常,心室壁厚度正常或轻度肥厚

心脏超声和心脏磁共振(必要时手术)
除外缩窄性心包炎

限制型心肌病(RCM)

家族史(+)

家族史(−)

原发性 RCM

继发性 RCM

浸润性疾病

贮积性疾病

心内膜纤维化疾病

感染性疾病

其他

选择适合的基因检测方法
(Sanger 测序、panel 二代测序、线粒体
DNA 测序、全外显子检测)

代谢筛查、心导管或心血管造影、病原
学检测、细胞因子、自身抗体检测、核素
检测、宏基因检测等

(王 垒)

229

······················· 参考文献 ·······················

[1] MARON BJ, TOWBIN JA, THIENE G, et al. Contemporary definitions and classification of the cardiomyopathies an American heart association scientific statement from the council on clinical cardiology, heart failure and transplantation committee; quality of care and outcomes research and functional genomics and translational biology interdisciplinary working groups; and council on epidemiology and prevention [J]. Circulation, 2006, 113(14):1807-1816.

[2] LIPSHULTZ SE, LAW YM, ASANTE-KORANG A, et al. Cardiomyopathy in children: classification and diagnosis: a scientific statement from the American Heart Association [J]. Circulation, 2019, 140(1):e9-e68.

[3] 黄红,计晓娟. 临床诊疗限制型心肌病的研究进展[J]. 中国循环杂志, 2015, 30(6):594-596.

[4] 杨世伟,陈彦,李军,等. 儿童原发性限制型心肌病三例的临床特征及遗传分析[J]. 中华心血管病杂志, 2013, 41:304-309.

[5] RIVENES SM, KEARNEY DL, SMITH EO, et al. Sudden death and cardiovascular collapse in children with restrictive cardiomyopathy [J]. Circulation, 2000, 102(8):876-882.

[6] BISWAS A, RAO VR, SETH S, et al. Next generation sequencing in cardiomyopathy: towards personalized genomics and medicine [J]. MolBiol Rep, 2014, 41(8):4881-4888.

[7] MEARINI G, STIMPEL D, GEERTZ B, et al. Mybpc3 gene therapy for neonatal cardiomyopathy enables long-term disease prevention in mice [J]. Nat Commun, 2014, 5:5515.

第四节　心内膜弹力纤维增生症

【概述】

心内膜弹力纤维增生症(endocardial fibroelastosis, EFE)是指心

内膜弥漫性弹力纤维及胶原纤维增生性疾病,以左心室最为常见,表现为心脏扩大,心内膜明显增厚,心室收缩和舒张功能下降,多数于1岁以内发病。其病因尚未明确,原发性心内膜弹力纤维增生症可能与遗传因素(X 染色体上的 *TAZ* 基因,常染色体上的 *Nexn*、*Nebulette*、*CSRP3* 基因突变及 16q11.2 位点基因微缺失等)、病毒感染(如腮腺炎病毒、流感病毒、水痘-带状疱疹病毒、呼吸道合胞病毒、EB 病毒及风疹病毒等)和免疫因素(如抗 Ro 自身抗体或抗 La 自身抗体)等多种因素密切相关;而继发性心内膜弹力纤维增生症与左心梗阻型的先天性心脏病有关,如左心发育不良综合征、主动脉瓣狭窄及闭锁、冠状动脉起源异常等。

【诊断】

1. **临床表现及分型**　主要表现为充血性心力衰竭,根据症状的轻重、缓急分为三型:①暴发型。多见于 6 个月内的婴儿,起病急骤,突然出现呼吸困难、口唇发绀、烦躁不安、面色苍白、拒食、心音减低,可闻及奔马律,一般无杂音或仅有轻度的收缩期杂音。少数患儿合并二尖瓣关闭不全或因心脏扩大而产生相对的二尖瓣关闭不全者,可在心尖部闻及收缩期杂音,一般为 2/6~3/6 级。肺部常可闻及干湿啰音,肝脏增大,少数患儿出现心源性休克,于数小时内死亡。②急性型。好发年龄同暴发型,起病较快,但心力衰竭发展不如暴发型急剧,呼吸困难可在 1~2 周内加重,部分患者因心腔内附壁血栓脱落发生脑梗死,如不及时治疗,可在 2~3 周内死亡。③慢性型。多于 6 月龄后发病,症状逐渐加重,迁延 3 个月至数年不等,也有以急性型发病,经过治疗而效果不明显,或未经充分治疗而转为慢性型。患儿多生长发育落后,可存活至成年期,也可因反复发生心力衰竭而死亡。慢性型可见心前区隆起,心尖搏动减弱,心动过速,第一、二心音减弱、可闻及第三心音或奔马律,一般无杂音或仅有轻度的收缩期杂音。

2. **X 线检查**　心脏增大(左心室增大或呈球形增大),50% 的患儿心胸比例超过 0.65,左心缘搏动减弱;透视下左前斜位示左心室搏动消失而右心室搏动正常者,更有诊断价值。心力衰竭时肺纹理增多,肺淤血明显。

3. **心电图检查**　对诊断很有帮助。以窦性心动过速、左心室高电压或肥厚、ST-T 改变为主要表现，其中左心室增大（90%）为诊断的重要依据。部分患儿可见心律失常，可伴房室传导阻滞、左束支传导阻滞、室上性或室性心律失常、预激综合征。新生儿可表现为电轴右偏、右心室大，病史长者可有肺动脉高压和双室肥厚。

4. **超声心动图检查**　可为此病提供重要的诊断依据，其超声心动图特点为：①心内膜改变。心内膜增厚、回声增强，厚度大多为3.5mm，与心肌界限明显，具有特征性，此为诊断 EFE 必不可少的条件。②二尖瓣改变。左心房、室腔扩大，二尖瓣环相对缩小，前后瓣叶增厚，前叶活动幅度明显减少，导致二尖瓣关闭不全，瓣膜反流。③左心房、室腔改变。左心室显著扩大，呈球形，室间隔和左室后壁运动幅度减弱，左心室腔扩大越明显，预后越差。④心功能改变。心脏收缩及舒张功能降低，80% 的 EFE 患儿 E/A 值降低，呈松弛型舒张功能障碍，此指标对鉴别 EFE 与扩张型心肌病有重要价值，后者E/A 值正常或升高。此特点主要用于扩张型 EFE。超声心动图可对心脏收缩功能和舒张功能进行测定，这两项指标对 EFE 诊断及疗效判定具有非常重要的指导作用。继发型者可同时提示相应的先天性心脏畸形。

5. **心导管检查**　非常规检测手段，多在需要进行心内膜心肌活检时进行。可显示左心房、肺动脉平均压及左心室舒张末压增高。左心室选择性造影可发现左心室增大、左心室内造影剂排空延迟。常见二尖瓣及主动脉瓣关闭不全。

6. **电子束 CT**　主要用以证实心脏超声心动图结果或进一步明确隐匿的心脏畸形，适用于继发型 EFE。阳性所见：心内膜回声增强，左心室心内膜增厚，表现为心室特别是心尖部的纤维化、钙化。心肌钙化范围和纤维化严重程度与 EFE 预后相关。可协助超声心动图以早期明确诊断。

7. **心脏磁共振检查**　可以探及心内膜纤维化、增厚以及定量局部室壁运动情况，使得室壁血栓的形成可视化，定量测量左、右心室功能。心内膜表面在灌注序列为低信号，在心肌延迟钆强化序列为高信号。

由于心脏磁共振检查优越的空间分辨率以及对心脏解剖和生理评价的综合能力,现已成为首选的无创性检查和心肌定量检测的方法。

8. 心内膜心肌活检 确诊 EFE 的金标准是心内膜心肌组织的病理检查。可表现为心内膜弹力纤维增生,心内膜下心肌变性或坏死,伴有心肌纤维空泡形成。由于 EFE 多见于婴儿,心肌活检取材困难,其临床应用受到限制,大多数病理报告均来自尸检。

EFE 的诊断标准:①婴儿期症状以呼吸道感染诱发的心力衰竭为主,洋地黄类药物治疗尚敏感;②心脏无明显杂音;③胸部 X 线检查示心影扩大,透视下左心搏动减弱,肺淤血;④心电图示左心室肥厚伴心肌劳损,常呈缺血性倒置 T 波和 ST-T 改变,可伴期前收缩、心房颤动或房室传导阻滞;⑤超声心动图示左心室增大或伴心房腔增大,室壁运动减弱,左心质量指数增高,心内膜明显增厚;⑥组织学确诊需行心内膜心肌活检;⑦排除其他心血管疾病。具有上述第①~⑤项,临床诊断 EFE;同时具有第⑥项可确诊。

【鉴别诊断】

1. 病毒性心肌炎 有病毒感染史,心电图以 QRS 波低电压、QT 间期延长及 ST-T 改变为主;而 EFE 则为左心室肥厚,V_5、V_6 导联 R 波电压高,T 波倒置,且超声心动图可见心内膜明显增厚。

2. 糖原贮积症 II 型 患儿肌力低下,舌大,心电图 PR 间期常缩短,外周血酸性 α-葡糖苷酶活性明显低下等可鉴别。

3. 左冠状动脉起源于肺动脉 患儿烦躁、哭闹,心电图可显示前壁心肌梗死表现,I、aVL 及 V_5、V_6 导联 ST 段上升或降低及 QS 波型。

4. 主动脉缩窄 通过下肢动脉搏动减弱或消失,上肢血压升高,脉搏增强及超声心动图表现可鉴别。

5. 扩张型心肌病 多见于 2 岁以上小儿,左心室扩大、心力衰竭,但 EFE 为左心室肥厚,V_5、V_6 导联 R 波电压高、T 波倒置,左心室舒张功能降低。

【治疗】

1. 控制心力衰竭 急性心力衰竭需用地高辛快速洋地黄化,并长期服用地高辛维持量,一般需要 2~3 年,或持续至数年。过早停用可导致心力衰竭复发甚至造成死亡。长期服用该类药物,应注意其治疗量与中毒量比较接近,应定期监测洋地黄的药物浓度,避免中毒。停用地高辛的指征:一般用药至心电图正常,X线检查接近正常可逐渐停药,超声心动图检查示左心室大小基本正常,左室射血分数、心脏指数等收缩功能和二尖瓣舒张早期快速充盈峰值流速、舒张晚期充盈峰值流速、等容舒张时间等舒张功能恢复正常,方可停药。

单纯洋地黄抗心力衰竭疗效不满意者可合并应用利尿剂,也可同时应用ACEI(如卡托普利等)和β受体阻滞剂(如卡维地洛等)。卡维地洛是第三代β受体阻滞剂,能够同时阻滞β_1、β_2和α_1受体,拮抗去甲肾上腺素的毒性作用,并且具有独立于β_1、β_2和α_1受体之外的抗氧化和抗增殖作用。它可有效减轻心肌增殖、肥厚、纤维化以及氧自由基生成,同时保护心肌组织、改善心脏的生物学特性。儿茶酚胺减少直接或间接地抑制肾素-血管紧张素-醛固酮系统的激活,同时也抑制血管升压素、血管紧张素Ⅱ和醛固酮的分泌,从而减轻外周血管的阻力和心脏后负荷,最终改善心脏的收缩功能,对改善心功能有一定效果。

2. **免疫调节治疗**　国内回顾性研究报道,给予EFE患儿泼尼松$1.0\sim1.5$mg/(kg·d),并采用中长程疗法,病情稳定后小剂量($2.5\sim5.0$mg/d)长期维持,至达到好转或治愈标准后渐停药;对重症及难治性病例甚至可联合应用环连酰胺,总体治疗效果较好。大剂量静脉注射免疫球蛋白(intravenous immunoglobulin,IVlg)能中和体内的抗心肌抗体而保护心肌。国内多个单位有应用经验,在抗心力衰竭治疗的基础上,给予大剂量IVlg治疗,每日1.0g/kg,连用2天,根据病情3个月后可重复应用,均有改善心功能的作用。

3. **抗生素治疗**　控制肺部感染。

4. **外科治疗**　合并严重二尖瓣关闭不全者可做瓣膜整形或置换术,对于心脏重度扩大,射血分数严重下降而药物治疗无效者,可行心脏移植。

➢ **附:心内膜弹力纤维增生症诊治流程图**

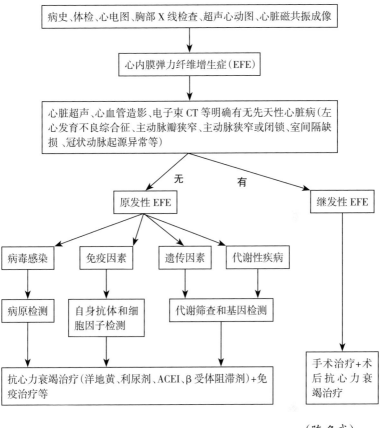

（陈名武）

参考文献

［1］STRANZINGER E，ENSING GJ，HEMANDEZ RJ. MR findings of endocardial fibroelastosis in children［J］. Pediatr Radiol，2008，38（3）:292-296.

［2］LIPSHULTZ SE，LAW YM，ASANTE-KORANG A，et al. Cardiomyopathy in children:classification and diagnosis:a scientific statement from the American Heart Association［J］. Circulation，2019，140（1）:e9-e68.

［3］杨思源.小儿心脏病学［M］.4版.北京:人民卫生出版社,2012.

［4］杜军保.儿科心脏病学［M］.北京:北京大学医学出版社,2013.

［5］焦萌,韩玲,王惠玲,等.原发性心内膜弹力纤维增生症75例远期疗效.中华儿科杂志,2010,48(8):606-609.

［6］杨焕,任卫东.心内膜弹力纤维增生症的超声诊断及研究进展.中国医科大学学报,2018,47(8):735-739.

第五节　心肌致密化不全

【概述】

心肌致密化不全(noncompaction of ventricular myocardium,NVM)又称非致密性心肌病(noncompacted cardiomyopathy),是胚胎期网状肌小梁致密化过程障碍,导致以心室壁过多突入心腔的肌小梁和深陷的小梁隐窝为主要病理特征的一种先天性心肌病。NVM既往也被称为左心室肌小梁过多、海绵状心肌、蜂窝状心肌等,主要临床表现为心肌收缩功能障碍伴或不伴舒张功能障碍导致的进展性心力衰竭、心内膜附壁血栓及体循环栓塞、心律失常和猝死等。NVM在人群中的患病率为0.05%~0.24%。2006年美国心脏病协会提出的心肌病分类中将NVM归为"遗传性心肌病",2008年欧洲心脏病协会提出的心肌病定义及分类将NVM归为"未分类的心肌病"。在儿童心肌病中,NVM的发病率至少为5%。患者以男性多见。NVM主要累及左心室,即左室心肌致密化不全(left ventricular noncompaction cardiomyopathy,LVNC),也可累及右心室或双心室。根据发病年龄,可将NVM分为婴儿型(新生儿期或婴儿期发病)、青少年至成人型(学龄期至青春期或成人发病)。

NVM的病因及发病机制目前尚不明确,一些研究发现NVM可散发或呈家族聚集性,并具有遗传异质性。多数遗传研究表明,NVM是由肌小节、细胞骨架和线粒体蛋白结构或功能变化引起的。目前发现NVM的相关致病基因达20多种,常见的致病基因突变有*G4.5/TAZ*、*LDB3*、*LMNA*、*MYH7*、*ACTC*、*TNNT2*、*DTNA*、*DMPK*及某些线粒体基因等,通常表现为X连锁隐性遗传、常染色体显性遗传、常染色体隐性遗传、线粒体遗传等,常染色体显性遗传为主要遗传方式。NVM 常与导致心肌病、骨骼肌疾病和染色体异常的线粒体疾病有关,常见的有 Barth 综合征、肥厚型心肌病、ZASP 肌病、强直性肌营养不良及 Emery-Dreifuss 肌营养不良等。

【诊断】

1. **病史** ①对有不明原因的喂养困难、呼吸急促、面色苍白、生长发育障碍、反复肺炎的婴幼儿及有不明原因的乏力或咳嗽的年长儿,均要高度注意 NVM;②须询问患者有无遗传性心脏病、骨骼肌疾病的家族史。此外,确定诊断的患者要对其家族的三代谱系进行筛查。

2. **临床表现** 症状轻重不一,缺乏特异性。主要临床表现有:①心肌收缩功能障碍伴或不伴舒张功能障碍导致的进展性慢性心力衰竭是 NVM 最常见的临床表现之一,多表现为胸闷、乏力、气促、呼吸困难、肝脾大、喂养困难、多汗及生长发育落后等。②儿童 NVM 栓塞的发生率为 0~38%。目前认为 NVM 不是血栓形成的独立危险因素,在 NVM 合并心房颤动、心力衰竭等情况下,栓塞发生的风险会增加;③心律失常以室性期前收缩、室性心动过速最常见,亦可出现左束支阻滞、房室传导阻滞、阵发性室上性心动过速、心房颤动等。

临床表现取决于 NVM 的范围、程度及合并心内畸形造成的血流动力学变化等。婴儿型患者多表现为严重的心力衰竭,死亡率高,预后差;青少年至成人型患者,表现轻重不一,有的可终生无症状,有的可有不同程度的心力衰竭、心律失常等表现,亦有猝死的病例报道。

3. **心电图** 多数 NVM 患者心电图异常,但不具有特异性。儿童患者以左心室肥大、ST-T 改变、T 波倒置、肺型 P 波、异常复极、预激综合征、房室传导阻滞、室性心律失常多见。建议每年进行 1 次动态心电图检查。

4. **超声心动图** 是目前诊断 NVM 首选的检查方法,儿童 NVM 的超声诊断标准尚未统一,广泛应用的是 Jenni 等提出并于 2007 年修改的超声心动图诊断标准:①心室腔内有明显的肌小梁及小梁隐窝,具有外层为致密化心肌(C)、内层为非致密化心肌(N)的双层心肌结构,收缩末期 N/C>2(成人 >2.0,幼儿 >1.4);②80% 以上主要受累的心室肌为心尖部、心室下壁和侧壁心肌;③彩色多普勒可探及小梁间深陷的隐窝充满直接来自左心室腔的血液,但不与冠状动脉循环交通;④排除合并其他先天性或获得性心脏病;⑤心室增大,受累的心室功能减低。

5. 心脏磁共振成像(CMRI) CMRI 可在任意轴面显示心脏形态,在细节显示方面更具优势。NVM 典型的 CMRI 征象为:①左心室腔正常或不同程度扩张,伴收缩功能减弱,心肌增厚以心尖部最显著;②外层致密化心肌(心外膜下心肌)变薄,自基底或中间部向心尖逐渐增厚,信号不均匀,可见多发粗大、交错排列呈网状或栅栏状的肌小梁结构,小梁间可见深陷的隐窝,呈与血流信号一致的低信号或介于血流及小梁信号之间的偏低信号;③心尖部及中远段游离壁受累,基底段和室间隔几乎不受累,非致密化心肌层与致密化心肌层厚度的比值可达 2.3以上;④对比剂延迟增强扫描可见不同程度的线状或花瓣状强化,并能充分显示隐藏在肌小梁间的血栓,心肌纤维化也是常见征象。

6. 心脏CT 心脏增强 CT 能够显示非致密化左心室壁的异常结构以及定量和定性评价左心室功能。另外,心脏 CT 在评价冠状动脉血管方面比超声心动图和 CMRI 更有优势,可排除冠状动脉发育异常或疾病。多排螺旋 CT 可准确诊断累及一个以上节段的 NVM。舒张末期 N/C 值的界限为 2.2,可鉴别病理性非致密化不全,其灵敏度为100%,特异度为 95%。

7. 其他 有关核素显像的报道不多,单光子发射计算机体层摄影(single photon emission computed tomography,SPECT)心肌灌注显像可发现病变心肌节段血流灌注异常,特别是当左心室扩大、多发心肌节段受累时;心导管造影能更准确地显示心内膜边界和评估室壁运动,表现为左心室舒张末期容量正常而压力增加,左心室运动功能减退,无流出道梗阻。左心室造影可呈现为受累部位心内膜边界呈羽毛状,收缩期可见隐窝内残余造影剂显影。另外,基因检查可能有助于临床判断患者预后,研究显示携带两个及以上致病基因突变的 NVM患者预后较差,同时也是预后不良的危险因素之一。

【鉴别诊断】

需要注意的是,心室肌致密化不全是心肌的一种形态学异常,心室肌致密化不全影像学诊断不等同于心肌病,健康心脏、肥厚型心肌病和继发于扩张型心肌病、瓣膜性心脏病或高血压性心肌病的左室肥厚中均可发现明显左心室小梁化。

1. **心内膜弹力纤维增生症** 临床症状类似于 NVM。超声心动图主要表现为心室扩大、心内膜增厚及回声增强,但无心室壁非致密化特征性征象。

2. **扩张型心肌病** 也可表现为慢性心力衰竭、心律失常及心腔内血栓,但超声心动图主要表现为心室扩大、室壁多均匀变薄、心内膜光滑,个别病例亦可见到心腔内突起的轻度增粗的肌小梁,呈均匀性分布。

3. **肥厚型心肌病** 肥厚型心肌病也可见肌小梁增粗,但是患者心内膜无深陷隐窝,M 型超声可见二尖瓣前叶收缩期前向运动,即 SAM 征。舒张期室间隔厚度明显增厚,厚度可达 15mm,或室间隔与后壁厚度比值≥1.3。而 NVM 患者心肌增厚以左心室心尖段下壁及侧壁为主,表现为心肌分层,内层为增厚的非致密心肌,含深陷隐窝,而室间隔较少受累。

【治疗】

NVM 目前无特效治疗方法,主要为对症处理。

1. 对于左室收缩功能正常的无症状 NVM 患者,无须常规药物治疗,仅需要定期随访。

2. 有症状患者的治疗与扩张型心肌病类似,对伴有心力衰竭者的基本治疗原则依照心力衰竭治疗指南进行,可应用正性肌力药、利尿剂、ACEI 等;干细胞移植可通过分化为心肌细胞及生肌祖细胞提高心肌收缩力,改善心功能,但远期疗效尚需进一步随访观察;同时应早期用抗血小板药物或抗凝药物;有快速性室上性心律失常的患者,可用洋地黄、胺碘酮、β 受体阻滞剂等;有室性心动过速者,可用利多卡因、普罗帕酮等治疗。

3. 经药物治疗,心力衰竭仍进行性加重者,可行心脏再同步起搏或置入左心室辅助装置(left ventricular assist device,LVAD)。终末期心力衰竭者,可行心脏移植。

附:心肌致密化不全诊治流程图

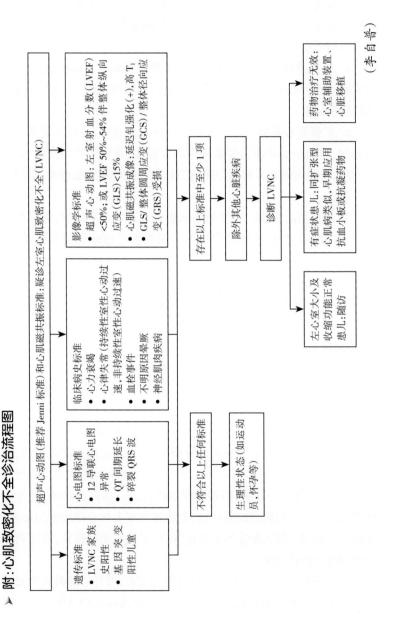

（李自普）

参考文献

[1] GUPTA U,MAKHIJA P. Left ventricular noncompaction cardiomyopathy in pediatric patients:a case series of a clinically heterogeneous disease[J]. Pediatr Cardiol,2017,38(4):681-690.

[2] JEFFERIES JL,WILKINSON JD,SLEEPER LA,et al. Cardiomyopathy phenotypes and outcomes for children with left ventricular myocardial noncompaction:results from the pediatric cardiomyopathy registry[J]. J Card Fail,2015,21(11):877-884.

[3] 刘丹,刘瀚旻,谢亮,等. 儿童心肌致密化不全的临床与超声心动图特点[J]. 中华妇幼临床医学杂志(电子版),2018,14(1):57-61.

[4] 王策,于宪一. 儿童心肌致密化不全的临床特点与预后分析[J]. 中国小儿急救医学,2018,25(8):620-629.

[5] LIPSHULTZ SE,LAW YM,ASANTE-KORANG A,et al. Cardiomyopathy in children:classification and diagnosis:a scientific statement from the American Heart Association. Circulation,2019,140(1):e9-e68.

[6] NEGRI F,DE LUCA A,FABRIS E,et al. Left ventricular noncompaction, morphological,and clinical features for an integrated diagnosis. Heart Fail Rev,2019,24(5):315-323.

第六节　致心律失常性右室心肌病

【概述】

致心律失常性右室心肌病(arrhythmogenic right ventricular cardiomyopathy,ARVC),又称心律失常性右室发育不全(arrhythmogenic right ventricular dysplasia,ARVD)。ARVC 是一种以右室心肌渐进性纤维脂肪化为特征的遗传性心肌病,起初为区域性,逐渐右心室整体弥漫性受累,部分患者左心室也受累。临床表现为室性心动过速、晕厥、猝死或心力衰竭。多在运动或精神紧张时出现,是青少年心源性猝死的重要原因。

ARVC 的特征性改变为右心室腔扩张及心肌纤维丧失、脂肪浸润和纤维素替代,其好发部位为右室流出道、漏斗部及心尖,被称为"发育不良三角"。此外,部分患者累及室间隔或左心室下侧壁,以左心室病变为主。因此,国外有学者提倡"致心律失常性心室心肌病"概念。

多数 ARVC 表现为家族性常染色体显性遗传,以编码桥粒蛋白基因发生杂合或联合突变最常见,编码非桥粒蛋白的基因突变也可导致 ARVC 表型。ARVC 致病基因中占比最多的是 *PKP2* 基因,其次为 *DSG2*、*DSP* 和 *DSC2* 基因,*JUP* 和 *TMEM43* 基因突变引起的 ARVC 少见。在非家族性 ARVC 中,病毒感染及炎症反应起重要作用。

【诊断】

儿童期的 ARVC 少见,主要发生在青少年,发病较为隐匿,不易被早期诊断。临床表现轻重悬殊,缺乏特异性。常有左束支传导阻滞图形、室性心动过速或室性期前收缩、右心室增大、右心衰竭表现、头晕或晕厥,部分患者可无症状而以猝死为首发表现。临床诊断主要根据症状、家族史,结合心电图、超声心动图以及影像学检查综合判断。心脏超声是基本检查方法,但特异性低,可作为筛查手段。心脏磁共振成像为评估 ARVC 患儿右心室容量、收缩功能、室壁运动和心肌组织成分的标准方法。心内膜心肌活检风险大,假阴性率较高,不适于作为儿童的常规检查手段。

1994 年欧洲心脏病学会及国际心脏病学会心肌与心包疾病学组首次制定了 ARVC 的诊断标准,其特异度较高,但对早期患者及家族性 ARVC 患者的诊断灵敏度低。2010 年国际专家组修订了新的诊断标准,主要增加了量化指标及基因检测,在保持特异性的基础上增加了灵敏度。2010 年国际专家组修订后的 ARVC 诊断标准如下。

1. 整体或局部功能障碍与结构改变

(1) 主要标准

1) 二维超声:①右心室节段性运动不良、运动障碍或室壁瘤。②伴有以下任何一项(舒张末期),a.胸骨旁长轴右室流出道(PLAX RVOT)≥32mm(经体表面积校正PLAX/BSA≥19mm/m²);b.胸骨旁短轴右室流出道(PSAX RVOT)≥36mm(经体表面积校正PSAX/BSA≥21mm/m²);c.右心室面积变化率[心尖四腔心切面,(右心室舒张末期面积−收缩末期面积)/舒张末期面积×100%]≤33%。

2)磁共振成像:①右心室节段性无运动、运动障碍或右心室收缩不协调;②伴有以下任何一项(舒张末期),a.心室舒张末期容积与体表面积之比(RVEDV/BSA),男性≥110ml/m²;女性≥100ml/m²;b.右心室射血分数≤40%。

3)右心室造影:右心室节段性运动不良、运动障碍或室壁瘤。

(2)次要标准

1)二维超声:①右心室节段性运动不良或运动障碍;②伴有以下任何一项(舒张末期),a.29mm≤胸骨旁长轴右室流出道(PLAX RVOT)<32mm(经体表面积校正16mm/m²≤PLAX/BSA<19mm/m²);b.32mm≤胸骨旁短轴右室流出道(PSAX RVOT)<36mm(经体表面积校正18mm/m²≤PSAX/BSA<21mm/m²);c.33%<右心室面积变化率<40%。

2)磁共振成像:①右心室节段性运动不良、运动障碍或右心室收缩不协调;②伴有以下任何一项(舒张末期),a.右心室舒张末期容积与体表面积之比(RVEDV/BSA),100ml/m²≤男性<110ml/m²;90ml/m²≤女性<100ml/m²;b.40%<右心室射血分数<45%。

3)右心造影:右心室节段性运动不良、运动障碍或室壁瘤。

2. 室壁组织学特征

(1)主要标准:形态学分析显示残余心肌细胞<60%(或估计<50%),≥1块右心室游离壁活检标本心肌组织被纤维组织替代,伴或不伴心内膜心肌活检脂肪组织替代心肌组织。

(2)次要标准:形态学分析残余心肌细胞60%~75%(估计50%~65%),≥1块右心室游离壁活检标本心肌组织被纤维组织替代,伴或不伴心内膜心肌活检脂肪组织替代心肌组织。

3. 复极异常

(1) 主要标准:右胸导联(V_1、V_2 和 V_3)T 波倒置或异常(14 岁以上,不存在完全性右束支传导阻滞的情况下,QRS≥120ms)。

(2) 次要标准:14 岁以上 V_1 和 V_2 导联 T 波倒置(不存在完全性右束支传导阻滞的情况下),或 V_4、V_5 或 V_6 导联 T 波倒置;14 岁以上,存在完全性右束支传导阻滞,V_1、V_2、V_3 和 V_4 导联 T 波倒置。

4. 除极/传导异常

(1) 主要标准:右胸导联($V_1 \sim V_3$) Epsilon 波。

(2) 次要标准:①标准心电图不存在 QRS 波群时限≥110ms 的情况下,信号平均心电图可见晚电位(3 个参数中≥1 个);②滤波后的 QRS 波时限(fQRS)≥114ms;③QRS 终末 <40μV(低振幅信号时限≥38ms);④终末 40ms 的平方根电压≤20μV;⑤QRS 的终末激动时间≥55ms(在 V_1、V_2 或 V_3 导联,不存在完全性右束支传导阻滞的情况下,从 S 波的最低点到 QRS 终末,包括 R′)。

5. 心律失常

(1) 主要标准:非持续性或持续性左束支传导阻滞型室性心动过速,伴电轴向上(Ⅱ、Ⅲ和 aVF 导联 QRS 波负向或不确定,aVL 导联 QRS 波正向)。

(2) 次要标准:①非持续性或持续性右室流出道型室性心动过速,左束支传导阻滞形态伴电轴向下(Ⅱ、Ⅲ和 aVF 导联 QRS 波正向,aVL 导联 QRS 波负向),或电轴不明确;②24 小时动态心电图显示室性期前收缩 >500 次。

6. 家族史

(1) 主要标准:①一级亲属中有符合现行诊断标准的 ARVC 患者;②一级亲属中有尸检或手术病理确诊为 ARVC 的患者;③经评估明确患者具有 ARVC 致病基因的有意义的突变。

(2) 次要标准:①一级亲属中有可疑 ARVC 的患者但无法证实是否符合现行诊断标准;②一级亲属中有因可疑 ARVC 而早年猝死者(<35 岁);③二级亲属经病理证实为 ARVC 或符合现行诊断标准。

符合上述不同的诊断条件中的 2 项主要标准，或 1 项主要标准加 2 项次要标准，或 4 项次要标准时，确诊 ARVC；符合 1 项主要标准和 1 项次要标准，或 3 项次要标准时，为 ARVC 临界诊断；仅仅符合 1 项主要标准，或不同组别的 2 项次要标准时，为 ARVC 诊断可疑。

2020 年 ARVC 诊断标准的国际专家组进一步提出了左室优势型 ARVC 诊断标准：①心电图变化，如肢体导联的 QRS 波低电压、下壁导联 T 波倒置；②伴有右束支传导阻滞形态的室性心动过速；③结构及功能的影像学图像符合左心室低动力、无扩张和纤维性的特征。

【鉴别诊断】

患儿如出现伴左束支传导阻滞图形的室性心动过速，尤其是运动或电生理检查诱发的室性心动过速，伴有临床症状，右心室造影显示局灶性病变，而心脏超声检查可能正常，需长期随访，并与其他心脏疾病相鉴别，以确定日后是否会发展为 ARVC。

1. 与原发性心律失常鉴别

（1）特发性右室流出道室性心动过速：无明显器质性心脏病，反复发作单形性室性心动过速，心电图呈左束支传导阻滞图形，电轴向下或右偏。β 受体阻滞剂治疗有效，预后良好。

（2）Brugada 综合征：是一种心脏离子通道病，心脏结构正常，心电图 $V_1 \sim V_3$ 导联呈 ST 段穹隆型抬高，伴或不伴右束支传导阻滞图形，反复发作多形性室性心动过速，多发生于休息或睡眠时，可导致晕厥或猝死。

2. 与类似右心室优势型 ARVC 表现的结构性心肌疾病鉴别　先天性心脏病因容量超负荷可导致心脏重构、右心室整体扩张与功能障碍，而无局部室壁运动异常。如房间隔缺损、肺动脉高压、羊皮纸样右心室（亦称尤尔畸形）及运动员心脏等。ARVC 患者肺动脉压力正常或下降。

3. 与类似左心室优势型 ARVC 表现的结构性心肌疾病鉴别　肌小节蛋白及其结构相关蛋白的编码基因突变是扩张型心肌病

（DCM）的常见遗传病因，其左心室扩张和功能障碍更严重，罕见发生与左心室收缩功能不全严重程度相关的晚期危及生命的室性心律失常。

4. 结节病累及心脏，导致炎症、肉芽肿样改变浸润右心室 该病早期多表现为传导阻滞等心律失常，并有纵隔肺门淋巴结肿大等心脏外结节病受累表现，可与 ARVC 鉴别。

【治疗】

治疗目标：延缓心力衰竭和防治恶性心律失常的发生。

1. 生活方式改变 明确诊断 ARVC 的患者不应该参加竞技性体育活动及剧烈体力活动；无症状的 ARVC 家族成员应限制竞技性体育活动，包括健康携带者和基因表型不明确者。

2. 抗心律失常治疗 抗心律失常药物并不能降低心源性猝死的发生率，可作为植入 ICD 的 ARVC 患者的辅助治疗。β 受体阻滞剂可能减少运动相关心律失常的发生，减少心脏负荷而延缓心肌病变进程。

3. 抗心力衰竭治疗 治疗同其他类型心力衰竭的治疗方案，ARVC 患者晚期可并发血栓，心房颤动患者或有血栓事件，患者应长期口服抗凝药。

4. 射频消融 可用于治疗药物无法控制的室性心动过速，但成功率不高，由于本身疾病进展以及复发率高，不建议作为 ARVC 的单独治疗方案。

5. 植入型心律转复除颤器（ICD） ICD 是目前 ARVC 患者预防猝死最有效的方法，对于致命性室性心律失常或有晕厥证据的患者，ICD 应作为首选治疗。

6. 心脏移植 对于严重、治疗无效的充血性心力衰竭，或在有经验的中心导管消融和/或 ICD 治疗无效，仍反复室性心动过速/心室颤动的 ARVC 患者，建议心脏移植作为最后的治疗选择。

▲ 附：致心律失常性右室心肌病诊治流程图

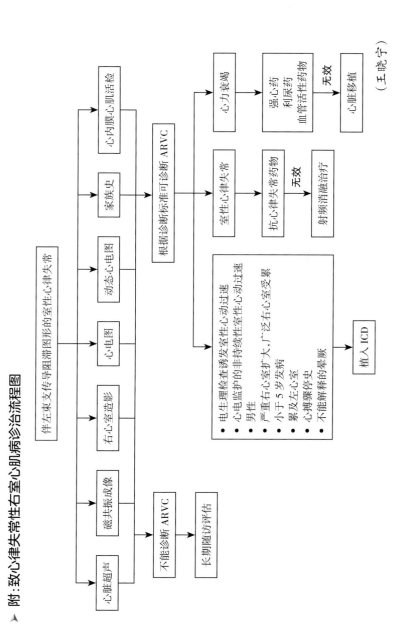

（王晓宁）

参考文献

［1］MARCUS FI,MCKENNA WJ,SHERRILL D,et al. Diagnosis of arrhythmogenic right ventricular cardiomyopathy/dysplasia:proposed modification of the task force criteria ［J］. Circulation,2010,121(13):1533-1541.

［2］CORRADO D,WICHTER T,LINK MS,et al. Treatment of arrhythmogenic right ventricular cardiomyopathy /dysplasia:an international task force consensus statement ［J］. Eur Heart J,2015,36(46):3227-3237.

［3］CORRADO D,VAN TINTELEN PJ,MCKENNA WJ,et al. Arrhythmogenic right ventricular cardiomyopathy:evaluation of the current diagnostic criteria and differential diagnosis ［J］. Eur Heart J,2020,41(14):1414-1429.

［4］BASSO C,PILICHOU K,BAUCE B,et al. Diagnostic criteria,genetics, and molecular basis of arrhythmogenic cardiomyopathy ［J］. Heart Failure Clinics,2018,14(2):201-213.

［5］MCKENNA WJ,THIENE G,NAVA A,et al. Diagnosis of arrhythmogenic right ventricular dysplasia/cardiomyopathy. Task Force of the Working Group Myocardial and Pericardial Disease of the European Society of Cardiology and of the Scientific Council on Cardiomyopathies of the International Society and Federation of Cardiology ［J］. Br Heart J,1994,71(3):215-218.

［6］杨丰菁,刘文玲. 致心律失常性右室心肌病新观点[J]. 实用心电学杂志, 2021,30(1):59-63.

第三章　心　肌　炎

【概述】

心肌炎是心肌局限性或弥漫性的炎症病变,可由各种病原体(病毒、细菌、螺旋体、原虫等),过敏或自身免疫疾病等引起,其中病毒性心肌炎最为常见,主要为柯萨奇病毒B组、人类细小病毒B19、疱疹病毒6型和A型流感病毒等导致的心肌炎。心肌炎的临床表现差异很大,轻者可无明显症状或有轻微临床症状,少数严重者可出现休克、心力衰竭甚至猝死。临床可呈急性、暴发性或慢性过程。由于心内膜心肌活检的临床应用较为局限,心肌炎的诊断始终是临床难题。大多数诊断及时并经适当治疗的患儿预后良好,可痊愈。少数患儿迁延不愈,并有发展为扩张型心肌病的可能。

【诊断】

小儿病毒性心肌炎诊断标准(《儿童心肌炎诊断建议(2018年版)》):

1. 心肌炎临床诊断依据

(1) 心肌炎主要临床诊断依据

1) 心功能不全、心源性休克或心脑综合征。

2) 心脏扩大。

3) 血清心肌肌钙蛋白T(cardiac troponin T,cTnT)、肌钙蛋白I(cardiac troponin I,cTnI)或肌酸激酶同工酶(creatine kinase-MB,CK-MB)升高,伴动态变化。

4) 显著心电图改变(心电图或24小时动态心电图)。

5) 心脏磁共振成像(CMRI)呈现典型心肌炎症表现。

在上述心肌炎主要临床诊断依据"4"中,"显著心电图改变"包括:以R波为主的2个或2个以上主要导联(Ⅰ、Ⅱ、aVF、V$_5$)的ST-T

改变持续 4 天以上伴动态变化,新近发现的窦房、房室传导阻滞,完全性右或左束支传导阻滞,窦性停搏,成联律、成对、多形性或多源性期前收缩,非房室结及房室折返引起的异位性心动过速,心房扑动、心房颤动、心室扑动、心室颤动,QRS 波低电压(新生儿除外),异常 Q 波等。

在上述心肌炎主要临床诊断依据"5"中,"心脏磁共振成像呈现典型心肌炎症表现"指具备以下 3 项中至少 2 项:①提示心肌水肿,T_2 加权像显示局限性或弥漫性高信号;②提示心肌充血及毛细血管渗漏,T_1 加权像显示早期钆增强;③提示心肌坏死和纤维化,T_1 加权像显示至少 1 处非缺血区域分布的局限性晚期延迟钆增强。

(2) 心肌炎次要临床诊断依据

1) 前驱感染史,如发病前 1~3 周内有上呼吸道或胃肠道病毒感染史。

2) 胸闷、胸痛、心悸、乏力、头晕、面色苍白、面色发灰、腹痛等症状(至少 2 项),小婴儿可有拒乳、发绀、四肢凉等表现/症状。

3) 血清乳酸脱氢酶(lactate dehydrogenase,LDH)、α-羟丁酸脱氢酶(α-hydroxybutyric dehydrogenase,α-HBDH)或谷草转氨酶(aspartate transferase,AST)升高。

4) 心电图轻度异常。

5) 抗心肌抗体阳性。

在上述次要临床诊断依据"3"中,若在血清 LDH、α-HBDH 或 AST 升高的同时,亦有 cTnI、cTnT 或 CK-MB 升高,则只计为主要指标,该项次要指标不重复计算。

在上述次要临床诊断依据"4"中,"心电图轻度异常"指未达到心肌炎主要临床诊断依据中"显著心电图改变"标准的 ST-T 改变。

(3) 心肌炎临床诊断标准(图 3-1)

1) 心肌炎:符合心肌炎主要临床诊断依据≥3 条,或主要临床诊断依据 2 条加次要临床诊断依据≥3 条,并除外其他疾病,可以临床诊断心肌炎。

2) 疑似心肌炎:符合心肌炎主要临床诊断依据 2 条,或主要临床

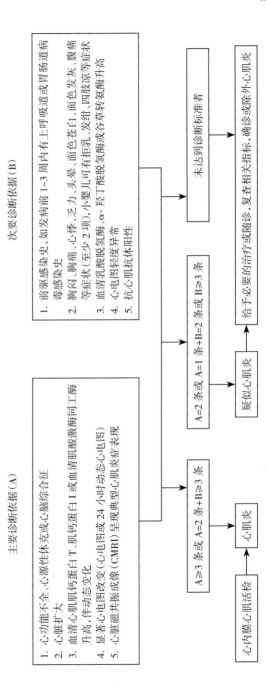

图 3-1 儿童心肌炎诊断标准

注：在诊断标准中，应除外的其他疾病，包括冠状动脉疾病、先天性心脏病、高原性心脏病（如甲状腺功能亢进症等）、心肌病、先天性房室传导阻滞，先天性完全性右或左束支传导阻滞，离子通道病，直立不耐受、β 受体功能亢进及药物引起的心电图改变等。

251

诊断依据 1 条加次要临床诊断依据 2 条,或次要临床诊断依据≥3 条,并除外其他疾病,可以临床诊断疑似心肌炎。

凡未达到诊断标准者,应给予必要的治疗或随诊,根据病情变化,确诊或除外心肌炎。

在诊断标准中,应除外的其他疾病,包括冠状动脉疾病、先天性心脏病、高原性心脏病、代谢性疾病(如甲状腺功能亢进症等)、心肌病、先天性房室传导阻滞、先天性完全性右或左束支传导阻滞、离子通道病、直立不耐受、β 受体功能亢进及药物引起的心电图改变等。

2. 病毒性心肌炎临床诊断依据

(1) 病毒性心肌炎病原学诊断依据

1) 病原学确诊指标:自心内膜、心肌、心包(活体组织检查、病理)或心包穿刺液检查发现以下之一者可确诊,①分离到病毒;②用病毒核酸探针查到病毒核酸。

2) 病原学参考指标:有以下之一者结合临床表现可考虑心肌炎由病毒引起。①自粪便、咽拭子或血液中分离到病毒,且恢复期血清同型抗体滴度较第 1 份血清升高或降低 4 倍以上;②病程早期血清中特异性 IgM 抗体阳性;③用病毒核酸探针从患儿血液中查到病毒核酸。

(2) 病毒性心肌炎诊断标准:在符合心肌炎诊断的基础上,①具备病原学确诊指标之一,可确诊为病毒性心肌炎;②具备病原学参考指标之一,可临床诊断为病毒性心肌炎。

3. 心肌炎病理学诊断标准　　心肌炎病理诊断主要依据心内膜心肌活检结果:活检标本取样位置至少 3 处,病理及免疫组织化学结果显示取样标本≥14 个白细胞/mm^2,包含 4 个单核细胞/mm^2 并 CD3$^+$ T 淋巴细胞≥7 个细胞/mm^2。心内膜心肌活检阳性结果可以诊断,但阴性结果不能否定诊断。

4. 心肌炎分期

(1) 急性期:新发病,症状、体征和辅助检查异常、多变,病程多在 6 个月以内。

(2) 迁延期:症状反复出现、迁延不愈,辅助检查未恢复正常,病程多在 6 个月以上。

(3) 慢性期:病情反复或加重,心脏进行性扩大或反复心功能不全,病程多在 1 年以上。

【鉴别诊断】

1. **室性或室上性心动过速**　急性发作且未能及时终止的病例,常会出现心脏扩大、心功能降低、心肌酶显著增高,需要结合病史及 CMRI 鉴别。

2. **急性心肌缺血**　如冠状动脉畸形、川崎病合并冠状动脉瘤,急性发作时表现为胸痛、心悸、晕厥等,可有心电图改变、心肌标志物升高以及血流动力学不稳定。主要通过心脏超声或冠状动脉造影鉴别。

3. **β 受体功能亢进症**　多见于 6~14 岁学龄儿童,疾病的发作和加重常与情绪变化(如生气)和精神紧张有关,症状多样,但都与交感神经兴奋增高的表现相似。查体可有心音增强,心电图 T 波低平、倒置和 ST 段改变,普萘洛尔试验阳性,多巴酚丁胺负荷超声心动图试验显示心脏 β 受体功能亢进。

4. **先天性房室传导阻滞**　患儿出生后即有心率缓慢,心电图多为三度房室传导阻滞,QRS 波和房室传导阻滞无动态变化。病史中可有晕厥和阿-斯发作,但多数患儿耐受性好,一般无胸闷、心悸、面色苍白等。

5. **先天性代谢性疾病**　如糖原贮积症和原发性肉碱缺乏症等疾病,都可能存在进行性心肌损害,导致扩张型心肌病、心肌收缩无力、心律失常、心力衰竭等。结合病史及查体,完善生化学检测、酶学测定、分子生物学诊断及基因检测有助于鉴别。

6. **心肌病**　致心律失常性右室心肌病为青少年运动猝死的常见病因,可表现为右心增大、心肌受损合并恶性室性心动过速。需结合心电图、超声心动图、CMRI、基因检测综合评估右心室局部运动、结构改变以及组织学特征等以鉴别。

【治疗】

1. **减轻心肌负担,保障心脑氧供**　保持安静,控制高热,减少氧耗。急性期应卧床休息,限制体力活动,心肌炎恢复期也应避免剧烈活动,一般要休息 6 个月。供氧:常采用面罩吸氧,维持动脉血氧分压

（PaO₂）≥75mmHg，经皮血氧饱和度≥90%。

2. 控制心力衰竭　可应用速效利尿剂（呋塞米、依他尼酸），正性肌力药物洋地黄（地高辛）和血管活性药物（多巴酚丁胺、多巴胺）等。但应用洋地黄类药物时须慎重，因为炎症可增加心肌对洋地黄的敏感性，剂量不宜过大，以免正常剂量引起中毒反应，使用时应减量1/3~1/2。

3. 纠正心源性休克　常发生于急性暴发性心肌炎（fulminant myocarditis，FM）。积极大剂量激素、正性肌力药物和血管活性药物联合应用。维持血压，合理静脉补充血容量。

4. 改善心肌能量代谢　果糖-1,6-二磷酸有助于糖酵解活性，增加心肌细胞内磷酸肌酸及 ATP 的含量，改善细胞代谢。常用剂量为100~250mg/kg，静脉快速滴注，每疗程 10~14 天。磷酸肌酸 1~2g/d 静脉注射。辅酶 Q₁₀、天门冬氨酸钾亦可酌情使用。

5. 减轻脂质过氧化损伤　维生素 C 能减少氧自由基，减轻心肌病变，可口服、静脉滴注。并发心源性休克的患儿可缓慢静脉推注。静脉使用剂量每天 100~150mg/kg（最大量不超过 4g/d）。

6. 免疫治疗　免疫调节治疗：大剂量静脉注射免疫球蛋白（IVIg）已广泛应用于临床重症病例。研究证明，IVIg 对于暴发性心肌炎患者有益，表现为能够提高左室射血分数及改善长期预后，并且未见明显的不良反应。剂量为 1g/（kg·d），连续 2 天静脉滴注；或者 400mg/（kg·d），连续 5 天静脉滴注。免疫抑制治疗：常用药物为皮质类固醇，目前尚存在争议。多数文献报道急性病毒性心肌炎早期激素治疗没有明确的益处。激素使用的指征：①暴发性心肌炎表现为突然的心力衰竭和心源性休克；②严重的心律失常和三度房室传导阻滞；③心肌活检证实为慢性自身免疫性心肌炎，病毒检测阴性。对于上述情况，激素可减轻心肌炎症、水肿和过敏反应，拯救患儿生命。常用药物为甲泼尼龙 10mg/（kg·d），连用 3 天。

7. 病原治疗　抗病毒药物可以抑制病毒蛋白质的合成及病毒RNA、DNA 的复制。常用药物：①干扰素，每天 100 万 U/次，肌内注射；②对巨细胞病毒感染可使用更昔洛韦 5~10mg/（kg·d），分 2 次，疗程

5~7 天;③对腺病毒、柯萨奇病毒可使用利巴韦林 10mg/kg。少数心肌炎患儿,如果怀疑病原体是细菌、支原体、原虫、真菌等,可有针对性地给予抗生素控制细菌、支原体感染,或者给予抗真菌药物治疗。

8. 抗心律失常治疗 病毒性心肌炎心律失常以室性期前收缩多见,随着疾病的恢复和痊愈大多期前收缩可消失。期前收缩成对出现,频发早搏或其他的心律失常而影响心输出量,常选用疗效好和副作用小的抗心律失常药物。

9. 机械辅助及生命支持 机械循环辅助治疗:药物治疗无效的暴发性心肌炎和心源性休克患者,主要可采用主动脉内球囊反搏(intra-aortic balloon pump,IABP)、经皮心肺支持系统(percutaneous cardio-pulmonary support system,PCPS)、心室辅助装置,如左心室辅助装置(left ventricular assist device,LVAD)或双心室辅助装置(biventricular assist device,Bi-VAD)、体外膜氧合(extracorporeal membrane oxygenation,ECMO),目前临床以应用 ECMO 为主。出现下列情形之一需考虑快速建立 ECMO:①严重泵功能衰竭[射血分数<35%,心排血指数(cardiac index,CI)<2.0L/(min·m²)],使用 2 种以上正性肌力药物和血管活性药物不能稳定循环持续 3 小时以上;②抗心律失常药物使用下仍出现致命恶性心律失常,如反复室性心动过速或心室颤动;③严重缓慢心律失常使用临时起搏器治疗无效;④心脏停搏。

辅助呼吸:单纯低氧血症(PaO$_2$<50mmHg),采用持续气道正压通气(continuous positive airway pressure,CPAP)或呼吸机辅助通气可以改善肺内气体交换。如呼吸浅表、节律不齐、低氧血症伴有 PaCO$_2$≥50mmHg,应用呼吸机辅助通气。对于充血性心力衰竭、肺水肿,呼吸窘迫的低氧血症患者应及时进行机械通气。常用间歇正压通气(intermittent positive pressure ventilation,IPPV)加呼气末正压通气(positive end expiratory pressure,PEEP)。

连续血液净化技术(continuous blood purification,CBP):目前对于 FM 患儿何时行 CBP 治疗尚无统一的标准。参照中国成人 FM 诊治的专家共识,认为所有 FM 都应尽早接受 CBP 治疗以尽可能滤出毒素及炎症介质,减轻心脏负荷。特别在左心衰竭的患者辅助检查发现

血钾 >6.5mmol/L、血气分析 pH 值 <7.1、血尿素氮 >30mmol/L 时,应立即行 CBP 治疗。

10. **其他治疗**　国内临床机构研究发现,大剂量黄芪(口服,30g/d)对心肌炎有良好疗效,亦可配合其他中药复方制剂以提高疗效。

➤ **附:儿童心肌炎诊治流程图**

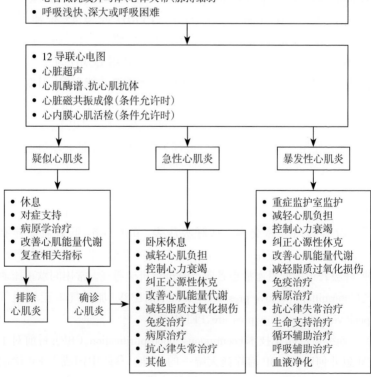

（何　兵）

参考文献

[1] SAJI T, MATSUURA H, HASEGAWA K, et al. Comparison of the clinical presentation, treatment, and outcome of fulminant and acute myocarditis in children [J]. Circulation Journal, 2012, 76 (5): 1222-1228.

[2] CAFORIO A, PANKUWEIT S, ARBUSTINI E, et al. Current state of knowledge on aetiology, diagnosis, management, and therapy of myocarditis: a position statement of the European Society of Cardiology Working Group on Myocardial and Pericardial Diseases [J]. European Heart Journal, 2013, 34 (33): 2636-2648.

[3] Joint Working Group for Guidelines for Diagnosis and Treatment of Cardiovascular Diseases. Guidelines for diagnosis and treatment of myocarditis (JCS 2004) [J]. J Cardiol, 2005, 68 (5): 377-384.

[4] 中华医学会儿科学分会心血管学组, 中华医学会儿科学分会心血管学组心肌炎协作组, 中华儿科杂志编辑委员会, 等. 儿童心肌炎诊断建议 (2018 年版) [J]. 中华儿科杂志, 2019, 57 (2): 87-89.

[5] KANTOR PF, LOUGHEED J, DANCEA A, et al. Presentation, diagnosis, and medical management of heart failure in children: Canadian Cardiovascular Society Guidelines [J]. Canadian Journal of Cardiology, 2013, 29 (12): 1535-1552.

第四章 感染性心内膜炎

【概述】

感染性心内膜炎（infective endocarditis，IE）是由病原微生物引起的心内膜、瓣膜或大血管内膜的感染性疾病，80%以上由链球菌和葡萄球菌所致，此外也可由真菌、衣原体、立克次体及病毒引起（导致 IE 的常见病原菌占比如表 4-1 所示）。IE 的基本病理改变是心内膜、瓣膜或大血管内膜表面附着感染性赘生物。绝大多数（90%）IE 患儿存在基础心脏病变，其中以先天性心脏病最多见（约80%），在先天性心脏病中，又以室间隔缺损、动脉导管未闭最为常见；后天性心脏病如风湿性瓣膜病、二尖瓣脱垂综合征等也可并发心内膜炎。小儿心脏内外科技术（心导管检查、人工瓣膜置换、心内直视手术等）引起的术后 IE 是复杂先心病术后长期风险的重要危险因素。对于不存在基础心脏病变的患儿，呼吸道感染、尿路感染、消化道感染、牙科手术、长时间留置导尿管、长期静脉置管、静脉滴注用药、插管等引起的菌血症

表 4-1　导致感染性心内膜炎的常见病原体占比

	存在基础心脏病变	不存在基础心脏病变
金黄色葡萄球菌	28.1%	46.9%
其他葡萄球菌	6.5%	6.3%
草绿色链球菌	32.7%	17.9%
其他链球菌	16.5%	9.9%
革兰氏阴性杆菌	5.3%	7.5%
多种微生物	10.9%	11.5%

是 IE 的常见诱因,此外,免疫功能低下和长期应用免疫抑制剂、抗生素及糖皮质激素也是 IE 的诱发因素。

【诊断】

1. **临床表现**　IE 是累及多系统的疾病,临床表现及相关的合并症与心内膜炎感染破坏导致的血流动力学改变、赘生物引起的栓塞以及免疫反应有关,与病原微生物也有密切关系,多表现为长时间低热及各种躯体症状,也可呈暴发性,如症状迅速变化、高热、病情危重,需要紧急干预。因此,早期识别 IE 相关症状对于 IE 的诊断及治疗十分重要。

(1) 全身感染症状:IE 起病缓慢,开始时有不规则发热,伴有疲乏、食欲缺乏、关节痛、肌肉痛等,体温多数超过 38℃,热型可不规则或低热,少数病例体温可正常;亦有患儿出现败血症、肺炎、皮肤感染、脓胸及骨髓炎等全身感染性症状。

(2) 心脏方面症状:原有的心脏杂音可因心脏瓣膜的赘生物而发生改变,出现粗糙、响亮、呈海鸥鸣样或音乐样的杂音。原无心脏杂音者可出现音乐样杂音。约一半患儿由于心瓣膜病变、中毒性心肌炎等导致充血性心力衰竭,出现心音低钝、奔马律等。部分病例呈现心功能不全或原有心功能不全加重(甚至发生心力衰竭)。

(3) 血管及栓塞症状:赘生物是 IE 的特异性表现,赘生物所造成的栓塞视累及器官不同而有不同的临床表现,可导致主要血管(肺动脉、脑动脉、肾动脉、肠系膜动脉、脾动脉等)栓塞,视栓塞部位的不同而出现不同的临床表现,一般发生于病程后期,但约 1/3 的患者为首发症状,出现相关部位的缺血、出血症状(如胸痛、偏瘫、脾大和腹痛等)。瘀斑(球结膜、口腔黏膜、躯干及四肢皮肤)及 Janeway 斑(手掌和足底红斑或无压痛的出血性瘀点)在儿童感染性心内膜炎病例中少见。

同时具有以上三方面症状的典型患者不多,尤其 2 岁以下婴儿多以全身感染症状为主,仅少数患儿有栓塞症状和/或心脏杂音。

(4) 免疫症状:指/趾甲下出血(呈暗红、线状),Osler 结节(指/趾掌面红色皮下结节)及 Roth 斑(眼底椭圆形出血斑,中央苍白)均不是 IE 特有的症状,临床较少见。免疫复合物性肾小球肾炎可见于部分感染性心内膜炎病例,可表现为血尿、肾功能不全。

新生儿 IE 的临床表现缺乏特异性,可表现为呼吸窘迫、心动过速,与败血症或其他病因所致的充血性心力衰竭难以区分。栓塞现象(如脑膜炎、肺炎)常见,也可能会引起神经系统体征及症状(如癫痫、呼吸暂停)。

2. 辅助检查

(1) 一般化验检查:血常规可见白细胞增多,中性粒细胞升高,红细胞和血红蛋白进行性下降。血沉增快,C 反应蛋白上升。当合并免疫复合物介导的肾小球肾炎、严重心力衰竭或缺氧造成红细胞增多症时,血沉可降至正常,造成假阴性的结果。血清球蛋白增多,甚至白蛋白、球蛋白比例倒置。约半数病例的类风湿因子及循环复合物呈阳性,部分病例可见蛋白尿及镜下血尿。

(2) 病原学检查:血培养阳性是确诊 IE 的重要依据。在确诊 IE 患儿中,未用抗生素时血培养阳性率可达 90% 以上。持续的菌血症是 IE 的典型表现,故不必等待体温升高时再取血培养。在临床上,凡是原因未明的发热、体温持续在 1 周以上,且原有心脏病者,均应反复多次进行血培养。血清学检查对诊断贝纳柯克斯体(Q 热病原体)、巴尔通体属、布鲁氏菌、军团菌等感染的 IE 尤其重要。使用间接的免疫荧光或酶联免疫吸附测定(enzyme linked immunosorbent assay,ELISA)可以诊断。升高的抗体滴度若结合其他临床信息有助于诊断。

(3) 超声心动图:超声心动图检查在诊断感染性心内膜炎的过程中具有临床实用意义,其可以检出直径 >2mm 的赘生物。超声心动图检查可见的主要心内膜受损征象有,①附着于瓣膜、瓣膜装置、心脏、大血管内膜或置入人工材料上的赘生物;②心内脓肿;③瓣膜穿孔;④人工瓣膜或缺损补片有新的部分裂开。临床疑似感染性心内膜炎,初次超声心动图检查为阴性者需要复查。在治疗过程中需要动态观察赘生物大小、形态、活动和瓣膜功能状态,了解瓣膜损害程度,对决定是否手术有参考价值。

(4) 其他检查:心脏或全身 CT、MRI、^{18}F-氟代脱氧葡萄糖(^{18}F-FDG)正电子发射体层显像(PET)/CT 以及经食管超声检查的应用也可以提高诊断率。

3. 诊断指标

（1）病理学指标

1）赘生物（包括已形成栓塞的）或心脏感染组织经培养或镜检发现微生物。

2）赘生物或心脏感染组织经病理检查证实伴活动性心内膜炎。

（2）临床指标

1）主要指标

a. 血培养阳性：分别2次血培养有相同感染性心内膜炎的常见微生物（草绿色链球菌、金黄色葡萄球菌、凝固酶阴性葡萄球菌、肠球菌等）。

b. 心内膜受累证据（超声心动图征象）：附着于瓣膜、瓣膜装置、心脏或大血管内膜、人工材料上的赘生物；腱索断裂、瓣膜穿孔、人工瓣膜或缺损补片有新的部分裂开；心腔内脓肿。

2）次要指标

a. 易感染条件：基础心脏疾病、心脏手术、心导管术、经导管介入治疗、中心静脉内置管等。

b. 较长时间发热≥38℃，伴贫血。

c. 原有的心脏杂音加重，出现新的心脏杂音，或心功能不全。

d. 血管征象：重要动脉栓塞、感染性动脉瘤、瘀斑、脾大、颅内出血、结膜出血、Janeway斑。

e. 免疫学征象：肾小球肾炎、Osler结、Roth斑、类风湿因子阳性。

f. 微生物学证据：血培养阳性，但未符合主要标准中的要求。

4. 诊断依据

（1）具备下列①~⑤项任何之一者可诊断为感染性心内膜炎：①临床主要指标2项；②临床主要指标1项和临床次要指标3项；③心内膜受累证据和临床次要指标2项；④临床次要指标5项；⑤病理学指标1项。

（2）有以下情况时可以排除感染性心内膜炎：有明确的可用其他诊断解释的心内膜炎表现；经抗生素治疗≤4天，临床表现消除；抗生素治疗≤4天，手术或尸检无感染性心内膜炎的病理证据。

【鉴别诊断】

1. **感染性疾病**　临床上以发热、寒战、贫血等为主要表现时,需与肺炎、败血症、伤寒等感染性疾病鉴别,上述感染性疾病均无心内膜受损的征象。

2. **风湿性心脏病**　发热、心脏杂音、关节痛、血沉增快等表现要与风湿热及风湿性心脏病鉴别。感染性心内膜炎有栓塞、脾大及血培养阳性,特别是二维超声心动图检查可见较大的赘生物可与之鉴别。

3. **肾脏疾病**　因循环免疫复合物沉积在肾小球基底膜,表现为局灶性或弥漫性肾小球肾炎或者肾脏血管栓塞等而出现肾脏疾病表现时,须与原发性肾脏疾病鉴别。

4. **心包切开综合征及术后灌注综合征**　手术后感染性心内膜炎须与心包切开综合征及术后灌注综合征鉴别,后两者为自限性疾病,经休息、服用阿司匹林或糖皮质激素治疗后可痊愈。

【治疗】

治疗原则:积极抗感染、加强支持治疗,注意在应用抗生素之前必须完善血培养及药敏试验,更好地指导抗生素选用。

1. **一般治疗**　细心护理,保证患儿充足的能量供应,加强全身支持治疗,包括休息、营养和输血,也可输注免疫球蛋白等。

2. **抗感染治疗**　一旦怀疑感染性心内膜炎应及早进行抗感染治疗,抗生素选用原则:早期、联合、足量、足疗程,选择敏感抗生素。选择杀菌型并具有较大穿透性的抗生素,并且根据检出的病原微生物及其对抗生素的敏感程度选择。抗生素剂量要足,血药浓度应达到该药对致病菌最低抑菌浓度(minimum inhibitory concentration,MIC)的5~10倍及必须达到血清最低杀菌浓度的6倍以上,疗程一般4~6周或更长,不同病原菌需选用不同抗生素(表4-2)。

3. **手术治疗**　外科手术治疗指征包括:①二尖瓣或主动脉瓣损坏,重度反流或赘生物堵塞导致心力衰竭。②经过合适的抗生素治疗,持续发热及血培养阳性超过7天,并排除心外病因。③心脏瓣膜穿孔、破损、瓣周脓肿或瘘道形成,赘生物增大呈现局部感染扩散。④大型或有脱落风险的赘生物,特别是位于左心瓣膜上的赘生物;合适的

表 4-2 针对不同病原菌的抗生素药物使用

病原菌	抗生素选用	剂量及给药途径	疗程	备注
草绿色链球菌	青霉素 G	40 万~60 万 U/(kg·d)，每 6 小时 1 次，静脉滴注	4~6 周	可加用庆大霉素 2 周
	头孢曲松	100mg/(kg·d)，每日 1 次，静脉滴注	4 周	对青霉素耐药、过敏者
	万古霉素	40mg/(kg·d)，分 2~3 次，静脉滴注	4 周	对青霉素耐药、过敏者
金黄色葡萄球菌	苯唑西林或萘夫西林	200~300mg/(kg·d)，每 6 小时 1 次，静脉滴注	6~8 周	
	头孢曲松	100mg/(kg·d)，分 3~4 次，静脉滴注	6 周	对青霉素耐药、过敏者
	万古霉素	40mg/(kg·d)，分 2~3 次，静脉滴注	6~8 周	治疗不满意或对青霉素过敏者
革兰氏阴性杆菌或大肠埃希菌	氨苄西林	300mg/(kg·d)，每 6 小时 1 次，静脉滴注	4~6 周	
	头孢哌酮或头孢曲松	200mg/(kg·d)，每 6 小时 1 次，静脉滴注	4~6 周	加用庆大霉素 2 周
真菌	两性霉素 B	0.1~0.2mg/(kg·d)；逐渐增加 1mg/(kg·d)；每日 1 次，静脉滴注	≥6 周	
	联合 5-氟胞嘧啶	50~150mg/(kg·d)，分 3~4 次，静脉滴注	≥6 周	
病原菌不明或术后者	选用萘夫西林加氨苄西林及庆大霉素，或头孢菌素类，万古霉素类，用法如上			

抗生素开始治疗 2 周,发生≥1 次栓塞事件。⑤真菌或多重耐药病原体引起的心内膜炎等。

4. 预后及预防　合理应用抗生素可以明显降低感染性心内膜炎的死亡率,据报道,IE 儿童的死亡率为 1%~5%。约有半数患儿可出现各种并发症,如充血性心力衰竭、脑栓塞、肺栓塞、心脏瓣膜破坏、腱索断裂、动脉瘤形成等。残留严重瓣膜损伤者,需进行瓣膜修复或置换术。因此,预防感染性心内膜炎发生显得极为重要。对于有先天性或风湿性心脏病的患儿,最有效的预防措施是好的口腔卫生习惯和定期牙科检查,防止齿龈炎、龋齿;在所有静脉导管插入或其他有创性操作过程中均必须严格无菌操作;若实施口腔手术、扁桃体摘除术、心导管检查及心脏手术,可于手术前 1~2 小时及术后 48 小时预防性使用抗生素,用法如下:肌内注射青霉素 80 万 U/d,或长效青霉素 120 万 U 1 剂。青霉素过敏者,可选用头孢菌素类或万古霉素静脉注射 1 次,后改口服红霉素 30mg/(kg·d),分 4 次服用,连续 2 天。

> ➤ **附:感染性心内膜炎诊治流程图**

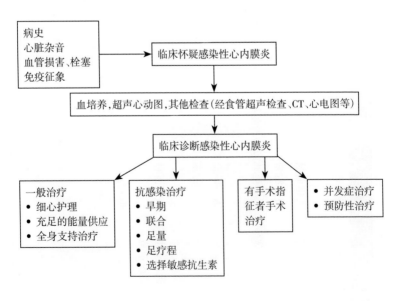

（董湘玉）

参考文献

［1］江载芳,申昆玲,沈颖.诸福棠实用儿科学［M］.8版.北京:人民卫生出版社,2015:1620-1625.

［2］孙锟,沈颖,黄国英.小儿内科学［M］.6版.北京:人民卫生出版社,2020:285-289.

［3］桂永浩,刘芳.实用小儿心脏病学［M］.北京:科学出版社,2017:310-321.

［4］周云芳.感染性心内膜炎诊治进展［J］.中华实用儿科临床杂志,2016,31(10):725-728.

［5］中华医学会儿科学分会心血管学组,《中华儿科杂志》编辑委员会.儿童感染性心内膜炎诊断标准建议［J］.中华儿科杂志,2010,48(12):913-915.

［6］GUPTA S,SAKHUJA A,MCGRATH E,et al. Trends,microbiology,and outcomes of infective endocarditis in children during 2000-2010 in the United States［J］. Congenit Heart Dis,2017,12(2):196-201.

［7］BALTIMORE RS,GEWITZ M,BADDOUR LM,et al. Infective endocarditis in childhood:2015 update:A scientific statement from the American Heart Association［J］. Circulation,2015,132(15):1487-1515.

［8］SHARMA A,COTE AT,HOSKING MCK,et al. A systematic review of infective endocarditis in patients with bovine jugular vein valves compared with other valve types［J］. JACC CardiovascInterv,2017,10(14):1449-1458.

［9］COX DA,TANI LY. Pediatric Infective endocarditis:a clinical update［J］. Pediatr Clin North Am,2020,67(5):875-888.

［10］MYLOTTE D,RUSHANI D,THERRIEN J,et al. Incidence,predictors,and mortality of infective endocarditis in adults with congenital heart disease without prosthetic valves［J］. Am J Cardiol,2017,120(12):2278-2283.

［11］KELCHTERMANS J,GROSSAR L,EYSKENS B,et al. Clinical characteristics of infective endocarditis in children［J］. Pediatr Infect Dis J,

2019,38(5):453-458.

[12] CAHILL TJ,BADDOUR LM,HABIBG,et al. Challenges in infective endocarditis [J]. J Am Coll Cardiol,2017,69(3):325-344.

[13] AMIR G,FRENKEL G,ROTSTEIN A,et al. Urgent surgical treatment of aortic endocarditis in infants and children [J]. PediatrCardiol,2019,40(3): 580-584.

[14] VINNCENT LL,OTTO CM. Infective endocarditis:update on epidemiology, outcomes,and management [J]. CurrCardiol Rep,2018,20(10):86.

[15] GOMES A,GLAUDEMANS AWJM,TOUW DJ,et al. Diagnostic value of imaging in infective endocarditis:a systematic review. Lancet Infect Dis, 2017,17(1):e1-e14.

[16] DELAHAYE F,DUCLOS A. Is infective endocarditis changing over time[J]? J Am Coll Cardiol,2017,70(22):2805-2807.

第五章　心　包　炎

心包是由心包脏层和壁层两层构成的心包腔。脏层心包是由附着在心脏表面的单层间皮细胞所组成的浆膜,壁层心包是纤维性的,如果它们之间发生炎症改变称为心包炎(pericarditis)。

根据症状持续时间,心包炎可分为:①急性心包炎,特指新发的心包炎;可由细菌、病毒、真菌及寄生虫等感染诱发,也可由自身免疫性疾病如特发性幼年型类风湿病、系统性红斑狼疮、川崎病等引起;部分肿瘤性疾病如间皮瘤、白血病及一些内分泌代谢性疾病如甲状腺功能减退、尿毒症等也可导致急性心包炎;其他病因如起搏器植入术后、心脏手术后心包炎等。②慢性心包炎,指症状持续3个月以上的心包炎,多由急性心包炎转变而来;分为慢性粘连性心包炎及慢性缩窄性心包炎。

第一节　急性心包炎

【概述】

急性心包炎(acute pericarditis)是由于多种病因所致心包脏层与壁层之间的急性炎症而引起胸痛、心包摩擦音为主要症状的心包炎综合征,可伴或不伴心包积液。

国内报道小儿以化脓性心包炎最多见,发病前数天常有反复上呼吸道感染史,其次依次为非特异性、风湿性、肿瘤性、结核性、病毒性及尿毒症性心包炎。

在年龄特点上,新生儿期急性心包炎的原发病主要为脓毒血症;婴幼儿期多并发于肺炎、脓毒血症;学龄期儿童的原发病多为风湿热、结核病、化脓性或病毒性感染等。也可见于尿毒症晚期或局部创伤导致的急性/亚急性心包病变等。

【诊断】

1. 临床表现

（1）症状

1）心前区疼痛：疼痛性质常呈尖锐性，偶可呈压榨性；疼痛部位在心前区或胸骨后及剑突下，也可向左颈、左肩胛区或上腹部放射。在深呼吸、咳嗽或左侧卧位时疼痛加剧。坐位前倾时胸痛可缓解是心包炎的特征之一，婴幼儿则表现为烦躁不安。

2）心包积液压迫症状：大量心包积液时，可因心脏及邻近器官受压出现上腹胀痛、恶心呕吐；如压迫气管及支气管可产生激惹性咳嗽和呼吸困难，严重时患者呈端坐呼吸、身躯前倾、口唇发绀、面色苍白甚至休克；喉返神经受压时可出现声音嘶哑；食管受压则可有吞咽困难。

3）全身症状：根据病因不同表现不一。感染性心包炎的感染中毒症状重，多有高热、寒战、倦怠乏力、食欲减退等。结核病及结缔组织病起病可相对缓慢。

（2）体征

1）心包摩擦音：是两层心包膜因发炎表面粗糙并有纤维蛋白渗出，心脏搏动互相摩擦而产生，为以急性纤维蛋白渗出为主的心包炎的早期特异性体征。对急性化脓性心包炎、结核性心包炎和风湿性心包炎有诊断意义。听诊部位在心前区胸骨左缘下部最明显，收缩期及舒张期均可听到，但在深吸气后屏息时较易听到，持续数小时或数天。

2）心包积液征：心界迅速向两侧扩大，随体位而变动，心尖搏动减弱或消失，心音遥远，左肩胛角下出现管状呼吸音或捻发音。

3）心脏压塞征：心包积液过多或骤然增多时出现此症状，表现为呼吸困难，发绀，急性重病容，心率加快，脉搏细弱，动脉压下降，静脉压升高，脉压减少，严重者可出现休克。心脏压塞缓慢发生时，表现为静脉压升高，颈静脉怒张，吸气时颈静脉扩张，称 Kussmaul 征，肝大、水肿和腹水明显。亦可发现奇脉,即吸气时脉搏减弱或消失,呼气时脉搏增强。

(3) 常见的不同病因所致心包炎的临床特点

1) 化脓性心包炎:起病急,症状重,多由胸内感染直接蔓延或血行细菌播散以及邻近器官脓肿穿破引起。临床上常有高热、寒战、全身中毒症状及呼吸困难。心包渗出液为脓性,脓液黏稠、机化导致心包粘连,极易发展成缩窄性心包炎。血培养阳性或心包渗液找到化脓性细菌。

2) 结核性心包炎:起病缓慢。患儿有倦怠、乏力、食欲缺乏、低热、盗汗、呼吸困难等症状。心包积液为中等或大量,呈草黄色或血性。心包渗液中腺苷脱氨酶(adenosine deaminase,ADA)活性 >30U/L,淋巴细胞占多数,有时能找到结核分枝杆菌。

3) 风湿性心包炎:5 岁以上的学龄儿童多发,起病前 1~2 周常有上呼吸道感染史,多数为不规则的轻到中度发热,常伴有胸痛,听诊有心包摩擦音或有心脏杂音。心包积液量少,呈草黄色,常合并有心肌炎和心内膜炎,血沉增快,抗链球菌溶菌素 O 升高明显。

4) 病毒性心包炎:发病前数周常有上呼吸道感染史,起病急剧。有剧烈胸痛、发热,大多数患儿可以听到心包摩擦音。心包积液一般为小到中等量,积液呈草黄色或血性,其淋巴细胞占多数。

5) 心包肿瘤:原发性心包肿瘤较少见,最典型的是良性或恶性畸胎瘤、血管肉瘤、心包间皮瘤、恶性纤维瘤等。继发性心包肿瘤占80%。小儿大多数是白血病、霍奇金淋巴瘤和非霍奇金淋巴瘤引起的肿瘤性心包炎,其心包积液为血性,发展非常迅速,可引起急性或亚急性心脏压塞。

2. 化验检查　血常规、血沉和 C 反应蛋白等根据病因不同,化验结果而异。急性心包炎常因累及心肌,谷丙转氨酶、乳酸脱氢酶和肌酸激酶及其同工酶(CK-MB)等有轻度增高。

3. 心电图检查　ST 段偏移:除 aVR 导联外,其余导联 ST 段呈弓背向下抬高,PR 段压低,以 V_5~V_6 导联最明显,持续 2 天或 2 周。T波变化:ST 段抬高时 T 波直立,持续数天恢复;ST 段恢复到等电位线后 T 波低平或倒置,可持续数周或数月。QRS 波低电压。电交替:完全性心电交替及单纯性 QRS 波电交替现象,为大量心包积液时的特征性表现。

4. **超声心动图检查**　是诊断心包积液最敏感、最准确的方法。在心包内有中等积液量时,二维超声心动图可见液性暗区分布在心脏外周,可观察到心包积液的多少、有无纤维素样物质以及有无心包粘连,还可对心包穿刺的部位进行定位。

5. **X 线检查**　当心包积液超过 150ml 时胸部 X 线检查可呈现心影增大。平卧时呈心底部增宽,立位时心底变窄呈梨形或烧瓶样改变。

6. **心包穿刺**　心包穿刺抽液送检,有助于明确病因,对大量积液者还可起到缓解压迫的治疗作用。

7. **胸部 CT 及 MRI**　能清晰地显示心包积液的容量和分布情况,并可分辨积液的性质,在诊断不明时可应用。

【鉴别诊断】

1. **心包漏出液**　由于营养不良、血浆蛋白降低等原因造成心包内大量积液,此类积液为漏出液。通过心包穿刺抽出液体化验即可鉴别。

2. **心包积血**　由于心脏外伤、心脏肿瘤等原因造成心包内积血,心包穿刺抽出液体化验即可鉴别。

3. **乳糜心包**　由于先天或后天的原因造成胸导管/淋巴管梗阻/破裂,使淋巴液流入心包,通过心包穿刺抽出液体化验即可鉴别。

【治疗】

1. **病因治疗**　针对原发病采取相应的治疗措施。①化脓性心包炎:使用病原菌敏感的足量抗生素抗感染治疗;反复心包穿刺排脓;疗效不佳时应及时行心包切开引流,冲洗心包腔,减少心包缩窄的形成,也可心包腔内注入抗生素。②结核性心包炎:正规抗结核治疗,三联药物,时间为 1~1.5 年,在充分抗结核治疗的基础上,短期应用肾上腺皮质激素治疗。③风湿性心包炎:对非甾体抗炎药反应良好,根据情况有时采用肾上腺皮质激素抗风湿治疗等。④病毒性心包炎:可采用利巴韦林、更昔洛韦或干扰素抗病毒治疗,极少需要应用肾上腺皮质激素治疗。

2. **心脏压塞的处理** 大量渗液或有心脏压塞症状者,可施行心包穿刺术抽液减压。穿刺前应先做心脏超声检查,了解进针部位的积液层厚度。常用穿刺部位有:①患者取半坐位,剑突与左肋缘相交的尖角处进针,针尖向上、略向后,朝左肩胛骨方向,紧贴胸骨后推进;②患者取坐位,在左侧第五肋间,心浊音界内侧约 1~2cm 处或在尖搏动以外 1~2cm 处进针,穿刺针应向内、向后推进,指向脊柱。在超声引导下定位穿刺或放置引流导管更安全,常选用第 1 种穿刺部位。

3. **对症治疗** 卧床休息,给氧,胸痛或烦躁明显时给予必要的镇静剂,酌情使用吗啡类药物。提供易于消化、富于营养的优质蛋白及高热量饮食。

➤ **附:急性心包炎诊治流程**

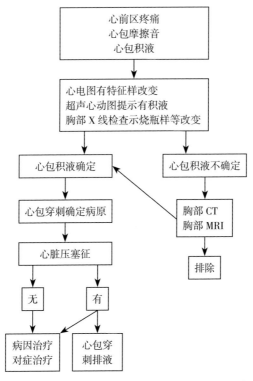

（彭 华）

第二节　慢性心包炎

【概述】

急性心包炎后,在两层心包之间有轻微的瘢痕形成和疏松的局部粘连,心包无明显增厚,不影响心脏的功能,称为慢性粘连性心包炎。如果两层心包之间形成坚厚的纤维瘢痕组织,心包脏、壁层炎症,纤维素样渗出物沉积,并逐渐机化增厚、挛缩、甚至钙化,使心包失去伸缩性,明显地影响心脏的收缩和舒张功能而产生一系列临床症状,则称为慢性缩窄性心包炎。

引起慢性心包炎的病因大致可以分为结核性、非特异性、化脓性、创伤性及放射性。结核性病因为目前我国慢性心包炎的首要原因,非特异性为发达国家最常见的病因。

【诊断】

1. 临床表现

(1) 症状:慢性消耗性面容,心悸、乏力及精神、食欲减退。劳累后气促和呼吸困难,当大量积液时,安静时亦可出现呼吸困难甚至端坐呼吸。

(2) 体征:为静脉回流受阻、静脉压增高的表现,有颈静脉怒张、Kussmaul 征阳性、收缩压降低、脉压变窄、心尖搏动消失、可闻及心包叩击音、胸腔积液、腹水、肝脏增大、下肢水肿、奇脉等。

2. 胸部 X 线检查

心脏增大,心脏形态改变(不规则形、球形或烧瓶形等),心脏边缘改变(变直、僵硬、模糊消失等),心脏搏动减弱或消失,上腔静脉增宽,肺动脉段突出,左心增大,心包钙化(心缘弧形钙化),心包增厚及心包疝等。

3. 心电图

可正常或低电压,多数导联出现 T 波低平、倒置,有时出现左心房增大、心房颤动、房室传导阻滞、室内传导阻滞。

4. 超声心动图

是诊断心包炎的首选检查方法,典型声像图为心包增厚、回声增强,以房室环部位显著,部分患者可见钙化,增厚的心包脏层和壁层之间可能见到液性暗区。

5. **胸部 CT 和 MRI** 可准确地评估心包增厚的程度,了解其性质,在诊断不能确定时可使用。

【鉴别诊断】

1. **限制型心肌病** 主要表现为舒张期功能不全,肺淤血常见,但超声心动图多无心包增厚及钙化,CT 和 CMRI 显示无心包增厚,CMRI 提示心肌形态及功能正常,偶见心包积液。

2. **肝硬化** 慢性心包炎易被误诊为肝硬化,约占误诊病例总数的 10%~56.4%。两者均有肝大、肝功能损害、腹水等,但肝硬化病人超声心动图无心包改变。

【治疗】

1. **治疗方法包括药物保守治疗和心包剥离术** 药物保守治疗适应于短暂性缩窄性心包炎及手术风险高或存在手术禁忌证的患者,药物保守治疗虽可改善患者症状,但也可能延误手术时机,对无手术禁忌证的患者,确诊后应尽早行心包剥离术。

2. **病因治疗** 同急性心包炎。

3. **对症治疗** 同急性心包炎。

(彭 华)

参考文献

[1] 江楠,秦俭. 复发性心包炎诊治进展[J]. 心血管病学进展,2017,38(5):578-581.

[2] ROODPEYMA S,SADEGHIAN N. Acute pericarditis in childhood. a 10-year experience [J]. Pediatr Cardiol,2000,21(4):363-367.

[3] 黄玉雯,张青,严高武,等. 缩窄性心包炎的影像学诊断现状及进展[J]. 临床超声医学杂志,2017(10):685-688.

[4] ZIPES DP,LIBBY P,BONOW R,et al. Braunwald's heart disease,a textbook of cardiovascular medicine [M]. 9th ed. Pennsylvania:Elsevier Saunders,2011:1651-1671.

[5] 曹林生,廖玉华. 心脏病学[M]. 3 版. 北京:人民卫生出版社,2010:876-881.

[6] 杨思源. 小儿心脏病学[M]. 4 版. 北京:人民卫生出版社,2012:515-522.

第六章　风湿性心脏病

【概述】

风湿性心脏病(rheumatic heart disease),又称慢性风湿性心脏瓣膜病,是风湿热反复发作造成的心脏损害,是全球儿童及青少年最常见的获得性心脏疾病之一。急性期表现为风湿性心脏炎,病程较久者,因炎症本身及修复过程中纤维化导致瓣膜或腱索发生瘢痕挛缩而造成器质性瓣膜损害,导致瓣膜口狭窄和关闭不全,继而引起心脏扩大、心力衰竭和心律失常。二尖瓣最常受累,约占瓣膜病的3/4,其次为主动脉瓣,约占1/4,三尖瓣及肺动脉瓣很少受累,且一般不会单独受累。风湿性心脏病是A族溶血性链球菌感染后发生的自身免疫性疾病,包括临床或亚临床急性风湿热时的心包炎和瓣膜炎,反复链球菌感染以及反复风湿热发作时,风湿性心脏病的发生率明显增加。一般认为本病的发生与三个因素的相互作用有关:①A族β溶血性链球菌致病的抗原性——链球菌M蛋白与人体组织特别是心肌组织的抗原有交叉免疫反应;②易感组织器官的特性及免疫机制——通过对急性风湿热患者瓣膜表面内皮细胞的研究发现,除了抗体和补体触发炎症之外,还发现T淋巴细胞通过活化瓣膜表面的内皮细胞浸润,在组织内参与了炎症反应,T淋巴细胞介导的细胞免疫可能是一种慢性、长期的免疫反应,因此部分患者即使在正规的二级预防下,仍不能阻止疾病的进展;③宿主的遗传易感性——以往的研究发现,即使是较严重的A族链球菌感染流行,也仅有1%~3%未治疗的A族链球菌感染咽炎患者患病,提示存在宿主易感性。

【诊断】

根据病史、临床表现及辅助检查即可做出诊断。风湿性心脏病患儿多有风湿热病史,部分呈隐匿经过。在诊断过程中,要注意评判是否伴发风湿活动。注意发现并发症,如心力衰竭、感染性心内膜炎、心律失常、栓塞等。

1. **病史**　发病前1~5周有咽炎、扁桃体炎、感冒等短期发热或猩红热的病史,可有乏力、疲倦、食欲减退、关节炎、舞蹈病、皮下结节等。

2. **临床表现**　早期症状往往是运动性呼吸困难,并逐渐恶化,出现心力衰竭表现,由于多数病情进展缓慢,可能有部分病人是在再发急性风湿热时被诊断;部分病人追溯不到急性风湿热病史,在出现急性心力衰竭、房性心律失常、栓塞性事件、感染性心内膜炎等并发症时首次被诊断。本病通常易影响左心瓣膜,以二尖瓣病变最为常见,约2%的病例为孤立性主动脉瓣病变。不同的瓣膜病变,临床表现略有差异。

(1) 二尖瓣关闭不全:是儿童期风湿性心脏病最常见的瓣膜病。病理改变为瓣膜纤维化、钙化;腱索变粗、粘连、缩短,致瓣膜不能密闭;二尖瓣环扩大,致二尖瓣关闭不全。轻度时血流动力学改变不明显,中重度时造成大量反流,左心负荷增加,出现左心衰竭表现。

1) 症状:轻度时无症状,中重度时出现疲倦、乏力,病情进展出现左心衰竭表现,如端坐呼吸、咳粉红色泡沫痰,进一步加重出现全心衰竭表现,如水肿、胸腔积液、腹水等。

2) 体征:心前区隆起,心尖搏动弥散,可触及收缩期震颤,心界向左下扩大,第一心音降低,第二心音亢进且明显分裂,可闻及第三心音。心尖区闻及3/6级全收缩期粗糙的吹风样杂音,向左腋部及背部、肩胛下传导,左心室扩大者产生二尖瓣相对狭窄,心尖部可闻及舒张中期杂音。发生心力衰竭时,四肢湿冷,肺部可闻及湿啰音、心率快、血压低,右心衰竭时可出现肝大、腹胀、水肿等。

3) 辅助检查

A. 心电图:轻者心电图正常,较重者可表现为左心房增大、左心室肥厚伴心肌劳损,易合并房性心律失常;当出现肺动脉高压后,可有右心室肥厚。

B. 胸部X线检查:轻者可无明显异常。较重者以左心房、左心室增大为主要表现,合并左心功能不全时,可出现肺淤血和肺间质水肿。当合并肺动脉高压时,肺动脉段突出、右心室增大。急性二尖瓣关闭不全患儿的左心房、左心室增大不明显,但肺淤血和肺间质水肿十分明显。

C. 超声心动图:可以了解二尖瓣环和二尖瓣叶的形态学特征,二尖瓣反流严重程度以及瓣叶和其瓣下结构的病变程度、性质。测量心脏大小、监测心脏功能和血流动力学改变。

(2) 二尖瓣狭窄:二尖瓣叶交界处粘连,瓣膜本身增厚、钙化,腱索和乳头肌粘连、挛缩和融合,使二尖瓣开放受限,导致血液从左心房到左心室受阻,从而产生一系列血流动力学改变。病变往往需要多年才能形成明显的狭窄而出现症状,所以单纯的风湿性二尖瓣狭窄在儿童期少见。

1) 症状:由于瓣膜口狭窄的程度、病情进展的速度及代偿的差异,临床表现可有很大差别。主要表现为呼吸急促、呼吸困难、咯血、咳嗽、反复呼吸道感染、生长发育迟缓、昏厥和心力衰竭等。

2) 体征:第一心音亢进,心尖部及胸骨左缘第 4 肋间可闻及开瓣音,心尖部舒张期隆隆样杂音,随着二尖瓣口狭窄加重,肺动脉瓣区第二心音亢进。可出现面颊发红(二尖瓣面容)、口唇发绀。当发生肺淤血和肺水肿时,肺部可闻及湿啰音,出现右心衰竭时则有肝大、腹胀、水肿等。

3) 辅助检查

A. 心电图:轻者心电图正常,中重度者为双峰 P 波,早期即可出现房性期前收缩,合并肺动脉高压时,出现右心室肥大心电图表现。

B. 胸部 X 线检查:轻者可无明显异常。中重度者,可见左心房增大,肺动脉段突出,左支气管抬高,右心室增大,心影呈梨形,主动脉缩小,肺淤血表现。

C. 超声心动图:可以显示二尖瓣狭窄的程度,瓣膜的厚度、活动度,瓣口面积、压差,可见左心房及右心室增大、肺动脉增宽,左心室正常甚至缩小。

(3) 主动脉瓣关闭不全:根据起病情况可分为急性主动脉瓣关闭不全和慢性主动脉瓣关闭不全,前者主要见于急性风湿热。急性主动脉瓣关闭不全患儿的心室射血能力和心室腔容量都正常,主动脉瓣突然出现关闭不全,左心室容量负荷加大,但是左心室不能迅速扩张以增加顺应性,同时壁层心包也限制了心室腔的舒张,左心室舒张末期的压力超过左心房平均压,使二尖瓣提前关闭以减少血流进入左心室,左心房压力上升,进一步加重肺静脉淤血,患儿气促明显,极易诱发左心衰竭、急性肺水肿。慢性主动脉瓣关闭不全导致左心室前、后负荷增加,心肌耗氧量增加;主动脉瓣大量反流导致主动脉舒张压降低及左室壁张力升高使冠状动脉有效灌注不足,心肌供血相对不足。左心室既扩张又肥厚,心肌供血不足,随病情进展,左心室收缩功能减退。

1)症状:急性主动脉瓣关闭不全的患儿起病急,出现急性肺水肿、左心衰竭的症状,表现为呼吸困难、不能平卧、心悸、气短、咳嗽,出现端坐呼吸、夜间阵发性呼吸困难,患儿常有焦虑不安、皮肤苍白、四肢湿冷、心率增快、低血压,严重者可有大汗淋漓、发绀、极度呼吸困难,咳粉红色泡沫痰等。轻中度慢性主动脉瓣关闭不全可无症状,心悸、心绞痛是最早期的症状,心绞痛往往发生在休息时。病情逐渐进展,出现左心衰竭,发展到后期出现右心衰竭。

2)体征:周围血管征、水冲脉、毛细血管搏动征、股动脉枪击音。主动脉瓣第二听诊区即胸骨左缘第3、4肋间闻及叹气样或泼水样、高频的舒张期杂音,呈递减型。轻度主动脉瓣关闭不全的舒张期杂音不易听清,年龄较大的患儿可让其取坐位,身体稍前倾并于呼气末屏气时较易听到。严重主动脉瓣关闭不全时,可在心尖区闻及舒张早期隆隆样杂音,此即 Austin-Flint 杂音,这是由于经主动脉瓣反流的血液与二尖瓣口的前向血流相互冲击,造成二尖瓣前瓣的快速震动而引起的。

3)辅助检查

A. 心电图:轻者心电图正常,中重度者表现为左心室肥大的心电图特征,随病情进展,可出现房室传导阻滞及心室内传导阻滞。

B. 胸部 X 线检查:心界向左下扩大,心胸比例增大,升主动脉扩张,呈"靴形心"。

C. 超声心动图:能够诊断主动脉瓣叶、瓣环、主动脉根部及升主动脉的解剖学变化。评价各房室腔的大小和功能,监测血流动力学变化。

（4）主动脉瓣狭窄：主动脉瓣叶纤维化、僵硬、瘢痕挛缩、瓣膜结合部粘连，引起瓣口狭窄，后期不同程度钙化，往往出现在风湿热反复发展多年之后，多合并主动脉瓣关闭不全。主动脉瓣狭窄导致左室流出道梗阻，左心室肥厚和扩大，以向心性肥厚为主。

1）症状：与狭窄程度密切相关。中重度狭窄，可出现发育延迟、易疲劳、活动后气促、胸痛、心绞痛甚至晕厥。

2）体征：主动脉瓣听诊区可闻及喷射性收缩期杂音，向右锁骨上窝和胸骨上窝传导，伴有收缩期喀喇音，可触及收缩期震颤。

3）辅助检查：心电图表现出左心室肥大的特征；超声心动图可以显示瓣口狭窄的程度、瓣膜的厚度和活动度、升主动脉的狭窄后扩张、室壁的厚度、心室腔的大小和心功能状态。

（5）三尖瓣病变：在儿童极少见，往往合并二尖瓣和主动脉瓣损害。轻者可无任何症状，且可以长时间耐受；重者常有疲乏、头晕等心输出量降低的症状，还有颈静脉怒张、肝大、腹水、双下肢严重水肿等体循环淤血的表现。三尖瓣反流可于胸骨左缘第 4 肋间闻及收缩期杂音，三尖瓣狭窄可于胸骨左缘第 4 肋间闻及舒张期杂音。

3. 实验室检查

（1）一般检查：血常规可有轻度贫血、白细胞升高、血沉加快、C 反应蛋白升高，约半数患者伴有免疫球蛋白（IgM、IgG）升高，循环免疫复合物升高和补体 C3 降低，均缺乏特异性。肿瘤坏死因子 α（TNF-α）、血清白细胞介素-2（IL-2）受体参与急性风湿热的发病过程，在急性风湿热活动期显著增高，治疗后明显下降，并且静止期其血清浓度较健康受试者增高，有望成为监测风湿活动和观察药物疗效的指标。

（2）链球菌感染的证据

1）咽拭子培养：培养出 A 族 β 溶血性链球菌。因风湿热临床表现滞后于链球菌感染期，特别是在抗生素药物治疗后，咽拭子培养可呈阴性。

2）其他免疫学检测

A. 血清抗链球菌溶血素 O（antistreptolysin O，ASO）滴度增高。在溶血性链球菌感染后 2 周左右，血清中出现 ASO，以后逐渐升高，

3~5 周达到高峰,而后缓慢下降,6~12 个月逐渐降至感染前水平。

　　B. 抗链球菌抗体:抗透明质酸酶抗体、抗脱氧核糖核酸酶 B 抗体、抗链球菌激酶抗体、抗链球菌酯酶抗体。上述抗体在链球菌感染后 1 周升高,可维持数月。结合多种抗体检测,可将链球菌感染的检出率提高至 95%。

　　C. 免疫荧光技术检测:B 细胞标志物 D8/17 除用于诊断外,还能有效识别高危人群。

　　4. **诊断标准**　风湿热临床表现多种多样,迄今尚无特异性的诊断方法,临床上沿用美国心脏协会 1992 年修订的 Jones 诊断标准(表 6-1),主要依靠临床表现,辅以实验室检查。

表 6-1　修订的 Jones 诊断标准

主要表现	次要表现	链球菌感染证据
1. 心脏炎	1. 临床表现	1. 近期患过猩红热
(1) 杂音	(1) 既往风湿热病史	2. 咽培养溶血性链球菌阳性
(2) 心脏增大	(2) 关节痛 [a]	3. 抗链球菌溶血素 O 或风湿热抗链球菌抗体增高
(3) 心包炎	(3) 发热	
(4) 充血性心力衰竭		
2. 多发性关节炎	2. 实验室检查	
3. 舞蹈病	(1) 血沉增快,C 反应蛋白升高,白细胞升高,贫血	
4. 环形红斑	(2) 心电图 [b]:PR 间期延长,QT 间期延长	
5. 皮下结节		

注:[a] 如关节炎已列为主要表现,则关节痛不能作为 1 项次要表现;[b] 如心脏炎已列为主要表现,则心电图不能作为 1 项次要表现。

　　如有前驱的链球菌感染证据,并有 2 项主要表现或 1 项主要表现加 2 项次要表现者,高度提示可能为急性风湿热。但对以下 3 种情况,又找不到风湿热病因者,可不必严格遵循上述诊断标准,即:①以舞蹈病为唯一临床表现者;②隐匿发病或缓慢发生的心脏炎;③有风湿热病史或现患风湿性心脏病,当再感染 A 族链球菌时,风湿热有高度复发危险者。

2002—2003 年世界卫生组织(WHO)在 1965 年及 1984 年诊断标准的基础上进行了修订(表 6-2)。新标准最大的特点是按照风湿热的不同分类分别提出诊断标准,有关主要和次要临床表现,仍沿用过去标准的内容,明确规定链球菌感染的前驱期为 45 天,并增加了猩红热作为链球菌感染的证据。

表 6-2　2002—2003 年 WHO 的风湿热和风湿性心脏病诊断标准

分类	诊断标准
初发风湿热 [a]	2 项主要表现或 1 项主要及 2 项次要表现加上前驱的 A 族链球菌感染证据
复发性风湿热,不患有风湿性心脏病 [b]	2 项主要表现或 1 项主要及 2 项次要表现加上前驱的 A 族链球菌感染证据
复发性风湿热,患有风湿性心脏病	2 项次要表现加上前驱的 A 族链球菌感染证据 [c]
风湿性舞蹈病、隐匿发病的风湿性心脏炎 [b]	可不需要风湿热主要表现或 A 族链球菌感染证据
慢性风湿性心瓣膜病(患者第一时间表现为单纯二尖瓣狭窄或复合性二尖瓣病和/或主动脉瓣病) [d]	不需要风湿热任何标准即可诊断风湿性心脏病

注: [a] 患者可能有多关节炎(或仅有多关节痛或单关节炎)以及有数项(3 个或 3 个以上)次要表现,联合有近期 A 族链球菌感染证据。 [b] 排除感染性心内膜炎。 [c] 有些复发性病例可能不满足这些标准。 [d] 排除先天性心脏病。

2015 年美国心脏协会再次修订 Jones 标准(表 6-3),新标准提出 2 套方案,分为高/低风险人群,避免过度诊断低风险人群、漏诊高风险人群。该分类标准中,将学龄期儿童(5~14 岁)急性风湿热年发病率≤2/10 万或风湿性心脏病综合患病率≤0.1% 定义为低风险人群儿童;不能明确是否来自低风险人群,则定义为中/高风险人群。目前该诊断标准在国内尚未广泛采用,诊断为非典型风湿热患者时可以参考。当临床症状与超声心动图所见不符时,建议完善负荷超声心动图。对于计划手术干预的患者,建议完善经食管超声心动图。

表 6-3 2015 年修订的 Jones 诊断标准

	低风险人群	中/高风险人群
主要表现	心脏炎 关节炎(多发) 舞蹈病 环形红斑 皮下结节	心脏炎 关节炎(单关节炎/多关节痛) 舞蹈病 环形红斑 皮下结节
次要表现	多关节痛 发热(≥38.5℃) 血沉≥60mm/h 或 C 反应蛋白≥3.0mg/dl PR 间期延长	多关节痛 发热(≥38.0℃) 血沉≥30mm/h 或 C 反应蛋白≥3.0mg/dl PR 间期延长
前驱链球菌感染相关证据		
初发风湿热	2 项主要表现,1 项主要表现+2 项次要表现	
复发风湿热	2 项主要表现,1 项主要表现+2 项次要表现,3 项次要表现	

注:中/高风险人群应排除其他原因所致多关节痛;血沉取峰值;PR 间期延长需除外心脏炎作为主要标准时。

【鉴别诊断】

风湿性心脏病应与以下几种疾病鉴别。

1. 以杂音为主要表现者要与腱索断裂、心房黏液瘤、先天性心脏病、二尖瓣脱垂、儿童期生理性杂音鉴别。结合相关病史及超声心动图即可鉴别。

2. 以心脏扩大、心力衰竭为主要表现者要与感染性心肌炎、感染性心内膜炎、扩张型心肌病、心包炎相鉴别。结合病史及相关病原学检查可鉴别。

【治疗】

1. 一般治疗 慢性心脏瓣膜病轻者可不必严格限制活动,中重度者需严格限制活动,避免剧烈活动诱发的心力衰竭、心绞痛以及晕厥。饮食方面,除高热量膳食外,应给予足够的蛋白质、糖类及维生素C。有心力衰竭者需适当限制盐及水分的摄入,少量多餐。

2. **抗生素治疗**　只要合并有活动性风湿热,不论有无明显的咽炎或扁桃体炎,咽拭子培养是否阳性,均应进行抗 A 族溶血性链球菌治疗,目的是减轻超免疫反应发作的严重程度。首选青霉素治疗,《诸福棠实用儿科学》建议:①青霉素 40 万 U,每日 2 次,连续肌内注射 10~14 天,使用前皮试;②或一次肌内注射长效青霉素 120 万 U;③青霉素过敏者选用非广谱头孢菌素或克林霉素,青霉素严重过敏者首选克林霉素,连用 10 天。

首都儿科研究所附属儿童医院心血管内科使用青霉素静脉滴注:按体重每日 5 万~20 万 U/kg,分 2~4 次给药,在改善临床症状及清除链球菌感染方面,均取得了较好的临床效果。

关于长效青霉素的选择,近年来公认的是苄星青霉素:体重 <27kg 者,注射 60 万 U;>27kg 者注射 120 万 U,每 14~21 天 1 次,可酌情应用 2~3 次,使用前皮试。

3. **抗风湿治疗**　合并活动性风湿热需抗风湿治疗。首次发作时抗风湿治疗疗程为 6~12 周或更长。

(1) 泼尼松:用量为 2mg/(kg·d),每日总量不超过 60mg,分 3~4 次口服。直至炎症控制后,心率、血沉、C 反应蛋白、心电图均正常。通常 4 周或以上才逐渐减量,不宜过快,可每 5 天减 1 次,每次 5mg,至 12 周完全停药,减量至最后 2~4 周时,可同时加服阿司匹林,停激素后,阿司匹林继续口服 2~3 周,时间长短视病情而定。严重心脏炎者可用甲泼尼龙冲击 10~30mg/(kg·d),共 1~3 次。

(2) 阿司匹林:80~100mg/(kg·d),最大量 3g/d,分 3 次口服。少数病例需增加到 120mg/(kg·d),每 6 小时 1 次,分 4 次口服。监测阿司匹林血药浓度,使其保持在 20~25mg/dl,避免中毒反应。用药 2 周左右减为原量的 3/4,继续用药 2 周,以后逐渐减量,当患儿体温下降,关节症状消失,血沉、C 反应蛋白及白细胞下降至正常方可停药。用药过程中应监测凝血功能、胃肠道反应和肝功能。当出现耳鸣、听力障碍时应减量。发生酸中毒及精神症状时应停药。

4. **抗心力衰竭治疗**

(1) 镇静吸氧、卧床休息、限盐、限液体量及输液速度。

（2）强心治疗:使用地高辛负荷剂量后给予维持量,疗效较好。动态监测地高辛血药浓度,药物浓度为 1.5~2ng/ml 具有治疗效果。

（3）利尿:降低心脏前负荷,缓解心衰症状,可采用呋塞米和螺内酯,注意监测电解质。

（4）扩血管:如口服血管紧张素转换酶抑制剂,主要降低心脏后负荷,有助于提高心输出量、降低心肌耗氧,当二尖瓣及主动脉瓣关闭不全时尤其适用。注意在纠正低血容量状态后方可用药,用药过程中动态监测血压。

5. 心律失常的药物治疗　根据病情选择胺碘酮、洋地黄、β 受体阻滞剂等。合并慢性心房颤动者,宜长期口服小剂量阿司匹林以抗血小板聚集。

6. 扁桃体摘除　如有慢性扁桃体炎,于风湿热控制后可摘除扁桃体,需在术前 2~3 天及术后 1~2 周注射青霉素,以防止发生感染性心内膜炎。在拔牙前后也应如此治疗。

7. 外科治疗　在心瓣膜严重损害时,可做瓣膜成形术或置换术,恢复瓣膜的正常功能,逆转危重患儿的临床表现。但儿童期患儿处于生长发育阶段,日后由于所置换瓣膜的相对狭窄,会再次换瓣,可尽量推迟到 10 岁以后。此外,术后需坚持抗凝治疗以及预防感染等。

二尖瓣置换适应证:

（1）心功能Ⅲ~Ⅳ级。

（2）血栓栓塞发生 2 次以上。

（3）左心房大,有心房颤动、房壁钙化。

（4）进展性肺动脉高压,病情逐渐恶化。

主动脉瓣置换适应证:

（1）主动脉瓣病变导致明显冠状动脉供血不足、晕厥或心力衰竭。

（2）如患儿各项客观检查指标均为阳性,并有心肌缺血症状,可放宽手术指征。

8. 预防　控制 A 族溶血性链球菌感染及流行是预防急性风湿热/风湿性心脏病的关键,分为一级预防和二级预防。

（1）一级预防:指急性风湿热发生之前的预防,一旦确诊为 A 族溶血性链球菌感染咽炎,首选青霉素,用药 10 天,或肌内注射苄星青霉素 1 次,用药前皮试。对青霉素过敏者,可选用非广谱头孢菌素、红霉素、罗红霉素、克林霉素,连用 10 天。

(2) 二级预防:指发生过急性风湿热的预防,目的是预防风湿热复发或继发风湿性心脏病。目前建议根据不同的严重程度分级预防管理:

1) 没有涉及心脏损害的病例,预防持续到距最后一次急性风湿热发作至少 5 年或持续到 21 岁为止。

2) 有心脏炎但无残留心脏瓣膜损害者,则预防至少持续到距最后一次急性风湿热发作 10 年或到成年。

3) 有心脏炎合并残留心脏瓣膜损害者,预防至少到距最后一次发作 10 年并持续到 40 岁,有时需终身预防。即使瓣膜外科手术后,包括人工瓣膜替换术、瓣膜整形术、瓣膜闭式分离术和经皮球囊瓣膜成形术后,均应长期预防。

目前美国心脏协会风湿性心脏病防治指南推荐的首选药物是苄星青霉素,对预防高危人群急性风湿热复发特别有效,用药后风湿热复发率仅有 0.4%。体重 <20kg 者肌内注射 60 万 U;体重≥20kg 者,肌内注射 120 万 U,每 4 周 1 次,注射前皮试。在急性风湿热高发区,高危人群合并风湿性心脏病者,宜每 3 周注射 1 次。

口服药物适用于急性风湿热低危人群,风湿性心脏炎超过 5 年无急性风湿热复发者,或风湿性心脏病已 5 年无风湿热的病例。口服药物预防的效果不及注射法,复发率为 3%~5%。常用药物为青霉素 V,对青霉素过敏者,可选用非广谱头孢菌素、红霉素、罗红霉素、克林霉素、阿奇霉素。近年来对 A 族溶血性链球菌耐药性调查的研究发现,大环内酯类抗生素耐药性较高,但对于青霉素及头孢菌素类仍保持高度敏感。

目前迫切需要更多的数据更新急性风湿热/风湿性心脏病的二级预防指南,澳大利亚 2020 年急性风湿热/风湿性心脏病防治指南发布急性风湿热/风湿性心脏病的二级预防推荐(表 6-4),依据急性风湿热/风湿性心脏病严重程度分级,给出明确的二级预防策略。

表 6-4　急性风湿热/风湿性心脏病的二级预防策略

诊断	定义	持续时间	停止条件	监测心脏超声时间
可能急性风湿热（不合并心脏炎）	急性风湿热证据不全且心电图和心脏超声正常	12 个月	12 个月内无无急性风湿热表现；心脏超声正常	1 年
极可能为急性风湿热	心脏超声正常，但高度怀疑急性风湿热	至少 5 年	5 年内没有急性风湿热表现且心脏超声正常	1 年、3 年、5 年
急性风湿热（无心脏炎）	病程中心电图和心脏超声正常	至少 5 年	5 年内没有急性风湿热表现且心脏超声正常	1 年、3 年、5 年
风湿热（合并心脏病变）	心脏超声有心脏炎或风湿性心脏病表现，或心电图可见房室传导异常	根据风湿性心脏病严重程度		
界限性风湿性心脏病（≤20 岁）	无急性风湿病史，心脏超声可见界限性风湿性心脏病	通常不推荐		1 年、3 年、5 年
轻度风湿性心脏病	心脏超声：单个瓣膜轻度的关闭不全或狭窄，或心电图可见房室传导异常	有急性风湿热病史：至少 10 年；无急性风湿热病史：至少 5 年	10 年内没有急性风湿热表现，风湿性心脏病无进展；2 年内心脏超声无进展	1 年、3 年、5 年

续表

诊断	定义	持续时间	停止条件	监测心脏超声时间
中度风湿性心脏病	心脏超声：单个瓣膜中度关闭不全或狭窄，或单/多个瓣膜轻度关闭不全和/或狭窄	有急性风湿热病史：至少10年；无急性风湿热病史：至少5年	10年内没有急性风湿热表现；2年内心脏超声无进展	每隔12个月
严重风湿性心脏病	心脏超声：任一瓣膜严重关闭不全或严重狭窄，或合并单个或多个瓣膜中度关闭不全和/或中度狭窄	有急性风湿热病史：至少10年；无急性风湿热病史：至少5年	3年内动态监测心脏超声无进展	每隔6个月

　　(3) 疫苗接种:A 族溶血性链球菌疫苗是预防和治疗疾病最有效的方法。然而细菌血清型众多,且可能与人体正常组织发生交叉反应,给疫苗的研发带来巨大的挑战,至今尚未有疫苗批准上市。但随着在研项目的不断增加,A 族溶血性链球菌疫苗的研制有望最终获得成功。而且由于免疫原性和安全性均良好,小分子黏膜疫苗正成为研究热点,但其作用机制还有待进一步深入研究。

　　➢ 附:风湿性心脏病诊治流程图

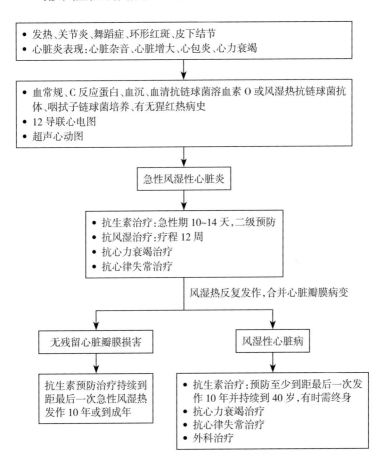

（张明明）

参考文献

[1] 中华医学会湿病学分会.风湿热诊断和治疗指南[J].中华风湿病学杂志 2011,15(7):483-486.

[2] 杨慧敏,李志军.风湿热的诊断与治疗[J].中华全科医学,2020,18(11): 1801-1802.

[3] 杨思源,陈树宝.小儿心脏病学[M].4版.北京:人民卫生出版社,2012: 533-544.

[4] 胡亚美,江载芳,申昆玲,等.诸福棠实用儿科学[M].8版.北京:人民卫生出版社,2015:732-740.

[5] ZÜHLKE LJ,BEATON A,ENGEL ME,et al. Group A Streptococcus,acute rheumatic fever and rheumatic heart disease:Epidemiology and clinical considerations [J]. Curr Treat Options Cardiovasc Med,2017,19(2):15.

[6] GEWITZ MH,BALTIMORE RS,TANI LY,et al. American Heart Association Committee on rheumatic fever,endocarditis,and Kawasaki disease of the council on cardiovascular disease in the young. Revision of the Jones Criteria for the diagnosis of acute rheumatic fever in the era of Doppler echocardiography:a scientific statement from the American Heart Association [J]. Circulation,2015,131(20):1806-18.

[7] KUMAR RK,ANTUNES MJ,BEATON A,et al. American Heart Association Council on lifelong congenital heart disease and heart health in the young; council on cardiovascular and stroke nursing;and council on clinical cardiology. contemporary diagnosis and management of rheumatic heart disease:Implications for closing the gap:a scientific statement from the American Heart Association [J]. Circulation,2020,142(20):e337-e357.

[8] RALPH AP,NOONAN S,WADE V,et al. The 2020 Australian guideline for prevention,diagnosis and management of acute rheumatic fever and rheumatic heart disease [J]. Med J Aust,2021,214(5):220-227.

[9] ARVIND B,RAMAKRISHNAN S. Rheumatic fever and rheumatic heart

disease in children ［J］. Indian J Pediatr,2020,87(4):305-311.

［10］ VAN DRIEL ML,DE SUTTER AI,THORNING S,et al. Different antibiotic treatments for group A streptococcal pharyngitis ［J］.Cochrane Database Syst Rev,2021,3(3):CD004406.

第七章　川崎病冠状动脉病变

【概述】

川崎病（Kawasaki disease）又称皮肤黏膜淋巴结综合征，于1967年由日本 Kawasaki 医师首次报道，目前已成为儿童时期最常见的获得性心血管疾病之一。川崎病好发于5岁以下儿童，其主要病理特征为全身性中小血管炎，可引起冠状动脉扩张、动脉瘤形成、狭窄或闭塞等。在未经治疗的病例中，冠状动脉病变（coronary artery lesions，CAL）的发生率为18.6%~26.0%，冠状动脉瘤为3.1%~5.2%。冠状动脉病变是儿童时期缺血性心脏病的主要原因，可导致心肌梗死、甚至猝死，是影响川崎病患儿预后最重要的因素。

川崎病病因尚不完全清楚，可能与感染、免疫反应异常有关。许多研究证实炎症因子所介导的血管内皮损伤和损伤后的修复失衡是导致川崎病血管病变发生发展的中心环节；血管病变可能受到甘露糖结合凝集素（mannose-binding lectin，MBL）以及巨噬细胞 *MCP-1*、*CCR2* 和 *iNOS* 基因表达的调控，并与血清高敏 C 反应蛋白、C 反应蛋白升高和 TNF-α 基因多态性、循环内皮祖细胞数量降低、血清氧化应激增加相关。许多研究发现，下列因素是川崎病冠状动脉病变发生的危险因素：①年龄 <1 岁或 >6 岁；②男性；③热程 >10 天，或有双峰热；④复发；⑤血沉 >100mm/h；⑥C 反应蛋白 >40mg/L；⑦急性期外周血中性粒细胞比例 >68%；⑧亚急性期血小板计数 >900×10^9/L，或急性期血小板计数 <35×10^9/L；⑨凝血功能异常；⑩血红蛋白 <100g/L，血细胞比容（HCT）<0.325；⑪低蛋白血症（白蛋白 <30g/L）；⑫血钠 <135mmol/L。

【诊断】

川崎病的诊断请参见我国学者 2022 年发表在《中华儿科杂志》上的《川崎病诊断和急性期治疗专家共识》。

1. 川崎病冠状动脉病变的类型和风险分级 川崎病并发冠状动脉病变(CAL)的主要形式为冠状动脉扩张或动脉瘤形成,可分为小型、中型和巨大冠状动脉瘤(表 7-1)。长期以来,临床上判断 CAL 的主要依据是冠状动脉内径的绝对值,其优点是数值直观、测量简便,但由于受到患儿年龄和体重的影响,故有一定局限性。近年来,经体表面积校正的 Z 值被认为可以更好地判断 CAL 的严重程度。日本 Kobayashi 及加拿大 Dallaire 建立的两个 Z 值计算系统是目前使用较为方便的系统。对于远端没有 Z 值的冠状动脉,冠状动脉扩张标准可以采用管腔内径大于邻近冠状动脉内径的 1.5 倍。鉴于我国尚未建立相关标准,Z 值的应用也未形成共识,故在判断冠状动脉瘤的大小时,建议采用综合指标。

表 7-1 川崎病冠状动脉瘤的类型

冠状动脉病变类型	判断标准	内径/邻近段比值 （年龄≥5 岁）	Z 值
小型冠状动脉瘤或冠状动脉扩张	冠状动脉内径≤4mm	≤1.5	2~<5
中型冠状动脉瘤	4mm<冠状动脉内径<8mm	1.5~4.0	5~<10
巨大冠状动脉瘤	冠状动脉内径≥8mm	≥4	≥10

为便于采取个体化的临床处理和随访管理,近年来普遍根据 CAL 的程度、解剖异常形态,结合是否存在心肌缺血,进行临床风险分级(表 7-2)。

2. 川崎病冠状动脉病变的诊断方法

(1)心电图:包括常规心电图、运动平板试验及 24 小时动态心电图,可见到与缺血或梗死部位相对应的 ST-T 改变及异常 Q 波。运动平板试验需 4~6 岁以上儿童才能完成,有助于发现心肌缺血。如果

表 7-2 川崎病冠状动脉病变的风险分级

风险级别	判断标准
Ⅰ级	任何时期冠状动脉均未受累（Z 值 <2）
Ⅱ级	急性期冠状动脉有轻度扩张，在病程 30 天内恢复正常
Ⅲ级	病程 30 天仍有冠状动脉单个小至中型冠状动脉瘤
Ⅲa	小型冠状动脉瘤（2.5≤Z 值 <5）
Ⅲb	中型冠状动脉瘤（5≤Z 值 <10，且内径绝对值 <8mm）
Ⅳ级	巨大冠状动脉瘤（Z 值≥10，或内径绝对值≥8mm），或一支冠状动脉内有多个动脉瘤，未达到Ⅴ级
Ⅴ级	冠状动脉瘤伴冠状动脉狭窄
Ⅴa	不伴心肌缺血
Ⅴb	伴心肌缺血

患儿有胸部疼痛、不适或心悸等，可选择 24 小时动态心电图检查。

（2）胸部 X 线检查：可见到心肌缺血或瓣膜病变而导致的心影扩大。如果胸部 X 线检查见到冠状动脉瘤的钙化，提示可能形成巨大冠状动脉瘤或冠状动脉狭窄，须做多层螺旋 CT 或 MRI 或冠状动脉造影。

（3）超声心动图：二维超声心动图在检测和评估冠状动脉病变方面具有十分重要的价值，可以观察冠状动病变的部位、大小以及动脉瘤内血栓形成，同时还可评估急性期的心包积液、心腔扩大、室间隔和左心室后壁运动幅度减弱等；晚期并发缺血性心脏病时，可观察到心室节段性异常运动、瓣膜反流等。结合组织多普勒显像可评估心肌节段运动异常；结合负荷超声心动图如运动负荷或药物负荷，可以评估冠状动脉血流储备、室壁运动情况等。

（4）血管内超声（IVUS）：IVUS 可评估内膜增生的严重程度、是否存在血栓或钙化及管腔狭窄的严重程度，其灵敏度优于冠状动脉造影。

（5）核素心肌显像：应力性心肌单光子发射计算机断层扫描（SPECT）可观察 CAL 引起的心肌缺血或灌注不足。通常使用锝（Tc）

标记的心肌灌注剂甲基异腈类化合物(^{99m}Tc-MIBI),可同时进行运动或药物负荷心肌灌注显像(myocardial perfusion imaging,MPI),评估心肌缺血是否为可逆性。国内应用较广泛的是 ATP 负荷 MPI。另外,PET 可定量评估心肌的血流储备,可以更精确地评估梗死心肌的存活度。

(6) 多排螺旋 CT(MDCT)、磁共振冠状动脉造影(MRCA)和心脏磁共振成像(CMRI):MDCT 获得的冠状动脉图像较清晰,但有一定程度的 X 线暴露。建议应用 64 排以上的 MDCT,X 线暴露剂量相对较小。MRCA 检查所需时间较长,尤其对婴儿和年幼儿童镇静要求较高,图像获取技术难度较大,对狭窄检测的阳性率亦比 MDCT 低,但对评估钙化引起的局限性狭窄效果较好。CMRI 可进行解剖成像和负荷技术,观察川崎病患儿冠状动脉解剖、心肌炎症、心肌纤维化及可诱导灌注缺损,是一种具有较大临床应用前景的方法。

(7) 心导管检查和冠状动脉造影(CAG):目前心导管检查和冠状动脉造影仍然为诊断冠状动脉病变的金标准。对巨大冠状动脉瘤,或中型冠状动脉瘤累及一支以上冠状动脉的患儿,建议于恢复早期首次行冠状动脉造影,详细评估冠状动脉病变的形态和程度,确定治疗和随访方案。随访时根据情况行 MDCT 或 MRCA 检查,必要时再行冠状动脉造影。如果在随访过程中有心肌缺血的证据,建议行冠状动脉造影检查,以确定是否有血栓形成或局限性狭窄甚至闭塞。

【鉴别诊断】

诊断川崎病冠状动脉病变时应注意与下列疾病鉴别。

1. **结节性多动脉炎**　结节性多动脉炎(polyarteritis nodosa)是一种全身性坏死性中小动脉炎,以 9~11 岁为发病高峰年龄。病变呈节段性分布,常发生于肾、心、消化道和皮肤,受累血管可发生动脉瘤、血栓形成或狭窄,婴儿以冠状动脉病变最显著,可发生心肌梗死和心包炎,病变与川崎病较难区别。临床表现因受累血管的不同而各异,典型病例有心、肾、肠、皮肤和外周神经系统受累的相应症状、体征,伴发热、恶心、乏力、体重下降、肌痛、腹痛及关节痛等全身症状。皮疹为本病的重要表现,多位于下肢,亦见于上肢,呈红斑疹、点状或紫斑状出血性皮疹,常伴水肿,偶见溃疡和指/趾坏疽。有时可发现沿浅动脉分布的 5~10mm 有触痛的结节。常有高血压。组织病理学检查是确诊的重要依据。肠道和肾动脉造影显示肠系膜动脉、肾动脉和其他小动脉分叉处有多发性动脉瘤。

2. EB 病毒感染　慢性活动性 EB 病毒感染常有发热、皮疹、肝大、肝损等表现,也可引起冠状动脉扩张,需与川崎病进行鉴别。EB病毒感染引起的冠状动脉病变较少见,多为轻度扩张,多同时累及主动脉瓣及主动脉,结合病史和实验室检查进行综合分析,多可做出鉴别。

3. 先天性冠状动脉畸形　包括左冠状动脉异常起源于肺动脉、先天性冠状动脉瘤和冠状动脉瘘等,均有明确的病理特点,通过规范的超声心动图检查和冠状动脉造影检查可明确诊断。

【治疗】

治疗原则:预防和抑制血栓形成;保证冠状动脉供血;保护心肌。应根据冠状动脉病变风险分级制订个体化的治疗方案(表 7-3)。

表 7-3　基于川崎病冠状动脉病变风险分级的治疗方案

风险级别	治疗方案
I 级	一种抗血小板药物应用至病程 2~3 个月
II 级	一种抗血小板药物应用至病程 3 个月
III 级	
IIIa	一种抗血小板药物至少持续到动脉瘤消退
IIIb	加用另一种抗血小板药物
IV 级	小剂量阿司匹林联合华法林 可考虑给予 β 受体阻滞剂
V 级	
Va	小剂量阿司匹林联合华法林 可考虑给予 β 受体阻滞剂
Vb	PCI 和/或冠状动脉旁路移植术及冠状动脉成形术 阿司匹林联合华法林 β 受体阻滞剂及其他心肌保护药物

1. 药物治疗

(1) 抗血小板药:血小板计数在川崎病急性期可出现轻度降低,但之后逐渐升高,呈血小板高聚集性状态,通常持续 3 个月,偶尔持续 1 年甚至更长。对没有合并冠状动脉病变的病例建议应用小剂量抗血小板药 2~3 个月。如果合并冠状动脉病变,则抗血小板药是基础治疗,应持续服用,并根据风险级别联合其他抗血小板药、抗凝药等,以预防血小板激活引起的血栓形成及缺血性心脏病(表 7-4)。

(2) 抗凝药:冠状动脉急剧扩张并有血栓样回声患者或冠状动脉病变风险分级为Ⅳ级及以上的患儿需要抗血小板和抗凝治疗(表 7-3)。最常用的是小剂量阿司匹林加华法林,维持国际标准化比值(international normalized ratio, INR)在 1.5~2.5;或小剂量阿司匹林加低分子量肝素(low molecular weight heparin, LMWH)。LMWH 起效快速,而且具有抗炎作用,因此在急性期优先选用。如果动脉瘤停止扩张,患儿病情稳定,可以考虑从 LMWH 过渡到华法林长期口服。华法林的起效时间为 3~7 天,因此二者需交叠 3~7 天(表 7-5)。

对于冠状动脉血栓形成风险极高的患儿可采取更积极的治疗方案,如近期因冠状动脉血栓形成导致梗死而需要溶栓治疗者,可使用双联抗血小板和抗凝 3 种药物(即阿司匹林、氯吡格雷和 LMWH)维持一定的时间。由于这种疗法出血的风险更大,故必须根据个体情况充分考虑风险效益比。

抗凝药剂量需参考是否有出血倾向进行调整。儿童的个体差异很大,如果华法林剂量调整难以达到要求的 INR 值,可参考华法林基因检测结果,并注意观察是否存在相关食物、药物(尤其是中药)的影响。用药期间注意观察有无出血,避免碰撞性运动、外伤等。

(3) 溶栓药:川崎病患儿发生急性冠状动脉阻塞可行溶栓治疗,建议在急性心肌梗死发生的 12 小时内尽早用药,超过 12 小时溶栓意义不大。治疗目的为使阻塞的冠状动脉再通、挽救梗死心肌、提高生存率,药物溶栓的再通率为 70%~80%,结合冠状动脉内溶栓再通率可增加 10% 左右。儿科应用溶栓药的临床经验有限,需谨慎使用。可选择药物见表 7-6。

表 7-4 抗血小板药

药物名称	剂量	不良反应	注意事项
水杨酸(阿司匹林)	3~5mg/(kg·d),1 次服用,每次不超过 100mg	出血、皮疹、气道痉挛、肝功能不全、胃肠道溃疡、瑞氏综合征	患流感或水痘,或注射水痘疫苗后 2 周内避免应用,6 周内慎用
双嘧达莫	2~5mg/(kg·d),分 3 次服用	窃血现象,对严重冠状动脉狭窄患者可引起心绞痛	增强内源性前列环素(PGI_2)的作用,与阿司匹林合用能增强其作用,不建议单独应用,尤其是长期应用
氯吡格雷	年龄 <24 个月:0.2~1mg/kg 年龄≥24 个月:1mg/kg 1 次服用	胃肠道症状、乏力、肌肉痛、头痛、皮疹、紫癜、瘙痒	可替代阿司匹林,或与阿司匹林一起作双联抗血小板治疗。但该药国内尚无儿童用药说明,目前使用依据主要是美国及日本川崎病诊疗指南,美国儿童及新生儿药物手册以及我国 5 年来临床应用经验
布洛芬或氟比洛芬	3~5mg/(kg·d),分三次服用	肝功能不全,胃肠道溃疡	氟比洛芬作用优于布洛芬,不良反应较轻;二者剂量相同。该药属于非甾体类抗炎药,参与环氧化酶途径,可干扰阿司匹林的抗血小板作用,故不与阿司匹林同时使用。该药不是川崎病的首选抗血小板药物,通常仅用于不适合阿司匹林的病例

表 7-5　抗凝药

药物名称	剂量	不良反应	注意事项
华法林	0.05~0.12mg/(kg·d);1次服用;3~7天起效	出血,可应用维生素 K_1 中和;其他不良反应包括:气管钙化,脱发,骨密度降低	从小剂量开始,剂量调整期间至少每周测国际标准化比值(INR)至 1.5~2.5;稳定后每 1~2 个月测 INR;年龄与达到预期 INR 的用药剂量成反比,年龄越小,所用剂量越大,小于 12 个月的婴儿剂量可达到 0.33mg/(kg·d);多种食物、药物或疾病会影响华法林作用,故饮食改变、服用药物、疾病时需测 INR
低分子量肝素	(1) 年龄 <12 个月 治疗:300U/(kg·d) 预防:150U/(kg·d) (2) 年龄 ≥12 个月 治疗:200U/(kg·d) 预防:100U/(kg·d) 皮下注射,12 小时 1 次	出血;注射部位瘀伤	调整抗凝因子 Xa 水平至 0.5~1.0U/ml;长期抗凝者需在停药前 3 天加华法林口服

297

表 7-6 溶栓药

药物	用药途径	剂量	备注
组织型纤溶酶原激活剂（tissue plasminogen activator，tPA）	静脉注射	单剂：1.25mg/kg 持续输注：0.1~0.5mg/（kg·h）×6小时，然后重新评估	需同时应用阿司匹林和低剂量肝素[10U/（kg·h）]，监测凝血参数和出血，保持纤维蛋白原 >100mg/dl，tPA 使用结束后，肝素加大至 >50×10⁹/L。动图评估血栓情况。冠状动脉通畅率高于链激酶
链激酶（streptokinase）	静脉注射	单剂：1 000~4 000U/kg，30 分钟以上 持续输注：1 000~1 500U/（kg·h）	出血发生率低，但在既往 6 个月内有链球菌咽炎的患者须严防过敏并发症
尿激酶（urokinase）	静脉注射	单剂：4 400U/kg，10 分钟以上 持续输注：4 400U/（kg·h）	

（4）心肌保护药：可选择性应用钙通道阻滞剂、β受体阻滞剂及硝酸酯类药物扩张冠状动脉和抗心绞痛；对于心肌梗死后左心室功能降低（射血分数≤40%）的患儿，给予血管紧张素转化酶抑制剂或血管紧张素受体拮抗剂可降低死亡率，并减少心脏病事件发生频率。近年来，有研究者建议合并冠状动脉瘤的川崎病患儿可考虑经验性使用低剂量他汀类药物，该类药物对冠状动脉的炎症、内皮功能、氧化应激、血小板聚集、凝血和纤维蛋白溶解具有潜在的多效作用，可能在川崎病冠状动脉病变的长期治疗中发挥作用，目前有关这方面的研究报道和临床经验均很少。

2. 非药物治疗 部分川崎病冠状动脉病变患儿发生缺血性心脏病，药物治疗不能改善缺血表现时，可采取非药物治疗，主要包括经皮冠状动脉介入治疗（percutaneous coronary intervention，PCI）及冠状动脉旁路移植术（coronary artery bypass grafting，CABG）。

（1）经皮冠状动脉介入治疗

1）适应证：①CAG显示冠状动脉明显狭窄（≥75%）且有缺血症状；②CAG显示冠状动脉明显狭窄（≥75%），在日常生活活动中虽无缺血症状，但辅助检查显示有明显缺血表现。PCI仅限于局限性狭窄病变。

2）禁忌证：①冠状动脉开口病变；②多支血管病变、对侧冠状动脉严重狭窄（管腔直径≥75%）或闭塞。然而，如果对侧冠状动脉已行CABG手术，仍可采用PCI治疗。

3）PCI技术：常用的有冠状动脉球囊成形术、支架置入术、旋磨消融术等，儿科经验较少，术后再狭窄发生率及远期效果的资料均有限。PCI术后须继续抗血栓和抗血小板治疗。术后3~6个月需行CAG和/或血管内超声（IVUS）评估治疗效果。

（2）冠状动脉旁路移植术：当冠状动脉狭窄>75%（特别是>90%），同时存在心肌缺血，应考虑CABG。具体包括以下。

1）CAG有下列表现之一：①左冠状动脉主干严重阻塞性病变；②2条及更多血管的严重阻塞性病变；③左前降支近端严重阻塞性病变；④侧支血管供血不足。

2）有心肌梗死病史者优先考虑手术治疗，以确保避免再次发生心肌梗死;这种情况即使病变仅限于右冠状动脉,也应该考虑手术治疗。

3）闭塞的冠状动脉再通或侧支血管形成需特别仔细评估,一旦发现有明显心肌缺血需考虑手术治疗。

4）儿童心肌缺血常无症状,CAG 发现的严重病变常常和临床症状不一致,因此,应根据临床资料确定心肌缺血的部位和心肌活力,对 CABG 候选患儿进行综合评估。

患儿年龄是决定手术时机的重要因素。较小年龄患儿冠状动脉及可移植动脉较细,CABG 手术难度大,建议慎重考虑。日本的一项调查显示,接受 CABG 治疗的川崎病冠状动脉病变患者的平均年龄为 11 岁（1 个月~44 岁）,儿童患者多数为 5~12 岁。欧洲一项多中心研究显示较小的手术年龄可能会增加院内死亡的发生率。但也有资料报道,CABG 在小年龄儿童中也可安全进行。我国川崎病冠状动脉病变患儿进行 CABG 的年龄大多为 5~14 岁,低年龄是患儿手术死亡的主要风险。

儿童 CABG 的动脉移植桥通畅率很好,日本报道显示 20 年通畅率为 87%。术前发生过心肌梗死是影响预后的重要因素,而单支冠状动脉移植和多支冠状动脉移植的术后 30 年生存率无明显差别。多数患儿术后左心室功能均有不同程度的改善,没有明显的心绞痛等临床症状,心功能维持在纽约心功能分级 I~II 级。约 80% 的 CABG 患儿可以不受限制的进行日常活动,少部分人甚至可以参加剧烈的体育运动;有多个报道显示接受过 CABG 的女性患者在随访期间顺利分娩。

3. 随访管理 所有川崎病患儿均应终身预防动脉粥样硬化的危险因素,如肥胖、高脂血症、吸烟等。更为重要的是,应当根据冠状动脉病变的风险分级制订随访计划（表 7-7）,以便正确评价其心脏状态,给予及时有效的处理。

表7-7　根据冠状动脉病变风险分级的随访管理方案

风险分级	随访时间	随访内容	运动指导
I、II级	临床随访5年:随访时间为病程1个月,2~3个月,6个月,1年和5年	超声心动图,必要时ECG;最后一次随访建议做运动心电图	限制活动2~3个月(至阿司匹林停用)
IIIa级	长期随访:随访时间为病程1个月,2~3个月,6个月,1年,然后每年1次;如果恢复至正常可每2年1次。每3~5年进行一次诱导性心肌缺血评估;给予心血管风险评估和指导	超声心动图,必要时ECG;如果超声心动图显示恢复正常,建议完成MDCT或MRCA检查,同时进行运动ECG	服用抗血小板药物的患儿避免冲撞性运动;依据诱导性心肌缺血评估结果指导运动
IIIb级	终身随访:随访时间为病程1个月,2~3个月,6个月,1年;之后每年进行随访。每1~3年进行一次诱导性心肌缺血评估;给予心血管风险评估和指导	超声心动图,ECG;必要时行胸部X线检查;建议病程3个月后行MDCT或MRCA或CAG检查。如果超声心动图显示恢复正常,建议行MDCT、MRCA或CAG检查确定;如无创性检查提示心肌缺血,行CAG或MDCT或MRCA检查	对服用抗血小板药物的患儿避免冲撞性运动。自我限制:依据诱导性心肌缺血评估结果指导运动

续表

风险分级	随访时间	随访内容	运动指导
IV级	终身随访:随访时间为病程1个月,2~3个月,3个月,6个月,9个月,1年;之后每3~6个月随访一次。每6~12个月进行一次诱导性心肌缺血评估,给予心血管风险评估和指导	超声心动图,ECG;必要时行胸部X线检查;病程3个月左右行初次CAG;以后根据病情况可选择MDCT和MRCA。如无创性检查提示心肌缺血,可重复进行CAG;如果超声心动图显示恢复正常,需行CAG或MDCT或MRCA检查确定	应避免竞争性或冲撞性运动。自我限制;依据诱导性心肌缺血评估结果指导运动
Va级	同IV级	同IV级	同IV级
Vb级	同IV级,但随访计划因人而定,根据病情在不同随访时间选择各种不同检查	同IV级	限制运动

注:CAG.冠状动脉造影;ECG.心电图;MDCT.多排螺旋CT;MRCA.磁共振冠状动脉造影。

➤ 附:川崎病冠状动脉病变治疗流程

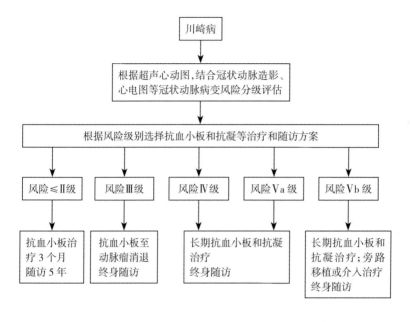

（黄国英）

参考文献

［1］中华医学会儿科学分会心血管学组,《中华儿科杂志》编委会.川崎病冠状动脉病变的临床处理建议(2020年修订版).中华儿科杂志,2020,58(9):718-724

［2］中华医学会儿科学分会心血管学组,中华医学会儿科学分会风湿学组,中华医学会儿科学分会免疫学组,等.川崎病诊断和急性期治疗专家共识［J］.中华儿科杂志,2022,60(1):6-13

［3］刘芳,赵璐,吴琳,等.基于严重程度临床分级的川崎病CAL的治疗和管理评价［J］.中华儿科杂志,2015,53(9):690-695

［4］何岚,刘芳,黄国英,等.选择性冠状动脉造影在儿童川崎病合并严重CAL中的应用［J］.中华儿科杂志,2019,57(2):108-112.

［5］谢丽萍,刘芳.冠状动脉搭桥术在川崎病合并严重 CAL 中的应用进展［J］.中华儿科杂志,2020,58(3):248-251.

［6］FUKAZAWA R,KOBAYASHI J,AYUSAWA M,et al. JCS/JSCS 2020 Guideline on diagnosis and management of cardiovascular sequelae in Kawasaki disease［J］. Circ J,2020,84(8):1348-1407.

［7］MCCRINDLE BW,ROWLEY AH,NEWBURGER JW,et al. Diagnosis, treatment,and long-term management of Kawasaki disease:a scientific statement for health professionals from the American Heart Association［J］. Circulation,2017,135(17):e927-e999.

第八章 心 律 失 常

第一节 窦性心动过速

【概述】

窦性心动过速(sinus tachycardia)是窦房结发放冲动的频率加快，超过儿童各年龄组正常心率范围的高限，通常是一种正常生理反应，常见于情绪紧张或激动、哭闹、进食、运动、疼痛等情况，也可见于发热、低血容量、贫血、甲状腺功能亢进、心力衰竭、心肌炎时，以及应用肾上腺素、阿托品等药物后。其发生机制主要与交感神经兴奋性增高或迷走神经张力降低有关。

【诊断】

1. **临床表现** 一般无特殊临床表现。年长儿常诉心悸，婴幼儿则可出现烦躁不安、气促、拒食等。长期窦性心动过速可导致运动耐受性下降、胸痛甚至心力衰竭。体位性心动过速综合征患者往往在采取直立位时出现症状，包括心悸、乏力、头晕、目眩或运动不耐受。

2. **辅助检查** 窦性心动过速患儿的辅助检查主要取决于原发病的病情。贫血时血红蛋白下降，红细胞计数减少。快速测定血清电解质、葡萄糖和钙以评估有无电解质紊乱。有感染时，外周血白细胞增多。风湿热时血沉增快，抗链球菌溶血素 O 增高。提示甲状腺功能亢进的临床表现可以通过血清甲状腺素测试来证实。心肌炎患者的肌钙蛋白(肌钙蛋白 I 和肌钙蛋白 T)水平可能升高。进行标准 12 导联心电图检查，如果患者表现为急性快速性心律失常，应在恢复正常窦性心律后不久进行 1 次超声心动图检查，以评估心功能和是否存在基础结构性心脏病。对于血流动力学不稳定的患儿，应急诊进行该项检查。

3. 心电图诊断

（1）P 波频率超过儿童各年龄组正常高限，见表 8-1。

表 8-1　儿童各年龄组正常心率范围

年龄	清醒/(次·min⁻¹)	睡眠/(次·min⁻¹)
新生儿	100~205	90~160
婴儿	100~180	90~160
幼儿	98~140	80~120
学龄前儿童	80~120	65~100
学龄儿童	75~118	58~90
青少年	60~100	50~90

（2）P 波为窦性：Ⅰ、Ⅱ、aVL、V_5、V_6 导联 P 波直立，aVR 导联 P 波倒置，即 P 轴位于 +40°~+60°。

（3）PR 间期 ≥0.10 秒。

（4）PP 间期或 RR 间期非绝对匀齐，每个 P 波后均有 QRS 波群。心率过快时，P 波与 T 波可以重叠，J 点下移（即 ST 段呈上斜型轻度压低），T 波平坦甚至倒置。

（5）按压颈动脉窦时心率逐渐减慢，按压停止后又逐渐加快。

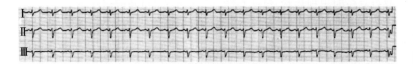

图 8-1　窦性心动过速

（6 岁儿童，心率 125 次/min）

【鉴别诊断】

1. **房性心动过速**　窦性心动过速与自律性增高的房性心动过速的心电图表现可能相似，需予以鉴别。房性心动过速的冲动起源于心房，多见于器质性疾病，比如心肌梗死、慢性肺部疾病、洋地黄中毒等。心电图表现为心房率通常为 150~200 次/min,P 波形态和窦性 P 波不同,常常出现二度 I 型和二度 II 型房室传导阻滞。自律性增高的房性心动过速常常有温醒现象,表现为心律逐渐升高、逐渐下降的过程。发作时 P 波与发作间期 P 波有不同,发作前后常有房性期前收缩出现。压迫颈动脉窦时,自律性房性心动过速不能被终止但可诱发房室传导阻滞,而房内折返性心动过速则可被终止或诱发室传导阻滞。窦性心动过速的频率逐渐减慢,不可能突然被终止,而停止压迫时,又可恢复到原有较快水平。

2. 阵发性室上性心动过速 窦性心动过速频率较快时心电图出现 T 波与 P 波重叠或融合,需与阵发性室上性心动过速鉴别(图 8-2)。窦性心动过速起源部位是窦房结,室上性心动过速起源主要由折返机制引起,折返可发生在窦房结、房室结、心房或者是利用隐匿性房室旁路进行逆转;窦性心动过速心率很少超过 160 次/min,而室上性心动过速心率往往大于 160 次/min。听诊的特点是第一心音绝对整齐。两者的心电图表现不同:窦性心动过速 QRS 波群前都有一个与之明确相关的 P 波,而室上性心动过速 P 波呈逆行性,可埋藏于 QRS 波群之内,或者是位于 QRS 波群终末部分,也可位于 QRS 波群后;窦性心律往往逐渐加速、逐渐终止,而室上性心动过速多是突然发生,并且突然终止。

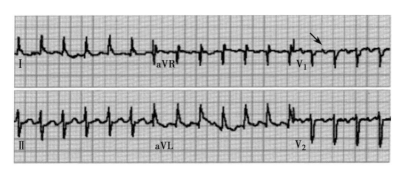

图 8-2　窦性心动过速

[心率 150 次/min,P 波与 T 波难以辨别。V_1 导联 P 波明显(箭头所指),P 波终末部分负向,提示左心房增大]

【治疗】

1. 一般不需要治疗。

2. 针对病因治疗,如退热、补液、输血等。

3. 可使用 β 受体阻滞剂作为初始药物治疗,如普萘洛尔 0.5~2.0mg/(kg·d),分 2~3 次。

4. 对于尝试 β 受体阻滞剂治疗后症状持续的患者,可使用伊伐布雷定。

5. 如有心动过速伴有心输出量降低的表现,应注意休克、快速性室性或室上性心律失常,并予以相应处置。

➤ **附:心动过速患儿的初始评估流程图**

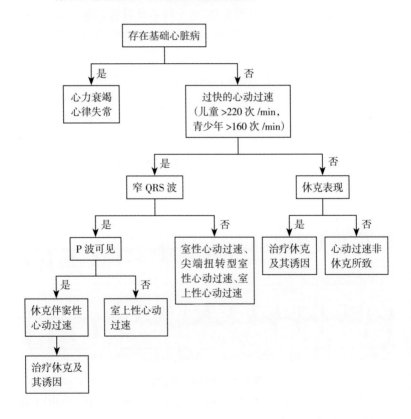

非休克患儿心动过速的评估流程图

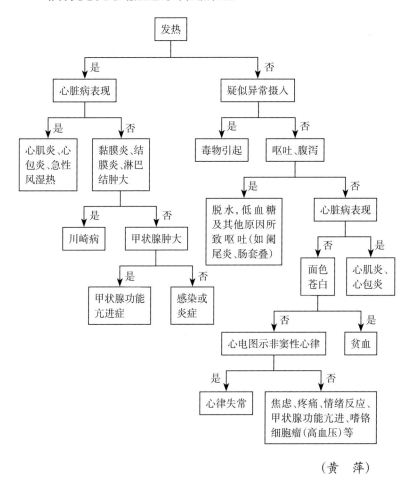

（黄　萍）

---------- 参考文献 ----------

[1] PARK M. 实用小儿心脏病学[M]. 5 版. 桂永浩, 刘芳, 译. 北京: 人民军医出版社, 2009: 388-389

[2] YUSUF S, CAMM AJ. The sinus tachycardias [J]. Nat Clin Pract Cardiovasc Med, 2005, 2(1): 44-52.

［3］DAYMONT C,BONAFIDE CP,BRADY PW. Heart rates in hospitalized children by age and body temperature［J］. Pediatrics,2015,135（5）:e1173-1181.

［4］SHELDON RS,GRUBB BP 2ND,OLSHANSKY B,et al. 2015 heart rhythm society expert consensus statement on the diagnosis and treatment of postural tachycardia syndrome,inappropriate sinus tachycardia,and vasovagal syncope［J］. Heart Rhythm,2015,12（6）:e41-63.

［5］PAGE RL,JOGLAR JA,CALDWELL MA,et al. 2015 ACC/AHA/HRS guideline for the management of adult patients with supraventricular tachycardia:a report of the American College of Cardiology/American Heart Association Task Force on Clinical Practice Guidelines and the Heart Rhythm Society［J］. Circulation 2016,13（4）:e136-221.

［6］FEMENÍA F,BARANCHUK A,MORILLO CA. Inappropriate sinus tachycardia:current therapeutic options［J］. Cardiol Rev 2012,20（1）:8-14.

第二节　期前收缩和逸搏

【概述】

期前收缩和逸搏为一种异位起搏点激动所致的心律失常。期前收缩（premature systole），又称早搏（premature beat）、期外收缩（extra systole），是儿科临床上常见的异位性心律失常。期前收缩是指心脏某一起搏点比主导节律（通常为窦性心律）提前发出激动，引起心脏提前除极而产生的提早出现的心脏搏动，按异位起搏点位置的不同，可分为房性、房室交界性、室性和窦性。其中以室性最为常见，房性次之，交界区性较少见，窦性罕见。房性、房室交界性及窦性期前收缩统称为室上性期前收缩。逸搏主要发生于窦性心动过缓、窦房传导阻滞或窦性停搏以及房室传导阻滞的患儿，预后取决于原发疾病。

期前收缩可分为功能性和器质性两种，前者可发生于健康小儿，因情绪激动、精神紧张、过度疲劳或自主神经功能紊乱引起；器质性期前收缩常见于各种心脏疾病，如先天性心脏病、心肌炎、心肌病，也可见于全身性疾病及严重感染、电解质及酸碱平衡紊乱、遗传因素以及药物因素如儿茶酚胺类、茶碱类、洋地黄类药物中毒等。

期前收缩发病机制主要有以下几种学说:折返激动、异位节律点自律性增高、触发活动、并行心律。

一、室性期前收缩

室性期前收缩(premature ventricular contraction,PVC)是指由希氏束分支以下起搏点提早发生的心室激动,为小儿最常见的心律失常。

【诊断】

1. 临床表现 大多数偶发期前收缩的患儿无明显临床症状,常在体检或行心电图检查时发现。少部分年长儿及频发期前收缩的儿童可有心悸、心前区不适、胸闷、乏力、多汗等症状;心脏病患儿发生期前收缩时症状多明显。心脏听诊发现心律不规则,提的心脏搏动之后有较长的间歇,与脉搏间歇一致。期前收缩的第一心音多数增强,第二心音减弱。

2. 心电图诊断 室性期前收缩的心电图特征:①QRS 波提前出现,其前无异位 P 波;如 QRS 波发生特别早,可出现 R 波在 T 波之上的 R-on-T 现象,可诱发尖端扭转型室性心动过速;②QRS 波宽大畸形,儿童时限 >0.10 秒,婴儿时限 >0.09 秒,T 波与 QRS 主波方向相反;③室性期前收缩后多伴有完全性代偿间歇(图 8-3)。

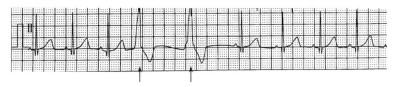

图 8-3 室性期前收缩
(第 4、5 个 QRS 波为室性期前收缩,成对出现)

3. 24 小时动态心电图 动态心电图可反映 10 万~20 万个心动周期的心电变化,可有效提高心律失常的诊断阳性率。动态心电图可检查出常规心电图未能发现的心律失常,对心律失常进行定量和定性的分析,监测昼夜变化规律,可发现一过性或潜在的威胁生命的心律失常。

4. 实验室检查 常规行血电解质和酸碱平衡检查,如血钾、钙、镁、pH 值等;检查血沉、抗链球菌溶血素 O、心肌酶谱、肌钙蛋白、免疫球蛋白等;如疑为药物因素应查相关血药浓度。

5. 胸部 X 线检查 可了解心脏大小和轮廓,肺血多少或肺部血管影以及肺脏、脊柱、胸廓等相关信息。

6. 超声心动图 超声心动图可显示心内结构及血流有无异常,观察心腔大小、室壁及瓣膜情况、心功能改变等,有助于诊断先天性心脏病、二尖瓣脱垂、左室假腱索、扩张型或肥厚型心肌病以及致心律失常性右室心肌病等。

7. 运动试验 对无明确病因或疑诊患儿行运动试验。负荷心电图(活动平板或脚踏车运动试验)观察运动后心率增快是否有期前收缩减少、消失、增多或诱发室性心动过速,对区别功能性与器质性期前收缩有一定帮助;观察有无 ST-T 改变、心率增快后 QT 间期有无延长等。

8. 明确病因和性质 进一步判断功能性和器质性室性期前收缩。功能性期前收缩临床上多为无明显症状、无器质性心脏病基础的健康儿童,期前收缩形态单一或者运动后消失或减少。有以下情形者多为器质性室性期前收缩:患儿有基础心脏病史、有晕厥史或猝死家族史、运动后室性期前收缩增多、形态为多源性或多形性、连发性室性期前收缩、R-on-T 现象、有症状的连续室性期前收缩、频发的阵发性室性心动过速、伴有心肌损害征象或有其他类型的心律失常。

【鉴别诊断】

1. 室上性期前收缩室内差异传导 因两者 QRS 波群均呈宽大畸形,但室上性期前收缩室内差异传导有提前出现的房性 P′ 波或逆行 P′ 波,P′ 波可隐藏在前一窦性搏动的 T 波内;其次,室性期前收缩代偿间歇往往完全,而室上性期前收缩室内差异传导不完全。室上性期前收缩伴室内差异性传导时多为二相波,起始向量和室上性期前收缩相同,联律间期多 <0.4 秒,之前多有一个长间歇。

2. 心室夺获伴室内差异传导　在干扰性或房室传导阻滞造成的房室分离中,偶见窦性激动下传到心室,发生心室夺获,若伴有室内差异传导也应与室性期前收缩鉴别,找到与畸形的 QRS 波相关的窦性 P 波,则为心室夺获。

【治疗】

1. 治疗原则　心脏结构正常、偶发的单源性室性期前收缩,运动后期前收缩减少的儿童,不需要应用抗心律失常药物治疗;健康新生儿可见室性期前收缩,部分在生后数日内自行消失,可暂不给药,定期随访观察;虽属器质性期前收缩,但为单源性且 <6~8 次/min,患儿无症状,可先行观察,暂不给药;对联律性期前收缩、成对期前收缩、呈并行心律的期前收缩或期前收缩发生在严重的器质性心脏病基础上,均应治疗;多源性、R-on-T 型、连发呈短阵室性心动过速的期前收缩、并发于完全性房室传导阻滞和长 QT 间期综合征的期前收缩,均应立即给药。

2. 病因治疗　针对电解质紊乱、酸碱失衡、药物过量中毒、各种器质性心脏病进行治疗。如对已确诊为急性心肌炎的患儿可给予大剂量维生素 C、果糖-1,6-二磷酸、磷酸肌酸钠等营养心肌药物,改善心肌代谢并保护受损的心肌组织,有助于期前收缩的治疗。

3. 药物治疗　可根据原发病、心功能状况及疗效选药,单一给药、口服给药为主,急症可静脉给药。

常用抗心律失常药物:室性期前收缩心功能正常者可选用普罗帕酮、美西律;有心脏疾病伴复杂性室性期前收缩者,可选用普萘洛尔、美托洛尔等;对难治性室性期前收缩或发生血流动力学障碍者,可用胺碘酮;洋地黄中毒引起期前收缩,可选用苯妥英钠及利多卡因;扩张型或肥厚型心肌病和致心律失常性右心室发育不良引起的室性期前收缩,可选用阿替洛尔、普萘洛尔;二尖瓣脱垂综合征及长QT 间期综合征发生期前收缩,可选用普萘洛尔,并避免用延长 QT间期的药物如奎尼丁、胺碘酮等;频发期前收缩有短阵室性心动过速倾向者,可用利多卡因静脉给药,也可用美西律、胺碘酮、普罗帕酮等。

4. **射频导管消融术**　近年来射频导管消融术成为治疗各种类型小儿快速心律失常的首选方法。体重≥15kg、伴有相关症状的频发室性期前收缩为Ⅱa类适应证;体重 <15kg、药物控制良好或无明显血流动力学改变的室性心律失常、可逆原因导致的室性心律失常(如急性心肌炎或药物中毒)为Ⅲ类适应证。

二、房性期前收缩

房性期前收缩(premature atrial contraction,PAC)指心房异位起搏点提前发出的激动所致的心律失常。

【诊断】

1. **临床表现**　房性期前收缩多无临床症状,主要在体检时或因其他疾病就诊时被发现,进一步做心电图或 24 小时动态心电图检查而明确诊断,少数年长儿可诉心前区不适或突发心悸等不适症状。

2. **心电图诊断**

(1) 提前出现的房性异位 P′波,其形态与窦性 P 波不同。

(2) P′-R 间期在正常范围内,成人 >0.12 秒,小儿 >0.10 秒。

(3) QRS 波的形态可表现为三种形式:①与窦性 QRS 波相同;②伴有室内差异性传导,则 QRS 波形态有变异;③异位 P′波发生过早,房室交界区尚处于绝对不应期,则 P′波之后无 QRS 波,称为未下传的房性期前收缩。

(4) 房性期前收缩后的代偿间歇多为不完全性,偶尔为完全性(图 8-4)。

【鉴别诊断】

1. 根据心电图特点,房性期前收缩的诊断一般无困难,但不典型时应与室性期前收缩鉴别。

2. 房性期前收缩伴室内差异传导与室性期前收缩的鉴别在于前者有 P′波,代偿间歇不完全。

【治疗】

1. 病因治疗,去除引起期前收缩的原发病和诱因。

2. 无自觉症状且为偶发的期前收缩可暂不治疗,随访观察。

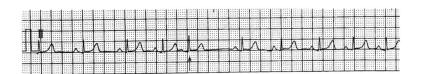

图 8-4　房性期前收缩

（第 5 个 QRS 波为房性期前收缩）

3. 症状明显或有阵发性室上性心动过速的发作倾向,可给予药物治疗,选用口服普罗帕酮、地高辛、维拉帕米、β 受体阻滞剂及胺碘酮治疗。

4. 射频导管消融术。

三、房室交界性期前收缩

房室交界性期前收缩(premature junctional contraction,PJC)简称交界性期前收缩,因房室结周围的特殊传导组织异常提前起搏所致。交界性期前收缩可顺利传导至心室,亦能逆行传导至心房。

【诊断】

心电图诊断:①提前出现的 QRS 波,其形态与窦性 QRS 波相同。②逆行性 P′波(Ⅱ、Ⅲ、aVF 导联 P 波倒置,Ⅰ、aVR 导联 P 波常直立)。逆行 P′波可出现在 QRS 波之前,其成人 P′-R 间期 <0.12 秒、小儿 P′-R 间期 <0.10 秒,或比窦性 PR 间期稍短;逆行 P′波出现在 QRS 波之后,其 R-P′间期 <0.20 秒;或 QRS 波前后均无 P′波。③代偿间歇多为完全性(图 8-5)。

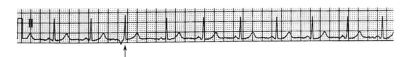

图 8-5　交界性期前收缩

（第 3 个 QRS 波为交界性期前收缩）

【鉴别诊断】

1. 根据心电图特点,交界性期前收缩的诊断一般无困难,但不典型时应与室性期前收缩鉴别,因房性期前收缩与交界性期前收缩可统称为室上性期前收缩,两者区别无重要临床意义。

2. 房性期前收缩及交界性期前收缩伴室内差异传导与室性期前收缩的鉴别见室性期前收缩。

【治疗】

1. 病因治疗,去除引起期前收缩的原发病和诱因。

2. 无自觉症状且为偶发的期前收缩可暂不治疗,随访观察。

3. 症状明显或有阵发性室上性心动过速的发作倾向,可给予药物治疗,可选口服普罗帕酮、地高辛、维拉帕米和 β 受体阻滞剂治疗。

4. 射频导管消融术。

四、逸搏和逸搏心律

逸搏和逸搏心律是被动性异位心律的一种。在窦性心动过缓、窦性停搏、窦房传导阻滞、三度房室传导阻滞以及期前收缩长间歇后,由于上级节律点不能按时发出激动或因传导障碍而不能正常下传时,其下级节律点可通过生理性保护机制发出一个或一系列激动来控制心室,称为被动性异位心律。若仅发出 1~2 个激动称为逸搏(escape beat),连续发出 3 个以上激动,则称为逸搏心律(escape rhythm)。按发生的部位分为房性、房室交界性和室性逸搏。临床上以房室交界性逸搏最为多见,室性逸搏次之,房性逸搏较少见(图 8-6)。

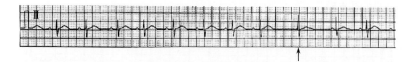

图 8-6　交界性逸搏

(第 9 个 QRS 波为交界性逸搏)

交界性逸搏和逸搏心律可见于各年龄阶段的正常小儿,主要存在于迷走神经张力较高的夜间时段。器质性心脏病中心肌炎、心肌病,心脏病术后,洋地黄中毒及电解质紊乱等为常见原因。

【诊断】

心电图诊断:QRS波较正常心搏延迟出现,P波消失,或者QRS波后P波倒置,QRS波正常,心率在40~60次/min。

【鉴别诊断】

交界性逸搏心律应与室上性心动过速和加速性交界性心律相鉴别。室上性心动过速的心率明显快于窦性心律,可资鉴别;加速性交界性心律为交界区组织激动增快所致,其心率接近前后的窦性心律,而交界性逸搏心律慢于前后窦性心律,以此鉴别。

【治疗】

逸搏和逸搏心律是一种继发性心律失常,由于逸搏和逸搏心律的出现,使心肌不至于发生停搏,故对心脏有保护作用。在做出逸搏和逸搏心律诊断时,必须注意原发性心律失常,并给予积极地治疗。逸搏和逸搏心律本身不需要特殊处理。

(李　艳)

参考文献

[1]　袁越,梁翊常.实用小儿心电图学[M].3版.北京:人民卫生出版社,2018:127-164.

[2]　PARK M.实用小儿心脏病学[M].6版.桂永浩,刘芳,译.北京:科学出版社,2017:414-427.

[3]　中华医学会心电生理和起搏分会小儿心律学工作委员会,中华医学会儿科学分会心血管学组,中国医师协会儿科分会心血管专业委员会.中国儿童心律失常导管消融专家共识[J].中华心律失常学杂志,2017,12,21(6):462-470.

[4]　李万镇.期前收缩//杨思源,陈树宝.小儿心脏病学[M].4版.北京:人民卫生出版社,2012:558-561.

第三节　阵发性室上性心动过速

【概述】

阵发性室上性心动过速（paroxysmal supraventricular tachycardia，PSVT），简称阵发性室上速，是儿童最常见的快速性心律失常，主要包含房室折返性心动过速及房室结折返性心动过速，临床上又以前者多见。阵发性室上速患病率为 0.1%~0.4%。其临床特点为心动过速突然发作和突然终止，每次发作可持续数分钟至数天不等。儿童患者易并发心力衰竭和心源性休克，为儿科心血管疾病的急症。大部分阵发性室上速患儿心脏结构正常，可由感染、激动、劳累、心导管检查、手术麻醉等因素诱发。先天性心脏病儿童中，阵发性室上性心动过速的发病率约为 7%。研究发现，Ebstein 畸形与房室折返性心动过速存在独特关系，5%~25% 的 Ebstein 畸形合并预激综合征。

【诊断】

1. **临床表现**　婴儿临床表现包括突然的烦躁不安、易激惹、面色苍白、青灰、发绀、皮肤湿冷、呼吸增快，脉搏细弱。常伴有喂养困难、干咳、呕吐。年长儿童常见症状包括自诉胸部不适、心悸、乏力和头晕等。发作时心率可突然增快至 160~300 次/min，一次发作可持续数秒钟至数日，发作停止后心率突然减慢并恢复正常。听诊第一心音强度完全一致、心率固定而规则为本病的体格检查特征。大多数室上速为阵发性，如发作持续不足 24 小时，临床少见心力衰竭。如发作持续超过 48 小时，则可能并发心力衰竭。

2. **辅助检查**

（1）心电图：心电图检查可确诊阵发性室上速。心动过速时其心电图特征为窦性 P 波消失，QRS 波群多呈室上性图形，心室率快而匀齐。房室折返性心动过速多在 QRS 波群后可以见到旁道逆传形成的 P′波，R-P′间期 >110 毫秒。房室结折返性心动过速 QRS 波群后 P′波多不可辨认（P′波融于 QRS 波中），R-P′间期 <70 毫秒，有时在 V_1 导联可见 QRS 波群后伪 r 波，在下壁导联可见 QRS 波群后的伪 s 波。逆传

型房室折返性室上速、室上速伴室内差异传导及室上速伴束支或室内阻滞的患儿,其 QRS 波群多宽大畸形。

(2) 动态心电图:可连续检测 24~48 小时患儿动态活动期间的心脏节律,有助于评估室上速发作频繁的患儿。

(3) 运动试验:如心动过速或心悸等症状由运动诱发,运动试验可用于诊断阵发性室上速。此外,运动试验还可评估预激综合征患儿发生潜在致命性心律失常的风险。

(4) 电生理检查:评估儿童阵发性室上速时,进行电生理检查的指证包括,检测房室折返性心动过速患儿的旁道位置及确定旁道的不应期;在导管消融前或术中诱发并定位房室结折返性心动过速;明确未知类型室上速的机制,以确定最佳抗心律失常药物治疗方案或进行射频消融治疗;确定宽 QRS 波心动过速的机制;在电复律或心内超速终止心动过速时评估心脏节律;明确晕厥患儿是否存在心律失常。

【鉴别诊断】

顺传型房室折返性心动过速或房室结折返性心动过速在临床上需与其他类型室上性心动过速(窦性心动过速、房性心动过速、心房扑动、房室交界性心动过速)鉴别。当合并室内差异传导时,其 QRS 波群宽大畸形,需注意与逆传型房室折返性心动过速、原有室内阻滞或束支传导阻滞的各类型室上性心动过速、室性心动过速相鉴别。鉴别要点见表 8-2。

【治疗】

应根据患儿的临床表现及状态(血流动力学是否稳定)等确定治疗策略。选择适当方法终止急性发作,同时注意消除病因及纠正血流动力学改变、预防心动过速复发。

可根据患儿个体情况选择如下治疗。

1. 刺激迷走神经　其机制在于通过血管压力感受器反射性增强迷走神经张力,延缓房室传导而终止发作。适用于发病早期、无器质性心脏病及窦房结功能正常者。若患儿症状轻微或无症状,在准备药物治疗所需的物品和人员时应尝试性刺激迷走神经。刺激迷走神经

表8-2 快速心律失常的鉴别要点

	窦性心动过速	室上性心动过速	心房扑动	室性心动过速
临床表现	发热、休克、感染			多数有心脏基础疾病
发作与终止	逐渐发生与终止	突发突止	突发突止	突发突止
复发	无	常有	可有	可有
心率	通常 <230 次/min	60% 的患者 >230 次/min，平均 240 次/min 婴儿 260~325 次/min	心房率 250~500 次/min，心室率 1:1 至 4:1 下传	多为 150~250 次/min
心电图				
节律	轻度不齐	绝对匀齐	房室传导 1:1,2:1,3:1 下传,心室率不等	轻度不齐
P波	正常窦性	半数可见逆行 P′ 波紧接 QRS 波群后	可见心房扑动波,Ⅱ、aVF、V$_1$ 导联明显	房室分离时可见窦性 P 波；室房逆传时可见逆行 P′ 波紧接 QRS 波群后
QRS 波	多数正常,合并室内阻滞或束支传导阻滞时宽大畸形	多数正常,室内差异传导或逆传型房室折返性心动过速时宽大畸形	多数正常,合并室内差异传导时宽大畸形	宽大、畸形
室性融合波	无	无	无	可有
等电位线	有	有	无	有
刺激迷走神经	心率稍减慢	心动过速终止或不变	心动过速持续,房室传导由 1:1 变为 2:1 或 3:1	无效

有致血压下降、心搏骤停的可能,需持续心电监护。心动过速终止后,立即停用。常用迷走神经刺激的方法包括,①冰袋法:对新生儿及小婴儿效果较好,用装有 4~5℃冰水的冰袋或用冰水浸湿的毛巾快速敷于患儿整个面部 10~15 秒。较大儿童可令其深吸气后屏住呼吸,随即将面部浸入冰水盆中,每次 15~20 秒。此方法可诱发潜水反射提供迷走神经刺激,转复成功率为 30%~60%。②屏气法:适用于较大儿童。令患儿吸气后用力屏气(Valsalva 动作)10~20 秒,也可以提供迷走神经刺激,终止室上性心动过速。③颈动脉窦按摩法:仅用于大年龄儿童。患儿取仰卧位,头略后仰,侧颈。按压颈动脉窦,于下颌角向颈椎横突方向用力,每次 5~10 秒。操作时不可同时按压双侧颈动脉窦。压迫眼球法可致视网膜脱落,已摒弃。

2. **抗心律失常药** 如迷走神经刺激未能终止血流动力学稳定的室上性心动过速,需建立静脉通路,给予抗心律失常药物。静脉应用抗心律失常药物时应持续心电监护,观察生命体征变化。

(1) 顺传型房室折返性心动过速及房室结折返性心动过速常用药物

1) 腺苷:腺苷是转复儿童室上性心动过速的首选药物。我国常以三磷酸腺苷(ATP)替代。该药物快速静脉注射时可产生强烈兴奋迷走神经的作用,与房室结上的腺苷受体结合,明显减慢甚至阻断房室结传导,从而终止室上性心动过速。由于该药物进入体内会迅速代谢为无活性的形式,平均半衰期仅 9 秒,应用时应尽可能选择接近中央循环的静脉,快速推注药物并随即以生理盐水冲入,从而加速药物到达心脏。室上性心动过速时静脉注射三磷酸腺苷的首次剂量为 100~150μg/kg,通常可于给药 2 秒后起效,药效维持 10~20 秒。首剂无效时可间隔 3~5 分钟加倍用量、重复应用,剂量最高可至 200~300μg/kg。副作用包括一过性脸红、呼吸困难、恶心、呕吐、头痛、窦性心动过缓、窦性静止、完全性房室传导阻滞,偶可诱发短阵心房颤动、室性心动过速,多可自行恢复。在给药前应准备复苏设备(除颤器)。有二度或三度房室传导阻滞、窦房结功能不全及哮喘的患儿不宜应用。腺苷/三磷酸腺苷对终止房室结折返或房室折返机制的室上性心动过速成功率高,而对房性心动过速、心房扑动、心房颤动及室性心动过速多无效,故还可用于鉴别不同类型的快速性心律失常。

2)普罗帕酮:为钠离子通道阻滞剂,药理作用包括轻度延长心房、房室结和心室的有效不应期,延长旁路的前传不应期,降低心肌的自律性,消除折返。可用于终止及预防儿童阵发性室上性心动过速发作。静脉注射剂量为每次 1.0~1.5mg/kg,加入 10% 葡萄糖注射液 10ml 中于 5~10 分钟内缓慢静脉推注,首剂无效时可间隔 15~20 分钟后再给予 1 剂,一般给药不超过 3 剂。病态窦房结综合征、传导阻滞、心功能不全、心源性休克、严重电解质紊乱的患儿禁用。

3)维拉帕米:维拉帕米可减慢房室结传导,从而终止室上性心动过速,是年龄较大的室上性心动过速儿童的有效治疗选择。静脉注射剂量为每次 0.1mg/kg,一次量不宜超过 5mg,加入 10% 葡萄糖液 10ml 中于 5~10 分钟内缓慢静脉推注,首剂无效时可间隔 15~20 分钟后再给予 1 剂。心力衰竭、低血压、房室传导阻滞、病窦综合征以及预激综合征合并心房颤动的患儿禁忌使用。严禁与 β 受体阻滞剂合用。1 岁以内的婴儿,由于其肌质网发育欠佳,心肌收缩完全依赖钙通道,因此应用维拉帕米有发生呼吸暂停、低血压、心动过缓及心力衰竭的风险,应禁忌应用。

4)β 受体阻滞剂:如患儿对三磷酸腺苷无反应且对心动过速耐受良好,血流动力学稳定且无症状,β 受体阻滞剂可作为替代或辅助药物。静脉用药可选择艾司洛尔,负荷量 500μg/kg,1 分钟静脉输注,后以 50μg/(kg·min) 持续静脉输注,若疗效欠佳,以 50μg/(kg·min) 剂量递增,直至心律失常转复或最大输注速度达 200μg/(kg·min)。用药期间需持续心电监护直至心动过速终止并恢复窦性心律。如持续 1 小时心动过速未能终止,可尝试重复应用三磷酸腺苷。

5)索他洛尔:为Ⅲ类抗心律失常药物。小剂量时表现为 β 受体阻滞剂样作用,大剂量时表现为抑制钾通道类药物作用。可用于转复及预防室上性心动过速。口服剂量为 4~8mg/(kg·d),分 2 次口服。支气管哮喘、窦性心动过缓、二度及三度房室传导阻滞、先天性或获得性 QT 间期延长、心源性休克、心力衰竭的患儿禁用。

6) 洋地黄类药物:常用药物包括去乙酰毛花苷及地高辛。由于其用药后达到治疗水平的速度较慢,起效慢、转复率低,因此不常应用于一般室上性心动过速的急性期治疗。但由于该类药物具备增强心肌收缩力的药理作用。可用于室上性心动过速伴有心力衰竭患儿的治疗。洋地黄类药物可缩短房室旁路前传不应期,加强旁路前传,故逆传型房室折返性心动过速及预激综合征合并心房颤动的患儿禁用。

7) 胺碘酮:为Ⅲ类抗心律失常药物,其静脉剂型可应用于上述药物转复失败或存在禁忌的室上性心动过速患儿,静脉注射剂量为每次 2.5~5mg/kg,加入 5% 葡萄糖液注射液中缓慢输注 30~60 分钟,而后以 10~15mg/(kg·d) 的速度持续输注。不良反应包括低血压、心动过缓、房室传导阻滞、呕吐和恶心。由于胺碘酮用药不良反应较多且可能严重,故不作为儿童室上性心动过速治疗的一线用药。严重心功能不全、传导阻滞、QT 间期延长、甲状腺疾病的患儿禁用。

(2) 逆传型房室折返性心动过速,在儿科室上性心动过速病例中占比 <5%,发作时易合并血流动力学不稳定,治疗药物首选普罗帕酮或胺碘酮。禁用洋地黄制剂。当并发心功能不全、心源性休克时应立即同步直流电复律治疗。

本病可复发,急性发作终止后应注意预防复发。新生儿及小婴儿患者心动过速发作不易早期发现,常并发心力衰竭、心源性休克,故终止发作后多需应用药物预防复发。可根据患儿个体情况酌情选用洋地黄、普罗帕酮、β 受体阻滞剂等抗心律失常药物。此年龄组患者室上性心动过速发作常于 1 岁以后自行缓解,故预防用药至 1 岁以后可尝试逐渐停用。学龄期及青春期无器质性心脏病变的患儿,如发作时症状轻微,且无心功能不全和血流动力学不稳定证据,能够自行检测心率并运用迷走神经刺激方法终止室上性心动过速发作,除反复发作和持续发作者外,多不需药物预防复发。5 岁以上且体重≥15kg 的患儿,射频消融术通常优于慢性抗心律失常药物治疗。

3. **射频消融术** 射频消融术是阵发性室上性心动过速的根治性

治疗方案。对于需要长期治疗的室上性心动过速患儿,若年龄超过5岁且体重≥15kg,择期实施射频消融术是慢性抗心律失常治疗的首选替代方案。

根据2014年全国儿童心内电生理检查及射频消融多中心资料分析,我国房室折返性心动过速首次消融成功率为97.7%,房室结折返性心动过速消融成功率为99.3%。

2016年PACES/HRS专家共识针对儿童快速性心律失常射频消融适应证,提出推荐意见(推荐类别定义见第一章第二节室间隔缺损中介入治疗部分)。

Ⅰ类:①预激综合征发生心搏骤停后复苏成功;②预激综合征合并心房颤动伴晕厥,心房颤动时最短的RR间期<250毫秒;③室上性心动过速反复或持续性发作伴心功能不全且药物治疗无效;④体重≥15kg,反复发作的症状性室上性心动过速;⑤体重≥15kg,心室预激导致预激性心肌病,药物治疗无效或不能耐受。

Ⅱa类:①体重≥15kg,反复发作的室上性心动过速,长期药物治疗可有效控制;②体重<15kg的室上性心动过速,Ⅰ类及Ⅲ类抗心律失常药物治疗无效,或出现难以耐受的不良反应;③体重<15kg,心室预激导致的预激性心肌病,药物治疗无效或不能耐受;④体重≥15kg,Ebstein畸形合并预激综合征,外科矫治术前。

Ⅱb类:①体重<15kg,反复发作的症状性室上性心动过速;②体重≥15kg,发作不频繁的室上性心动过速;③体重≥15kg,无症状的心室预激,未发现有心动过速发作,医生已详细解释手术及发生心律失常的风险及收益,家长有消融意愿。

Ⅲ类:①体重<15kg,无症状的心室预激;②体重<15kg,常规抗心律失常药物可以控制的室上性心动过速;③束-室旁路导致的预激综合征。

目前在传统的X线透视二维标测方法的基础上,新的三维标测技术已广泛应用于儿科临床,可显著降低术中辐射量,其中应用较多的有Carto、Ensite等三维标测系统,可协助术者显著减少手术过程中的X线透视时间,提高复杂及特殊类型心律失常的手术成功率,降低术后复发率及严重并发症的发生率。

4. **冷冻消融术**　冷冻消融作为一项安全的消融技术,可选择性应用于治疗邻近房室结起源的快速性心律失常,尤其是房室结折返性心动过速的治疗。研究报道显示,这种消融方式可在体重低至20kg的患儿中安全实施。其短期有效率与射频消融接近,但复发率较高。

5. **心脏复律**　血流动力学受损的不稳定室上性心动过速患儿,如出现意识丧失或休克伴严重心力衰竭,需要立即终止心动过速时,应考虑实施心脏复律。如果患儿建有静脉通路,则可在准备心脏复律时给予腺苷/三磷酸腺苷。同样,在准备心脏复律或药物治疗时尝试迷走神经刺激,但不能因此延迟心脏复律。心脏复律时应采用同步直流电复律,使电击时避开心室复极易损期并诱发心室颤动。可予以0.5~2J/kg 的直流电复律。低能量复律如未成功,可加大电能量重复电击,但不宜超过 3 次。儿童心脏复律可使用儿童电极板。成人电极板可使经胸电阻抗降低并因此产生较高的电流,可应用于体重 >10kg的儿童。心脏复律前患儿需充分镇静或全身麻醉。但如果患儿情况危及,不能因麻醉延误操作。

6. **食管调搏**　食管调搏可有效辅助治疗室上性心动过速患儿,可明确心动过速的发病机制并终止心动过速。其终止心动过速的主要方法包括:①心房超速起搏,从低于室上性心动过速的频率开始心房起搏,逐渐加速;②额外刺激,心房固定频率起搏,以逐渐缩短的间隔插入额外刺激。由于食管调搏需专业人员和设备,并且操作可引发不适,儿童可能需要镇静或麻醉实施,因此儿童临床开展并不普及。

7. **外科治疗**　手术切割旁路或用冷冻法阻断旁路可根治预激综合征并发的房室折返性心动过速。但由于射频消融术可成功根治本病,且开胸手术不易为患者接受,因此目前对外科手术干预的需求已显著下降。仅有极少数射频消融术无效的室上性心动过速患儿,以及患者的治疗方案包含另一种心脏外科手术如 Ebstein 畸形的三尖瓣修复,才考虑实施外科治疗。

➢ 附:阵发性室上性心动过速治疗流程图

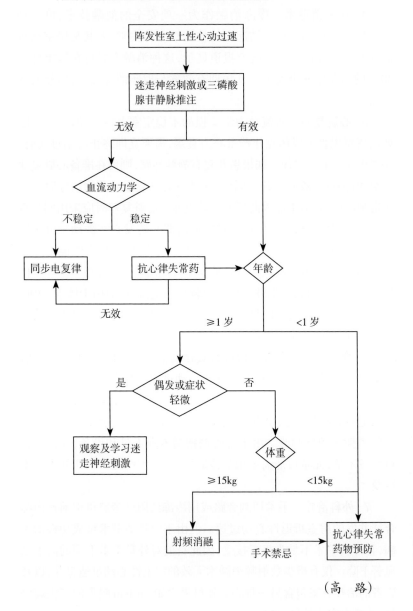

（高 路）

参考文献

[1] 胡亚美,江载芳.诸福棠实用儿科学[M].8版.北京:人民卫生出版社, 2015:1567.

[2] SAUL JP,KANTER RJ,DOMINIC ABRAMS WC,et al. PACES/HRS expert consensus statement on the use of catheter ablation in children and patients with congenital heart disease:Developed in partnership with the Pediatric and Congenital Electrophysiology Society(PACES)and the Heart Rhythm Society (HRS). Endorsed by the governing bodies of PACES,HRS,the American Academy of Pediatrics(AAP),the American Heart Association(AHA),and the Association for European Pediatric and Congenital Cardiology(AEPC)[J]. Heart Rhythm,2016,13(6):e251-89.

[3] 梁翊常,袁越.实用小儿心电图学[M].3版.北京:人民卫生出版社, 2018:165.

[4] 中华医学会心电生理和起搏分会.中国儿童心律失常导管消融专家共识 [J].中华心律失常学杂志,2017,21(6):462-470.

第四节　室性心动过速

【概述】

室性心动过速(ventricular tachycardia,VT)起源于希氏束以下水平的传导系统和/或心室肌,是由一系列(3个以上)连续宽大QRS波组成的心动过速,是一种严重的快速性心律失常。可发展为心室颤动,引起心源性猝死。室性心动过速在没有基础心脏病的儿童中较少见。常见病因包括:①心肌病,如肥厚型心肌病、扩张型心肌病、致心律失常性右室心肌病;②心肌炎;③冠状动脉性心脏病,如冠状动脉结构异常(如左冠状动脉起源于右冠状窦)、后天性冠状动脉疾病(如川崎病);④先天性心脏病;⑤药物中毒,如抗心律失常药物、氯喹、洋地黄及锑剂,拟交感神经药物过量等;⑥电解质紊乱,如低血钾、低血钙或低血镁;⑦低温麻醉、手术及心导管检查等机械刺激诱发;⑧心肌浦肯野细胞瘤导致的婴幼儿无休止室性心动过速;⑨特发性室性心动过速,如右室流出道来源的室性心动过速、左室间隔来源的室性心动过速;⑩遗传性离子通道病,如长 QT 间期综合征、Brugada 综合征、儿茶酚胺敏感性心动过速。

【诊断】

1. **临床表现**　室性心动过速发作可呈阵发性、持续性或间歇阵发性。器质性心脏病患儿发生的室性心动过速多为危重症,易合并血流动力学不稳定,可发生心源性休克或猝死。特发性室性心动过速患儿,血流动力学多稳定,心力衰竭和心源性休克少见,临床症状较轻,部分患儿仅伴有头晕、面色苍白、心悸等不适症状。婴幼儿无休止性室性心动过速可由心肌浦肯野细胞瘤引起,部分患儿临床上无明显不适,严重者可出现烦躁不安、哭闹、食欲缺乏等症状,可发生心力衰竭、心源性休克甚至猝死。遗传性长 QT 间期综合征合并尖端扭转型室性心动过速,发病多见于幼儿和青少年。其临床特点为突然发生晕厥、抽搐甚至心搏骤停。多数在情绪激动(激怒、惊吓)或运动时发生,可反复发作。

2. **辅助检查**　心电图检查可确诊室性心动过速,不同病因的室性心动过速心电图可有以下共同的特征:①连续 3 次以上的室性期前收缩,QRS 波宽大畸形;②可见窦性 P 波,P 波与 QRS 波各自独立,呈房室分离,心室率快于心房率;③可见室性融合波及心室夺获。洋地黄中毒、儿茶酚胺敏感性室性心动过速所致的室性心动过速可呈双向性。遗传性长 QT 间期综合征所致的室性心动过速多呈尖端扭转图形。婴儿室性心动过速心率可达 300 次/min 或更快,QRS 波可无明显增宽,但形态与窦性 QRS 波不同。特发性室性心动过速发作具有突发突止的特点,均为单形性 QRS 图形。婴儿心室率多在 160~300 次/min,平均 200 次/min,儿童多在 120~180 次/min,平均 172 次/min。左室特发性室性心动过速,其 QRS 波呈右束支传导阻滞型,电轴左偏。少数起源于左前分支浦肯野纤维网内的左室特发性室性心动过速,QRS 波呈右束支传导阻滞型,电轴右偏。右室特发性室性心动过速,其 QRS 波呈左束支传导阻滞型,伴电轴正常或右偏

（+90°~360°），多数起源于右室流出道。

【鉴别诊断】

室性心动过速在临床上需与室上性心动过速伴室内差异传导、逆传型房室折返性心动过速以及室上性心动过速伴束支或室内传导阻滞相鉴别。临床上常用的鉴别点如下。

1. **既往病史、化验以及心电图记录**　鉴别时需关注患儿有无心脏病史，手术史，生化指标（钾、钠、镁、钙、有无酸中毒），使用心脏药物（地高辛、ⅠA、ⅠC 类、Ⅲ类抗心律失常药等），毒物接触史。评估发作前后心电图有无心室预激图形、束支传导阻滞、异位搏动等，并与发作心电图比较。

2. **房室分离**　房室分离是确诊室性心动过速的重要指标。当室性心动过速发作时，如房室结无逆传功能，心房由窦性激动夺获，心室由心室异位起搏点夺获，出现房室分离，心室率大于心房率。其诊断室性心动过速的特异度近 100%，但灵敏度不高，约为 50%。因体表心电图受心率、心电图记录质量、记录时长以及阅图者经验等因素的影响。即使房室分离存在，也难以辨认 P 波。在阅图时，应注意观察各个导联，仔细辨认除 QRS-T 波以外的低波幅 P 波。Ⅱ、Ⅲ、aVF 导联比其他导联更易辨认是否存在房室分离。宽 QRS 波心动过速鉴别时，如未发现明确房室分离现象，可酌情推注三磷酸腺苷阻断房室结传导，以显露窦性 P 波。如 P 波与 QRS 波无关，即存在房室分离，可诊断室性心动过速。

3. **室性融合波和心室夺获**　宽 QRS 波心动过速中，如果出现窄 QRS 波则可能为心室夺获。这是由于适时出现的 P 波沿着房室结下传兴奋心室，形成窄 QRS 波。当心室夺获产生的兴奋与室性心动过速起源兴奋共同兴奋心室时，QRS 波变为介于窦性心律及室性心动过速之间的形态，成为室性融合波。室性心动过速频率较快时，产生心室夺获及室性融合波的可能较小。心室夺获及室性融合波多见于频率较慢的室性心动过速患儿。

4. **电轴异常**　心动过速时额面电轴在 -90°~±180°（极度右偏或左偏，即Ⅰ、Ⅱ、Ⅲ、aVF 导联 QRS 波主波向下），即所谓的无人区电轴，诊断室性心动过速的特异度达 95% 以上。宽 QRS 波心动过速时心电图出现无人区电轴是诊断室性心动过速的可靠指标。

5. 胸导联 QRS 波的一致性 全部胸导联 QRS 波呈负向一致图形者见于心尖部起源的室性心动过速,诊断室性心动过速的特异度接近 100%。全部胸导联 QRS 波呈正向一致性通常是室性心动过速所致,偶见于左后旁路前传的逆向型房室折返性心动过速。

6. 发作时胸前导联的形态 左束支传导阻滞型心动过速诊断为室性心动过速的 5 条标准包括:①V_1、V_2 导联的 r 波时限 >30 毫秒;②V_1、V_2 导联的 s 波降支有切迹;③V_1、V_2 导联的 rS 间期 >60 毫秒;④V_6 导联有 q 波或 Q 波;⑤QRS 波时限≥160 毫秒。右束支传导阻滞型心动过速诊断为室性心动过速的 4 条标准包括:①QRS 波时限 >140 毫秒;②电轴左偏;③V_1 导联 QRS 波呈 RS 或 RSr′ 形(兔耳征),V_6 导联 QRS 波呈 rS 或 QS 形;④房室分离或心室夺获。

7. 食管心电图 可以清晰地显示正负双相的 P 波,有利于诊断具有房室分离的室性心动过速,也可以利用食管电极超速抑制部分室性心动过速,达到转复室性心动过速的目的。

【治疗】

1. 治疗基础病 防治先心病,治疗基础心脏病,防治电解质、酸碱平衡紊乱。

2. 有血流动力学障碍者 对于不稳定的室性心动过速患儿,即可触及脉搏但灌注不足的患儿,应尽快评估和干预。处置流程包括:①评估气道与循环系统,酌情予以气道管理、吸氧及通气;②连接心电监护仪或可显示节律的除颤仪;③首选同步直流电复律(0.5~1J/kg),使心律失常转复为正常窦性心律,对于有意识的患儿,建议在复律前实施镇静,但不能因此耽误复律,如首次电极无效,则增加能量(2J/kg)再次复律,一般复律不超过 3 次;④反复复律无效,并且心电节律不符合尖端扭转型室性心动过速,可以先给予抗心律失常药物后再次尝试复律。药物首选利多卡因,初始静脉注射负荷剂量 1mg/kg,然后以 20~50μg/(kg·min)持续输注维持。如心电节律符合尖端扭转型室性心动过速,应静脉给予硫酸镁,给药剂量为

25~50mg/kg,稀释为 2.5% 浓度注射液缓慢注射。利多卡因对于尖端扭转型室性心动过速也存在效果。洋地黄中毒为电复律禁忌。如无电击复律条件,可在纠正异常血流动力学状态的同时尝试药物复律。

3. 无血流动力学障碍者 在稳定的室性心动过速患儿中,应根据最可能的病因诊断选择抗心律失常药物。某些类型的稳定性单形性室性心动过速,如流出道室性心动过速和左室特发性室性心动过速,可以使用弱效抗心律失常药物 β 受体阻滞剂或钙通道阻滞剂(维拉帕米)。对于存在心功能不全、长 QT 间期综合征或获得性 QT 间期延长的患儿,存在抗心律失常药物应用限制,可在镇静下实施同步电复律终止室性心动过速。室性心动过速复律可选药物如下。①利多卡因:1~2mg/kg 稀释后缓慢静脉输注,如无效可间隔 10~15 分钟重复使用,总量不超过 5mg/kg;室性心动过速控制后以 20~50μg/(kg·min)的速度静脉输注维持或美西律 6~8mg/(kg·d),分 3 次口服维持。②普罗帕酮:1~2mg/kg 稀释后缓慢静脉输注,如无效可间隔 20 分钟重复使用,但不超过 3 次;复律后以 5mg/(kg·次),每 6~8 小时1 次口服或 5~10μg/(kg·min) 静脉输注维持。③艾司洛尔:负荷量500μg/kg,1 分钟静脉输注,后以 50μg/(kg·min)持续静脉输注,若疗效欠佳,以 50μg/(kg·min) 的剂量递增,直至心律失常转复或最大输注速度达 200μg/(kg·min);复律后可以普萘洛尔 0.25~1mg/kg,每日3 次口服维持。④胺碘酮:负荷量 2.5~5mg/kg,以 5% 葡萄糖注射液稀释后 30 分钟~1 小时内缓慢静脉输注,后以 5~10μg/(kg·min) 静脉输注维持。⑤维拉帕米:仅适用于左室间隔来源的特发性室性心动过速,负荷量 0.1~0.2mg/kg,稀释后缓慢静脉注射,如无效间隔 20分钟可重复使用,但不超过 3 次。复律后以 4~8mg/(kg·d),分 3 次口服维持。

4. 射频消融术 血流动力学稳定、可诱发的单形室性心动过速可以被成功标测,并被射频消融术根治。近年来,标测技术的日臻成熟,在传统的 X 线透视二维标测方法的基础上,新的三维标测技术已广泛应用于儿科临床,可显著降低射频消融术中的辐射量,协助术者提高复杂及特殊类型室性心律失常的手术成功率,减少术后复发率及严重并发症的发生率。对于非结构性心脏病的室性心律失常患儿,国内报道右室流出道来源的室性心律失常及左后分支来源的室性心律失常的射频消融术成功率分别可达到 94.8% 和 96.9%。

2016 年 PACES/HRS 专家共识针对儿童室性心律失常射频消融适应证,提出推荐意见(推荐类别定义见第一章第二节室间隔缺损中介入治疗部分)。

Ⅰ类:①局灶来源的、可能导致心功能不全的室性心动过速或室性期前收缩,药物治疗无效或不能耐受;②反复或持续发作的分支性室性心动过速、特发性流出道室性心动过速和血流动力学稳定的室性心动过速,药物治疗无效或不能耐受者。

Ⅱa 类:体重≥15kg,伴有相关症状的频发室性期前收缩。

Ⅱb 类:①体重≥15kg,伴有相关症状的加速性室性心律;②反复、频繁发作、局灶起源的有消融可能的多形性室性心动过速。

Ⅲ类:①体重 <15kg,药物控制良好或无明显血流动力学改变、不伴心功能不全的室性心律失常;②体重 <15kg 的血流动力学稳定、药物有效且能耐受、不伴心功能不全的室性心律失常;③体重 <15kg 的加速性室性心律;④无心功能损害可能的无症状的室性期前收缩、室性心动过速和加速性室性心律;⑤症状性室性心律失常,但具备可逆性病因如急性心肌炎或药物中毒。

5. **植入型心律转复除颤器(ICD)** 大量证据表明,预防室性心律失常致心源性猝死的最有效措施为应用 ICD。病儿接受心脏除颤器的规范与适应证多来自成人的临床试验结果。目前认为,对于室性心动过速导致心搏骤停或血流动力学不稳定的部分年长儿童,如未发现可逆病因,药物治疗无效,且无法实施射频消融治疗,需考虑 ICD 植入。

> 附：室性心动过速治疗流程图

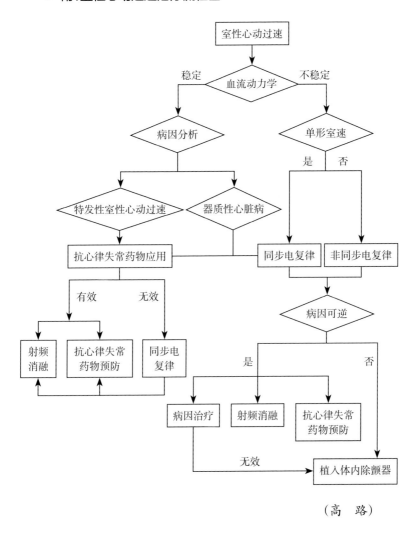

（高　路）

参考文献

[1] 胡亚美,江载芳.诸福棠实用儿科学[M].8版.北京:人民卫生出版社,
2015:1567.

［2］梁翊常,袁越.实用小儿心电图学［M］.3版.北京:人民卫生出版社,
　　2018:165.

［3］中华医学会心电生理和起搏分会.中国儿童心律失常导管消融专家共识
　　［J］.中华心律失常学杂志,2017,21(6):462-470.

［4］SAUL JP,KANTER RJ,ABRAMS D,et al. PACES/HRS expert consensus
　　statement on the use of catheter ablation in children and patients with
　　congenital heart disease:Developed in partnership with the Pediatric and
　　Congenital Electrophysiology Society (PACES) and the Heart Rhythm Society
　　(HRS). Endorsed by the governing bodies of PACES,HRS,the American
　　Academy of Pediatrics (AAP),the American Heart Association (AHA),and
　　the Association for European Pediatric and Congenital Cardiology (AEPC)［J］.
　　Heart Rhythm.2016,13(6):e251-289.

第五节 扑动和颤动

一、心房扑动

【概述】

小儿心房扑动(atrial flutter, AF)从胎儿期到各年龄组均可发病,是儿科临床上相对少见的快速性心律失常。心房扑动持续发作、心室率不能控制时,可引起心动过速性心肌病、心力衰竭,还可并发晕厥、晕厥前兆或胸痛,也可增加心房血栓形成(引起脑栓塞和/或全身性栓塞,儿童相对成人较少见)的风险。

小儿心房扑动可发生在心脏正常的儿童,多见于婴儿、新生儿甚至胎儿,其产生机制可能是心房肌及传导系统发育不完善,冲动在心房肌内产生折返;部分患儿有器质性心脏病,以先天性心脏病为主,如三尖瓣闭锁、三尖瓣下移畸形等;也可发生于先天性心脏病术后,尤其是经心房的外科手术(如 Senning 术、Fontan 术或房间隔缺损修补术);其他也可见于心肌炎、扩张型心肌病、风湿性心脏病、病态窦房结综合征以及心外因素,如洋地黄中毒、低钾血症等电解质紊乱和甲

状腺功能亢进等疾病。

【诊断】

1. **临床表现** 不伴器质性心脏病的新生儿、婴儿 AF 常表现为持续发作,少数为阵发性。房室传导可为 1:1,心室率极快,达 250 次/min 以上,易致晕厥和心动过速性心肌病。如房室传导为 2:1 或 3:1 及以上,心室率无显著增快者,症状常不明显,多于 1 岁之内自行消退,预后良好。AF 伴有器质性心脏病者,多有头晕、心悸、乏力,严重者发生心力衰竭、晕厥甚至心脏性猝死,预后取决于原有心脏病的严重程度及治疗能否控制 AF 发作。

2. **辅助检查** 心电图特点(图 8-7,图 8-8)如下。

(1) AF 波的频率为 240~360 次/min,呈波浪状或锯齿状,F 波间无等电位线,Ⅱ、Ⅲ、aVF、V$_1$ 导联的 F 波较明显。少数婴儿病例,AF 波不明显,可做食管心房电图协助诊断。

(2) 房室多呈 2:1~3:1 传导,4:1 房室传导较少见,多发生于使用地高辛或普萘洛尔之后。

(3) QRS 波形状多属正常,偶有室内差异传导,可见 QRS 波增宽。

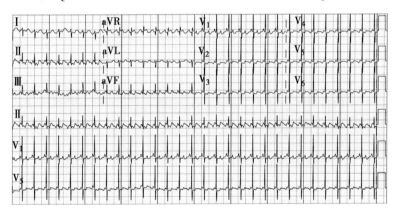

图 8-7　心房扑动心电图

(等位线消失,代之以Ⅱ、Ⅲ、aVF、V$_1$ 锯齿样 F 波,呈 2:1 房室传导)

【鉴别诊断】

1. **房性心动过速** 房性心动过速的频率范围在 160~220 次/min,

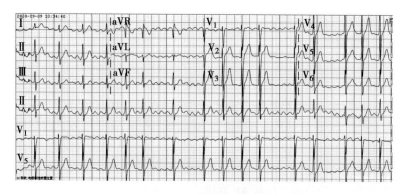

图 8-8 心房扑动心电图

（呈 2∶1~5∶1 房室传导）

常为 1∶1 传导,也可见房性心动过速文氏下传,AF 的心房率常快于房性心动过速,大多数为 2∶1 或以上传导。有无等电位线是鉴别 AF 和房性心动过速的重要指标之一。部分患儿 AF 与房性心动过速可同时存在。

2. 室性心动过速 AF 发生房室 1∶1 下传伴室内差异传导时或合并室内传导阻滞时 QRS 波宽大畸形,需要与室性心动过速鉴别。根据病史、QRS 波形、心动过速发作前后的心电图、ATP 效果、应用药物心室率减慢时的心电图以及应用食管心电图显示心房波后较容易鉴别。

【治疗】

1. 病因治疗 由于洋地黄中毒、电解质紊乱等继发因素引起的 AF,首先应消除病因。

2. 药物治疗

（1）不伴器质性心脏病的新生儿或婴儿 AF,1∶1 房室传导时,心室率极快,或持续发作,易致心动过速性心肌病,可发生心力衰竭,选用地高辛可减慢心室率并加强心肌收缩力,改善症状及心力衰竭,偶可转复为窦性心律;未转复者可同时加用 β 受体阻滞剂联合地高辛治疗;转复后仍需用地高辛维持量,以防复发。

（2）伴有心脏病或 AF 呈持续性者,应及时终止发作,除选用地高辛外,也可用 β 受体阻滞剂、维拉帕米(1 岁以内患儿禁用)、普罗帕酮、索他洛尔、胺碘酮等,但 AF 患儿药物复律成功率相对较低。预激综合征并发 AF 者禁用地高辛,有导致宽 QRS 波心动过速的风险。

3. **电复律** 同步直流电复律效果好,用于新生儿、小婴儿、无明显心脏病者更佳。接受地高辛治疗的患者,术前 1 天宜停服地高辛。初始电能量 1J/kg,第 2 次可加到 2J/kg,每次治疗,电击不宜超过 3 次。

4. **心房起搏** 经食管心房起搏,以超速抑制法或短阵快速刺激(burst)终止 AF。开始起搏周长为 AF 周长的 90%,随后每次重复起搏周长以 10% 递减,直至心律转复或出现心房不应期,每次起搏时间 5~20 秒。如未转复,可延长起搏时间再重复。经食管心房起搏设备简单,安全易行,成功率高,除起搏期间患者诉前胸烧灼感外,无其他不良反应。

5. **抗凝治疗** 持续存在的 AF,尤其是伴有心力衰竭的患儿,可长期给予小剂量阿司匹林[3~5mg/(kg·d)]治疗,同时需要定期监测凝血指标。

6. **射频消融治疗(图 8-9)** 年龄大的病例首选。三维电解剖标测的应用提高了消融手术的成功率,AF 的机制以三尖瓣峡部依赖的

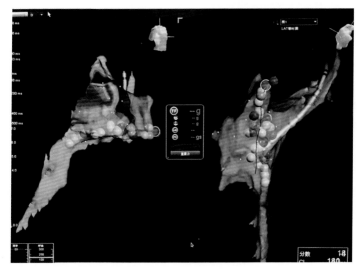

图 8-9 心房扑动射频消融治疗

典型 AF 最多见,典型 AF 消融成功率 >95%,复发率 <5%。28%~48% 的 AF 儿童合并病态窦房结综合征,在消融过程中应准备心房/心室起搏,AF 终止时一旦发生窦性停搏或严重窦性心动过缓即给予起搏。

7. 急救准备 病态窦房结综合征并发 AF 的患儿,若 AF 持续发作,应用药物、电复律或射频消融术复律时,可能出现严重的窦性心动过缓、窦房传导阻滞甚至窦性停搏,临床需注意,备好急救措施。

二、心房颤动

【概述】

心房颤动(atrial fibrillation,Af),简称房颤,是一种主动性快速性房内多灶微折返或环形运动所致的极快速的房性心律失常。小儿甚为少见,婴儿更罕见。儿童期房颤通常与伴有心房扩大的心脏结构异常有关,如三尖瓣下移畸形、三尖瓣闭锁、房室瓣反流或者做过经心房的外科手术。心脏结构正常的儿童发生房颤可见于甲状腺功能亢进、肺栓塞、心包炎等疾病。

【诊断】

1. 临床表现 可有心悸、气急、胸闷,严重者可有心功能不全。第一心音强弱不等,心律绝对不齐,脉搏脱落。

2. 辅助检查 心电图(图 8-10)上 P 波消失,代之以纤细、快速、不规则的颤动波(f 波),频率为 350~600 次/min,QRS 波频率不等,节律绝对不齐。

【鉴别诊断】

1. 紊乱性房性心动过速 多见于婴儿期,单一导联心电图见三种以上形态心房波,但期间可见等电位线,一般预后良好,多数 1 周岁前自行恢复。

2. 室性心动过速 房颤的心室率快时可连续出现室内差异传导,或原有束支传导阻滞或心室预激时,均与室性心动过速相似。房颤时有 f 波且伴心室率绝对不规则。此外比较房颤发生前后的心电

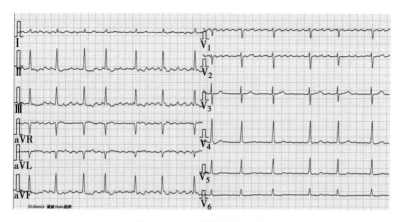

图 8-10　心房颤动心电图

图有助于识别两者。

【治疗】

1. **病因治疗**

2. **对症治疗**　①新发生（<48 小时）的房颤：应用普罗帕酮、洋地黄、β 受体阻滞剂、胺碘酮等以达到转复的目的。②电复律：用于病史短、症状明显、药物治疗效果不佳、甲状腺功能亢进治愈后遗留的房颤，能量为 1~2J/kg。复律前宜停用洋地黄。

3. **控制心室率治疗**　不伴有器质性心脏病者，仅需控制心室率，如应用地高辛和/或美托洛尔等。

4. **抗凝治疗**　小剂量阿司匹林 [3~5mg/(kg·d)] 口服。

5. **射频消融治疗**　多应用于成人，儿童罕见。

三、心室扑动及颤动

【概述】

心室扑动及心室颤动是最严重的快速性异位心律，心室完全失去舒张和收缩能力呈蠕动状态而丧失排血功能，血流动力学上实为心脏停搏。多发生在临终前，属濒死心电图，其产生机制为部分心肌的持续除极，形成诸多折返环路使心律失常持续存在。心室扑动及颤动易患因素包括电解质紊乱、致心律失常药物、交感神经兴奋性增加、缺氧、缺血、先天性心脏病（术前和术后）、胸壁钝挫伤和遗传性因素，或任何心脏病的临终前。

【诊断】

临床上心室颤动、心室扑动发生时心脏几乎停止供血，多为临终前的心电图改变。临终前心室颤动、心室扑动的频率逐渐减慢至60~150 次/min 低振幅的缓慢波。心电图特征如下。

1. **心室扑动**　QRS 波与 T 波相连无法分辨，呈匀齐的、快速的、振幅相等的正弦波群，频率 150~300 次/min（图 8-11）。发作可呈持续性，也可短暂发作后转为室性心动过速或心室颤动。

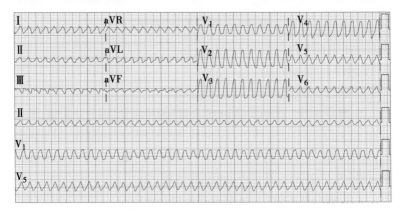

图 8-11　心室扑动心电图

2. **心室颤动**　QRS-T 波消失，呈不规则的、形状和振幅各异的颤动波，频率在 300~500 次/min（图 8-12）。个别 R-on-T 的室性期前收缩发生在心室的易损期可致心室颤动。常见两种类型：A 型为颤动前有 1~2 个期前收缩；B 型由相对长的室性心动过速逐渐演变来。

【鉴别诊断】

1. **室性心动过速**　室性心动过速的心电图可见等电位线，心室扑动心电图中 QRS 波与 T 波相连无法分辨，呈均齐的、快速的、振幅相等的大波浪形，心室颤动 QRS-T 波消失，呈现不规则的、形状和振幅各异的颤动波。三者间可相互转化。

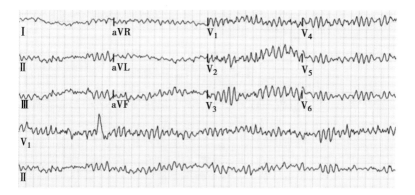

图 8-12　心室颤动心电图

2. 预激综合征伴快速性心房颤动或心房扑动　患儿存在阵发性室上性心动过速、心房扑动、心房颤动病史或有既往心电图提示预激图形时,均应考虑本病可能。

【治疗】

为各种危重症患儿临终前的心电状态,需要尽快复苏处理。根据原发病不同,抢救成功率不等。

1. 紧急处理

（1）立即心肺复苏（cardiopulmonary resuscitation,CPR）,提供 CAB〔循环（circulation）、气道（airway）和呼吸（breathing）支持〕,气道供给100% 浓度氧,心电监护。

（2）除颤从 2J/kg 开始,第 2 次尝试 4J/kg,后续尝试 4J/kg 或更高,最大能量 10J/kg,最多不超过成人最大能量（双相波除颤为 200J,单相波除颤 360J）,其间配合胸外按压。

（3）寻找病因并予以纠正,包括代谢紊乱（缺氧、酸中毒）。

2. 抗心律失常药　可选择性应用:胺碘酮、利多卡因,通过静脉/骨内或气管导管给药。

3. 植入型心律转复除颤器　易患心室颤动或经过复律的心律失常患儿,需要进行儿科临床电生理评估安装 ICD 的指征。

➤ 附：小儿快速性心律失常诊治流程图（窄 QRS 波）

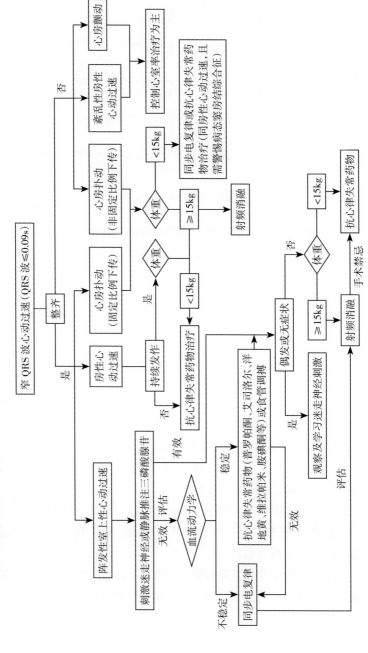

小儿快速性心律失常诊治流程图(宽QRS波)

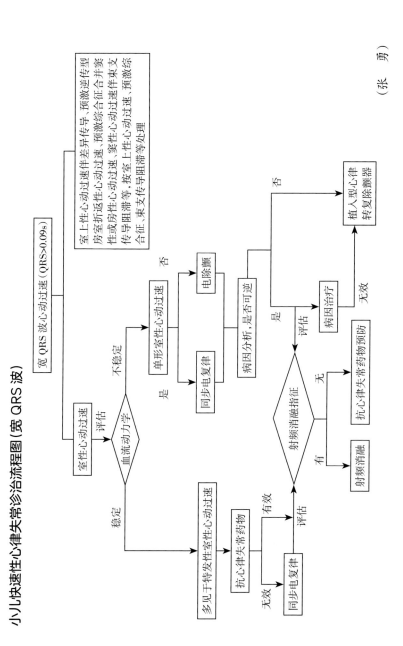

宽QRS波心动过速(QRS>0.09s)

室上性心动过速伴差异导传导,预激逆传型房室折返性心动过速,预激综合征合并室性或房性心动过速,按室上性心动过速,预激综合征、束支传导阻滞等处理

（张　勇）

参考文献

［1］PARK M.实用小儿心脏病学［M］.6 版.桂永浩,刘芳,译.北京:科学出版社,2017.

［2］陈新.黄宛临床心电图学［M］.6 版.北京:人民卫生出版社,2009.

［3］中华医学会心电生理和起搏分会小儿心律学工作委员会,中华医学会儿科分会心血管学组,中国医师协会儿科分会心血管专业委员会.中国儿童心律失常导管消融专家共识［J］.中华心律失常学杂志,2017,21(6):463-471.

［4］MARINO BS,TABBUTT S,MACLAREN G,et al. Cardiopulmonary resuscitation in infants and children with cardiac disease:a scientific statement from the American Heart Association［J］. Circulation,2018,137(22):e691-e782.

［5］BRUGADA J,BLOM N,SARQUELLA-BRUGADA G,et al. Pharmacological and non-pharmacological therapy for arrhythmias in the pediatric population: EHRA and AEPC-Arrhythmia Working Group joint consensus statement［J］. Europace,2013,15(9):1337-1382.

［6］PERKINS GD,GRASENER JT,SEMERARO F,et al. European resuscitation council guidelines 2021:Executive summary［J］. Resuscitation,2021,161:1-60.

［7］DE CAEN AR,BERG MD,CHAMEIDES L,et al. Part 12:pediatric advanced life support:2015 American Heart Association guidelines update for cardiopulmonary resuscitation and emergency cardiovascular care［J］. Circulation,2015,132(18 Suppl 2):S526-S542.

第六节　心脏传导阻滞

正常心脏激动起源于窦房结,通过心房内的三条结间束传至房室结、希氏束、左右束支及浦肯野纤维,最后抵达心室。心脏传导系统中任一部位不应期延长,导致激动传导延迟或中断称为心脏传导阻滞。传导阻滞可呈一过性、间歇性和持久性。按照阻滞的部位分为：窦房传导阻滞、房内传导阻滞、房室传导阻滞及束支传导阻滞。按照阻滞的程度分为一度(传导延缓)、二度(传导部分中断)、三度(传导完全中断)。一度、二度传导阻滞又称为不完全性或部分性心脏传导阻滞，三度传导阻滞又称为完全性心脏传导阻滞。

一、房室传导阻滞

【概述】

发生于窦房结与房室结之间的心脏传导阻滞，称为房室传导阻滞(atrioventricular block，AVB)，是最常见的心脏传导阻滞。根据阻滞程度分为不完全性 AVB 和完全性 AVB，前者包括一度、二度和高度 AVB，后者又称为三度 AVB。AVB 的病因包括，①先天性因素：先天性 AVB 见于合并先天性心脏病的患儿，如纠正型大血管转位、房室间隔缺损，以及不合并心脏畸形的患儿，多见于母体有自身免疫性疾病的胎儿和新生儿，母体抗 SSA/Ro 抗体和抗 SSB/La 抗体常呈阳性。②获得性因素：获得性 AVB 见于心肌炎、心肌病、风湿热、心脏外科手术或介入手术并发症及外伤等。③遗传因素：见于进行性心脏传导障碍性疾病(progressive cardiac conduction defect，PCCD)、长 QT 间期综合征。PCCD 一种以心脏房室传导系统异常为特征的心律失常性疾病，是引起房室传导阻滞的原因之一，部分患者在新生儿期即可发病，到青春期可能进展为三度房室传导阻滞，发生晕厥甚至猝死。④药物因素：如洋地黄、奎尼丁等药物所致。⑤电解质紊乱：如高血钾。⑥自身免疫性疾病和内分泌疾病：如系统性红斑狼疮、甲状腺功能减退症。⑦迷走神经张力增高。

【诊断】

1. **临床表现** 临床症状与心率快慢有关。一度 AVB 多无症状和体征。二度 AVB 心率慢时，可有胸闷、心悸、头晕、乏力等症状。听诊可闻及心音脱落。三度 AVB，心室率过慢致心排血量明显减少，可发生心力衰竭、心源性休克或阿-斯综合征。心脏听诊心率缓慢而规则，第一心音强弱不等，有时心音特别响亮，称为大炮音，系房室同步收缩所致。

2. 心电图特点与阻滞部位

（1）一度 AVB 心电图特点：①PR 间期延长超过同年龄组正常上限（表 8-3）。②房室间传导呈 1:1 传导（图 8-13）。一般认为，一度 AVB 的阻滞部位，90% 发生在房室结，10% 发生在希氏-浦肯野系统。

表 8-3 小儿 PR 间期正常值

单位：秒

心率/(次·min⁻¹)	<70	71~90	91~110	110~130	>130
年龄/岁					
<1.5	0.16	0.15	0.14	0.13	0.12
1.5~7	0.17	0.16	0.15	0.14	0.13
7.1~14	0.18	0.17	0.16	0.15	0.14
>14	0.19	0.18	0.17	0.16	0.15

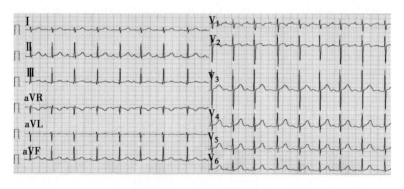

图 8-13 一度房室传导阻滞

（2）二度 AVB：又分二度 I 型 AVB（莫氏 I 型，文氏型）、二度 II 型 AVB（莫氏 II 型）。

二度 I 型 AVB 心电图特点：①PR 间期逐渐延长，直至 P 波后 QRS 波脱落；②RR 间期逐渐缩短；③最长 RR 间期短于最短 RR 间期的 2 倍，也短于 2 倍的 PP 间期（图 8-14）。二度 I 型 AVB 的阻滞部位，70% 为房室结，30% 为希氏-浦肯野系统。

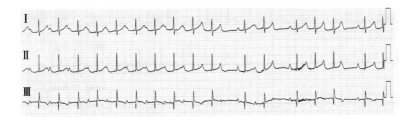

图 8-14 二度 I 型房室传导阻滞

二度 II 型 AVB 心电图特点:①PR 间期固定(正常或延长);②QRS 波间歇性脱落;③长 RR 间期等于短 RR 间期的 2 倍;④房室传导比例固定或不固定,呈 2:1、3:2、4:3 传导(图 8-15)。二度 II 型 AVB 的阻滞部位几乎均为希氏-浦肯野系统,其中 70% 阻滞在希氏束以远,30% 为希氏束内阻滞。

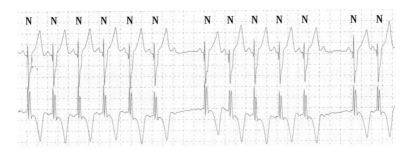

图 8-15 二度 II 型房室传导阻滞

(3) 高度房室传导阻滞:介于二度 AVB 和三度 AVB 之间,是最严重的不完全性 AVB,房室传导比例 >3:1,同时需排除三度 AVB,即心电图中确实有窦性 P 波夺获心室(图 8-16)。其阻滞部位主要是希氏-浦肯野系统。

(4) 三度 AVB 心电图特点:P 波与 QRS 波群无关(完全性房室分离),心房率快于心室率;心室率缓慢而匀齐,心室逸搏频率的快慢与阻滞部位有关。三度 AVB 的阻滞部位可为房室结、希氏束内或希氏束以远。当阻滞部位为房室结或希氏束内时,即阻滞部位较高,逸

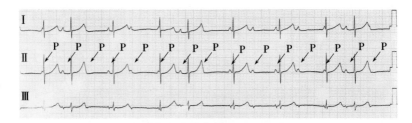

图 8-16　高度房室传导阻滞

搏性 QRS 波时限不增宽,QRS 形态与窦性相似,且逸搏频率相对快(图 8-17A);当阻滞部位为希氏束以远时,逸搏性 QRS 波群形态宽大畸形,且逸搏频率较慢(图 8-17B)。

【鉴别诊断】

1. **房室结双径路**　一度 AVB 与房室结双径路相鉴别,见于两种情况:①窦性心律无明显改变时,PR 间期出现长短交替变化,常因房室结双径路;②窦性心律明显改变,心率较快时 PR 间期较短,心率较慢时 PR 间期延长,也常因房室结双径路。

2. **干扰性 PR 间期延长**　一度 AVB 与干扰性 PR 间期延长相鉴别。前者,一度 AVB 时 P 波大多落在前一 T 波之后。后者常见于房性期前收缩或房性心动过速时。当房性期前收缩发生比较晚,P 波落在前一 T 波的后支上,房室结正处于窦性激动后的相对不应期,提早的房性激动下传延缓,导致 PR 间期延长。

3. **干扰性房室脱节**　三度 AVB 与干扰性房室脱节需要鉴别。三度 AVB 由于其独特的心电图表现,一般不易与干扰性房室脱节混淆,因为三度 AVB 心房率大于心室率,且逸搏心律一般都很慢,只有当先天性三度 AVB 逸搏心律偏快时,要注意与干扰性房室脱节相鉴别。后者系低位的交界性或室性异搏点速度加快所致,这种加速心律剥夺了正常窦性心律控制心室的权利,同时低位起搏点(交界性或室性)发出的激动频率虽然超过窦房结频率,但常不能逆传入心房,故产生完全性干扰性房室脱节。常见的干扰性房室脱节的心律失常有:阵发性室性心动过速、加速性室性自主心律、加速性交界性心动过速。

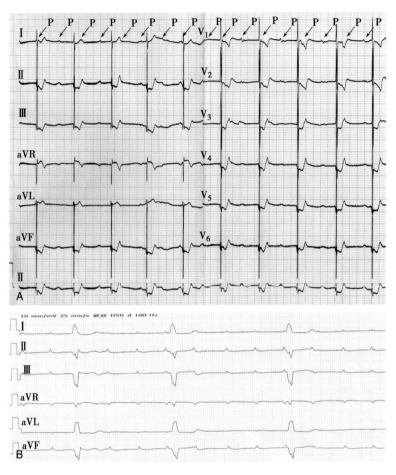

图 8-17 三度房室传导阻滞

A. 阻滞部位为房室结或希氏束内；B. 阻滞部位为希氏束以远。

【治疗】

1. **一度 AVB** 一度 AVB 本身常不需要治疗,要针对病因治疗,积极治疗原发病,同时应注意避免使用加重传导延迟的药物,注意纠正电解质紊乱。

2. **二度 I 型 AVB** 可见于正常人睡眠或迷走神经张力过高(如

呕吐)时,属于生理性的,无需治疗。病理性的见于心肌炎、心肌病等,需积极治疗原发病,随原发病的治疗,AVB 可能会减轻或消失。AVB 本身常无须特殊处理,除非发作时心室率特别慢,漏搏的 RR 间期明显延长,并伴有头晕、晕厥甚至阿-斯发作,这种情况极为罕见,如出现需安装临时或永久起搏器。

3. **二度Ⅱ型 AVB** 常为病理性的,阻滞部位多在希氏-浦肯野系统,容易发展为三度 AVB,预后较差。需积极治疗原发病,视心率及血流动力学情况安装临时或永久起搏器。

4. **高度 AVB** 治疗同三度 AVB。

5. **三度 AVB**

(1) 先天性三度 AVB:2021 年美国心脏病学会/美国心脏协会/美国心律协会(ACC/AHA/HRS)提出了儿童先天性房室传导阻滞永久性起搏器治疗的适应证。Ⅰ类适应证包括,①伴有症状性心动过缓的先天性完全性房室传导阻滞患者;②伴宽 QRS 波逸搏心律、复杂性室性期前收缩或心室功能障碍的先天性完全性房室传导阻滞患者;③先天性完全性房室传导阻滞无症状新生儿及婴儿平均心室率低于50 次/min 时。心室率不应作为独立植入标准,因为低心输出量可能会使心率代偿性加快。Ⅱ类适应证包括,①无症状的先天性完全性房室传导阻滞患者,平均心室率低于 50 次/min 或出现心室停搏;②先天性完全性房室传导阻滞患者出现与二尖瓣明显关闭不全或收缩功能障碍相关的左心室扩大时(Z 值大于 3);③基于风险收益比的个人考虑,无症状的先天性完全性房室传导阻滞,心室率可接受、QRS 波群狭窄且心功能正常的青少年。

(2) 后天获得性三度 AVB:首先积极治疗原发病,例如病毒性心肌炎,给予激素、免疫球蛋白抗炎及免疫调节治疗,磷酸肌酸钠营养心肌治疗,同时如果心率很慢合并有晕厥、阿-斯发作的情况,安装临时起搏器;急性期后如三度 AVB 不能恢复,可考虑安装永久起搏器。术后获得性高度以上房室传导阻滞保守观察的时限控制在 10 天以内,对于低龄低体重婴幼儿可适当延长观察时间。

(3) 长 QT 间期综合征合并三度 AVB:晕厥或阿-斯发作时如为尖

端扭转型室性心动过速所致,需安装植入型心律转复除颤器(ICD)。

二、窦房传导阻滞

【概述】

窦房传导阻滞(sinoatrial block,SAB),简称窦房阻滞,为窦房结发出的冲动不能引起周围的心房肌激动的现象,即窦性激动通过窦房结与心房组织连接处发生传导延缓或完全阻滞。SAB 与 AVB 一样,根据阻滞程度不同,也分为一度、二度、三度 SAB。一度 SAB:窦性激动传入心房延迟,窦房传导时间延长。二度 SAB:不仅有窦性激动传导延缓,还有激动传导脱落。二度 SAB 又分为Ⅰ型及Ⅱ型。三度 SAB:窦性激动完全不能传入心房。SAB 是一种少见的心脏传导障碍,多为暂时性的,见于迷走神经张力过高;电解质紊乱,如高血钾;药物因素,如洋地黄、奎尼丁、β 受体阻滞剂等。持续性 SAB 见于器质性心脏病,如心肌炎、心肌病、先天性心脏病等。

【诊断】

1. **临床表现**　大多为短暂性,也可持续存在或反复发作。轻者无症状,心率过慢时可有胸闷、心悸、乏力、头晕,严重者可发生晕厥。

2. **心电图特征**　单纯性一度 SAB 在体表心电图上无法判断。三度 SAB 因心电图不显示窦性 P 波,与窦性停搏鉴别困难;只有在二度 SAB 时,心电图可根据 PP 间期的变化规律来加以判断。

(1) 二度Ⅰ型 SAB:窦性心律,PP 间期逐渐缩短,直至一次 P 波脱落出现长间歇,长 PP 间期小于任何两个 PP 间期之和(图 8-18)。

(2) 二度Ⅱ型 SAB:心电图上表现为 P 波突然脱落,出现长的 PP 间期,长 PP 间期是短 PP 间期的整倍数,常为 2 倍或 3 倍(图 8-19)。

【鉴别诊断】

1. **窦性心律不齐**　窦性心律不齐 PP 间期是逐渐变化的,即 PP 间隔逐渐缩短,后又逐渐延长,常与呼吸周期有关。二度一型 SAB 的 PP 间期在逐渐缩短后会突然延长。

2. **窦性静止**　与三度 SAB 不易鉴别,窦性静止长短 PP 间期之间不存在倍数关系。

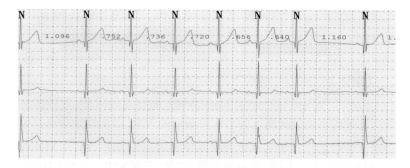

图 8-18 二度Ⅰ型窦房传导阻滞

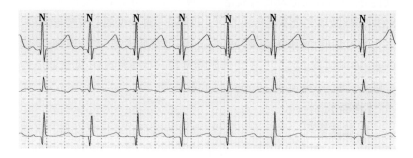

图 8-19 二度Ⅱ型窦房传导阻滞

【治疗】

SAB 是极少见的心脏传导阻滞,多为暂时性的,由迷走神经张力增高引起,无须特殊治疗。如为器质性心脏病引起,如心肌炎、心肌病,首先应积极治疗原发病,避免应用洋地黄、β 受体阻滞剂等药物加重 SAB,同时注意纠正电解质紊乱如高钾血症引起的传导阻滞。轻度或偶发的 SAB 不会引起症状,持续或长时间的窦性停搏会导致晕厥甚至阿-斯发作,需要安装永久起搏器。

三、房内传导阻滞

【概述】

窦房结发出的激动沿节间束(前、中、后三条和房间束)下传房室结的同时除极右心房、左心房形成心电图的 P 波。房内传导阻滞是指发生在心房内节律束、房间束和心房肌的传导阻滞。房内传导阻滞进一步分为不完全性房内传导阻滞、局限性完全性房内传导阻滞（心房分离）和弥漫性完全性心房肌传导阻滞。不完全性房内传导阻滞是指发生在结间束或者房间束的传导障碍，引起 P 波形图、时间及振幅的改变。局限性完全性房内传导阻滞指局部心房肌周围有一完全性双向阻滞圈，将其与周围心房肌隔离，亦称心房分离。而弥漫性完全性心房肌传导阻滞又称窦-室传导节律，是指心房肌在丧失兴奋性的情况下，窦房结发放的激动仍能通过结间束传导到心室，形成窦-室传导节律，多见于高血钾。

【诊断】

主要通过心电图表现诊断。

1. **不完全性房内传导阻滞** ①P 波增宽≥0.12 秒，呈双峰，峰间距≥0.04 秒，常见于心房间束阻滞，又称为不完全性左心房内阻滞；②P 波增高 >0.25mV，顶部变尖，似肺型 P 波，部分可伴时间增宽。可见于结间束，特别是右心房结间束阻滞，亦称为不完全性右心房内阻滞。

2. **局限性完全性房内传导阻滞** 表现为主导心律与孤立性房性异位心律形成完全性心房分离。①主导心律多为窦性，偶为房性或交界性，并下传心室产生 QRS 波；②孤立性心房异位心律，可为缓慢的房性心律，亦可为孤立的心房颤动、心房扑动或房性心动过速，不能传出阻滞圈，不能下传心室；③主导心律与孤立性房性节律完全无关，两者相互间无节律重整，亦不能形成房性融合波，但可同时发生形成心房重叠波。

3. **弥漫性完全性心房肌传导阻滞** 心电图示 P 波消失，QRS 波宽大畸形、室内阻滞、室性或交界区性逸搏心律，T 波高尖对称为高血钾 T 波改变。如果血钾连续升高，则 QRS 波更宽大畸形，T 波继而变低钝，继续加重则最终形成极缓慢的类似心室扑动或心室颤动样波形。

【鉴别诊断】

1. **游走心律** PR 间期多不一致，常有 P 波极性及方向性改变。

P 波变化呈渐变特点,有过渡型 P 波。而间歇性房内传导阻滞时 PR 间期多一致,很少有 P 波极性或方向性改变,P 波变化常为突然发生,很少有过渡型 P 波出现,但可在结间束二度 I 型房室传导阻滞时可出现。

2. **房性并行心律**　房性异位起搏点只存在保护性传入阻滞,而无完全性传出阻滞。所以,可激动整个心房,产生异位 P 波,可传入心室产生 QRS 波,或者与窦性激动相遇产生干扰,形成房性融合波,并常有心室夺获。房性并行心律的 P 波较窦性 P 波稍大或等大;小儿心房分离的 P 波不易看清。房性并行心律 PP 间期较恒定。房性并行心律经迷走神经刺激术,可使并行心律减慢,而对心房分离则无影响。

【治疗】

房内传导阻滞本身无特殊治疗方法,主要针对原发病治疗,心力衰竭时应及时纠正。必要时应安置人工心脏起搏器。

四、房室束支传导阻滞

【概述】

房室束支传导阻滞属于室内传导阻滞的一种,即左束支、右束支、左束支分支发生的前向传导延缓或中断。房室束支传导阻滞可分为:①单侧束支传导阻滞,即左束支传导阻滞、右束支传导阻滞;②单侧分支阻滞,即左前分支阻滞、左后分支阻滞;③双束支传导阻滞;④三分支传导阻滞。阻滞可为持久性、暂时性或间歇性。

房室束支传导阻滞可以发生在器质性心脏病患儿,如心肌疾病、先天性心脏病、瓣膜性心脏病、遗传性原发性心律失常综合征、肺源性心脏病、心肌肿瘤、心导管检查、心脏手术、药物(如地高辛)、电解质紊乱(如高血钾)等。

【诊断】

1. **单侧束支传导阻滞**　是指左或右束支出现传导延缓或中断。双侧束支传导时间差超过 0.04 秒时,心电图表现为完全性束支传导阻滞;受累束支较对侧束支传导慢 0.04 秒时,心电图表现为不完全性束支传导阻滞。

（1）左束支传导阻滞：很少为良性，多发生于有器质性心脏病的患儿。

心电图特征：①QRS 波时限延长，1 岁以内患儿 >0.06 秒，1~5 岁 >0.08 秒，5 岁后 >0.10 秒，成人≥0.12 秒；②Ⅰ、aVL、V_5、V_6 导联呈宽大且有切迹的 R 波，q 波消失（aVL 导联可除外）；③V_1、V_2 导联 r 波极小，S 波宽大且有切迹或 QS 型；④T 波与 QRS 波主波方向相反（图 8-20）；⑤具有以上 QRS 波群改变，但 QRS 波时限小于完全性左束支传导阻滞低限，称为不完全性左束支传导阻滞。

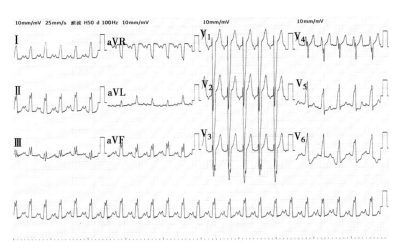

图 8-20　左束支传导阻滞

（2）右束支传导阻滞：当炎症浸润或心肌缺血缺氧等累及右束支，以及右心室容量负荷过重或压力升高时，可导致完全或不完全性右束支传导阻滞；不完全性右束支传导阻滞也可见于无心脏病证据的正常儿童。

心电图特征：①QRS 波时限延长，1 岁以内的患儿 >0.06 秒，1~5 岁 >0.08 秒，5 岁后 >0.10 秒，成人≥0.12 秒；②V_1 导联呈 rsR′ 型，R 波宽钝、有切迹；③Ⅰ、V_5、V_6 导联 S 波宽钝，V_5、V_6 导联 R 波正常；④T 波与 QRS 波主波方向相反（图 8-21）；⑤具有以上 QRS 波群改变，但

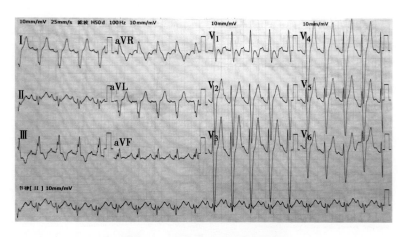

图 8-21 完全性右束支传导阻滞

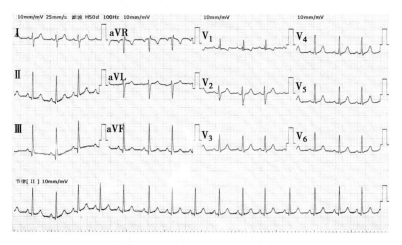

图 8-22 不完全性右束支传导阻滞

QRS 波时限小于完全性右束支传导阻滞的低限,称为不完全性右束支传导阻滞(图 8-22)。

2. 单侧分支阻滞

(1)左前分支阻滞:又称左前半阻滞或左上支阻滞,儿童少见。单纯左前分支阻滞,无其他心血管异常,可认为是良性室内阻滞,不影响预后。

心电图特征：①额面 QRS 波电轴左偏（-45°~-90°）；②Ⅰ、aVL 导联呈 qR 型，Ⅱ、Ⅲ、aVF 导联呈 rS 型；③aVR 导联多呈 QR 型；④QRS 波时限正常或轻度延长（图 8-23）。

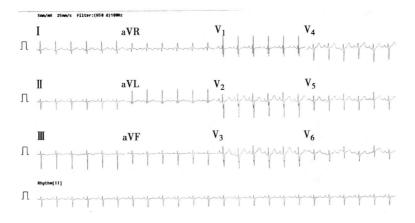

图 8-23 左前分支阻滞

（2）左后分支阻滞：又称左后半阻滞或左下支阻滞，单纯左后分支阻滞发生率低。

心电图特征：①额面 QRS 波电轴右偏，可达+120°以上；②Ⅰ、aVL 导联呈 rS 型，Ⅱ、Ⅲ、aVF 导联呈 qR 型；③QRS 波时限正常或轻度延长。

3. **双束支传导阻滞** 指左、右束支主干同时发生阻滞，依据阻滞程度、传导速度和比例，可有不同组合，心电图改变复杂，为发生完全性房室传导阻滞的先兆，一般均具有器质性心脏病。

室内传导系统中的右束支，与左前分支、左后分支中任意一支合并传导异常，称为双分支阻滞。以右束支传导阻滞伴左前分支阻滞最为常见（图 8-24）。心电图改变基本为相应束支传导阻滞的联合。

4. **三分支传导阻滞** 左前分支、左后分支与右束支传导阻滞，成为三分支阻滞，可以先后或同时出现，间歇或交替出现。三分支传导阻滞具有重要的临床意义，当三分支均完全性阻滞时，心电图表现为完全性房室传导阻滞，严重者可发生心室停搏，多见于弥漫性心肌损害。

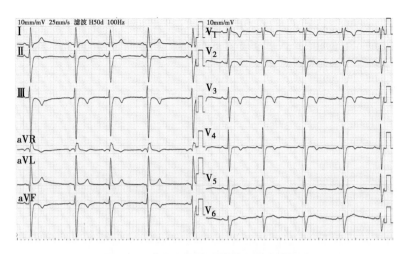

图 8-24　右束支传导阻滞伴左前分支阻滞

【鉴别诊断】

1. **正常儿童右心前区导联 M 型**　约 40%~60% 正常儿童右心前区导联 R 波可有粗钝、切迹,QRS 波呈 M 型;新生儿及小婴儿 V_1 导联呈 M 型提示右心室占优势,应与右束支传导阻滞相鉴别。右束支传导阻滞的诊断除了 V_1 导联呈 M 型外,还须具备 I、V_5、V_6 导联有明显增宽的 S 波。

2. **预激综合征 B 型**　预激综合征 B 型的心电图特点为,V_1 导联 QRS 波形增宽、主波向下,应与左束支传导阻滞相鉴别。前者 PR 间期缩短,QRS 波起始可见预激波,可以鉴别。

3. **胸廓畸形**　如漏斗胸、直背综合征等。因胸廓内径发生变化,继发心脏解剖位置出现相应变化,V_1 导联可呈 rSr′ 表现,应与不完全性右束支传导阻滞鉴别。查体胸廓外形畸形,可以鉴别。

【治疗】

积极治疗原发病、消除原发病因;改善心肌代谢及心功能;完善基因检测进一步寻找病因;合理使用抗心律失常药物;注意心导管操作的手法和技巧。反复阿-斯发作或由于完全性左束支传导阻滞导致心功能不全者,应及时安装心脏起搏器。

➤ 附:心脏传导阻滞诊治流程图

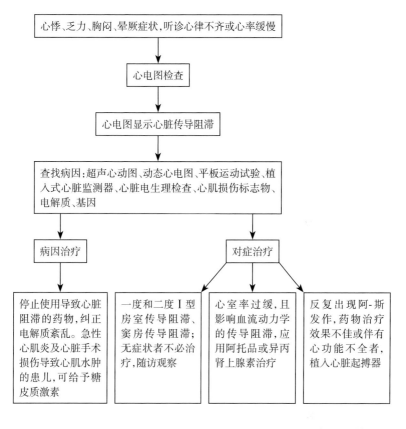

（刘　薇）

参考文献

［1］杨思源,陈树宝.小儿心脏病病学[M].4版.北京:人民卫生出版社,
　　2012:554-557.

［2］李小梅.小儿心律失常学[M].北京:科学出版社,2004:149-155.

［3］AZIZ PF,TANEL RE,ZELSTER IJ,et al. Congenital long QT syndrome and
　　2∶1 atrioventricular block∶an optimistic outcome in the current era［J］.

Heart Rhythm,2010,7(6):781-785.

[4] 刘海菊,李小梅,戈海延,等.先天性长QT综合征并先天性完全性房室传导阻滞及恶性室性心律失常1例[J].中华实用儿科临床杂志,2018,33(18):1431-1432.

[5] 李华俊,潘小宏.进行性心脏传导障碍性疾病分子遗传和基因研究进展[J].心电与循环,2020,39(3):300-303,309.

[6] 谭小军,黄河,何方,等.一个进行性家族性心脏传导阻滞家系的致病基因筛查[J].中华心血管病杂志,2016,44(5):411-415.

[7] BARRA SNC,RUIP,PAIVAL,et al. A review on advanced atrioventricular block in young or middle-aged adults [J]. Pacing & Clinical Electrophysiology,2012,35(11):1395-1405.

[8] 郭继鸿.心电图学[M].北京:人民卫生出版社,2002:617-642,947-954,371-375,643-666.

[9] 郭继鸿.房室阻滞部位的心电图诊断(上)[J].临床心电学杂志,2017,26(5):385-393.

[10] 郭继鸿.房室阻滞部位的心电图诊断(下)[J].临床心电学杂志,2017,26(6):455-466.

[11] 陈新.临床心律失常学[M].2版.北京:人民卫生出版社,2009:453-454.

[12] BRUGADA J,BLOM N,SARQUELLA BRUGADA G,et al. Pharmacological and non-pharmacological therapy for arrhythmias in the pediatric population:EHRA and AEPC-Arrhythmia Working Groxup joint consensus statement[J].Europace,2013,15(9):1337-1382.

[13] 林果为,王吉耀,葛均波.实用内科学[M].15版.北京:人民卫生出版社,2017:881-883.

[14] GOLDMAN L,SCHAFER AI. Cecil textbook of medicin [M]. 25th ed. Philadelphia:Elsevier Saunders,2015:270-271.

[15] 江载芳,申昆玲,沈颖.诸福棠实用儿科学[M].8版.北京:人民卫生出版社,2015:1519-1523.

[16] SILKA MJ,SHAH MJ,SILVA JNA,et al. 2021 PACES expert consensus

statement on the indications and management of cardiovascular implantable electronic devices in pediatric patients:Executive summary〔J〕. Heart Rhythm,2021,18(11):1925-1950.

第七节 病态窦房结综合征

【概述】

病态窦房结综合征(sick sinus syndrome,SSS)又称窦房结功能障碍,是指窦房结及其临近组织发生病变,导致窦房结冲动形成异常和/或冲动传出障碍而出现的心律失常和临床综合征,表现为严重或持续的窦性心动过缓、窦性停搏、窦房阻滞及慢快综合征。常见病因有窦房结及周围组织感染、心脏手术损伤、心肌病、缺血、退行性纤维化、代谢性疾病及遗传易感因素等。发病机制可能与细胞膜离子通道改变、窦房结细胞减少及窦房结组织结构重塑有关。

【诊断】

1. 临床表现 本病进展缓慢,轻者可无明显症状,仅在体检时被发现。持续严重的窦性心动过缓者以心、脑、肾及胃、肠等重要脏器供血不足的表现为主,如乏力、呼吸困难、头晕、胸闷、心悸、少尿、消化不良、运动耐力下降、黑蒙、晕厥、抽搐,甚至猝死,少数发生充血性心力衰竭。

2. 辅助检查

(1)标准心电图和动态心电图检查:若心电图分析显示严重窦性心动过缓(婴儿<60次/min,年长儿<45次/min,青少年<40次/min),严重的窦性心律不齐,窦性停搏,窦房阻滞,缓慢的逸搏心律,缓慢心律失常-快速心律失常交替等,支持本病的诊断(图8-25)。

(2)阿托品试验:阿托品可消除迷走神经对心脏的抑制作用,使心率加快,改善窦房传导。阿托品0.02mg/kg,溶于生理盐水或5%葡萄糖注射液2ml,快速静脉注射,于注射前、注射完毕即刻及注射后1分钟、2分钟、3分钟、5分钟、7分钟、10分钟、15分钟、20分钟、30分钟分别描记心电图,若心率较原心率增加不到30%,或心率增快未

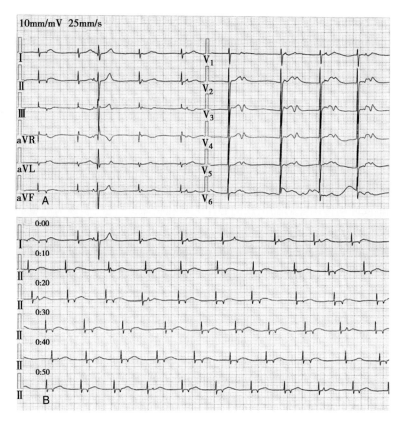

图 8-25 7 岁患儿,窦性心动过缓,心率 56 次/min,交界性逸搏心律,心室夺获伴差异传导

A. 12 导联心电图;B. 长标 II 导联。

达到 90 次/min,或能诱发 SSS 常见的心电图改变,则为阳性,提示窦房结功能不良,高度怀疑 SSS。

(3)心电图运动负荷试验:常用的方法有踏车运动试验和平板运动试验。患者运动后心电监测显示心率增高不到运动前心率的 30%,或最高心率达不到 180 次/min,或出现窦房阻滞、交界性逸搏心律等心律失常,提示窦房结功能不良,应考虑本病。若患者一般状况较差,存在心力衰竭、致命性心律失常等情况,应慎重检查。

(4) 心脏电生理检查:通过食管心房调搏或心内电生理检查,测定窦房结恢复时间(sinus node recovery time,SNRT),校正窦房结恢复时间(corrected SNRT,CSNRT),SNRT 指数(SNRT 占基础周长的百分比)及窦房传导时间(sinoatrial conduction time,SACT)来评估窦房结功能。若 SNRT>1 000 毫秒,CSNRT>275 毫秒,SNRT 指数 >166%,SACT>100 毫秒,考虑窦房结功能异常。

3. **诊断标准** 根据重要脏器供血不足的临床表现、典型心电图表现,结合阿托品试验、心电图运动负荷试验及心脏电生理检查等进行诊断。主要的心电图表现有:①严重持续的窦性心动过缓,且不易用阿托品等药物纠正;②窦性停搏或窦房阻滞;③在显著窦性心动过缓的基础上,出现室上性快速心律失常(房性心动过速、心房扑动、心房颤动等),又称慢快综合征。排除生理性及药物等其他原因引起的窦性心动过缓、窦性停搏及窦房阻滞。

【鉴别诊断】

1. **假性心动过缓** 某些情况下,心电图显示窦性心律伴长 RR 间期并不一定是窦房结功能障碍所致,比如房性期前收缩二联律的心房期前收缩未下传时,提前出现的异位 P 波重叠于前一窦性心律的 T 波中而不易被察觉,可出现明显延长的 RR 间期,易被误诊为严重窦性心动过缓,需仔细观察 T 波振幅与形态是否发生改变。

2. **呼吸性窦性心律不齐** 多见于正常青少年,与呼吸时迷走神经张力变化有关。吸气时迷走神经张力减低,心率增快;呼气时张力增高,心率减慢。屏气或心率增快时心律不齐消失。

3. **神经介导的心动过缓** 当自主神经功能紊乱,迷走神经张力异常增高时,可出现严重的窦性心动过缓甚至窦性停搏,需通过准确的临床评估和适当的诊断检查进行鉴别。对怀疑神经介导的晕厥,可行直立倾斜试验协助诊断。

4. **药物所致心动过缓** 如洋地黄、钙通道阻滞剂、I 类及Ⅲ类抗心律失常药物等。

【治疗】

对于轻度窦性心动过缓或窦房结功能异常,如次级起搏点逸搏功能良好,症状不明显者,不必特殊治疗,需定期随访观察。对于窦房结功能障碍伴有晕厥或近乎晕厥、有症状的慢快综合征者均需治疗。对于先天性心脏病矫正术后合并有窦性心动过缓或窦性停搏者,治疗指征应放宽。

1. **病因治疗** 抗感染,改善心肌供血,纠正电解质紊乱,消除药物影响因素,积极治疗原发病。

2. **药物治疗** 目前尚无特效药物,对于有症状的窦性心动过缓者,可给予药物治疗提高心室率,改善临床症状及心脏供血,预防阿-斯综合征。常用阿托品 0.01~0.05mg/kg 静脉注射或 0.01mg/kg 每日 3~4 次口服;异丙肾上腺素 0.05~2μg/(kg·min) 静脉滴注。慢快综合征首选地高辛。药物治疗不易长期控制病情,只能临时应用,需严格控制剂量,把握时机。

3. **心脏起搏器植入治疗** 是目前唯一确切有效的治疗手段,适用于重症 SSS 及药物治疗无效者,预防猝死。对于慢快综合征患者,应植入以心房起搏为基础的永久性起搏器,结合抗心律失常药物治疗或行导管消融治疗。在植入起搏器的选择上,如果房室传导功能正常,可以采用心房单腔起搏器;如果房室传导功能异常,则采用双腔起搏器;窦房结变时功能不良患者应植入频率适应性起搏器。因患儿年龄小、心腔小、生存时间长,安装起搏器可能面临因电池耗竭及导线变短而需多次更换起搏器及导线的情况;同时,可出现电极脱位、穿孔,导线移位、脱落、断裂、与起搏器连接异常、囊袋血肿、感染、裂开、静脉血栓形成、血管闭塞等并发症,因此使用需谨慎。

4. **导管消融治疗** 慢快综合征患者首选,优于起搏器加抗心律失常药物治疗。对于不能行导管消融的患者,可考虑植入永久起搏器。

➢ **附:病态窦房结综合征诊治流程图**

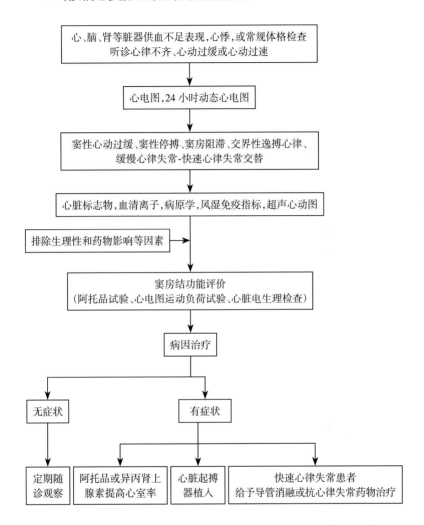

（邢艳琳）

参考文献

［1］梁翊常,袁越.实用小儿心电图学［M］.3版.北京:人民卫生出版社,
2018:119-120.

［2］李小梅.小儿心律失常学［M］.北京:科学出版社,2004:142-148.

［3］万学红,卢雪峰.诊断学［M］.9版.北京:人民卫生出版社,2019:508.

［4］田荣成,张泽生,刘抗,等.病态窦房结综合征的研究进展［J］.赣南医学
院学报,2019,39(7):662-667.

［5］DE PONTI R,MARAZZATO J,BAGLIANI G,et al. Sick sinus syndrome［J］.
Card Electrophysiol Clin,2018,10(2):183-195.

［6］赵鹏军,陈轶维,李奋,等.儿童起搏治疗、随访和并发症处理临床分析
［J］.中华儿科杂志,2017,55(7):514-518.

［7］张秀芳,高迎春,武云涛.快慢综合征的临床诊治与机制研究［J］.中国
循证心血管医学杂志,2018,10(7):886-890.

［8］ZHANG S,YANG Y,XIA Y,et al. Long-term effect of catheter ablation on
tachycardia-bradycardia syndrome:evidenced by 10 years follow up［J］. Acta
Cardiol,2020,75(6):537-543.

第八节　预激综合征

【概述】

正常房室传导系统之外如存在其他异常房室之间的传导通路,
心房冲动可经异常通路提前激动心室肌,在心电图上表现为提前出
现的(PR间期变短)宽大畸形的QRS波,以及继发性ST-T改变,称为
心室预激(简称预激)。最常见的异常传导通路为房室旁路,可存在于
左、右房室环的任何部位;少见异常传导通路包括房束旁路(心房-束
支)、结室旁路(房室结-心室)和结束旁路(房室结-束支)等,多位于三
尖瓣环。当心电图预激现象同时伴有旁路参与的心动过速时,称为预
激综合征(preexcitation syndrome),又称 Wolf-Parkinson-White 综合征,
简称 WPW 综合征(图8-26)。在胚胎发育早期,心房和心室是一连续

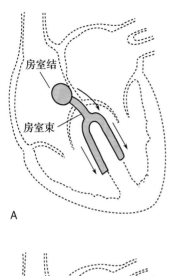

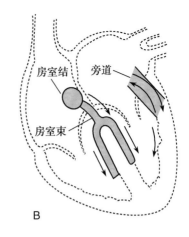

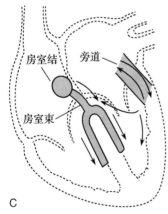

图 8-26　房室间的旁道构成环路引起心动过速

A. 正常传导示意图；B. 除房室束下传外，另有房室间旁道，引起预激；C. 房室间旁道与房室束相接构成环路，引起心动过速。

结构，以后房室间肌性连接逐渐退化消失，以纤维环代替。右侧房室旁路的形成是由于胎儿在发育过程中不形成房室纤维环，仍由肌纤维束连接。这其中部分在出生 6 个月内肌性结构消失，如 6 个月后肌束未消或房室纤维环未形成，则成为残存旁路。左侧游离壁旁路的形成主要是胚胎发育过程中房室间肌性连接未退化所致。房室旁路常见于心脏结构无异常者。先天性心脏病合并预激综合征并不少见，与预激综合征关系最为密切的先天性心脏病是 Ebstein 畸形，多为右侧游离壁和右后间隔旁路，其他有室间隔缺损、二尖瓣脱垂、房间隔缺损、肺静脉异位引流、三尖瓣闭锁和矫正型大动脉转位等。

【诊断】

1. **病史** 近一半的心室预激患儿在婴儿期即有室上性心动过速发作史,一部分患儿心室预激会在 1 岁内自愈。若首次心动过速发病在 5 岁以后,则 75% 的患儿将反复发作至成年。

2. **临床表现**

(1)心动过速:房室旁路介导的心动过速最易发生在婴儿期,同时 1 岁之内房室折返性心动过速心率可达 200~300 次/min。多数婴幼儿心动过速发作因无明显症状而被漏诊。在"无休止性"心动过速时,可表现为面色苍白、精神差、食欲缺乏,甚至发生心力衰竭或心源性休克。

(2)心功能不全:心室预激合并心脏扩大或左心收缩功能下降需考虑预激性心肌病可能。长期的心室预激,特别是三尖瓣环的预激,可引起左、右心室收缩不协调,造成左心室长期前负荷增加,引起心脏扩大及左心收缩功能下降,临床上出现左心功能不全的表现。在心室预激根治后左心室大小及左心收缩功能一般可逐渐恢复正常。

(3)猝死:心脏猝死可以是心室预激的首发症状。在预激综合征儿童中,心房颤动经由旁路快速传导引起心室颤动而有猝死的危险。由于心房颤动在儿童发生率低,故认为儿童猝死危险较低。一项多中心的研究提示,预激综合征发生可能危及生命事件的危险因素包括男性、Ebstein 畸形、快速前导、多旁道和可诱导的心房颤动。

3. **心电图** 典型的预激综合征心电图:①PR 间期缩短,婴幼儿 <0.08 秒,年长儿 <0.10 秒或 <0.12 秒;②QRS 波群增宽,6 个月以内患儿 >0.06 秒,6 个月~5 岁 >0.08 秒,年长儿 >0.09 秒,成人 >0.10 秒,部分 QRS 波起始部变形,可见 δ 波;③继发性 ST-T 改变;④体表心电图房室旁路定位显性预激综合征,QRS 波群起始 40 毫秒定义为 δ 波,δ 波持续在基线以上用(+)表示;基线以下用(−)表示;在等电位线或正负双向表示为(±)。根据窦性心律时不同导联 δ 波的极向和 QRS 波群的变化,可较准确地确定旁路的位置。

4. 分类

(1) 典型预激综合征：由肯特束引起的心室预激并伴有快速性心律失常者称为典型预激综合征。典型预激综合征又可根据心电图中胸导联的 QRS 波群的形态不同，分为 A、B 型。A 型表现为心电图中胸导联 QRS 波群主波均向上，预激发生在左心室或右心室后底部。B型表现为心电图中胸导联 QRS 波群在 V₁ 导联主波向下，V₅、V₆ 导联主波向上，预激发生在右心室前侧壁。

(2) 变异型预激综合征：由少见的旁道引起的预激综合征称为变异型预激综合征。少见的旁道包括心房-希氏束、房室结-心室纤维和分支-室纤维。包括经典的 Mahaim 纤维。

(3) 短 PR 间期预激：通常这种预激是通过房室结的加速传导，某些情况下是通过心房-希氏旁路。

【鉴别诊断】

1. 单纯预激并无症状，并发室上性心动过速与一般室上性心动过速相似。并发心房扑动或心房颤动者，心室率多在 200 次/min 左右，除心悸等不适外尚可发生休克、心力衰竭甚至突然死亡。心室率极快，如 300 次/min 时，听诊心音可仅为心电图上心室率的一半，提示半数心室激动不能产生有效的机械收缩。预激并发室上性心动过速时，QRS 波群常不增宽，但发作中止后除隐匿性预激外均有特征性心电图改变，预激并发心房颤动或心房扑动时，QRS 波群常增宽，应与室性心动过速相鉴别。

2. 心电图上预激图形应与束支传导阻滞、心室肥大或心肌梗死鉴别，PR 间期缩短和预激波的存在可确认为预激。加速的心室自主心律与窦性心律呈干扰性房室分离时（尤其当心室率与窦性心率相似时），可有短阵 PR 间期缩短、QRS 波群宽大畸形的心电图表现，酷似间歇性预激；但长记录常可显示 PR 间期不固定和房室分离，不难与预激鉴别。

【治疗】

1. **心室预激的药物治疗** 对于单纯的无症状的心室预激，一般不需要特殊药物处理，需要临床随访心脏彩超、心电图和 24 小时动态心电图等,及时发现患儿可能存在的心室预激并发症。若发现患儿心脏增大,左心收缩功能下降,反复发生室上性心动过速甚至有猝死风险时,应及时对其评估并治疗。治疗方法首选导管消融术,其次是药物治疗。药物治疗多用于小婴儿,婴幼儿等体重低于 15kg 的患儿。药物选择方面可考虑普罗帕酮及胺碘酮。需警惕普罗帕酮的负性肌力作用,心功能不全时慎用。长期使用胺碘酮可能影响患儿甲状腺功能,从而影响生长发育。

2. 预激合并心动过速的急诊处理

(1) 如患者血流动力学稳定,可使用刺激迷走神经的方法:屏气做 Valsalva 动作、压舌或刺激咽喉部、潜水反射(5℃左右冰水袋或冰水毛巾敷盖面部,适用于 6 个月以下的婴儿)等终止心动过速。平卧位、抬高下肢,可提高刺激迷走神经终止心动过速的有效性。

(2) 患者血流动力学不稳定或药物转复和控制心动过速失败时,行同步直流电复律。能量选择为单向波 1~2J/kg,双向波 0.5~1J/kg,无效可增加电量。预激伴心房颤动的治疗首选电复律。

(3) 药物治疗:对于顺向性房室折返性心动过速,在刺激迷走神经无效时,可选择作用于房室结的药物。常用的药物如下。

1) 普罗帕酮:该药能有效中止房室折返性心动过速。用药剂量为 1.0~1.5mg/kg,以葡萄糖溶液或生理盐水稀释为 1mg/ml,缓慢静脉推注,如果无效 10~20 分钟后可以重复使用,总量 <5mg/kg。对部分用药后心动过速仍反复发作者,可于静脉推注上述剂量后持续静脉滴注,剂量为 4~7μg/(kg·min)。

2) 地高辛:该药可用于终止窄 QRS 波心动过速,由于地高辛终止心动过速所需时间较长,目前较少首选地高辛终止心动过速,除非伴有明显心功能不全。在预激并发心房扑动、心房颤动或房室结逆传型房室折返性心动过速时禁用。

3) 胺碘酮:该药为Ⅲ类抗心律失常类药物,明显抑制房室结和房室旁路的双向传导。其他抗心律失常药物无效者可以选择静脉注射胺碘酮。剂量为 5mg/kg,葡萄糖溶液稀释,缓慢静脉推注(30 分钟),必要时给予维持用药 10~15mg/(kg·d)。

4）维拉帕米：钙通道阻滞剂，主要是抑制房室结传导，剂量为0.1~0.2mg/kg，加入10~20ml液体稀释后缓慢静脉推注，心功能不全和婴儿期禁用。

5）腺苷或三磷酸腺苷（ATP）：终止房室折返性心动过速效果好，ATP剂量为0.2~0.4mg/kg。不稀释，快速静脉推注。腺苷剂量为50~250μg/kg。应用腺苷有诱发心房颤动的风险，而预激伴心房颤动在心室率快时可致血流动力学不稳定，因此，预激综合征患者应用腺苷应谨慎，并准备好除颤器。

对于逆向型房室折返性心动过速，在刺激迷走神经无效时可谨慎选用普罗帕酮、腺苷，上述药物无效时也可选用胺碘酮或同步直流电复律。心房颤动（或心房扑动）合并预激时，首选电复律，禁用作用于房室结的药物，如腺苷，非二氢吡啶类钙通道阻滞剂（维拉帕米、地尔硫草），β受体阻滞剂以及洋地黄，这些药物可延缓房室结传导，有增加激动通过旁路前传的风险。心房颤动合并预激可选择作用于旁路的药物，如普罗帕酮。依布利特除作用于旁路、延缓旁路传导外，还有转复心房颤动的作用，但在18岁以下儿童的安全性与有效性尚不明确。心房颤动合并预激时，静脉应用胺碘酮应谨慎，在少数患者中有可能抑制房室结传导，加速激动经旁路前传。

（4）食管调搏 在室上性心动过速药物复律有禁忌或效果差的患儿中，有条件者，可行食管调搏终止心动过速。在食管调搏前，可记录食管心电图，有助于心动过速机制的诊断。

3. 射频导管消融 是根治预激综合征的有效方法。婴儿期房室旁路介导的心动过速在出生后第一年内自然消失率高达60%~90%，但心动过速在一岁以内自然消失的患儿，大约1/3在以后，尤其在4~6岁年龄段会再发作。年龄大于5岁仍出现反复发作的症状性室上性心动过速，逆向型房室折返性心动过速和预激伴心房颤动，或伴有器质性心脏病如Ebstein畸形的患儿，应考虑行导管消融。无症状预激合并电不同步而导致左心室功能不全的患儿也应行导管消融。需行消融的患儿应在有经验的中心进行，导管数量、操作和辐射时间应尽量减少。

➤ **附：预激合并房室折返性心动过速的急诊处理流程图**

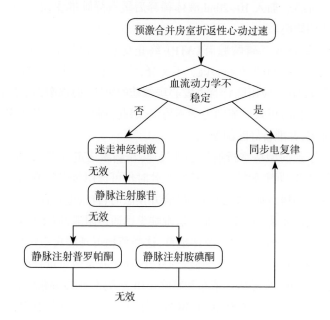

预激合并心房颤动的急诊处理流程图

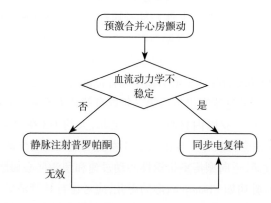

（张笃飞）

参考文献

[1] YOLCU M. Wolff-Parkinson-White syndrome after Fontan-Bjork operation and its successful ablation from coronary sinus [J]. J Coll Physicians Surg Pak, 2019, 29 (9): 886-887.

[2] ETHERIDGE SP, ESCUDERO CA, BLAUFOX AD, et al. Life-threatening event risk in children with Wolff-Parkinson-White syndrome: a multicenter international study [J]. JACC Clin Electrophysiol, 2018, 4 (4): 433-444.

[3] 中华医学会, 中华医学会杂志社, 中华医学会全科医学分会, 等. 预激综合征基层诊疗指南(2019 年)[J]. 中华全科医师杂志, 2020, 19 (6): 482-485.

[4] BRUGADA J, KATRITSIS DG, ARBELO E, et al. ESC Scientific Document Group. 2019 ESC Guidelines for the management of patients with supraventricular tachycardia the task force for the management of patients with supraventricular tachycardia of the European Society of Cardiology (ESC) [J]. Eur Heart J, 2020, 41 (5): 655-720.

[5] KATRISTSIS DG, BORIANI G, COSIO FG, et al. European Heart Rhythm Association (EHRA) consensus document on the management of supraventricular arrhythmias, endorsed by Heart Rhythm Society (HRS), Asia-Pacific Heart Rhythm Society (APHRS), and Sociedad Latinoamericana de Estimulación Cardiaca y Electrofisiologia (SOLAECE) [J]. Eur Heart J, 2018, 39 (16): 1442-1445.

[6] DAI CC, GUO BJ, LI WX, et al. Dyssynchronous ventricular contraction in Wolff-Parkinson-White syndrome: a risk factor for the development of dilated cardiomyopathy [J]. Eur J Pediatr, 2013, 172 (11): 1491-500.

[7] Pediatric and Congenital Electrophysiology Society, Heart Rhythm Society, American College of Cardiology Foundation, et al. PACES/ HRS expert consensus statement on the management of the asymptomatic young patient with a Wolff- Parkinson-White (WPW, ventricular preexcitation) electrocardiographic pattern. Developed in partnership between the Pediatric

and Congenital Electrophysi ology Society（PACES）and the Heart Rhythm Society（HRS）［J］. Heart Rhythm, 2012, 9（6）:1006-1024.

第九节　长 QT 间期综合征

【概述】

心脏性猝死（sudden cardiac death, SCD）又称心源性猝死, 是指由心脏原因引起、在先兆症状出现 1 小时内发生的死亡, 猝死发生前可有或无心脏病表现, 其发生时间无法预测, 且因抢救成功率低（目前不足 1%）, 已然成为全球重大的公共卫生问题。其中长 QT 间期综合征是 SCD 中重要的疾病种类之一。长 QT 间期综合征（long QT syndrome, LQTS）指心电图显示 QT 间期延长、T 波异常, 常伴恶性室性心律失常（通常为尖端扭转型室性心动过速、心室颤动）, 晕厥发作或 SCD 的一组综合征。该病多呈家族聚集性, 患病率约为 1/2 500, 从婴儿至老年各年龄段均可发病, 平均发病年龄为 14 岁, 以女性多见。由于 LQTS 缺乏典型的临床表现, 又无心脏结构性病变, 通常容易被忽略。未经治疗的有症状患者首次晕厥发作后 10 年内病死率高达 50%。SCD 还可能作为先天性 LQTS 的首发症状, 因此临床上需要提高警惕, 早期识别排查及时处理尤为重要。

由于形成 LQTS 的诸多因素都极易导致尖端扭转型室性心动过速（torsade de pointes, TdP）发作而危及生命, 近年来开展了以 β 受体阻滞剂为主, 辅以起搏器植入以及左侧心交感神经节切除术等的治疗方式, 已使 5 年病死率降至 3%~4%, 但是未来先天性 LQTS 患者根本性的治疗无疑依靠的是基因治疗。根据中国 2020 年《长 Q-T 间期综合征的临床实践指南》, 高度怀疑 LQTS 的患者及无症状的特发性 QT 间期延长者, 若符合青春期前期校正的 QT 间期（QTc）>480 毫秒（排除获得性 QTc 延长的因素）, 指南强烈推荐其接受基因检测, 并建议所有确诊 LQTS 的患者进行基因检测, 尤其是检测 3 个易感基因（*KCNQ1*、*KCNH2* 和 *SCN5A*）, 可能为 80% 的患者明确基因缺陷。

　　LQTS 分为先天性(遗传性、肾上腺素依赖性)和获得性(间歇依赖性)两类。先天性 LQTS 包括:①Romano-Ward 综合征(RWS)为常染色体显性遗传,RWS 多为突变基因的杂合子表型,不伴耳聋。②Jervell 和 Lage-Nielsen 综合征(JLNS)为常染色体隐性遗传,JLNS 为纯合子表型,均伴感觉神经性耳聋。

　　先天性 LQTS 是首个被发现的离子通道病,已明确是由于编码离子通道蛋白的基因异常所致。目前已发现 RWS 有 13 种类型(LQT1~LQT13),LQT1 和 LQT2 的基因分别为 *KCNQ1* 和 *KCNH2*,是编码主要钾电流(I_{ks} 和 I_{kr})的基因。LQT3 的基因 *SCN5A* 是编码心脏钠电流的基因。LQT4~LQT13 的致病基因分别为 *ANK2*、*KCNE1*、*KCNE2*、*KCNJ2*、*CACNA1C*、*CAV3*、*SCN4B*、*AKAP9*、*SNTA1* 和 *KCNJ5*。其中 8 种为离子通道基因,其余为与通道相互作用的蛋白基因。目前的技术水平,检测出 LQTS 患者突变基因的可能性为 70%~80%;其中 LQT1、LQT2、LQT3 占 85% 以上,而 LQT4~LQT13 相对比较罕见。目前已发现 JLNS 有 2 种类型,分别为 JLN1(*KCNQ1* 突变)和 JLN2(*KCNE1* 突变),这两型一般均伴有先天性耳聋。

　　获得性 LQTS 为后天因素导致的 QT 间期延长和引发 TdP 导致晕厥发作或 SCD。获得性 LQTS 常与药物、电解质紊乱、心脑血管疾病相关,但已有的研究也认为遗传多态性在其发病中也起到一定的作用。常见诱发获得性 LQTS 的因素有:①药物。心血管药物如奎尼丁、普鲁卡因胺、丙吡胺、索他洛尔、伊布利特、胺碘酮、苄普地尔等;抗生素如红霉素、格雷沙星、喷他脒、金刚烷胺、氯喹、酮康唑、伊曲康唑;抗精神病药如吩噻嗪类、氟哌啶醇、三环类抗抑郁药;其他如阿司咪唑、特非那定、普罗布考、酮色林、罂粟碱、免疫抑制剂、蒽环类化疗药等。②电解质紊乱,如低钾血症、低镁血症、低钙血症等。③毒素,如可卡因、有机磷化合物等。④严重心动过缓,如病窦综合征、高度房室传导阻滞、甲状腺功能低下、低体温等。⑤其他,如蛛网膜下腔出血、脑卒中、心肌缺血、自主神经系统疾病等。

【诊断】

　　发病者多为幼儿和青少年。发作期表现为室性心动过速、心室颤动或心搏骤停,这也是晕厥和猝死的原因。心电图特征为 QT 间期延长或 QTc 延长,T 波改变,以及常于交感神经张力增高(运动、激动、惊恐等)时发作 TdP;具有肾上腺素依赖性,以反复发作的晕厥、抽搐甚至 SCD 为临床特征。其中,约 50% 的突变基因携带者缺乏典型的临床表现,甚至终生不发病。

1. **先天性(遗传性)LQTS 的诊断标准** Schwartz 等结合临床表现、心电图及家族史,提出记分法诊断本征的标准(表 8-4)。

表 8-4　长 QT 综合征评分标准

评分项目	记分
心电图检查 *	
QTc≥480ms	3.0
QTc 460~470ms	2.0
QTc>450ms(男性)	1.0
尖端扭转型室性心动过速	2.0
T 波交替	1.0
3 个导联 T 波切迹	1.0
心率缓慢(休息状态心率低于正常同龄 2 个百分位数)	0.5
临床表现	
晕厥	
伴应激状态	2.0
不伴应激状态	1.0
先天性耳聋	0.5
家族史	
家族成员中有患 LQTS 者	1.0
直系亲属中 <30 岁不明原因心脏性猝死	0.5

注:* 排除对心电图改变有影响的药物或其他疾病

采用 Bezett 公式计算 $QTc=QT/\sqrt{RR}$；尖端扭转型室性心动过速与晕厥同时存在，计分只取两者之一；家族史中两项同时具备，计分只取两者之一；T 波交替指 T 波振幅、形状或极性随心率逐渐发生改变。

注：评分≥1 分，LQTS 的诊断可能性小；2~3 分，LQTS 的诊断为临界型；≥4 分，LQTS 的诊断可能性大。

2. **基因型与表型的关系** 先天性（遗传性）LQTS 的不同基因突变可有不同临床表现。LQT1 的晕厥发作多在情绪激动或运动应激状态下发生；而 LQT3 易在安静、睡眠时发生，可伴有心动过缓，运动导致 QTc 缩短。LQT1 常因游泳及 LQT2 因大的声响为诱因而发生晕厥。LQT1 和 LQT2 可早期出现心脏事件（如晕厥发作等），但心脏事件导致的猝死率较低；而 LQT3 出现心脏事件较少，但导致猝死率较高（表 8-5）。

表 8-5 长 QT 亚型的临床特征

	LQT1	LQT2	LQT3
突变基因	*KCNQ1*	*KCNH2*	*SCN5A*
离子通道	I_{KS}	I_{kr}	I_{Na}
估测患病率/%	45	40	10
晕厥发作状态			
运动、情绪激动/%	99	60	33
安静、睡眠/%	1	—	67
特异触发诱因	游泳/潜水	大的声响	睡眠/休息
心电图（QTc）			
平均/ms	490±43	495±43	510±48
范围/mns	400~620	410~640	430~630
<15 岁诊断/%	33	29	40
心动过速对 QT 间期的影响	增加	无变化	缩短
高血钾对 QT 间期的影响		缩短	

续表

	LQT1	LQT2	LQT3
美西律对 QT 间期的作用	—	轻度缩短	明显缩短
β 受体阻滞剂的预防作用	+++	++	—
心脏事件			
≥1 次	62%	62%	18%
≥2 次	37%	36%	5%
心脏事件死亡率	4%	4%	20%

注:心脏事件包括晕厥发作、心搏骤停(复苏)、心脏性猝死。

3. 基因型与心电图特征

(1) LQT1:T 波早期出现,T 波宽大,时限延长伴基底部增宽。

(2) LQT2:T 波振幅低,伴或不伴有双峰(hump and bump)。

(3) LQT3:ST 段平直延长,T 波延迟出现(T 波时限和振幅正常,或 T 波狭窄高耸)和心动过缓。

ST-T 波形:在 LQT1 和 LQT2 之间出现某种程度重叠,有时 LQT1 和 LQT2 为正常 ST-T 波形。

【鉴别诊断】

1. **鉴别先天性还是继发性的长 QT 间期综合征** 除外由于抗心律失常药物如胺碘酮、β 受体阻滞药以及电解质紊乱、颅内病变等引起的 QT 间期延长。

2. **其他原因引起的室性心动过速**

(1) 特发性室性心动过速:特发性室性心动过速(idiopathic ventricular tachycardia,IVT)简称特发性室速,是指无器质性心脏病证据及任何其他心律失常的阵发性室性心动过速。心电图特点为 QRS 波时限一般无明显增宽,无 qR 或 QR 型的 QRS 形态,QT 间期正常。

(2) 瘢痕相关性室性心动过速:心肌梗死、外科手术、心肌病等都可以引起瘢痕相关性室性心动过速,这类室性心动过速多为折返机制所致。心动过速周长相对稳定,多为单形性室性心动过速或多种单形性室性心动过速。也可因为循环不稳定而出现晕厥、阿-斯综合征等严重的临床表现。与长 QT 间期综合征的鉴别点在于,患者有外科心脏手术史、冠脉病变所致的心肌坏死病史等,窦性心律下无 QT 间期延长。

3. 与癫痫,低血糖等其他致晕厥的原因鉴别。

【治疗】

1. 先天性(遗传性)LQTS 的治疗原则 防止心律失常引起的晕厥或猝死。治疗包括生活管理和特异治疗。

(1)生活管理:所有 LQTS 患者应避免剧烈运动,特别是潜水、游泳等。生活作息应有规律,避免劳累,若运动后诱发晕厥应适当限制运动。LQT2 患者应注意避免突然的声响刺激,比如闹铃、电话铃声等。所有 LQTS 患者应避免使用延长 QT 间期的任何药物。

(2)药物治疗

1)β 受体阻滞剂:β 受体阻滞剂治疗可使 LQTS 患者发生 SCD 的风险降低 42%~78%,应作为 LQTS 的治疗首选。有症状或猝死家族史的患者,均应使用 β 受体阻滞剂。β 受体阻滞剂对 QTc 无影响,其抗心律失常作用与其抑制触发心律失常机制有关。TdP 的发生是由于动作电位时程(action potential duration,APD)延长,开始正常通道离子内流(通过钙通道或钠-钙交换),引起早期后除极(early afterdepolarization,EAD)和触发激动所致。肾上腺素的应激可促进钙离子内流,使 EAD 触发恶性心律失常。普萘洛尔可预防异丙肾上腺素诱发复极离散度增加和尖端扭转型室性心动过速。说明 β 受体阻滞剂对 LQTS 的有效干预作用。β 受体阻滞剂对 LQT1 和 LQT2 患者有效,但对 LQT3 患者无疗效。有晕厥发作者应服用可耐受的最大剂量。常用非选择性 β 受体阻滞剂,如普萘洛尔 2~4mg/(kg·d)和纳多洛尔 0.5~2mg/(kg·d)。β 受体阻滞剂不宜用于并发哮喘的患者,长期用药可因 β 受体下调而影响疗效,强调规律服用 β 受体阻滞剂。

2)美西律:对 LQT3 基因型可选用钠通道阻滞剂美西律,美西律(或利多卡因)可使 LQT3 患者延长的 QT 间期明显缩短,目前认为其疗效是通过直接纠正异常钠通道功能,从而改变引起本病的基础。

而 JLN1 同 LQT1 治疗。LQT3 的 *SCN5A* 基因突变,使 I_{Na} 失活减慢,Na^+ 持续内流,使 APD 延长。阻滞晚期开放的钠通道则可逆转上述病理过程。关于 LQT3 长期使用钠通道阻断剂(如氟卡尼)治疗的报道不多。

3)尼可地尔:钾通道开放剂(尼可地尔、吡那地尔、克罗卡林)具有开放 K_{ATP} 通道的作用,对 LQT1 和 LQT2 基因型有益。尼可地尔可以改善 LQTS 患者的复极异常,加用普萘洛尔可增强尼可地尔的作用。电生理显示,LQTS 患者口服尼可地尔,3 天后 QTc 明显缩短,有效不应期延长;静脉注射尼可地尔可以抑制 TdP 的频繁发作。

4)钾盐:LQT2 的 *KCNH2* 突变,使 I_{kr} 减少,APD 延长。I_{kr} 的一个重要电生理特性,若适度提高细胞外 K^+ 浓度,则促进 I_{kr} 外流,使 APD 缩短。LQT2 患者补充钾盐(血钾浓度 >4mmol/L)可使 LQT2 患者复极异常被纠正。研究提示所有确诊 LQTS 的患者即使没有低血钾的证据,也应常规补钾、补镁。

(3)其他治疗

1)起搏器(bradycardia pacing)治疗:睡眠-心动过缓诱发晕厥者应安装起搏器;LQT3 患者服药过程中如发生心律失常,可采用人工调搏纠正。起搏疗法是预防心动过缓诱发 TdP 的有效方法(见于 LQT2、LQT3,尤其是 LQT3 患者)。心率增加,使心室动作电位时程缩短(主要为 I_{Ks} 外向电流增加所致),抑制 EAD 可预防 TdP。可采用双腔或单腔(心房或心室)起搏,但多主张采用双腔起搏(DDD)作为永久起搏方式。

2)左侧心交感神经节切除术(left cardiac sympathetic denervation,LCSD):对于有致命性心律失常高风险的患者,如既往有心搏骤停史,或是已使用 β 受体阻滞剂治疗无效或有禁忌证者,以及 LQT2 患者和 QTc 持续超过 500 毫秒的患者,建议采用。LCSD 可减少局部去甲肾上腺素释放,从而阻止交感神经触发恶性室性心律失常。

3)植入型心律转复除颤器(ICD):上述治疗均无效或反复晕厥发作和心搏停复苏后可植入 ICD。

(4)基因亚型-指引治疗:先天性 LQTS 发病机制的分子生物学水

平研究,基本阐明了 LQTS 的疾病本质,并建立起以基因亚型为基础的治疗方法。

2. 获得性(间歇依赖性)LQTS 的治疗原则 除诱因,消灭长间歇。

(1) 纠正或解除病因:如药物诱发者及时停药,电解质紊乱者及时纠正。

(2) TdP 的发作为心动过缓或间歇依赖性时,可提高基础心率,缩短 QT 间期而改善心室复极不平衡。可用异丙肾上腺素以 0.05~0.5μg/(kg·min)的速度静脉滴注,亦可用阿托品。最有效的治疗是快速心房或心室起搏。如有严重心动过缓(完全性房室传导阻滞、病态窦房结综合征),可考虑安装心脏起搏器,使心率调整到 90 次/min 以上。

(3) 禁用 I_A、I_C 及 Ⅲ 类抗心律失常药,可试用 I_B 类药。

(4) 静脉补钾、补镁(电解质紊乱所致)。

(5) 持续发作者,以直流电击终止发作。

➢ **附:长 QT 间期综合征诊治流程图**

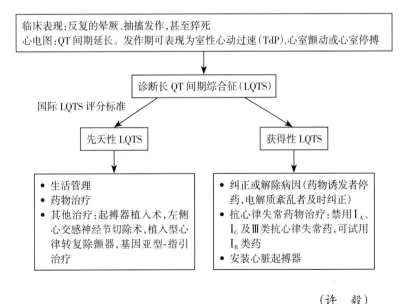

(许 毅)

参考文献

[1] 陈树宝,孙锟.小儿心脏病学前沿:新理论新技术[M].2版.北京:科学出版社,2015:479-483.

[2] 禹子清,樊冰长.长QT间期综合征的基因易感性和主要发病机制[J].中国临床医学,2015,22(3):442-445.

[3] 黄壹萍,郭继鸿,王新康,等.原发性心脏离子通道病与心脏性猝死[J].实用心电学杂志,2021,30(5):364-370.

[4] VASEGHI M,LELLOUCHE N,RITTER H,et al. Mode and mechanisms of death-after orthotopic heart transplantation[J]. Heart Rhythm,2009,6(4):503.

[5] 易著文.小儿内科特色诊疗技术[M].北京:科学技术文献出版社,2008:153-157.

[6] SALVI V,KARNAD DR,PANICKER GK,et al. Comparison of 5 methods of QT interval measurements on electrocardiograms from a thorough QT/QTc study:effect on assay sensitivity and categorical outliers[J]. Electrocardiology,2011,44(2):96.

第十节 Brugada 综合征

【概述】

Brugada综合征(Brugada syndrome,BrS)是一种可以导致潜在致命性室性心律失常、晕厥或心源性猝死,与离子通道基因突变相关的遗传性疾病。心电图表现为特征性的Brugada波,即右胸V_1~V_3导联ST段穹隆形抬高并伴负向T波。BrS发病率为1/5 000~1/2 000,儿童发病率为0.009 8%。BrS引起的猝死占所有猝死病例的4%,占无器质性心脏疾病猝死者的20%。在心脏结构正常的儿童心源性猝死中,遗传性离子通道病已经成为一个重要的原因。某些婴儿猝死综合征的死亡原因也可能和BrS有关。

BrS为常染色体显性遗传。目前已知至少有19个与BrS相关的基因变异,这些基因多与钠、钾、钙离子通道相关。与 BrS 相关的第一个基因是编码心脏钠通道 Nav1.5α 亚基的 *SCN5A* 基因,约 20%~25% 的 BrS 患者存在 *SCN5A* 基因突变。

基因突变导致钠、钙、钾等离子通道功能障碍,使内向电流(I_{Na}、I_{Ca-L})减少,或外向电流(I_{to}、I_{kr})增加,影响心脏动作电位的去极化和/或复极化,引发室性心动过速、心室颤动,从而导致心源性猝死。

【诊断】

1. **临床表现** BrS 患者的临床表现差异很大,成人患者男性比女性多 8~10 倍,儿童患者男女比例大致相同。大多数在诊断时毫无症状或仅存在心悸、胸部不适,也可以表现为晕厥、抽搐,由于多形性室性心动过速或心室颤动引起的夜间濒死呼吸、心源性猝死。患者无明显的结构性心脏病。不同类型的 BrS 发生恶性心律失常的诱因不同。危及生命的心律失常通常发生在休息时、睡眠中和饱餐后。发热可以导致特征性 BrS 心电图出现,并可能引发室性心动过速或心室颤动。儿童患者发生心律失常事件(室性心动过速、晕厥、猝死)的比例明显高于成年患者。儿童 BrS 心律失常事件的发生,多与发热相关。

2. **家族史** 患者多有 BrS 或心源性猝死家族史。

3. **辅助检查**

(1)心电图:BrS 心电图表现为右胸导联(V_1~V_3)出现以下三种图形(图 8-27)。

Ⅰ型:ST 段抬高≥2mm,向下斜行穿过等电位线,并出现对称的倒置 T 波,呈穹隆形改变。

Ⅱ型:ST 段抬高≥2mm,向下缓慢斜行,T 波正向或双向,呈马鞍形改变。

Ⅲ型:ST 段抬高 <2mm,呈马鞍形或穹隆形改变。

BrS 患者特征性心电图可能是间歇性存在并呈动态变化的,有时可以表现为正常心电图,也可伴有窦房结功能障碍、房性心律失常和房室传导阻滞心电图表现。

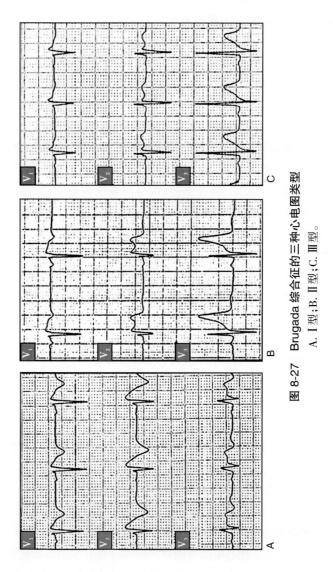

图 8-27　Brugada 综合征的三种心电图类型

A. Ⅰ型；B. Ⅱ型；C. Ⅲ型。

常规心电图右胸导联 V_1 和 V_2 的探查电极分别于第四肋间,置于胸骨左、右两侧。在常规导联心电图完成后,如怀疑 BrS,但不能诊断,可以将 V_1、V_2 导联探查电极分别置于第二、第三肋间相应位置,重复进行描记,以提高 BrS 诊断的灵敏度。

(2) 药物激发试验:只有 I 型 BrS 心电图可以诊断 BrS,II 型、III 型只是提示有 BrS 的可能。对于呈现 II 型、III 型 BrS 心电图且临床高度怀疑 BrS 者(有晕厥、夜间濒死性呼吸、心搏骤停等临床表现,或有 BrS、猝死家族史者),可以在心电监护下进行钠通道阻滞剂激发试验。

一般选用阿义马林(1mg/kg,持续静脉注射 10 分钟),或氟卡尼(2mg/kg,持续静脉注射 10 分钟,最多 150mg)。如获得 I 型 BrS 心电图,表示钠通道阻滞剂激发试验阳性。试验中如果出现频发室性期前收缩或其他心律失常,或 QRS 波增宽超过用药前 130%,应停止用药,心电监护应持续应用到患者心电图恢复用药前水平。

对儿童进行药物激发试验应谨慎,仅用于基线心电图正常,具有典型症状、家族史阳性的儿童。研究表明,23% 药物激发试验阴性的儿童在青春期后重复进行药物激发试验转变为阳性。"饱餐试验"可以作为药物激发试验的替代方案,用于诊断儿童 BrS,方法是在大量进食前后做心电图检查。

(3) 基因检测:儿童患者多有 *SCN5A* 基因突变。

(4) 心内电生理检查:在右心室心尖部、右室流出道、右室游离壁进行心室快速刺激(S1 周长 200 毫秒以上,至少 2 个周期)及心室程序刺激(至少用到 S2 及 S3)。阳性标准为诱发室性心动过速或者多形性室性心动过速、心室颤动。

(5) 其他辅助检查:心肌酶、肌钙蛋白、胸部 X 线检查、超声心动图、冠状动脉造影等无异常发现。

4. 临床诊断 应用或不应用钠通道阻断剂,在第二、三、四肋间右胸导联($V_1 \sim V_3$)中,出现一个以上自发性 I 型 BrS 心电图改变,并伴有以下 5 个条件之一。

(1) 本人记录到的室性心律失常(多形性室性心动过速或心室

颤动)。

(2) 有晕厥或夜间濒死样呼吸。

(3) 电生理检查诱发室性心动过速或心室颤动。

(4) 45 岁以下心源性猝死的家族史。

(5) 家族成员中有穹隆样改变的心电图表现。

儿童出现自发性Ⅰ型 BrS 心电图改变,即可诊断为 BrS。诊断 BrS 之前,要排除其他疾病或因素导致的右胸导联 ST 段抬高。

【鉴别诊断】

1. 可出现Ⅰ型 BrS 心电图改变的疾病

(1) 急性心包炎、急性心肌炎、急性心肌缺血、心肌梗死、主动脉夹层、非典型右束支传导阻滞、早复极综合征、致心律失常性右室心肌病。

(2) 肺梗死。

(3) 右室流出道机械性压迫:漏斗胸、纵隔肿瘤。

(4) 进行性假肥大性肌营养不良(Duchenne muscular dystrophy, DMD)、脊髓延髓性肌萎缩、强直性肌营养不良。

2. 导致Ⅰ型 BrS 心电图改变的其他因素

(1) 药物影响

1) 抗心律失常药物:钠通道阻滞剂(I_A、I_C 类),β 受体阻断剂(抑制 I_{Ca-L})、钙通道阻滞剂。

2) 治疗心绞痛药物:钙通道阻滞剂、钾通道开放剂、硝酸酯类。

3) 抗精神类药物:三环类抗抑郁药、四环类抗抑郁药、吩噻嗪类、选择性 5-羟色胺重吸收抑制剂。

4) 麻醉药:丙泊酚、布比卡因、普鲁卡因。

5) 其他:第一代抗组胺药、酒精中毒、可卡因。

(2) 电解质紊乱:高钾血症、低钾血症、低钠血症、高钙血症等。

(3) 体温异常:体温过高或过低。

【治疗】

1. **健康宣教**　患者了解并避免可能导致恶性心律失常的诱发因素,对于预防心律失常的发生非常重要。发热时要及时使用退热药物

(对乙酰氨基酚),或使用温水洗浴。避免使用可卡因、过度饮食或饮酒,避免使用导致右胸导联 ST 段抬高的药物。对于有 BrS 或猝死家族史以及热性惊厥的儿童,建议在发热时进行 12 导联心电图检查,以排除 BrS。

2. 植入型心律转复除颤器(ICD)植入术　ICD 是唯一被证实能够有效预防 BrS 患者心源性猝死的治疗方法。适应证为:①出现心搏骤停者;②存在自发性持续性室性心动过速伴或不伴晕厥者;③存在自发出现的 I 型 BrS 心电图改变,并伴有可能的室性心律失常所致的晕厥史者。

ICD 植入术的并发症包括电极脱位、电极感染拔除和不适当的电击,儿童尚需考虑需要多次更换 ICD。由于儿童 ICD 植入术的并发症较成人更常见,不建议无症状患者预防性植入 ICD。

对于猝死存活或晕厥伴有 I 型 BrS 心电图改变的儿童,不论年龄大小,均应考虑 ICD 植入术。

3. 药物治疗　主要通过调节右心室心外膜早期动作电位电流的再平衡来减轻动作电位的切迹形成,修复动作电位平台期,减少 2 相折返从而减少恶性心律失常的发生。目前有效的治疗药物如下。

(1) 奎尼丁:奎尼丁是具有 I_{to} 和 I_{Kr} 阻断作用的 I_A 类抗心律失常药,能预防室性心动过速、心室颤动的发生。可用于心室电风暴,有人建议作为高危 BrS 儿童未能使用 ICD 时的替代治疗。

(2) 异丙肾上腺素:异丙肾上腺素能够增加 I_{Ca-L},可以使异常抬高的 ST 段回落,低剂量静脉注射对 BrS 导致的心律失常电风暴有治疗作用。

4. 射频导管消融治疗　是一种预防 BrS 患者室性心动过速、心室颤动复发的潜在治疗方式,将来有可能替代 ICD。

➤ 附:Brugada 综合征诊治流程图

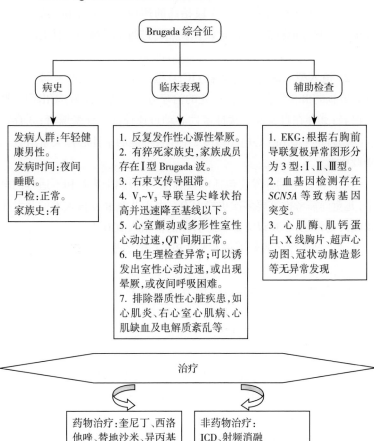

（张 曦）

———————————— 参考文献 ————————————

[1] MICHOWITZ Y, MILMAN A, ANDORIN A, et al. Characterization and management of arrhythmic events in young patients with Brugada syndrome [J]. J Am Coll Cardiol, 2019, 73:1756-1765.

［2］COPPOLA G,CORRADO E,CURNIS A,et al. Update on Brugada syndrome 2019［J］. Curr Probl Cardiol,2021,46:100454.

［3］ANTZELEVITCH C,YAN GX,ACKERMAN MJ,et al. J-wave syndromes expert consensus conference report:emerging concepts and gaps in knowledge［J］. Heart Rhythm,2016,13:e295-324.

［4］BRUGADA J,CAMPUZANO O,ARBELO E,et al. Present status of Brugada syndrome:JACC state-of-the-art review［J］. J Am Coll Cardiol,2018,72:1046-1059.

［5］MINIER M,PROBSE V,BERTHOME P,et al. Age at diagnosis of Brugada syndrome:influence on clinical characteristics and risk of arrhythmia［J］. Heart Rhythm,2020,17:743-749.

［6］POLOVINA MM,VUKICCVIC M,BANKO B,et al. Brugada syndrome:A general cardiologist's perspective［J］. Eur J Intern Med,2017,44:19-27.

［7］MALIK BR,RUDWAN AM,ABDELGHANI MS,et al. Brugada syndrome:clinical features,risk stratification,and management［J］. Heart Views,2020,21:88-96.

［8］HONARBAKHSH S,PROVIDENCIA R,GARCIA-HERNANDEZ J,et al. A primary prevention clinical risk score model for patients with Brugada syndrome（BRUGADA-RISK）［J］. JACC Clin Electrophysiol,2021,7（2）:210-222.

［9］ANTZELEVITCH C,严干新,ACKERRNAN M,等. J波综合征专家上海共识:概念与认知的更新［J］. 临床心电学杂志,2016,25:161-179.

［10］吴林,彭军水,李槟汛. Brugada综合征:传统认识与更新［J］. 临床心电学杂志,2020,29（3）:161-170.

［11］MANZANO-CABADA J,REYES-QUINTERO LE,CHÁVEZ-GUTIÉRREZ CA,et al. Diagnostic challenges of Brugada syndrome in pediatric patients［J］. Journal of Electrocardiology,2020,60:72-76.

［12］LEE S,WONG WT,WONG ICK,et al. Ventricular tachyarrhythmia risk in paediatric/young vs. adult Brugada syndrome patients:a territory-wide study［J］. Frontiers in Cardiovascular Medicine,2021,8:671666.

［13］ALEONG RG,CHANDARA M. Management of Brugada syndrome in the developing countries［J］. Current Cardiovascular Risk Reports,2018,12(12): 31.

［14］STEINFURT J,BIERMANN J,BODE C,et al. The diagnosis,risk stratification,and treatment of Brugada syndrome ［J］. Deutsches Ärzteblatt International,2015,112(23):394-401.

第十一节 心律失常的药物治疗

【概述】

心律失常是指由心脏的激动起源、传导及频率异常所导致的一组临床表现,包括快速性心律失常和缓慢性心律失常。快速性心律失常是临床常见的心血管急症,其机制一般分为冲动形成异常(自律性和触发活动)、冲动传导异常(折返)或两种并存。抗心律失常药物通常防治快速性心律失常,其治疗目的是减少异位起搏活动(异常自律性增高或后除极)、调节折返环路的传导性或有效不应期(effective refractory period,ERP)以消除折返。抗心律失常药物通过直接或间接影响心脏的多种离子通道而发挥抗心律失常作用,同时这些药物也存在潜在的致心律失常作用。

抗心律失常药物作用机制如下。

1. **降低自律性**　抗心律失常药物可通过降低动作电位4相斜率、提高动作电位的发生阈值、增加静息膜电位绝对值、延长动作电位时程(action potential duration,APD)等方式降低异常自律性。

2. **减少后除极**　延迟后除极的发生与细胞内钙超载有关,钙通道阻滞剂通过抑制细胞内钙超载而减少后除极,钙通道阻滞剂可抑制延迟后除极的0相去极化;早期后除极的发生与APD过度延长有关,缩短APD的药物可减少早期后除极。

3. **消除折返**　抗心律失常药物主要通过抑制传导或延长ERP消除折返。如钙通道阻滞剂和β受体阻滞剂可减慢房室结的传导性,消除房室结折返所致的室上性心动过速;钠通道阻滞剂和钾通道阻滞剂可延长快反应细胞的 ERP,钙通道阻滞剂和钾通道阻滞剂可延长慢反应细胞的 ERP。

【抗心律失常药物分类】

以浦肯野纤维离体实验所得的药物电生理效应及作用机制作为分类的依据,较为通用 Vaughan williams 分类系统将抗心律失常药物分为四大类:Ⅰ类,钠通道阻滞剂;Ⅱ类,β 受体阻滞剂;Ⅲ类,延长动作电位时程药(钾通道阻滞剂);Ⅳ类,钙通道阻滞剂(表 8-6)。

表 8-6　抗心律失常药物分类

类别	作用通道	电生理效应	代表药物
I_A 类	钠通道阻滞	中度抑制 0 时相,中度减慢传导,延长复极	奎尼丁、普鲁卡因胺
I_B 类		轻度抑制 0 时相,缩短复极	利多卡因、苯妥英钠、美西律
I_C 类		显著抑制 0 时相,显著减慢传导,对复极无影响或较小	氟卡尼、普罗帕酮、莫雷西嗪
Ⅱ类	选择性 β_1 受体阻滞	抑制 4 时相自发性除极,降低自律性,减慢 0 时相上升最大速率,减慢传导	阿替洛尔、美托洛尔、艾司洛尔
	非选择性β受体阻滞		纳多洛尔、普萘洛尔、索他洛尔
Ⅲ类	钾通道阻滞	延长动作电位时程及复极过程	胺碘酮、索他洛尔、伊布利特
Ⅳ类	钙通道阻滞	抑制窦房结自律性,延缓房室结传导	维拉帕米、地尔硫䓬

1. Ⅰ类钠通道阻滞剂

(1)I_A 类:中度抑制钠通道开放,减少除极时 Na^+ 内流,降低 0 时相上升最大速率,减慢心肌传导速度,延长钠通道失活后开放所需的时间,延长 APD 及 ERP;减少异位起搏细胞 4 时相 Na^+ 内流,降低 4 时相除极速度,降低其自律性。同时抑制 2 时相平台期 K^+ 的外流,延长 APD。

（2）I_B 类：轻度抑制钠通道，轻微降低 0 时相上升最大速率，略减慢传导速度；亦可抑制 4 时相 Na^+ 内流，降低自律性。但有促进 K^+ 外流作用，缩短复极过程，缩短 APD。

（3）I_C 类：显著抑制钠通道，显著降低 0 时相上升最大速率，减慢传导速度，抑制 4 时相 Na^+ 内流，降低其自律性，对复极过程无影响或影响较小。

2. Ⅱ类 β 受体阻滞剂　主要通过阻滞 β 肾上腺素受体，从而抑制儿茶酚胺所产生的各种生理效应。抑制由儿茶酚胺引起的 4 时相自发除极，降低其自律性，减慢 0 时相上升最大速率而减慢传导速度（抑制钠电流和 L 型钙电流的增加）。其中选择性 $β_1$ 受体阻滞剂作用于心脏上的 $β_1$ 受体，而对血管、支气管上的 $β_2$ 受体无影响或影响较小，但大剂量时也阻滞 $β_2$ 受体。而非选择性 β 受体阻滞剂，既可作用于 $β_1$ 受体，也可作用于 $β_2$ 受体。

3. Ⅲ类延长 APD 的药物（钾通道阻滞剂）　抑制多种钾电流，延长 APD 和 ERP，对动作电位幅度和去极化速率影响较小。其中典型药物胺碘酮及索他洛尔都是复合型Ⅲ类抗心律失常药物，即在阻滞钾离子通道的同时也阻滞其他通道。

4. Ⅳ类钙通道阻滞剂　主要是阻滞 L 型钙通道的 Ca^{2+} 内流，降低细胞内 Ca^{2+} 浓度，即降低窦房结和房室结的 4 时相坡度，抑制其自律性；抑制慢反应细胞 0 时相上升速率，导致传导速度减慢，并延长房室结的 ERP，阻断折返。

【小儿常用抗心律失常药物】

1. 利多卡因

（1）药理作用：利多卡因是一种短效的 I_B 类抗心律失常药物，属膜稳定剂。通过抑制钠离子的内流减慢动作电位 0 相的最大上升速率而减慢传导，变单向阻滞为双向阻滞而消除折返激动；抑制 2 相钠离子的内流和钾离子的外流，使动作电位时程缩短，有效不应期缩短，但动作电位时程缩短的幅度大于有效不应期缩短的幅度，故相对延长有效不应期，抑制心室的应激性，提高致颤阈值；通过使 4 相钾离子外流增加,降低 4 相坡度,抑制心肌的自律性。该药口服无效,主要经静脉用药,起效快,作用维持时间短。在肝脏降解,主要经肾脏排泄。

(2) 用法用量:静脉注射或静脉滴注。每次 1mg/kg,加入 5%~10% 葡萄糖注射液 20ml 静脉注射,若无效 5~10 分钟后可重复 1~2 次,累积剂量不宜 >3mg/kg。有效后以 20~50μg/(kg·min)的速度静脉滴注维持。

(3) 临床应用:主要用于快速性室性心律失常,包括频发室性期前收缩、室性心动过速、心室颤动等。对特发性室性心动过速效果不佳。有严重肝肾功能不全,阿-斯综合征,预激综合征,严重心力衰竭,严重心脏传导阻滞(窦房、房室及心室内传导阻滞)的患者禁用;对局部麻药过敏者禁用;有癫痫病史、肝功能不全、心动过缓的患者慎用。新生儿用药可引起中毒,早产儿较正常儿半衰期长,故应慎用。

(4) 不良反应:主要是中枢神经系统和胃肠道症状,如嗜睡、头晕、耳鸣、欣快感、激动、烦躁不安等,亦可有口周麻木感、吞咽困难,严重的可致定向障碍、肌肉抽搐,甚至呼吸停止。过量时可出现低血压、心动过缓、传导阻滞,甚至心搏骤停。

2. 美西律

(1) 药理作用:属 I_B 类抗心律失常药,其化学结构、电生理特性和血流动力学效应与利多卡因相似。美西律能抑制钠离子内流,缩短动作电位,相对延长有效不应期,降低兴奋性。治疗剂量对窦房结、心房及房室结传导影响很小。在传导系统正常者中对窦房结的自律性、房室传导、QRS 波及 QT 间期均无明显影响,血药浓度高时能较显著地延长心肌传导纤维的不应期,本药对心肌几乎无抑制作用。

(2) 用法用量:口服剂量为 6~8mg/(kg·d),分 2~3 次口服,2~3 天后改为每次 2~5mg/kg,6~8 小时 1 次;每 2~3 天加量 1~2mg/kg,直至获得满意效果(和食物或抗酸药物共服)。

(3) 临床应用:主要用于威胁生命的室性心律失常。因不延长 QT 间期,故可用于 QT 间期延长的室性心律失常(如长 QT 间期综合征 3 型伴尖端扭转型室性心动过速)。

(4) 不良反应:主要不良反应为头晕、恶心、震颤,偶可引起血细胞减少等;大剂量静脉应用时可引起精神症状和心血管抑制作用(心动过缓、传导阻滞、心力衰竭及低血压)等。

3. 普罗帕酮

(1) 药理作用:普罗帕酮是 I_c 类抗心律失常药物,属膜稳定剂。其作用是延长心房、房室结、房室旁路和心室不应期,减慢房室结传导及旁路下传,抑制自律性。尚有 β 受体阻滞和轻度的钙离子拮抗作用。普罗帕酮通过肝脏代谢,其剂量与血药水平呈非线性关系,药物水平与疗效之间无确切关系。

(2) 用法用量:口服,5~7mg/kg,每 6~8 小时 1 次;静脉注射,应在心电监护下进行,每次 1~1.5mg/kg 加入 5%~10% 葡萄糖注射液 10~20ml 中,在 5 分钟内缓慢注入,若无效,10~15 分钟后可重复 1 次,总量不超过 5mg/(kg·d),见效后改为 4~7μg/(kg·min)静脉滴注维持。

(3) 临床应用:主要用于旁路引起的房室折返性心动过速以及房室交界区折返性心动过速,对异位房性心动过速、持续性交界性心动过速、紊乱性房性心动过速等少见和难治性心动过速亦可有效。若患者有病态窦房结综合征、窦房传导阻滞、二或三度房室传导阻滞或双束支传导阻滞、严重肝肾功能不全、严重心力衰竭、心源性休克、严重低血压、心动过缓、支气管痉挛,普罗帕酮禁用。慢性阻塞性肺疾病、充血性心力衰竭、一度房室传导阻滞患者慎用。

(4) 不良反应:视力模糊、胃肠道反应与剂量相关,还可有头痛、头晕、失眠、抑郁、感觉异常、精神障碍等神经精神症状。严重者可出现心脏停搏或猝死。有器质性心脏病和心力衰竭的患儿中,应用普罗帕酮的不良反应比其他 I_c 类药物多见。

4. 美托洛尔

(1) 药理作用:美托洛尔是 Ⅱ 类抗心律失常药物,属选择性 $β_1$ 受体阻滞剂,具有膜稳定性。可通过竞争机制,降低窦房结、心房肌、房室结、浦肯野纤维 4 相除极速度,降低其自律性,特别是儿茶酚胺分泌增高的患者。口服吸收快、完全,经肝脏代谢,由肾排泄。

(2) 用法用量:口服起始 0.2~0.4mg/(kg·d),分 2 次,逐渐加量,最大剂量 1~3mg/(kg·d)。

(3) 临床应用:主要用于窦性心动过速、室性期前收缩及室性心动过速患者。对心室后电位性的室性心律失常效果好。心力衰竭、休克、心动过缓、房室传导阻滞及低血压患者禁用。哮喘患者慎用。

(4) 不良反应:有胃肠道症状、头晕、头痛、倦怠等。心血管反应有心动过缓、传导阻滞及低血压等。个体差异较大,应从小剂量开始使用。

5. 艾司洛尔

(1) 药理作用:艾司洛尔是选择性 β_1 受体阻滞剂,具有心脏选择性,作用于心肌的 β_1 肾上腺素受体,降低心率,降低窦房结自律性,延长窦房结恢复时间,延长窦性心律及房性心律时的 AH 间期,延长前向的文氏传导周期。

(2) 用法用量:负荷量为 100~500μg/kg,1 分钟内静脉注入,维持量为 50~300μg/(kg·min)。

(3) 临床应用:主要用于心房颤动或心房扑动时紧急控制心室率。

(4) 不良反应:大多数不良反应为轻度、一过性的。最重要的不良反应是低血压。有轻度抑制心肌收缩的作用。

6. 索他洛尔

(1) 药理作用:索他洛尔是非选择性 β 受体阻滞剂,还具有Ⅲ类抗心律失常药物的特性。其 β 受体阻滞剂作用表现在延长窦房结和房室结动作电位时程,延长所有心肌不应期。在小剂量时其 β 受体阻滞剂作用明显,大剂量应用时表现为Ⅲ类抗心律失常药物的特性。索他洛尔主要由肾脏排泄。

(2) 用法用量:口服 2~8mg/(kg·d),每天分 2 次,从小剂量开始;静脉注射 0.5~1.5mg/kg,注射时间超过 10 分钟。

(3) 临床应用:基本与胺碘酮相同。对于预防阵发性室上性心动过速以及难治性心律失常如持续性交界性心动过速有效。对心房扑动也有效。对室性心动过速的有效率较胺碘酮低。索他洛尔可顺利通过胎盘屏障,可应用于胎儿室上性心动过速。窦性心动过缓、心力衰竭患者不宜选用。

（4）不良反应：疲劳、头晕、呼吸困难，促心律失常作用主要是心动过缓，亦可发生尖端扭转型室性心动过速，特别是有器质性心脏病的患儿，应用时需要有监测条件。低钾、低镁患者促心律失常的风险增加。

7. 胺碘酮

（1）药理作用：胺碘酮是Ⅲ类抗心律失常药物。主要作用是延长所有心肌细胞的不应期，它还具有 I_B、Ⅱ、Ⅳ类药物的作用。口服胺碘酮无负性肌力作用，适用于心功能不全的患儿，这在抗心律失常药物中很少见。它的半衰期很长，达 3~15 周。其代谢产物脱乙基胺碘酮仍有生物活性。

（2）用法用量：口服负荷量为 10~20mg/（kg·d）（婴儿）或 10mg/（kg·d）（儿童和青少年），每天分 2 次，5~14 天，有效后改为维持量 5~7mg/（kg·d），每天 1 次，有效治疗浓度为 0.5~2.5mg/L；静脉负荷量为 5mg/kg，用 5% 葡萄糖注射液稀释后经微量泵静脉泵入 30~60 分钟以上；维持量 10~15mg/（kg·d）或 5~15μg/（kg·min），静脉滴注。

（3）临床应用：胺碘酮是一种对室上性心动过速和室性心动过速均有效的药物，但由于它的不良反应，仅应用于难治性和致命性心律失常。然而，小剂量、短疗程应用是非常安全且有效的。亦可用于心房颤动、心房扑动、室上性及室性快速异位心律。心源性休克、严重窦房结功能不全、二度或三度房室传导阻滞或双束支传导阻滞、呼吸功能不全、甲状腺功能异常的患者禁用。低血压、急性心肌梗死、电解质紊乱、肝功能不全及长 QT 间期综合征等患者慎用。

（4）不良反应：主要为角膜色素沉着、光过敏、皮肤色素沉着、甲状腺功能亢进或减退、肺间质纤维化、窦性心动过缓、房室传导阻滞、低血压、血栓性静脉炎等，偶可发生尖端扭转型室性心动过速。因此在给药期间应监测心电图、甲状腺功能、肝功能，必要时行胸部 X 线检查或肺部 CT。小剂量短疗程应用可减少不良反应的发生。

8. 维拉帕米

（1）药理作用：维拉帕米是Ⅳ类抗心律失常药，能抑制组织中的跨膜转运。主要作用是阻滞慢反应细胞钙离子内流,抑制窦房结和房室结细胞 4 相除极速率,降低其自律性,并能抑制动作电位 0 相上升速率和幅度,减慢传导、延长有效不应期,从而消除折返性心律失常。可抑制洋地黄和缺血引起的后除极。能扩张周围血管和冠状动脉,有负性肌力作用。

(2) 用法用量:口服 4~8mg/(kg·d),每天分 3 次;静脉注射,每次 0.1~0.3mg/kg,15 分钟可以重复应用,一般首剂不超过 5mg,第 2 剂不超过 10mg。在心电监护下缓慢静脉注射,要求 2 分钟以上注入。

(3) 临床应用:主要用于室上性心律失常,对阵发性室上性心动过速效果好,其中房室结折返性心动过速效果最好。对特发性室性心动过速有较好效果。对心房颤动、心房扑动患者能降低心室率。充血性心力衰竭、心源性休克、二或三度房室传导阻滞、严重低血压、预激综合征伴心房颤动或心房扑动患者禁用,洋地黄中毒患者禁用注射剂。<1 岁的患儿不宜使用。心动过缓、肝肾功能不全、支气管哮喘等患者慎用。

(4) 不良反应:口服最常引起便秘,还可引起头晕、头痛、皮疹、瘙痒及胃肠道反应等。剂量大时可诱发肺水肿。心血管方面可致心动过缓、房室传导阻滞、直立性低血压、心功能不全加重、心悸等,严重者可出现心室颤动、心搏骤停,应立即停药,并用钙剂、阿托品或异丙肾上腺素。

9. 其他 除 Vaughan Williams 分类中所列的各种抗心律失常药物外,临床上比较常用的药物还有地高辛、腺苷、三磷酸腺苷等。

(1) 地高辛

1) 药理作用:增强迷走神经张力和心肌对乙酰胆碱能作用的敏感性,从而减慢心率并使房室传导减慢(PR 间期延长);延长心房肌细胞和房室结细胞的有效不应期,减慢传导。

2) 用法用量:口服饱和量为 5μg/kg,12 小时 1 次,一般 5~7 天起效;静脉用药时饱和量,早产儿为 20μg/kg,新生儿 30μg/kg,1 个月至 2 岁儿童 40~50μg/kg,2 岁至 10 岁儿童 30~40μg/kg,>10 岁且 <100kg 10~15μg/kg。首剂 1/2 饱和量,注射时间 15 分钟以上,6~8 小

时后余量分 2 次静脉滴注,在 24 小时内完成饱和量。

3) 临床应用:主要用于终止室上性心动过速或预防复发和减慢快速房性心律失常的心室率。有器质性心脏病或心力衰竭的患儿出现上述快速室上性心律失常时应首选地高辛。但地高辛可缩短房室旁路的有效不应期,加速其传导,故预激综合征伴心房扑动、心房颤动的患者,禁用地高辛。高度房室传导阻滞、肥厚型心肌病患者亦禁用。

4) 不良反应:厌食、恶心、呕吐、房室传导阻滞、室性期前收缩等。心肌炎及低血钾患儿易发生洋地黄中毒。

(2) 三磷酸腺苷

1) 药理作用:三磷酸腺苷(ATP)与窦房结的腺苷受体结合,降低其自律性及应激性,可引起窦性心动过缓,甚至窦性停搏。ATP 与房室结上的腺苷受体结合明显减慢房室结的传导,可致一过性房室传导阻滞,打断折返环。可缩短心房组织的动作电位时程及有效不应期,抑制浦肯野纤维的自律性。

2) 用法用量:首剂 0.1mg/kg 快速静脉推注(3 秒内),如在用药后 2~3 分钟无效,可再次快速静脉推注,每次递增 0.05~0.10mg/kg,直至最大量 0.25~0.30mg/kg。

3) 临床应用:主要用于折返性室上性心动过速,尤其是房室结折返性心动过速。预激综合征合并房性心动过速尤其是心房颤动患者禁用,病态窦房结综合征、房室传导阻滞、哮喘、冠状动脉粥样硬化性心脏病患者慎用。

4) 不良反应:心血管方面常见有窦性停搏、窦性心动过缓、不同程度的窦房传导阻滞和房室传导阻滞,偶见期前收缩、房性心律失常和短阵室性心动过速;全身反应可有胸闷、头晕、四肢麻木、恶心、呕吐、咽部发紧、咳嗽、气促、面色潮红等。上述表现持续时间短,约在 1 分钟内自行消失,常不需要特殊处理。

(3) 伊伐布雷定

1) 药理作用:伊伐布雷定是窦房结起搏调制电流"f 电流"(I_f)的选择性抑制剂。它通过选择性抑制负责控制窦房结自动去极化和调

节心率的 I_f 通道发挥作用,减慢窦性心率。因其选择性作用于窦房结,对心内传导、心肌收缩或心室复极化没有影响。

2)用法用量:起始剂量,6~12 个月患儿为 0.02mg/(kg·d),1~18 岁为 0.05mg/(kg·d),体重 >40kg,每次 1.25mg,每天 2 次口服;根据心率每 2 周调整剂量,直至目标剂量为 6~12 个月患儿 0.2mg/(kg·d),1~18 岁 0.3mg/(kg·d),体重 >40kg,每次 7.5mg,每天 2 次口服。

3)临床应用:适用于不适当性窦性心动过速,或 β 受体阻滞剂禁忌或不耐受者。急性心力衰竭、严重肝损害、血压 <90/50mmHg、治疗前心率 <60 次/min、病态窦房结综合征、窦房传导阻滞、三度房室传导阻滞以及接受起搏器治疗的患者不宜应用。

4)不良反应:其不良反应与剂量相关,主要不良反应为视觉障碍(幻视)、头晕、心悸以及心动过缓,但发生概率较小。

【临床选择】

1. **适应证** 抗心律失常治疗是通过纠正或控制心律失常,达到稳定血流动力学状态、改善症状的目的。心律失常急性期处理方式选择应以血流动力学状态为核心。有明显症状或治疗有益效果明显大于不良反应时,需要使用抗心律失常药物治疗。危及生命的心律失常如长 QT 间期综合征、心动过速性心肌病等,必须治疗,以控制症状和提高预期寿命。未危及生命的心律失常,应用抗心律失常药物是为控制症状,故应确定药物控制症状的风险效益比。

2. **西西里策略** Vaughan Williams 分类法基于实验性电生理,难以指导临床选药,而西西里策略能将心律失常机制-药物作用环节-临床疗效做统一考虑。这个策略要求临床医师必须有丰富的心电生理学和药理学知识。但目前,西西里策略的理论性较强,而实用性受到一定限制:①不易确定心律失常机制;②相同心律失常可由不同机制引起;③个体对药物的反应有差异。故在此就不再详述其相关内容。

3. **联合用药** 抗心律失常药一般不联合使用 2 种或以上的药物。联合用药不当可加重毒性作用,尤其是促心律失常作用。合理的联合用药可控制单一用药无效的心律失常,并可减少剂量,避免或减少不良反应。常采用地高辛与普萘洛尔,Ⅱ类与胺碘酮,或 I_B 类与Ⅲ

类药合用。

4. 抗心律失常药物的致心律失常作用　致心律失常作用指抗心律失常药物引起新出现的持续性心律失常或原有心律失常的恶化。以下情况应考虑为抗心律失常药物的致心律失常作用,即用药后出现以下类型室性心动过速:①尖端扭转型室性心动过速伴 QT 间期延长;②从非持续性室性心动过速转为持续性室性心动过速;③多形性室性心动过速伴正常 QT 间期;④双向性室性心动过速。

绝大多数的抗心律失常药物都有不同程度的致心律失常作用。有器质性心脏病的患儿应用I_C类药物,更易导致心律失常。在低钾、低镁、心动过缓、QT 间期延长、血药浓度高、同时应用使 QT 间期延长的药物(如大环内酯类药物、抗组胺药)的情况下,患儿应用I_A、Ⅲ类药物更易导致尖端扭转型室性心动过速。故在使用抗心律失常药物治疗心律失常时,应仔细分析心律失常的类型及其作用机制,并评估患儿的一般情况、基础疾病以及其他用药等情况后,再谨慎选用适当的药物进行治疗,并注意监测患儿的生命体征尤其是心电图变化,及时调整用药。

（韩　波）

参考文献

［1］陈树宝.小儿心脏病学进展[M].北京:科学出版社,2005:433-449.

［2］沈刚.新编实用儿科药物手册[M].北京:人民军医出版社,2009:423-444.

［3］BINK-BOELKENS MT. Pharmacologic management of arrhythmias［J］. Pediatr Cardiol,2000,21:508-515.

［4］中华医学会儿科学分会心血管学组,中国医师协会心血管内科医师分会儿童心血管专业委员会,中华儿科杂志编辑委员会.儿童心力衰竭诊断和治疗建议(2020 年修订版)［J］.中华儿科杂志,2021,59(2):84-94.

［5］PARK MK. Park's pediatric cardiology for practioners［M］. 7th ed. Philadelphia:Elsevier,2019.

第十二节　射频导管消融治疗

【概述】

心律失常的射频导管消融（radiofrequency catheter ablation，RFCA），是由特殊设计的大头导管顶端释放的射频电流能量产生的微热对心肌产生可控损伤而达到治疗效果且定位精确的技术。RFCA已经发展到可以对几乎所有类型的快速性心律失常进行治疗，包括房室旁路介导的房室折返性心动过速、房室结双径路所致房室结折返性心动过速、房性心动过速、心房扑动、心房颤动以及多种室性心律失常甚至是缺血性心脏病所致的室性心动过速。作为根治性手术，RFCA目前已成为治疗阵发性室上性心动过速的首选治疗方法。

在儿科领域的大多数心律失常是由于心脏异常通路或连接的存在，应用RFCA这一根治性方法可以去除长期应用抗心律失常药物的烦恼，尤其是这些药物可能存在的副作用，也可去除因反复心律失常对生理与心理发育所造成的负面影响。但是，小儿射频消融治疗也存在比成人射频消融更大的困难之处。许多心律失常在婴幼儿期就已经存在，为血管穿刺和导管的操作增加了难度，况且对造成损伤的远期影响还知之不多。大多数患儿行RFCA治疗时要全身麻醉，患儿的所有症状都被遮盖使得术者难以及时发现潜在的问题。房室结折返性心动过速以及间隔旁路消融对房室结不可逆损伤的危险性要高于成人。虽然丰富的操作经验和熟练的技术可以将这些危险减至最小，但依然难以完全避免。

【适应证】

由于小儿射频消融的诸多特殊性，所以在选择患者时要考虑到更多的影响因素，如不同类型心律失常的自然病史、消融的危险因素、是否合并先天性心脏病以及年龄等。射频消融治疗儿童快速性心律失常的成功率与成人相仿。为降低放射损伤，术中应遵循"尽可能低剂量（as low as reasonably achievable，ALARA）"的原则，要严格掌握相关指南的小儿射频消融适应证,并结合专科医师的经验及技术水平决定是否予以射频消融治疗。2017 年中华医学会心电生理和起搏分会小儿心律学工作委员会、中华医学会儿科学分会心血管学组、中国医师协会儿科分会心血管专业委员会制定的《中国儿童心律失常导管消融专家共识》中,推荐的导管消融术适应证如下。

Ⅰ类:①预激综合征发生心搏骤停后复苏成功;②预激综合征合并心房颤动伴晕厥,心房颤动时最短的 RR 间期 <250 毫秒;③室上性心动过速反复或持续性发作伴心功能不全且药物治疗无效或不耐受;④体重≥15kg,反复发作的症状性室上性心动过速;⑤体重≥15kg,心室预激导致预激性心肌病药物治疗无效或不能耐受;⑥反复发作的单形性室性心动过速伴心功能不全。

Ⅱa 类:①体重≥15kg,反复发作的室上性心动过速,长期药物治疗可有效控制;②体重 <15kg(包括婴儿)的室上性心动过速,Ⅰ类及Ⅲ类抗心律失常药物治疗无效,或出现难以耐受的不良反应;③体重 <15kg,心室预激导致预激性心肌病且药物治疗无效或不能耐受;④体重≥15kg,Ebstein 畸形合并预激综合征,外科矫治术前;⑤体重≥15kg,反复或持续发作症状明显的特发性室性心动过速,药物治疗无效或家长不愿接受长期药物治疗;⑥体重≥15kg,伴有相关症状的频发室性期前收缩。

Ⅱb 类:①体重 <15kg 反复发作的症状性室上性心动过速;②体重≥15kg,发作不频繁的室上性心动过速;③体重≥15kg,无症状的心室预激,未发现有心动过速发作,医生已详细解释手术及发生心律失常的风险及收益,家长仍有消融意愿;④无症状性预激综合征合并结构性心脏病需行外科矫治手术,且术后会影响导管消融途径。

Ⅲ类:①体重 <15kg 且无症状的心室预激;②体重 <15kg 常规抗心律失常药物可以控制的室上性心动过速;③束室旁路导致的预激综合征;④体重 <15kg,药物控制良好或无明显血流动力学改变的室性心律失常;⑤可逆原因导致的室性心律失常(如急性心肌炎或药物中毒)。

【方法学】

1. 设备

（1）能够做心脏左、右前斜位投照的 X 线透视机。

（2）多道生理记录仪。

（3）程序刺激仪。

（4）有条件的中心应尽量配置三维电生理标测系统。

（5）射频能量发射仪：应有能量、放电时间和阻抗监测，并且配有温度控制。

（6）5F 或 6F 的 2~10 极电极导管以及消融导管。

（7）体外除颤器，经皮血氧饱和度监测仪，麻醉机。

2. 术前准备及术中常规处理

（1）术前完善血常规、出凝血系列、血型、胸部 X 线检查等相关检查，排除常规手术禁忌证。禁食 4 小时，向患儿家长详细交代手术事宜及术中可能发生的并发症，取得家长的理解并签字。术前洗澡，特别注意仔细清洗两侧腹股沟和颈胸部，必要时备皮。

（2）麻醉：对于 12 岁以下或 12 岁以上精神紧张不能充分合作的患儿，予以静脉及吸入复合麻醉，气管插管后开始手术，术中可酌情再给予静脉镇静麻醉药，以确保患儿不会因自主活动而影响安全，应选择对心脏传导系统无影响的药物。

（3）抗凝：如涉及左心导管及婴幼儿的右心导管操作，常规使用肝素。放入动脉鞘管后即静脉给予肝素 50U/kg（最大量 2 000U），之后操作每延长 1 小时，追加肝素首次量的 1/2 量。

（4）控制放射线照射量：儿童正处于生长发育阶段，较成人具有更高的放射线危险性。术中应在患儿身体下方（视机器球管设置部位）放置甲状腺防护脖套和铅衣以加强对甲状腺和性腺的保护。X 线曝光时间严格掌握在 60 分钟以内，一般不应超过 40 分钟。

3. 手术过程

（1）根据手术需要分别穿刺左锁骨下静脉及左、右股静脉，递送高右心房（HRA）、希氏束（His）、右心室心尖（RVa）及冠状窦（Cs）电极，行心内电生理检查，通过对各个电极递增起搏或程序刺激诱发异常传导现象或心动过速来明确诊断。

（2）递送合适的消融导管,若需要在左心消融,则需另行穿刺股动脉或行房间隔穿刺。根据电生理检查结果提示准确标测异常通路或兴奋灶的部位,选择相应的消融能量(温度),试放电初步打断通路或破坏异常兴奋灶后巩固消融。

（3）等待 10~15 分钟再行递增起搏或程序刺激,若无异常传导现象或未再诱发心动过速则手术成功;否则重复标测消融过程。

4. 术后处理

（1）协助患儿复苏,压迫穿刺部位,尤其是动脉穿刺点,防止出血或形成局部血肿,监测患儿各项生命体征,并注意局部血流动力学情况,卧床休息 12 小时。

（2）复查心电图,注意患儿心率、心律的变化。

（3）若患儿涉及左心导管及婴幼儿右心导管操作,术后给予口服肠溶阿司匹林 3~5mg/kg,每天 1 次,持续 3 个月,预防血栓形成。

【常见心律失常消融法】

1. 房室旁道

（1）定位标测:通过心电图可大致判断旁道部位,尤其是对有前传功能的旁道(显性预激),体表心电图可为粗略定位提供有用信息,心内电生理检查明确诊断后,消融导管心内膜精确标测旁道所在的位置,可见旁道的三个特征,即心房插入点、心室插入点及旁道位置,通过心房及心室刺激可分别找到心房波(A 波)与心室波(V 波)最贴靠融合处,进行射频消融。

（2）射频能量选择:不同部位所用功率不同。若采用温控方式放电消融,预设温度为 55~65℃,功率预设在 30~50W。对旁路标测定位后,试放电 5~10 秒,如在 5 秒之内旁路阻断,应继续放电 60 秒。若 10 秒内未能阻断旁路,说明:①标测定位不精确;②消融导管的顶端与靶组织接触不良,应停止放电,重新标测定位或进一步改善接触。

（3）消融终点

1）放电 5 秒内:①房室旁路前传阻断,显性 δ 波消失;②心动过速终止;③室房逆传阻断,房室分离或心内激动顺序改变。

2）继续巩固放电 60 秒 1~2 次,观察 15 分钟,旁路前传或逆传功能未恢复。

2. 房室结折返性心动过速

(1) 定位标测:取右前斜 30°或左前斜 45°,自希氏束导管顶端至冠状窦口自上而下分为三个部分,在中下 1/3 交界的地方标测小 A 波、大 V 波,其间无 H 波的部位即为慢径的常规消融靶点。

(2) 射频能量选择:多在窦性心律下进行射频消融,预设温度为 50~55℃;功率选用 20~35W。

(3) 消融终点

1）放电时出现间断的交界性心律,否则为无效放电。若放电 15~20 秒无交界性心律出现则应重新标测。放电过程中若出现以下情况则应立即停止放电:①PR 间期或 AH 间期突然延长;②连发的交界区心律,尤其是出现房室分离的快速交界性心动过速;③消融导管位置改变;④阻抗升高。这些情况可能提示房室传导阻滞的发生。

2）在巩固放电后慢径路传导功能丧失(即心房程序刺激时 AH 跳跃现象消失),或者即使 AH 跳跃现象仍然存在,但给予异丙肾上腺素后不能诱发心动过速,心房回波少于 2 个,则手术成功。

3. 房性心动过速 绝大多数房性心动过速为房内折返性心动过速,心脏存在器质性病变时,此类房性心动过速非常常见,尤其是先心病术后。消融线的位置须根据不同患者的具体情况而定。正确的消融线位置及消融的彻底性对于心动过速的终止非常重要,特别是对于复杂先心病术后的患者。其次,有时即使对心动过速的发病机制及传导环的位置已了解得非常清楚,也不能避免因消融部位心肌的纤维化、增生及瘢痕形成而导致消融不彻底。对靶点部位消融的彻底性直接影响着患者心动过速的远期复发率。故现在房性心动过速射频消融亦多采用三维电解剖标测系统(如 Carto 系统等)。Carto 系统可重建心脏的三维电解剖图,并可见到心动过速的电激动沿电传导屏障"奔跑"的过程。对于纤维化、增生及瘢痕组织要做到足够深度的消融,则可选择冷盐水导管达到目的。

4. 心房扑动 是心房快速而规律的电活动,心房扑动和房性心

动过速两者之间有时较难区别,有时候会有重叠。心房扑动患者一般
也伴有器质性心脏病,也常发生于先天性心脏病术后。心房扑动根据
产生机制和部位可分为典型心房扑动和非典型心房扑动。其中典型
心房扑动是右心房内大折返性心动过速,左心房被动激动,折返环依
赖于下腔静脉和三尖瓣环之间的峡部的缓慢传导。而非典型心房扑
动是指不依赖于峡部缓慢传导的大折返环性心动过速。

典型心房扑动的消融方法:一般应用解剖法完成三尖瓣环和下
腔静脉之间的线性消融。将温控射频导管放置在冠状窦口下方的三
尖瓣环处,局部标测小 A 大 V 波,以此为消融起点,逐渐撤向下腔静
脉,直到消融导管顶端到达下腔静脉为终点。消融成功的标志是心房
扑动终止、不能被诱发,消融线双向传导阻滞。也可以使用 Carto 等
标测系统,能更好地确定传导的关键峡部,显示峡部的双向阻滞,可
提高成功率,降低复发率,并缩短 X 线的曝光时间。

5. 特发性室性心动过速　与器质性心脏病室性心动过速不同,
特发性室性心动过速的消融成功率较高,随着经验的积累和方法的
成熟,成功率亦在不断提高。其中以激动起源于右室流出道(RVOT)
的室性心动过速和左室特发性室性心动过速(ILVT)最为多见,成功
率最高,而起源于其他部位的室性心动过速,成功率较低。器质性心
脏病并发的室性心动过速标测较困难,成功率较低,复发率较高,选
择患者应十分慎重。

(1)定位标测

1) RVOT 室性心动过速标测时,X 线透视以左前斜 45°为主,有
助于判断消融电极位于 RVOT 间隔部或游离壁部。ILVT X 线透视以
左前斜 45°结合右前斜 30°。

2) 起搏标测:窦性心律下用消融导管逐点标测,力求记录到起搏
12 导联 QRS 波群图形与室性心动过速发作时的 QRS 波群图形完全
一致处作为消融靶点图。

3) 激动顺序标测:诱发室性心动过速,在室性心动过速持续状态
用消融导管标测,寻找心室最早激动点,消融靶点的局部电位较体表
心电图提前≥20 毫秒。在 ILVT 靶点电图 V 波前可见高频低振幅电

位(浦肯野纤维电位,P电位)。

对于血流动力学稳定的持续性室性心动过速,一般采用激动顺序标测。起搏标测适用于RVOT室性心动过速,可获较高成功率。

(2)射频能量选择:功率在10~30W,试放电10~15秒,有效则巩固消融60秒1~2次。

(3)消融终点:心室程序刺激不能诱发室性心动过速,若消融前使用异丙肾上腺素诱发室性心动过速,则消融结束后在异丙肾上腺素维持应用刺激下未诱发室性心动过速才视为手术成功。

【并发症】

与成年患者相比,儿童RFCA的并发症无明显增加。主要并发症包括出血、脑卒中、感染、心脏瓣膜损伤、心肌穿孔、房室传导阻滞和冠状动脉痉挛等。并发症的发生与手术医师的经验密切相关,在经验丰富的电生理室,并发症少见。

1. **死亡** 心脏压塞是死亡的主要原因。资料表明,心脏压塞并非完全是射频电流消融的直接后果,可能与在冠状窦或左心室内操作粗暴有关。一旦发生心脏压塞,立即在超声监测下行心包穿刺术抽出积血或放置引流管行闭式引流,必要时外科手术处理。

2. **房室传导阻滞** 产生房室阻滞的危险性与消融部位有关,主要发生于中间隔旁路、前间隔旁路、房室结折返性心动过速和右后间隔旁路。为避免房室传导阻滞,操作医师的经验是最重要的因素。①在房室结折返性心动过速治疗过程中,完全性房室传导阻滞多发生在早期选择快径消融。坚持慢径消融,消融时密切观察消融导管的位置、体表和心腔内电图的变化,可明显减少完全性房室传导阻滞的发生。②右心室前/中间隔房室旁路的消融容易发生严重房室传导阻滞,术中应精确标测、显示希氏束,消融靶点选在心房侧,窦性心律下小能量短时试放电,有时需权衡病情全局暂时中止手术,以减少严重房室传导阻滞并发症的发生。

3. **瓣膜关闭不全** 有报告认为左侧旁路经主动脉消融易引起瓣膜关闭不全。然而,所有患者的关闭不全均为轻度。许多儿科心脏中心建议消融左侧旁路采用穿刺房间隔,但此种方法并非没有风险,已经有空气栓塞和心肌穿孔的报道。而经验丰富的专科医师可采用以上一种或两种途径,都能成功进行,同时较少产生并发症。如消融导管跨越主动脉瓣时,应将头端弯曲,操作轻柔可减小对主动脉瓣的损伤。这些可参考每一家医院的习惯和经验而定。

4. **栓塞** 左侧旁路和左室室性心动过速消融时栓塞的危险度增加。涉及穿刺动脉操作时,尽量避免选择 4 岁以下小儿,注意术后压迫血管的力度要适中,术中与术后应用抗凝剂,可以减少和避免栓塞的发生。

【术后随访】

1. **时间** 术后 1 个月、3 个月、6 个月及 12 个月各随访一次,之后若条件允许亦应每年随访一次。

2. **随访内容** 病史、体格检查、心电图、超声心动图,必要时可行 24 小时动态心电图检查。

3. 若怀疑心动过速复发或出现新的心律失常时应及时对症治疗,必要时再行食管电生理或心内电生理检查。

(李 奋)

参考文献

[1] SANTIS AD,FAZIO G,SILVETTI MS,et al. Transcatheter ablation of supraventricular tachycardias in pediatric patients [J]. Curr Pharm Des, 2008,14(8):788-793.

[2] BUDDHE S,SINGH H,DU W,et al. Radiofrequency and cryoablation therapies for supraventricular arrhythmias in the young:five-year review of efficacies [J]. Pacing Clin Electrophysiol,2012,35(6):711-717.

[3] PHILIP SP,KANTER RJ,ABRAMS D,et al. PACES / HRS expert consensus statement on the use of catheter ablation in children and patients with congenital heart disease:Developed in partnership with the Pediatric and Congenital Electrophysiology Society(PACES) and the Heart Rhythm Society (HRS).Endorsed by the governing bodies of PACES HRS the American

Academy of Pediatrics（AAP）the American Heart Association（AHA）and the Association for European Pediatric and Congenital Cardiology（AEPC）［J］. Heart Rhythm,2016,13（6）:e251-289.

［4］李小梅,李奋,曾少颖,等. 中国儿童心律失常导管消融专家共识［J］. 中华心律失常学杂志,2017,21（6）:462-470.

第十三节　心律失常的电复律治疗

【概述】

电复律是利用高能脉冲直接或经胸壁作用于心脏,使心脏各部位心肌在瞬间同时除极,从而中断折返,由窦房结重新控制心律,使异位心律立即中断转为窦性心律的方法。电复律具有简便、疗效迅速、相对安全、即时转复及成功率高等优点,尤其在某些紧急、严重的快速性心律失常的情况下(如心室颤动),电复律具有很大的优越性。

目前认为引起快速性心律失常的根本原因是心肌内异位兴奋灶的兴奋性(自律性)增强和兴奋沿心肌传导的折返所致。临床上采用高能量、短时限的电流通过心脏,人为地使所有心肌纤维瞬间同时除极,异位心律被一举消除,使最高自律性起搏点窦房结能有机会再控制心脏而达到复律的目的。这种高能量的电复律能有效终止折返性心律失常。但自律性增高的心律失常在复律后很容易复发。复律能否成功取决于下列三种因素,①所用电击能量的大小:过小的电能量不足以使心肌整体除极或参与折返环路心肌除极,将不能消除异位兴奋灶或中断折返环路等机制。②心肌异位起搏点兴奋性的高低:如心肌异位起搏点的自律性过高,则即使心肌整体除极后,心搏仍有可能再为异位起搏点所控制。③窦房结起搏功能状况:如窦房结起搏功能低下,则心肌整体除极后,窦房结将仍无控制心搏的能力。

电复律根据电脉冲与心动周期的关系分为同步和非同步电复律两种。同步电复律是依靠患儿心电图上自身 R 波触发,即放电与心搏同步,落在 R 波的下降支,这样电复律的脉冲波不会落在易损期而避免心室颤动;非同步电复律无须 R 波触发,可在任何时期放电。根据电极的位置电复律又可分为体内和体外,目前较常用的为体外电复律。

一、体外电复律

【适应证】

电复律对折返所致的心律失常效果较好,而对自律性增高或触发后除极所致的心律失常效果欠佳,故应该对患儿的心律失常类型、病情严重程度进行评估后决定是否行电复律治疗。

1. 体外电复律的适应证

(1) 心室颤动或心室扑动,可用非同步电除颤,是绝对适应证。

(2) 室性心动过速。

(3) 持续室上性心动过速伴有休克、酸中毒或肺水肿。

(4) 心电图无法辨明的快速异位心律,伴血流动力学障碍时。

(5) 心房扑动(伴快速心室率),伴有低血压或休克,洋地黄复律失败后。

(6) 心房颤动(伴快速心室率),伴有肺水肿、低血压或休克,新近发生的心房颤动或原有心房颤动经二尖瓣术后 3 个月,甲状腺功能亢进合并心房颤动而前者已经治愈后。

(7) 预激综合征伴发的室上性心动过速。

2. 体外电复律的禁忌证　电复律是患者有生命危险时的抢救措施,不存在绝对的禁忌证。

(1) 心脏明显扩大、巨大左心房或有附壁血栓者。

(2) 严重电解质紊乱尤其是低血钾者。

(3) 洋地黄中毒引起心律失常者,因为电复律可诱发顽固的心室颤动。

(4) 病程长(如风湿性心脏病),心房颤动超过 5 年者。

(5) 完全性房室传导阻滞者。

(6) 有心肌炎症改变伴发的心房颤动者。

(7) 心室率缓慢者。

(8) 病态窦房结综合征患者(若配备临时起搏器时可行电复律)。

【方法学】

1. 电复律装置

(1) 电源装置:可调高压直流电源,给电容器充电,电容器通过一个限流电容器与电极板相连接。

(2) 同步触发装置:除了心室颤动、心室扑动除颤之外,其余电复律时放电必须与 R 波同步,用 R 波来控制电流脉冲的发放,使脉冲恰好落在 R 波的降支,通过避开易损期而避免心室颤动。而心室颤动、心室扑动时已无法记录正常 QRS 波群判断 R 波降支,故采用非同步放电模式除颤。

(3) 电极板:一般电极板呈圆形或长方形,有两种不同大小,直径 4.5cm 适用于 1 岁以下的婴幼儿,直径 8cm 适用于 1~8 岁的年长儿。两个电极板上分别标有正负极。

(4) 心电示波器:实时记录电复律过程中心电图的变化情况以及放电的时间和能量。

2. 术前准备

(1) 术前谈话:与家属充分沟通,解释操作目的及大致过程,并详细告知可能出现的并发症,争取家属的同意和配合。

(2) 纠正水、电解质、酸碱平衡紊乱:若时间允许需要查患儿水、电解质、酸碱水平,尤其是否存在低钾情况,并进行初步纠正。

(3) 术前禁食 6~8 小时:避免操作时误吸入呼吸道,若需要抢救时,保持呼吸道通畅。

(4) 纠正心功能不全:心力衰竭、心房颤动伴快速心室率患者若术前在应用洋地黄类药物,在病情允许的情况下,术前 2~3 天停用洋地黄类药物;若病情不允许,则电击能量应从小开始,逐渐增大,术前可静脉用利多卡因预防心室颤动。

(5) 镇静:建立静脉通道,术前可给予适当的镇静或麻醉。

(6) 抗凝剂的应用:电击转复心房扑动、心房颤动时,有下列情况,应用抗凝剂。①有新的栓塞或反复栓塞;②巨大左心房或右心房;③二尖瓣狭窄合并心房颤动;④估计心房内有血栓。术前持续服用,紧急电击时可用肝素,术后继续抗凝治疗 4 周。

(7) 检查仪器:确认同步功能,选择合适大小的电极板。

(8) 术前吸氧,备好抢救药物,确认病床与周围绝缘,持续监护患者生命体征,电击区域皮肤干燥,必要时备皮。

突发的有生命危险的患儿,需要紧急电复律治疗时,应尽可能省去准备步骤,立即进行电复律。

3. 能量选择　小儿电复律的电能剂量可用 0.5~2J/kg,开始用低能量,如一次电击无效,可原剂量加倍重复电击。新生儿一般用 5~10J,婴儿用 20~40J,儿童用 60~100J。如为心室颤动,因为是非同步电击,可逐渐增加至 10J/kg。

4. 操作步骤

(1) 患者平卧,监测血压、心率和心电图。静脉滴注葡萄糖溶液,保持一条静脉输液通道。所有抢救仪器、药物在旁准备(如吸痰、气管插管等)。

(2) 电复律前开始吸氧。

(3) 连接仪器电源等,记录术前 12 导联心电图,再次检查仪器性能,在电极板上均匀涂抹导电糊,充电到所需能量水平。

(4) 放置电极板,分别放置于左腋前线的心尖水平和右侧胸骨旁或左背部肩胛下区和胸骨左缘。择期电复律时采用前后放置,而不宜搬动的患者则采取左右放置。电极板紧贴皮肤不留空隙。

(5) 确保所有人不接触患者及病床,除去任何与患者相接触的设备,以免被电击。

(6) 同时按下两块电击板放电按钮。

(7) 电击后立即听诊心脏并记录心电图,若转为窦性心律则应做 12 导联心电图与术前相对比,确认治疗效果。

(8) 如未转复,可增加能量再次电击,但一般不超过 3 次。

(9) 术后卧床休息,持续心电监护6~8小时,观察患儿血压、脉搏、呼吸。直至患者病情稳定。

【并发症】

1. 烧灼伤　因电极板与皮肤接触不良时发生,一般较轻,无须特殊处理。

2. **心肌损伤**　反复多次电复律可引起血清肌酸激酶、乳酸脱氢酶升高,心电图 ST-T 改变,主要与电击损伤心肌有关,无须特殊处理,必要时营养心肌治疗。

3. **急性肺水肿**　在复律后 1~3 小时有可能发生急性肺水肿,应予以相应的处理。

4. **栓塞**　小儿少见,若发生,应予以溶栓或抗凝治疗及对症处理。

5. **洋地黄中毒并发症**　往往原已存在。

6. **心律失常**　若出现严重窦性心动过缓、高度房室传导阻滞、窦性停搏等,需静脉注射阿托品或静脉滴注异丙肾上腺素,甚至临时起搏。如发生心室颤动,需再次电复律。心律失常并发症是否发生取决于电复律前心律失常类型、心脏基础疾病、代谢紊乱等,故术前应做好充分的准备,尽量避免并发症的发生。

二、植入型心律转复除颤器

【适应证】

在儿童及青少年中,心脏猝死的主要原因有三个:①先天性心脏病;②心肌病;③遗传性恶性心律失常。儿科患者植入型心律转复除颤器(ICD)植入的适应证是在成人大样本随机试验的基础上确立的,现已成为有心脏猝死高风险的儿科患者的一级预防措施。与成人有所不同的是,关于 ICD 植入后生存获益的儿科研究尚缺少前瞻性研究证据,因此儿科医师在临床中决定是否要对患儿行 ICD 植入,往往还要考虑患儿的家族史、遗传学证据等。2021 年 ACC/AHA/HRS 发表的儿童植入式心脏电子装置的使用和管理专家共识声明中,适应证根据患儿基础病情况分述,其中Ⅰ类为明确适应证,Ⅱ类为相对适应证,Ⅱa 类倾向于选择 ICD 治疗,Ⅱb 类倾向于不选择 ICD 治疗,Ⅲ类为非适应证或禁忌证。

总体原则

Ⅰ类:排除可逆病因的曾有室性心动过速或心室颤动所致心脏停搏的患儿,并且 ICD 植入比替代方案能更有效降低心搏骤停的风险。

Ⅱb 类：①经药物或导管消融治疗不能充分控制的持续性室性心动过速；②有心搏骤停风险的遗传性心血管疾病。

Ⅲ类：①由于 ICD 电风暴的危险性，持续性室性心动过速不是良好的植入适应证；②可被药物或导管消融充分控制的室性心律失常不是 ICD 植入的适应证；③预期生存期 <1 年的患者，即使符合Ⅰ类、Ⅱa 类及Ⅱb 类 ICD 适应证的标准，也不是 ICD 的适应证；④存在心内分流的患者应尽量避免使用心内膜起搏导线；少量患者经充分权衡利弊后可使用心内膜起搏导线，但此时必须给予抗血栓治疗，并仍会存有栓塞风险。

1. 长 QT 间期综合征

Ⅰ类：①曾出现心脏停搏的长 QT 间期综合征患儿推荐联合使用 β 受体阻滞剂及 ICD 植入，在部分患者中药物治疗或心脏交感神经去神经化可作为替代治疗方案；②β 受体阻滞剂无效或不耐受的症状性长 QT 间期综合征患者，且药物治疗或心脏交感神经去神经化不能作为有效的替代治疗方案。

Ⅱb 类：ICD 植入可考虑作为有临床危险因素或致病突变的长 QT 间期综合征患儿的预防措施。

Ⅲ类：低心搏骤停风险或尚未使用 β 受体阻滞剂治疗的无症状的长 QT 间期综合征患儿不是 ICD 植入的适应证。

2. 儿茶酚胺敏感性多形性室性心动过速（CPVT）

Ⅰ类：确诊 CPVT，并在最大可耐受剂量的 β 受体阻滞剂联合氟卡尼或心脏交感神经去神经化后曾有心脏停搏或心律失常性晕厥的患儿。

Ⅱa 类：以心搏骤停为最初表现的 CPVT 患儿。

Ⅱb 类：充分药物治疗仍有多形性室性心动过速的 CPVT 患儿。

Ⅲ类：无症状性 CPVT 患儿是 ICD 植入的非适应证。

3. Brugada 综合征

Ⅰ类：曾有心脏停搏，或存有自发性持续性室性心动过速的 Brugada 综合征患儿。

Ⅱa 类：确诊 Brugada 综合征的患儿，有自发性Ⅰ型 Brugada 综合征心电图特征,并在近期有因室性心律失常晕厥的病史。

Ⅱb 类:仅在药物激发下出现晕厥,并可将晕厥与表现为Ⅰ型 Brugada 综合征心电图特征的室性心律失常关联时可考虑 ICD 植入。

Ⅲ类:无危险因素的无症状 Brugada 综合征患儿不是 ICD 植入的适应证。

4. 肥厚型心肌病

Ⅰ类:曾有心脏停搏,或存有自发性持续性室性心动过速的肥厚型心肌病患儿。

Ⅱa 类:肥厚型心肌病患儿并有以下 1 条及以上的危险因素——不能解释的晕厥,严重左心室肥厚,非持续性室性心动过速,早发肥厚型心肌病相关猝死家族史

Ⅱb 类:无Ⅱa 类中的危险因素,但有次要危险因素,如心脏 MRI 出现延迟强化或收缩功能不全的肥厚型心肌病患儿。

Ⅲ类:对于已知无心搏骤停风险的肥厚型心肌病儿童不是 ICD 植入的适应证。

5. 致心律失常性心肌病

Ⅰ类:曾有心脏停搏,或存有血流动力学不耐受的持续性室性心动过速的致心律失常性心肌病患儿。

Ⅱa 类:血流动力学可耐受的持续性室性心动过速、室性心律失常所致晕厥或左室射血分数≤35% 的致心律失常性心肌病患儿。

Ⅱb 类:有高猝死风险或经评估有额外危险因素的致心律失常性心肌病患儿。

6. 非缺血性扩张型心肌病(NIDCM)

Ⅰ类:曾有心脏停搏,或存有持续性室性心动过速,且无完全可逆病因的 NICDM 患儿。

Ⅱb 类:经积极药物治疗仍存晕厥或左室射血分数≤35% 的 NICDM 患儿。

Ⅲ类:①存在药物难治性心力衰竭,且不是心脏移植或左心辅助设备候选人的 NICDM 患儿不是 ICD 植入的适应证;②近期将行心脏移植且在移植前住院的进展性心力衰竭患儿不是 ICD 植入的适应证。

7. 先天性心脏病

Ⅰ类:①曾有心脏停搏,且无完全可逆病因的先天性心脏病患儿;②经电生理及血流动力学评估判断为存在血流动力学不稳定的持续性室性心动过速的先天性心脏病患儿。

Ⅱa类:存在持续性室性心动过速、心律失常性晕厥或左室射血分数≤35%的先天性心脏病患儿。

Ⅱb类:①经电生理及血流动力学评估判断为血流动力学稳定的持续性室性心动过速的先天性心脏病患儿;②存在不能解释的晕厥,并有心室功能不全、非持续性室性心动过速或在电生理检查下可诱发的室性心律失常的先天性心脏病患儿;③单心室或体循环右心室射血分数≤35%,尤其是合并有室性心动过速、心律失常性晕厥或严重的房室瓣功能不全的先天性心脏病患儿。

【方法学】

患者术前4~6小时禁食,停用阿司匹林。成人的ICD植入术除充分局部麻醉外,尚需辅以静脉麻醉,儿科ICD植入术则应在静脉麻醉下进行,必要时气管插管,以保证整个手术过程平稳。以单腔ICD植入为例,具体方法如下。

消毒左胸前区,穿刺左锁骨下静脉,制作皮囊,皮囊制作成功后,沿导丝插入、撕开鞘,将电极导线固定在右心室心尖部,并在右心房打圈,预留部分导线以备患儿生长发育所需,连接程控仪分析参数,包括感知、阻抗以及阈值,然后连接ICD,植入皮囊,逐层缝合皮下组织和皮肤。术后用程控仪设置ICD参数,包括R波振幅(要求>5mV)、起搏阈值(要求<1.0V)、电极阻抗以及除颤阈值(一般设定为比ICD最大电击能量小10J,除颤成功2~3次即符合要求)。然后行心室刺激诱导心动过速后,除颤可复律,手术成功。术后予以伤口压迫止血6小时,上肢制动2天,抗生素应用3~5天预防感染。

【并发症】

儿童ICD术后并发症与成人相似,主要分为与手术相关和与ICD相关。与手术相关的并发症以囊袋感染、血肿、血气胸、电极微移位和上腔静脉综合征等多见。ICD植入一旦感染较难控制,所以应重视术前消毒和术中无菌操作,术后一般常规静脉应用抗生素 3~5 天预防感染。其次,由于儿童血管细,上腔静脉综合征也需重视。与 ICD 本身相关的并发症主要为不适当治疗、ICD 术后电风暴、导线异常(包括生长发育或活动造成的导线移位、断裂使感知和起搏异常)等,随访时需引起重视。

【术后随访】

随访包括以下两个方面。

1. **ICD 的工作情况** 了解患者室性心动过速/心室颤动的发生次数、周长、时间、终止方式、工作参数以及效果,了解电池以及电容器充放电情况。这些情况的了解都需要使用程控仪。一般来说,在患者出院之前应该进行一次随访,如果术后发生过室性心动过速或心室颤动,视其发现及终止的满意程度决定是否需要调整工作参数,若未发生过心律失常则应诱发室性心动过速及心室颤动,确认 ICD 诱发、识别及终止有效。以后可每三个月随访一次,如果患者有不适感,随时进行检查。

2. **注意有无与 ICD 有关的并发症** 如感染、导线断裂、绝缘破坏、电极脱位等,对儿童尤其需要注意是否存在心理障碍,必要时进行心理干预。

(胡秀芬)

参考文献

[1] ROSTON TM,JONES K,HAWKINS NM,et al. Implantable cardioverter-defibrillator use in catecholaminergic polymorphic ventricular tachycardia:A systematic review [J]. Heart Rhythm,2018,15(12):1791-1799.

[2] SILKA MJ,SHAH MJ,SILVA JNA,et al. 2021 PACES expert consensus statement on the indications and management of cardiovascular implantable electronic devices in pediatric patients:Executive Summary [J]. Heart Rhythm,2021,18(11):1925-1950.

[3] 李小梅.小儿心律失常学.北京:科学出版社,2004:382-392.

第十四节 儿童起搏器治疗

【概述】

心脏起搏器是一种植入于体内的电子治疗仪器。应用脉冲发生器发放人工脉冲电流,刺激心脏使之激动和收缩,以模拟心脏的冲动发生和传导等电生理功能,治疗某些心律失常所致的心脏功能障碍。由于科学技术的发展使得起搏电极和脉冲发生器小型化及可程控特性的适用性增加,儿童起搏的应用领域已扩大。先天性心脏病患儿生存率的改善增加了许多患儿长期起搏的需求。儿童与成人在心脏起搏的理念方面大致相似,主要的区别是儿童涉及生长发育问题,体格较成人小,所患的心脏疾病也不尽相同,同时还存在着精神、心理与社会问题。因此,儿童起搏与成人起搏存在不同的特殊性。

【适应证】

2008年美国心脏病学会/美国心脏协会/美国心律协会(ACC/AHA/HRS)修订了此前发表的心脏起搏器和抗心律失常装置的植入指征,儿童、青少年及先天性心脏病患者起搏器植入指征如下。Ⅰ类为无争议的起搏指征;Ⅱ类为有争议的起搏指征,其中Ⅱa类为倾向于植入起搏器,Ⅱb类为倾向于不植入起搏器;Ⅲ类为无须起搏治疗的心律失常。而A级为文献报道的资料来自多个随机临床试验且涉及很多患儿;B级为文献报道的资料来自为数不多的临床试验且涉及的患儿也不多;C级为该指征来自专家意见。小儿病例不包括A级部分,原因是儿科患者数量较少。

Ⅰ类

1. 高二度或三度房室传导阻滞伴症状性心动过缓、心室功能异常或低心输出量(C级)。

2. 合并有与年龄不符的心动过缓症状的窦房结功能异常患儿;心动过缓定义依据患儿的年龄及预期心率而定(B级)。

3. 术后高二度或三度房室传导阻滞无缓解趋势或至少术后持续7天(B级)。

4. 先天性三度房室传导阻滞伴宽 QRS 波逸搏节律,复杂室性异位心律或心室功能异常(B 级)。

5. 先天性三度房室传导阻滞的婴儿心室率 <55 次/min;合并有先天性心脏病的患者心室率 <70 次/min(C 级)。

Ⅱa 类

1. 先天性心脏病伴窦性心动过缓者为预防反复发作的心房内折返性心动过速;窦房结功能异常者可以是原发性或继发于抗心律失常治疗(C 级)。

2. 年龄大于 1 岁的先天性三度房室传导阻滞患儿平均心率 <50 次/min 或有特发性 RR 长间歇,持续时间为基本心动周期的 2~3 倍,或因心脏病时心功能不全而有临床症状者(B 级)。

3. 合并复杂先天性心脏病的窦性心动过缓患儿静息心率 <40 次/min 或心动长间歇 >3 秒(C 级)。

4. 先天性心脏病患儿因窦性心动过缓和房室收缩不同步而导致血流动力学异常(C 级)。

5. 先天性心脏病术后出现短暂完全性房室传导阻滞,伴残留束支传导阻滞,发生不能解释的晕厥,并排除其他原因者(B 级)。

Ⅱb 类

1. 一过性术后三度房室传导阻滞转为窦性节律,伴双束支传导阻滞(C 级)。

2. 先天性三度房室传导阻滞的儿童或青少年,心率在可接受范围,窄 QRS 波,心室功能正常,无临床症状(B 级)。

3. 先天性心脏病双室修补术后无症状性窦性心动过缓,静息心率 <40 次/min 或有 >3 秒的长间歇(C 级)。

Ⅲ类

1. 一过性术后房室传导阻滞,恢复正常房室传导且无任何临床症状者(B 级)。

2. 先天性心脏病术后发生无症状性双束支传导阻滞,伴或不伴一度房室传导阻滞,无先前一过性完全性房室传导阻滞者(C 级)。

3. 无症状性二度Ⅰ型房室传导阻滞(C 级)。

4. 无症状性窦性心动过缓,最长 RR 间期 <3 秒,最低心室率 >40 次/min(C 级)。

【方法学】

1. 起搏系统的选择

(1) 起搏发生器:为方便描述起搏器的功能类型,北美起搏与电生理协会(NASPE)与英国起搏与电生理组织(BPEG)制定了通用的字母符号来描述起搏器的类型和功能。其中前 3 个字母专门用来表示抗缓慢心律失常功能(表 8-7)。

表 8-7 修订的 NASPE/BPEG 起搏代码

位置 1 起搏心腔	位置 2 感知心腔	位置 3 对感知的反应	位置 4 频率应答	位置 5 抗心动过速功能
O. 无	O. 无	O. 无	O. 无	O. 无
A. 心房	A. 心房	T. 触发	P. 单一程控	P. 抗心动过速起搏
V. 心室	V. 心室	I. 抑制	M. 多项程控	S. 电复律
D. 双腔	D. 双腔	D. 双重	C. 遥控	D. 双重
(A+V)	(A+V)	(T+I)	R. 频率应答	(P+S)

窦房结功能正常的完全性房室传导阻滞患儿,最适合能房室同步起搏(DDD)的起搏器。窦房结功能异常而房室结功能正常的患儿,优先考虑心房起搏(AAICO)方式。需起搏的时间百分率低的患儿适合无频率应答特性的单腔心室起搏(VVICO)模式,心脏直视手术后7~10 天仍有间歇性房室传导阻滞的患儿最适合这种类型的装置。静脉进入途径困难的患儿可应用有频率应答特性的单腔起搏(VVIRO)模式。

(2) 电极导管:起搏电极导管的选择首先取决于应用心外膜还是心内膜植入技术。心外膜途径因损伤大、起搏阈值高、电极导管易断裂及电池寿命短等缺点,目前一般仅用于不适宜心内膜途径的少数患儿,如体重 <5kg;有心内分流;上腔静脉在心房水平无连接;因解剖异常而不能通过静脉途径将电极导管置入需起搏的心腔(如 Fontan

术后)等。

电极导管的长度选择也很重要。由于儿童生长的特点,过短的电极导管可因过度拉紧而断裂或脱落。通常在小婴儿心外膜起搏时,电极导管的长度可选择35cm,而年长患儿可选择50cm规格。同样,心内膜起搏时电极导管长度也不要选得太短。

2. 植入技术

(1)心内膜技术:选择插管的静脉途径有头静脉、锁骨下静脉、颈内静脉及颈外静脉。每个途径均有其优缺点。以下简述经锁骨下静脉途径VVI型起搏器植入技术。

静脉诱导全身麻醉后,对颈部至剑突区域进行消毒、铺无菌巾,钢针或套管针带负压穿刺左锁骨下静脉,若穿刺困难改为右锁骨下静脉。穿刺成功后置入导丝至下腔静脉,沿锁骨下1cm处做横行切口,逐步分离皮肤、皮下组织、胸大肌筋膜至胸大肌或胸大肌下,并充分止血。沿切缘下方向下分离皮肤及皮下组织制作起搏器囊袋,囊袋深度可比所需植入起搏器略大1cm左右,以充分容纳起搏器以及冗余起搏线。完成囊袋制作后可用纱布暂时填充压迫囊袋以达到止血效果。之后沿导丝送入可撕开鞘至右心房,送入心室电极经右心房跨三尖瓣固定于右室流出道、右室心尖部或右室间隔部,充分固定后轻拉确保导线不发生脱位,测量心室感知(>5mV)、阈值(<2.5V)、阻抗(200~1 200Ω)等参数,并给予5V刺激确保所植入部位不会引起膈肌跳动。明确所有参数符合预期效果后,再次确定起搏导线固定牢固,并将起搏导线继续送入心房5~10cm,保留冗余度。将电极固定翼缝合在囊袋内,电极连接起搏器。程控测定起搏器参数良好,工作正常,以抗生素冲洗囊袋后将起搏器及冗余起搏导线置入囊袋中并缝扎固定,注意起搏导线应位于起搏器下方。逐层缝合伤口以无菌敷料覆盖并按压至少12小时,术侧上肢制动3天。

(2)心外膜技术:手术切口因人及单位习惯不同而异,有正中胸骨切口、剑下途径及胸廓侧切口等。心外膜起搏系统的安置在手术室进行。安装时需将不同类型的电极头(片)刺入(或缝扎在)右心室前壁的心肌组织内,并用缝线将电极导管的端部缝扎于心外膜上,以免滑脱,电极头应刺入无血管区,以防止刺入部出血,出血易引起阈值增高影响起搏效果,多余的导线应卷于胸腔内以便随儿童体格增长可有延伸余地,导线尾端由剑突下引入肋缘下内侧以备接永久心脏起搏器。然后作肋缘下横切口分离腹直肌前皮下组织使其呈袋状,放入心脏起搏器。

（3）抗凝剂及抗生素的应用：对植入永久起搏器的患儿,术后可适当应用抗生素预防感染。对植入心内膜电极的患儿抗凝治疗没有用处,但对于有慢性心房颤动或心房扑动的患儿需要常规抗凝治疗。

3. 术中测试

（1）起搏器程控：起搏器程控是将植入的装置在植入前在其无菌包装内预先程控。电极导管的极性应与起搏器极性一致。由于大多数装置在植入前程控为默认设置,因此某些程控值应视具体情况而做调整。

（2）急性期阈值测试：电极导管放置后,无菌测试电缆与电极导管和起搏系统分析仪(PSA)连接。用于急性期电极测试的起搏方式依放置的电极导管数目而定。

【并发症】

儿童安装永久埋藏式心脏起搏器常见的并发症包括电极导管断裂、电极移位、起搏器综合征、囊袋感染、囊袋开裂、囊袋血肿、皮下积气以及植入血管闭塞等。

起搏导线脱落、移位、断裂并不少见,由于儿童的生长发育特性,儿童起搏导线植入后会随着儿童身高的增加而逐渐变短。过短的导线可对心肌组织造成牵拉,影响心脏机械收缩甚至造成导线移位、脱落、断裂。术前对患儿生长发育进行整体评估,预估患儿未来身长,估算术中在心腔或者胸膜腔内所留导线长度可能有助于降低此类并发症的发生。

囊袋感染多由术中、术后无菌操作不当或囊袋内出血引发,其次则是术后护理不当。对于囊袋感染的处理,一旦患儿出现伤口部位红肿热痛、持续高热,应及时尽早进行清创。若创面细菌培养阴性,可选择原部位植入。若血培养或创面培养阳性,则需更换部位重新植入起搏器。

　　起搏器综合征是指起搏系统功能正常,但却出现血流动力学障碍,患者出现明显症状或限制患者获得最佳功能状况的现象。主要临床表现为头晕、乏力、气短等,主要由于起搏引起的房室分离所致。也可有心室起搏时血压下降,但在窦性心律或双腔起搏时血压正常的现象,提示血流动力学障碍。如发生起搏器综合征,可通过心房起搏(房室传导功能正常者)或房室延迟适当的双腔起搏来重建房室同步收缩,从而消除起搏器综合征。

　　【术后随访】

　　起搏器植入后需密切监护随访,观察有无并发症发生,了解起搏功能是否正常及电池寿命。国外随访一般由门诊随访及经电话起搏器功能传输监测组成,但目前国内经电话传输监测尚未普遍开展。

　　一般而言,2 岁以下的患儿、接受心外膜起搏者、起搏器依赖者、有复杂性先天性心脏病者及先前有阈值问题者应每 6 个月随访一次。其他患儿则每年随访一次。如电池将近耗尽,随访间期应缩短。

　　门诊随访应包括病史、体检、全套起搏器功能测试及胸部 X 线检查。必要时行运动试验、超声心动图、12 导联心电图及 24 小时动态心电图检查。起搏器电池的电压及阻抗应定期测量,并与先前的资料比较以估计电池的寿命及确定以后随访的间期。儿科患儿的程控起搏频率应随年龄的增长而定期调整。其他可程控的参数包括房室间期、频率应答参数、抗心动过速的识别及终止方案等。

(李　奋)

参考文献

[1] EEPSTEIN AE,DIMARCO JP,ELLENBOGEN KA,et al. ACC/AHA/HRS 2008 Guidelines for device- based therapy of cardiac rhythm abnormalities[J]. Heart Rhythm,2008,5(6):e1- 62.

[2] 杨思源,陈树宝. 小儿心脏病学[M]. 北京:人民卫生出版社,2012:247-245.

[3] 张澍,黄从新,黄德嘉. 心电生理及心脏起搏专科医师培训教程[M]. 北京:人民卫生出版社,2007:439-591.

[4] KUSUMOTO FM,SCHOENFELD MH,BARRETT C,et al. 2018 ACC/AHA/HRS guideline on the evaluation and management of patients with bradycardia and cardiac conduction delay:executive summary:a report of the American College of Cardiology/American Heart Association Task Force on Clinical Practice Guidelines,and the Heart Rhythm Society. J Am Coll Cardiol,2019,74(7):932-987.

第九章　儿童自主神经介导性晕厥

第一节　血管迷走性晕厥

【概述】

血管迷走性晕厥（vasovagal syncope，VVS）是由自主神经介导的、多种因素触发的周围血管扩张，进而导致一过性脑缺血，临床上表现为短暂性意识障碍，同时伴有自主肌张力丧失，不能维持站立姿势而晕倒，属于功能性疾病。

儿童 VVS 的发病机制主要涉及以下方面：①Bezold-Jarish 反射学说。Bezold-Jarish 反射学说是比较公认的 VVS 病因学说。VVS 患儿在体位改变时，回心血量减少、心室充盈下降，减压反射感受器因受刺激减少而被激活，通过血管运动中枢引起交感神经张力增高，通过兴奋 β_1 受体使心室过度强烈收缩，造成"空排效应"，反而加强了对心室后下壁心脏机械受体的激动，冲动经 C 纤维传递到脑干迷走神经中枢，使迷走神经活性加强（该反射称为 Bezold-Jarish 反射，即矛盾反射），反馈抑制交感神经，从而使外周血管扩张、心脏抑制，引起血压、心率下降，脑血流灌注不能维持而发生晕厥。②自主神经调节因素。VVS 患者存在自主神经功能失衡，主要表现在心率变异性（heart rate variability，HRV）、QT 间期离散度等心脏电生理活动异常。③血管内皮因素。作为人体最大的器官，血管内皮不仅参与血管壁的组成，还具有重要的生理功能，如参与血管舒缩的调节。多普勒超声测定肱动脉血流依赖的血管舒张反应（flow-mediated vasodilation，FMD）是一种无创的评价血管内皮功能的有效手段。关于 VVS 患者肱动脉 FMD 的研究发现内皮依赖性及非内皮依赖性血管舒张功能均增强,推测异常的血管舒张反应可能参与了VVS的发生。④儿茶酚胺（catecholamine，CA）、5-羟色胺（5-hydroxytryptamine，5-HT）、肾素-血管紧张素-醛固酮系统（renin-angiotensin-aldosterone system，RAAS）、血浆硫化氢（hydrogen sulfide，H_2S）等神经体液因素可能参与了VVS的发生。⑤水和电解质摄入不足。⑥遗传因素。部分VVS患儿有阳性家族史，尤其是一级亲属有晕厥或一过性黑矇史。

综上所述，VVS可能是在遗传易感性的基础上，多种环境因素（包括体位改变、精神压力、闷热环境等）刺激下，机体调节功能失衡所致。

【诊断】

1. **年龄**　年长儿童多见。

2. **诱因**　常有持久站立、由卧位至站立位、精神刺激及闷热环境等。

3. **临床表现**　晕厥先兆有头晕、恶心、呕吐、大汗、面色苍白、注意力不集中、视听觉下降等症状，临床表现为晕厥发作。

4. **辅助手段**　在排除心源性晕厥及假性晕厥后，VVS的诊断及分型主要靠直立倾斜试验（head-up tilt test，HUT）。HUT包括基础直立倾斜试验（baseline head-up tilt test，BHUT）和药物激发的直立倾斜试验，如舌下含化硝酸甘油激发直立倾斜试验（sublingual nitroglycerin-provoked head-up tilt，SNHUT）。

（1）BHUT：试验前3天停用一切影响自主神经功能的药物，试验前禁食，试验环境要求安静、光线黯淡、温度适宜。应用多导生理监护仪监测心电图及血压变化，患儿仰卧10分钟，记录晕厥或晕厥先兆症状，监测基础动脉血压、心率及心电图，然后站立的倾斜床倾斜60°，记录晕厥或晕厥先兆症状，监测血压、心率、心电图变化及临床表现，直至出现阳性反应或完成45分钟全过程。

（2）SNHUT：在BHUT基础上，若完成45分钟试验时，患儿为阴性反应，则令患儿保持在同一倾斜角度下站立在倾斜床上并舌下含化硝酸甘油4~6μg/kg（最大量不超过300μg），再持续观察至出现阳性反应或含药后20分钟，含药后动态监测动脉血压、心率，并动态描记心电图。部分患儿在含服硝酸甘油后血压下降较明显，临床应慎重选择。

HUT 是一种诱发试验,存在一定风险,检查时需有两名专业医疗人员在场并备好急救药品。

HUT 的阳性反应标准为患儿在 HUT 中出现晕厥或晕厥先兆伴下述情况之一者:①血压下降;②心率下降;③出现窦性停搏、交界性逸搏心;④一过性二度或二度以上房室传导阻滞及长达 3 秒的心脏停搏。其中血压下降标准为收缩压≤80mmHg(10.7kPa,1mmHg=0.133kPa)或舒张压≤50mmHg 或平均血压下降≥25%。心率下降是指心动过缓,4~6 岁患儿心率 <75 次/min;7~8 岁心率 <65 次/min;>8 岁心率 <60 次/min。其中血压明显下降、心率无明显变化者称为 VVS-血管抑制型;以心率骤降为主、收缩压无明显变化者称为 VVS-心脏抑制型;心率与血压均有明显下降者称为 VVS-混合型。

【鉴别诊断】

1. 其他疾病引起的一过性意识丧失 心源性晕厥、癫痫、低血糖以及癔症等首先需要予以鉴别。必要时行彩色超声心动图、心脏电生理检查、血生化、脑电图、头颅 CT 或 MRI 等检查。

2. 体位性心动过速综合征 体位性心动过速综合征(postural orthostatic tachycardia syndrome,POTS)也是一种自主神经介导性的功能性疾病,患儿多表现为直立后头晕、头痛、眩晕、胸闷、心悸、面色改变、大汗、视物模糊、晨起不适,严重时出现晕厥等一系列慢性直立不耐受症状,可在平卧后减轻或消失,在坐位时较少发生。临床表现与 VVS 发作时的很多症状相似,但 VVS 的晕厥发作常集中在一段时间。两者的鉴别主要依靠直立试验和/或 HUT。

【治疗】

1. 基础治疗 对于症状较轻的患儿可考虑随访观察和基础治疗。

(1) 健康教育:对患儿及家长的教育非常重要,包括避免诱因(持久站立、体位突然改变、闷热环境、感染、排尿过于用力、饮水过少、饮食过清淡等),发生晕厥先兆症状时立即平卧或进行物理抗压动作,如收缩腹肌或四肢肌肉等长收缩(双手紧握、屈肘、双腿交叉及足趾背屈)等。

(2) 自主神经功能锻炼：用干毛巾稍用力地自肢体近端至远端来回摩擦患儿前臂和小腿的内侧至皮肤略微发红，每个部位 5 分钟，每天 2 次，以刺激神经末梢，促进神经调节功能的恢复。

(3) 直立训练(tilt-training)：嘱患儿每天身体靠墙站立，第一周每天站立 3 分钟，第二周每天站立 5 分钟，以后每周逐渐增加，一个月后复查直立试验。规律训练可降低血管顺应性，避免站立时血液在下肢的聚积，增加血容量而达到治疗目的。

(4) 增加水和电解质的摄入：服用口服补液盐(oral rehydration salt，ORS)来增加血容量，是安全有效的治疗方法，注意定期监测电解质的改变。

2. 药物治疗 对于基础治疗效果欠佳的患儿，北京大学第一医院提出如下个体化药物干预策略。

(1) β 受体阻断剂：通过阻断心肌 $β_1$ 受体产生负性肌力作用，拮抗儿茶酚胺的作用，减轻外周静脉血液淤滞，从而减弱心室过度收缩。美托洛尔是常用的 β 受体阻断剂之一，一般治疗儿童晕厥的推荐剂量为 12.5mg，一天 2 次，其主要不良反应有乏力、嗜睡、头晕、皮疹、低血压、心动过缓等，哮喘者禁用，窦性心动过缓、重度房室传导阻滞、低血压患儿慎用。对于平卧位压力感受器反射敏感性 >10ms/mmHg，或直立倾斜试验中阳性反应前有一过性心动过速(阳性反应前心率较平卧位基础心率增加 30 次/min)或超声心动图测定的左室射血分数 >70.5%、左室短轴缩短率 >37.5% 的 VVS 患儿，此类药物更为有效。

(2) α 受体激动剂：以盐酸米多君为常用。对于 FMD>8.85% 的患儿该药可作为首选。

(3) 盐皮质激素：如氟氢可的松(fludrocortisone)，主要通过增加肾脏水钠重吸收以增加血容量而发挥治疗作用，也可影响压力感受器的敏感性，增加血管对缩血管物质的反应，降低副交感神经的活性作用。其副作用有高血压、外周水肿、痤疮等。

随着技术的发展，有学者认为，对于一部分反复发生晕厥，且当心脏停搏时间过久(>4 秒),药物疗效差的患儿可考虑植入 起搏器,但 VVS 儿童是否植入起搏器治疗需慎重考虑。

(杜军保)

参考文献

[1] 杜军保,李万镇,陈建军.基础直立倾斜试验对儿童不明原因晕厥的诊断研究[J].中华儿科杂志,1997,35:309- 312.

[2] 中华医学会儿科学分会心血管学组,《中华儿科杂志》编辑委员会,北京医学会儿科学分会心血管学组,中国医师协会儿科医师分会儿童晕厥专业委员会.儿童晕厥诊断指南(2016 年修订版)[J].中华儿科杂志,2016,54(4):246-250.

[3] WANG C,LI YQ,LIAO Y,et al. 2018 Chinese Pediatric Cardiology Society (CPCS) guideline for diagnosis and treatment of syncope in children and adolescents [J]. Sci Bull,2018,63:1558-1564.

[4] 张清友,杜军保,李万镇.舌下含化硝酸甘油直立倾斜试验对儿童不明原因晕厥的诊断研究[J].中华儿科杂志,2004,42(5):371- 374.

[5] 中华医学会儿科学分会心血管学组,《中华儿科杂志》编辑委员会,北京医学会儿科学分会心血管学组,等.儿童血管迷走性晕厥及体位性心动过速综合征治疗专家共识[J].中华儿科杂志,2018,56(1):6-9.

[6] 张清友,杜军保,甄京兰,等.血管迷走性晕厥儿童在直立倾斜试验中血流动力学变化及其对美托洛尔疗效的预测[J].中华医学杂志,2007,87 (18):1260-1262.

[7] SONG J,LI H,WANG Y,et al. Left ventricular ejection fraction and fractional shortening are useful for the prediction of the therapeutic response to metoprolol in children with vasovagal syncope [J]. Pediatr Cardiol,2018,39 (7):1366-1372.

[8] 张凤文,廖莹,李雪迎,等.血管舒张反应预测盐酸米多君治疗儿童血管迷走性晕厥疗效价值研究[J].中国实用儿科杂志,2012,27(2):102-105.

[9] ZANG QY,DU JB,WANG C,et al. The diagnostic protocol in children and adolescents with syncope:a multi-center prospective study [J]. Acta Paediatr,2009,98:879-884.

[10] TAO C,LI X,TANG C,et al. Baroreflex sensitivity predicts response to metoprolol in children with vasovagal syncope:a pilot study [J]. Front Neurosci,2019,13:1329.

第二节　体位性心动过速综合征

【概述】

体位性心动过速综合征(postural orthostatic tachycardia syndrome, POTS)是直立不耐受的一种亚型,是指患儿在直立试验或直立倾斜试验的 10 分钟内心率显著增加,同时伴有直立后头晕或眩晕、胸闷、头痛、心悸、面色改变、视物模糊、倦怠、晨起不适,严重时可出现晕厥等症状。

目前认为体位性心动过速的发病机制有血管过度舒张、血容量不足、自主神经功能异常调节或肾上腺素能亢进等方面。影响血容量或血液分布、神经血管功能的因素(如急性脱水和失血)会导致中心性血容量改变而引起直立体位下心输出量不足,引起头部血供减少,严重时出现晕厥。POTS 发病还可能与自主神经过度激活有关,在回心血量减少的情况下,心排出量降低,从而诱发过度的代偿反应,使交感神经过度激活,导致去甲肾上腺素和神经的血管升压素升高。正常人当体位从平卧或坐位转为站立位时,也有交感神经的激活。对于 POTS 患者,在回心血量减少的情况下,同样会反射性刺激产生过多的去甲肾上腺素,过多去甲肾上腺素的释放引起心脏强烈收缩,促使心室后下壁心脏机械受体 C 纤维的激活,冲动经 C 纤维传递至脑干迷走神经中枢,迷走神经活动相应加强,抑制了交感神经,使得外周血管扩张,血压下降,脑部血供不足而产生晕厥或 POTS 的临床症状。此外,血管内皮功能障碍以及遗传因素也参与 POTS 患儿的发病机制。

【诊断】

1. **年龄** 年长儿童多见。

2. **诱因** 常有持久站立、由卧位转至站立位、精神刺激及闷热环境等。

3. **临床表现** 平素常伴有长呼气、胸痛、心悸、头晕、头痛、乏力、恶心或腹痛、晕厥等症状。

4. **辅助检查** 在排除心源性、神经源性等疾病的基础上,需要进行直立试验或直立倾斜试验。直立试验:患者在安静、适宜温度的环境下平卧至少 10 分钟,监测平卧安静状态下心率、心电图及血压,随后站立 10 分钟,监测实时心率、心电图及血压。试验过程中要观察患儿的临床症状、心率、心律、血压及心电图变化。北京大学第一医院通过临床横断面研究,提出了直立试验或直立倾斜试验的阳性标准:平卧位时心率在正常范围,在直立试验或直立倾斜试验的 10 分钟内心率增加≥40 次/min 和/或心率最大值达到标准(6~12 岁儿童≥130 次/min,13~18 岁儿童≥125 次/min);同时收缩压下降幅度小于 20mmHg(10.7kPa,1mmHg=0.133kPa),舒张压下降幅度小于 10mmHg,可伴有直立后头晕或眩晕、胸闷、头痛、心悸、面色改变、视物模糊,严重时可出现晕厥等症状。

【鉴别诊断】

1. **心肌炎** 该病往往具有病初病毒感染病史,心电图异常,及心肌酶谱升高,严重时可出现心脏扩大、心源性休克和心力衰竭等。

2. **心源性晕厥** 心源性晕厥往往为运动诱发,常伴有严重的心律失常(室性心动过速、长 QT 间期综合征、病态窦房结综合征或肥厚型心肌病等),必要时进行心电图、动态心电图、超声心动图、运动试验、心脏电生理检查以及血生化等检查。

3. **血管迷走性晕厥** 该病在晕厥发作的间歇期常不表现为直立不耐受症状,但是 POTS 在平素常出现直立不耐受症状;直立倾斜试验可用于鉴别两者;此外,血浆硫化氢水平明显升高者(>98μmol/L)多为 POTS。

【治疗】

目前对于此类患儿的治疗主要基于以下方面:宣传教育及自主神经功能锻炼,必要时采用药物治疗。

1. 宣传教育及自主神经功能锻炼　由于POTS症状发作的不特定性及特殊情境诱发的特点,对于表现为晕厥先兆的患儿应对措施显得尤为重要。在出现前述的晕厥先兆时,尽可能在意识丧失之前在安全环境下保持下蹲或平躺姿势,如果有人陪在身边,可帮助将患者转移至空旷、安静、通风透气的环境,保证心脏与头部同一水平面,避免脑部血流进一步下降。需告知患儿避免诱发因素,如避免持久站立或由卧位转为直立位过快等。其次,建议行直立训练(orthostatic training):依据个体耐受情况,每天靠墙站立训练,时间由少至多,坚持规律训练使血管顺应性下降,避免站立时血液在下肢的聚积,对于直立不耐受改善有帮助作用,但是直立训练的长期依从性较差。四肢肌肉的等长收缩(如交叉腿及上肢肌张力增加)等对抗压力的行为可增加交感神经放电,使外周血管阻力增加,可在晕厥先兆时避免或延迟晕厥发生。另外,采用干毛巾反复擦拭前臂掌侧面及双下肢内侧面,每天2次,每次每个部位5分钟,被动训练血管收缩功能亦有助于血管自主收缩运动。

2. 口服补液盐　口服补液盐或饮食中增加盐和液体的摄入可增加细胞外液容量,补充血容量,增加患儿对体位改变时血容量变化的耐受性,避免晕厥的发生,特别是对于24小时尿钠含量较低者(低于124mmol)或体重指数(body mass index,BMI)偏低(低于$18kg/m^2$)的患儿更为适用。

3. β受体阻断剂　美托洛尔主要通过抑制交感神经活性,减少对心脏压力感受器的刺激和阻滞血液循环中高水平儿茶酚胺的作用。立位时血浆去甲肾上腺素>3.6ng/L,或压力感受器反射敏感性>8.045ms/mmHg,或QTcd>47.9ms的患儿建议选用美托洛尔治疗。

4. α受体激动剂　盐酸米多君是选择性外周α受体激动剂,可有效提高外周血管张力,减少静脉淤血,避免脑部血流减少而引发的晕厥,在临床上可考虑尝试应用,特别是红细胞H_2S产率>27.1nmol/

（min·10^8 个红细胞）、血浆肾上腺髓质素前体中段肽（MR-proADM）>61.5pg/ml 或血流介导的血管舒张反应 >9.8%，或直立试验阳性反应时血压下降者，均可作为应用该药的指证。副作用主要包括皮疹、感觉异常、尿潴留及平卧位高血压等。

（金红芳）

参考文献

[1] WANG C,LI YQ,LIAO Y,et al. 2018 Chinese Pediatric Cardiology Society（CPCS）guideline for diagnosis and treatment of syncope in children and adolescents [J]. Sci Bull,2018,63:1558-1564.

[2] ZHAO J,HAN Z,ZHANG X,et al. A cross-sectional study on upright heart rate and BP changing characteristics:basic data for establishing diagnosis of postural orthostatic tachycardia syndrome and orthostatic hypertension [J]. BMJ Open,2015,5(6):e007356.

[3] ZHANG F,LI X,CHEN S,et al. Plasma hydrogen sulfide in differential diagnosis between vasovagal syncope and postural orthostatic tachycardia syndrome in children [J]. J Pediatr,2012,160(2):227-231.

[4] ZHANG QY,LIAO Y,TANG CS,et al. Twenty-four-hour urinary sodium excretion and postural orthostatic tachycardia syndrome [J]. J Pediatr,2012,161:281-284.

[5] LI H,WANG Y,LIU P,et al. Body mass index（BMI）is associated with the therapeutic response to oral rehydration solution in children with postural tachycardia syndrome [J]. Pediatr Cardiol,2016,37(7):1313-1318.

[6] ZHANG Q,CHEN X,LI J,et al. Orthostatic plasma norepinephrine level as a predictor for therapeutic response to metoprolol in children with postural tachycardia syndrome [J]. J Transl Med,2014,12:249.

[7] YANG J,ZHAO J,DU S,et al. Postural orthostatic tachycardia syndrome with increased erythrocytic hydrogen sulfide and response to midodrine hydrochloride [J]. J Pediatr,2013,163(4):1169-1173.

[8] ZHANG F, LI X, OCHS T, et al. Midregional pro-adrenomedullin as a predictor for therapeutic response to midodrine hydrochloride in children with postural orthostatic tachycardia syndrome [J]. J Am Coll Cardiol, 2012, 60(4): 315-320.

[9] LIAO Y, YANG J, ZHANG F, et al. Flow-mediated vasodilation as a predictor of therapeutic response to midodrine hydrochloride in children with postural orthostatic tachycardia syndrome [J]. Am J Cardiol, 2013, 112(6): 816-820.

[10] DENG WJ, LIU YL, LIU AD, et al. Difference between supine and upright blood pressure associates to the efficacy of midodrine on postural orthostatic tachycardia syndrome (POTS) in children [J]. Pediatr Cardiol, 2014, 35: 719-725.

第三节　直立性低血压

【概述】

直立性低血压（orthostatic hypotension, OH）是体位改变引起的一系列低血压表现的临床综合征，是儿童直立不耐受中的一种表现，由于从卧位或蹲位突然转变为坐位或立位时引起一过性的血压下降，儿童可因自主神经调节障碍引起。

OH 的发病率与年龄及伴随疾病有关。单纯性直立性低血压，多见于青少年；继发性直立性低血压，多见于神经系统疾病、造血系统疾病、营养不良、药物作用和过敏反应等，发病率约 0.5%。目前我国罹患直立不耐受的儿童逐渐增多，严重影响患儿身心健康，为了使患儿尽早恢复正常的生活和学习，应对其及时诊断并采取合理的治疗措施。

OH 病因包括非神经源性和神经源性。非神经源性病因包括有效血容量不足（如脱水、出血、烧伤等），药物不良反应（如血管扩张剂、利尿剂、降压药等）等。神经源性 OH 是因为从交感神经元释放去甲肾上腺素不足，分为原发性和继发性，原发性神经源性 OH 病因包括单纯自主神经衰竭、多系统萎缩等；继发性病因包括中枢神经系统肿瘤、脑血管意外、糖尿病淀粉样变等，在儿童不常见。在 OH 诊断明确的情况下，若心率较基线增加超过 20 次/min 时，表明由非神经源性病因引起;而心率增加少于 15 次/min 时,则表明 OH 为神经源性病因所致。青少年 OH 常不合并心血管和神经性等基础疾病,仅由功能性直立调节异常所致。

OH 还可分为急性和慢性,急性 OH 病程较短,脱水、药物或肾上腺功能不全等易引起急性 OH。慢性 OH 可由生理或病理原因引起,生理原因与年龄相关,各个年龄段血压调节机制差异使直立时低血压的反应快慢不同;病理原因常与中枢或外周神经系统疾病所致自主神经功能受损有关。

【诊断】

1. **病史** 详尽的病史询问及体格检查是诊断 OH 的第一步,诊断过程中需要明确患儿是否出现与体位改变有关的头晕、黑矇、心悸等症状,是否有意识丧失;若出现晕厥,应询问晕厥的诱因及先兆、意识丧失持续时间、伴随症状以及晕厥发作后的情况。仔细询问患儿既往疾病史等。

2. **临床表现** ①年长儿多见;②多有诱发因素;③具有直立不耐受症状;④直立试验或直立倾斜试验(HUT)达到阳性标准;⑤除外其他疾病。全面的体格检查对诊断也十分重要,尤其需注意心脏及神经系统的专科检查。OH 临床表现与其病因相关,原发性 OH 除症状外缺乏特征性体征,心电图、超声心动图等检查正常;而继发性 OH 与原发病有关。

3. **直立试验和 HUT** 直立试验或 HUT 阳性可诊断 OH。直立试验的阳性标准为:①平卧时血压正常;②体位由平卧变为直立后 3 分钟内血压下降,收缩压降低≥20mmHg,或舒张压降低≥10mmHg。直立试验血压要求多次测定,最好进行动态血压监测,测定不同时间平卧和站立位血压。若直立试验阴性,可行 HUT 明确诊断,阳性反应判定标准同直立试验。

【鉴别诊断】

青少年 OH 可仅由功能性直立调节异常所致,常在某些诱因或特定环境条件下出现症状。临床上通过病史询问可排除用药史、血容量不足等可逆病因。详细询问既往有无心脏病病史,并可通过心电图、超声心动图、动态心电图等检查排除心功能不全及心律失常等。询问既往有无神经系统基础疾病,头颅影像学检查可排除中枢神经系统病变。若伴无汗、尿潴留、便秘等自主神经受损表现,并有神经系统阳性体征等,应考虑神经源性 OH 的可能。自主神经功能检查(如 Valsalva 动作血压反应试验)对诊断神经源性 OH 有帮助,当自主神经功能受损时 Valsalva 动作的反应特点是严重而持久的血压下降,而无代偿性的心率增快。测定平卧和站立时去甲肾上腺素和升压素水平可区别 OH 是外周还是中枢自主神经功能障碍引起的:中枢原因表现为平卧位去甲肾上腺素正常,体位改变后去甲肾上腺素无增加,而升压素降低;外周原因所致者,平卧位去甲肾上腺素降低而升压素正常。此外,其他临床检验,如血红蛋白和血细胞比容可评估贫血,血清电解质、尿素氮、肌酐评估脱水,糖耐量试验评估糖尿病等。

【治疗】

OH 治疗应该以纠正潜在原因、直接改善症状、提高患儿功能状态、延长直立耐受时间、减少并发症为目的,而不是单纯以提高直立时血压为目标。健康教育和非药物治疗是 OH 治疗的基石,同时患者的治疗方案应个体化,非药物治疗无效者采用药物治疗。

1. **非药物治疗**　非药物治疗是 OH 的基础治疗,旨在通过改变生活方式改善患儿的生活质量,减少大脑低血流量发生的概率,同时作为药物治疗的辅助疗法可以使患儿尽快恢复正常状态。

(1) 健康教育:让患儿及家属了解 OH 发生的机制并能识别直立性相关症状,学习并掌握影响 OH 症状的因素以及相应的非药物治疗方法,减轻患儿及家属的焦虑感。

(2) 体育锻炼:适量的体育锻炼可以改善患者直立不耐受的症状和减少晕厥发作次数;运动训练,如散步、游泳、斜躺式自行车和划船等,能防止肌肉软弱,增加交感神经的活动和增加心输出量。

(3) 阻力运动:身体对抗性动作,如腿交叉、上臂肌肉收缩、握拳、下蹲等,通过减少静脉血在身体下部的蓄积而增加静脉回心血量,其中交叉腿训练可使 OH 患者血压升高 13mmHg 左右。

(4) 补钠和补水治疗:儿童保证每日 1 500ml/m^2 的液体量,额外增加钠盐摄入 3~6g/d,通过改变血液的重新分布改善 OH 患儿的症状,由于自主神经功能调节障碍,患者的肾素-血管紧张素-醛固酮系统活性下降,使尿钠含量增多、血钠含量降低,因此建议此类患者多食钠含量较高的食物,但心力衰竭患者禁用。

(5) 快速饮水:除了维持每日的血容量外,可以通过快速饮水改善 OH 的症状,例如在 5 分钟内饮用大约 0.5L 的凉开水可以引起明显的血管收缩反应,这种血管收缩反应可使某些患者站立时的收缩压升高 20~30mmHg,通常是在饮水后 5 分钟内血压明显升高,在 20~30 分钟达到峰值,并可以持续 1~2 小时。

(6) 紧身衣物:通过减少周围的静脉血液淤积增加中心血容量。

(7) 避免快速站立或持久站立:缓慢站立是一种相对安全、无不良反应、容易实施的干预措施,其与低速站立时肌肉泵的高效激活有关,并建议避免持久暴露于炎热环境、洗热水浴及淋浴等。

(8) 睡眠姿势调整:将床头抬高 10°~20° 可以降低仰卧位高血压和夜间利尿作用,同时也可以对患者产生中等程度的重力作用,以维持肾素-血管紧张素-醛固酮系统的活化,可以在清晨维持较高的血压,有助于减少起床后血压下降的幅度。

2. **药物治疗**　药物治疗的作用机制包括两个方面:使用氟氢可的松增加中心血容量;应用米多君、屈昔多巴或溴吡斯的明等拟交感神经药物,增加周围血管阻力。

(1) 增加血管内血容量的药:氟氢可的松,是一种具有盐皮质激素活性的合成类固醇,可增强肾小管对钠的再吸收,并促进 K^+ 与 H^+ 的交换排泄。但氟氢可的松通过肾脏钠重吸收对血容量的影响仅能持续几周,有文献分析,超出这一时期后氟氢可的松的作用机制是增加了血管平滑肌对循环中儿茶酚胺的敏感性。口服氟氢可的松的半衰期通常为 18~36 小时,而其血浆消除半衰期约为 4 小时,起效时间为 3~7 天。副作用为低钾血症、卧位高血压等,对于不能耐受血容量增加的患者,如充血性心力衰竭、肾衰竭患者,不建议使用。目前氟氢可的松对儿童 OH 的疗效尚存争议,其有效性及合理性还需进行大样本的随机对照研究。

（2）拟交感神经药物：包括盐酸米多君、屈昔多巴及溴吡斯的明。

1）盐酸米多君：是一种选择性 α 受体激动剂，具有强力拟交感胺活性，该药具有血管张力调节作用，对 OH 调节异常的患儿，除可增加外周动脉、静脉阻力外，还可防止下肢大量血液淤积，促进血液回流，使血容量保持稳定，改善循环血量不足引起的症状。大量的双盲随机试验也都证实其有效性和安全性，1996 年被美国食品药品监督管理局（FDA）批准用于治疗 OH。由于米多君半衰期短，且不会造成过多的液体潴留，对 OH 伴有卧位高血压或心力衰竭的患者更合适。该药不会引起中枢神经系统兴奋性增高，对心脏无直接作用，但由于用药后的反馈作用，心率可能下降。儿童剂量为 2 次/d，口服，7~9 岁者 1~2mg/次，10~12 岁者 2mg/次，≥13 岁者 2~3mg/次，在清晨和睡前 4 小时口服，服药期间定时监测血压并注意观察药物不良反应，有严重的心血管疾病、急性肾衰竭、尿潴留、嗜铬细胞瘤、甲状腺功能亢进症的患儿禁用。氟氢可的松和米多君联合治疗可以减少剂量，副作用包括皮肤刺痛感、胃肠道不适，罕见中枢神经系统反应，如头痛、眩晕、不安、兴奋和烦躁，可引起药物性高血压症。盐酸米多君所致的不良反应一般较轻微且短暂，并且随药物剂量减少而减轻。

2）屈昔多巴：是一种合成氨基酸，是去甲肾上腺素的前体，它由多巴脱羧酶代谢形成去甲肾上腺素，其药理作用是通过增加去甲肾上腺素水平导致周围血管收缩。美国 FDA 批准使用屈昔多巴治疗继发于原发性自主神经衰竭的症状性 OH、多巴胺 β-羟基酶缺乏症或非糖尿病患者自主神经病变。日本一项针对 11~15 岁儿童 OH 的研究显示，口服该药 4 周后患儿低血压恢复时间由异常延长变为正常，站立位血压下降幅度减小，而卧位血压、心率无改变，并指出屈昔多巴可能是治疗儿童 OH 的有效药物。

3）溴吡斯的明：是一种可逆性胆碱酯酶抑制剂，具有血脑屏障的低渗透性，通过自主神经节突触后膜上的烟碱乙酰胆碱受体增加自主神经节的信号传递，适用于交感神经功能尚存、病变程度较轻的患者，但关于溴吡斯的明对 OH 的治疗作用有待进一步的研究。

OH可见于各个年龄阶段,其病因多种多样,需注重病因诊断,儿童可因功能性自主神经调节异常引起,如果非药物治疗达不到满意的效果,则需要根据患者的自身情况选择药物治疗,但是目前药物治疗的循证学证据仍然有限,尤其对于儿童。

(黄　敏)

参考文献

[1] STEWART JM,BORIS JR,CHELIMSKY G,et al. Pediatric disorders of orthostatic intolerance [J]. Pediatrics,2018,141(1):e20171673.

[2] GIBBONS CH,SCHMIDT P,BIAGGIONI I,et al. The recommendations of a consensus panel for the screening,diagnosis,and treatment of neurogenic orthostatic hypotension and associated supine hypertension [J]. J Neurol, 2017,264(8):1567-1582.

[3] 中华医学会儿科学分会心血管学组,《中华儿科杂志》编辑委员会,北京医学会儿科学分会心血管学组,等. 儿童晕厥诊断指南(2016年修订版) [J]. 中华儿科杂志,2016,54(4):246-250.

[4] 刘晓燕,刘慧. 儿童直立性低血压的临床进展[J]. 中华实用儿科临床杂志.2014,29(1):7-10.

[5] FREEMAN R,ABUZINADAH AR,GIBBONS C,et al. Orthostatic hypotension:JACC State-of-the-Art review [J]. J Am Coll Cardiol,2018,72 (11):1294-1309.

[6] LOW PA,TOMALIA VA. Orthostatic hypotension:mechanisms,causes, management [J]. J Clin Neurol,2015,11(3):220-226.

第四节　直立性高血压

【概述】

直立性高血压(orthostatic hypertension,OHT)是指个体在平卧位时血压正常,而在站立位时血压增高。它是一种血压节律的异常,即体位性血压节律异常,与心血管疾病风险和靶器官损害的进展密切相关。2012 年北京大学第一医院首先报道儿童直立性高血压。近年来的研究表明,直立性高血压是一个新的心血管疾病的危险因素。一方面,直立性高血压与高血压的关系密切,直立性高血压患者将来发生高血压的危险性大大增加;其次,血压变异性增加,在血管壁上形成异常的环形张力和纵向切应力损伤血管,长时间引起血管内皮功能紊乱和结构损伤,最终导致小血管重塑及靶器官损坏。

目前对直立性高血压的发病机制知之甚少,可能与体位由卧位变为直立后,静脉回心血量减少,心输出量降低,导致交感神经过度激活,尤其是 α 交感神经的过度激活,产生正性肌力作用、血管收缩作用,使心率加快,血压升高;同时压力感受器调节失衡可能也参与了直立性高血压的发生。儿童由平卧转至直立后,直立性高血压患儿压力感受器反射敏感性(baroreflex sensitivity,BRS)下降程度较健康儿童更加显著,并且在直立后,直立性高血压患儿心率变异性(HRV)频域指标中低频/高频的升高程度较健康儿童更加显著。直立后平均压的变化值与 BRS 变化值呈负相关,与低频/高频变化值呈正相关。相关研究表明直立性高血压患者的血管活性物质分泌异常,如去甲肾上腺素、血管升压素水平升高,肾素活性增加等,从而引起心率和血压的改变。提示交感神经反射性兴奋增加,全身小血管尤其是小动脉收缩或痉挛,继而引起直立性高血压的发生。

【诊断】

1. **年龄**　年长儿童多见。

2. **诱因**　长时间站立、突然由卧位改变为直立位、精神紧张或恐惧等。

3. **病史**　直立性高血压可出现直立后头晕、头痛等症状,个别严重者可伴有心悸、易疲倦、黑矇、恶心、呕吐、面色苍白、憋气、出汗、疲乏、胸痛、胸闷甚至晕厥等。

4. **直立试验或直立倾斜试验**　直立性高血压阳性反应的判断标准:平卧位血压正常,在直立试验或直立倾斜试验的 3 分钟内血压升高,收缩压增加幅度 >20mmHg 和/或舒张压较平卧位增加幅度达到标准(6~12 岁儿童升高 >25mmHg,13~18 岁≥20mmHg);或血压最大值达到标准(6~12 岁儿童血压最大值≥130/90mmHg,13~18 岁≥140/90mmHg)。心率无明显变化。

【鉴别诊断】

1. **心肌炎**　该病往往具有病毒感染病史,心电图及心肌酶谱升高,严重时可出现心脏扩大、心源性休克和心力衰竭等。

2. **血管迷走性晕厥**　该病在晕厥发作的间歇期常不表现为直立不耐受症状,但是 OHT 在平时常出现直立不耐受症状;直立倾斜试验可鉴别两者。

3. **体位性心动过速综合征**　该病常在体位变化(由卧位或蹲位快速变为直立位)时出现直立不耐受症状,两者可通过直立试验或直立倾斜试验进行鉴别。

【治疗】

目前对成人直立性高血压的治疗还未达成共识,由于其发病机制与一般高血压不同,治疗措施的选择也是难题。控制摄盐量对直立性高血压的治疗非常有益;此外,β 受体阻滞剂可以尝试应用。在儿童青少年尚无关于直立性高血压治疗的随访性研究,其治疗方法的选择仍待探讨。

(杜军保)

参考文献

[1] 赵娟,杨锦艳,金红芳,等. 儿童直立性高血压的临床特征[J]. 中华儿科杂志,2012,50(11):839-841

[2] HU Y,JIN H,DU J. Orthostatic hypertension in children:an update[J]. Front Pediatr,2020,8:425.

[3] HU Y,WANG Y,HE B,et al. Sympathetic overactivation from supine to upright is associated with orthostatic hypertension in children and adolescents[J]. Front Pediatr,2020,8:54.

[4] TAO C,HAN Z,YAN Y,et al. Sitting-induced hemodynamic changes and

association with sitting intolerance in children and adolescents:a cross-sectional study. Sci Rep,2020,10(1):13921.

第五节 境遇性晕厥

境遇性晕厥是一种由自主神经介导、以特殊情景为前提、与触发事件直接关联的反射性晕厥。特殊情景包括排尿、排便、咳嗽、吞咽、梳头、看见血液等。境遇性晕厥的病名依所处诱发情景不同分别称为排尿性晕厥、排便性晕厥、咳嗽性晕厥、吞咽性晕厥、屏气发作等,以排尿性晕厥、屏气发作较常见。这些患者临床上往往有明显的晕厥先兆症状,如头晕、恶心、多汗、面色苍白、四肢较凉等,意识丧失时间一般在数秒钟至数分钟之间。类似情景可致晕厥多次发作。

儿童境遇性晕厥的病因构成有升旗、排尿、洗澡、排便、唱歌、乘车、晕血、吞咽、梳头、晕针、咳嗽等。常见血流动力学类型为血管迷走性晕厥及体位性心动过速综合征。不同病因引起的境遇性晕厥之间存在性别和年龄差异。排尿、咳嗽引发的晕厥以男性多见,洗澡、吞咽、唱歌、刷牙和修饰头发引起的晕厥以女性多见。境遇性晕厥中1/3发生在10~19岁,1/5发生在40~49岁。绝大多数晕厥发生在直立体位,半数晕厥患者直立倾斜试验呈阳性反应。境遇性晕厥患者通过健康教育后转归较好。

境遇性晕厥的发生可能与以下因素有关:①所属环境,密闭、狭小、拥挤及闷热;②特定环境影响患儿的精神状态,如抽血、打针时情绪紧张;③特定体位,升旗、排便、洗澡、梳头、乘车时持久站立或体位改变;④特定动作或引起特定动作的潜在因素,排尿、排便、吞咽、咳嗽等。

一、排尿性晕厥

【概述】

患儿在晚上或睡醒后排尿时或在完成排尿后即刻出现因意识短暂丧失而突然晕倒,很少出现晕厥先兆和反复发作,多发生在男性,成人多于儿童。排尿性晕厥(micturition syncope)发病占境遇性晕厥的一半。起病年龄不存在性别及年龄差异。年轻患者晕厥多发生在晚上 0 时以前,而年长患者晕厥多发生在晚上 0 时以后。

排尿性晕厥的发生可能与 Bezold-Jarisch 反射有关。①膀胱过度充盈后迅速排空,腹腔内压骤降,腹腔静脉充盈,引起反射性血管舒张,有效循环血量减少,血压下降。②站立位排尿或者排尿时 Valsalva 动作可进一步降低血压,最终导致一过性脑血流灌注不足,从而导致晕厥发生。③排尿性晕厥男性多于女性,与男、女排尿姿势不同有关。男性采取站立位姿势排尿,站立不动时下肢肌肉不是进行节律性舒缩,而是维持在紧张收缩的状态,此时静脉持续受压,静脉回流反而减少,容易出现脑供血短暂不足。而女性排尿采取蹲坐姿势,下肢静脉受到压迫,促进血液回流;蹲坐位时腹壁被动受压,腹腔内压力增高,也增加回心血量。④体位突然变换,反射性引起血压下降,大脑暂时缺血等。⑤自主神经功能失调。

【诊断】

根据与排尿密切相关的突发短暂意识丧失、自然苏醒者不留后遗症、直立倾斜试验可能阳性、排除其他器质性疾病可以诊断。

1. **临床表现** 典型排尿性晕厥表现为男性患者睡眠后起床排尿,在排尿过程中晕厥发作。在排尿过程中或排尿结束时突然发生短暂意识丧失而倒地。发病前有头晕、黑矇、乏力等,发病时意识突然丧失 1~2 分钟,易伴发晕厥相关性躯体意外伤害,自然苏醒者不留后遗症。

2. **实验室检查** 直立倾斜试验:直立倾斜试验阳性对诊断有帮助,但阴性结果不能排除诊断。

【鉴别诊断】

1. **心源性晕厥** 心源性晕厥是由于心排血量突然降低引起大脑缺血而诱发的晕厥,见于器质性心脏病或严重心律失常所致。心电图、超声心动图对诊断或排除器质性心脏病具有重要价值,结合患者症状、体征可及时明确晕厥病因。心源性晕厥病情严重、病死率高且有猝死风险,应及时识别高危患者。

2. **低血糖晕厥** 因某种原因使血糖下降至正常值以下,引起交感神经兴奋和中枢神经系统功能障碍的一组临床表现,称低血糖症。

患者发病初期感觉头晕、头痛、饥饿感、软弱无力、肢体湿冷,继之意识朦胧、定向力障碍、抽搐以至昏迷,也可以表现为精神错乱及偏瘫。若患者存在吞咽动作时,口服糖水多数可迅速改善症状,已经昏迷者即刻静脉注射葡萄糖可缓解。

【治疗】

1. **健康教育**　平常生活中增加水盐摄入,保持尿的颜色清亮;睡眠时间要充足,睡眠中起床排尿时,动作要缓慢,不要突然起立;排尿时不要过急过快,更不要用力过大;最好蹲位排尿。

2. **急救措施**　排尿时发生晕厥,如有人在现场应扶着防止摔伤。保持呼吸道通畅和环境通风。

3. **药物治疗**　一般不需药物治疗。

二、屏气发作

【概述】

屏气发作(breath holding spell)是一种婴儿时期的神经介导性晕厥,表现为婴儿短暂意识丧失,分苍白型和发绀型。发绀型较苍白型常见,两种类型可见于同一患儿。屏气发作一般预后良好,在健康儿童中发生率约为 5%,55% 的屏气发作儿童可有肢体抽搐表现。首次发作多发生于 12 个月内的婴儿,少数患者在 2 岁内。发作次数可从每天数次到 1 年发作 1 次。发病高峰年龄,男童在 13~18 个月,女童在 18~24 个月,随着年龄增大发作次数会减少,多数患儿 4~8 岁时发作消失。20%~35% 的患儿具有屏气发作的阳性家族史,而且家族史中母方的阳性率高于父方。

屏气发作与较长时间屏气、哭闹而没有换气有关。发病机制包括:①自主神经功能失调。迷走神经过度兴奋,导致患儿心率减慢并抑制呼吸运动。②肺及呼吸运动参与。患儿过度通气导致呼吸性呼吸暂停、胸腔内压增高、肺内分流等机制共同参与。③贫血。贫血导致被携带到脑内的氧减少,使患者容易发生意识丧失。

【诊断】

根据较长时间屏气后出现皮肤发绀或苍白,严重者出现短期意识丧失及四肢肌肉的阵挛性抽动,直立倾斜试验可能阳性,排除其他器质性疾病可以诊断。

1. **临床表现** 发作往往始于儿童受到物理因素(如疼痛)或情绪刺激(如痛苦、恐惧、发怒或受到挫折)后,表现为高声哭叫、过度换气,接着出现屏气、呼吸暂停,导致皮肤发绀或苍白,严重者可出现短期意识丧失(晕厥)及四肢肌肉的阵挛性抽动,然后全身肌肉放松,出现呼吸,大部分儿童神志恢复或短暂发呆,亦有立即入睡者。

2. **直立倾斜试验** 对于能配合的儿童可进行直立倾斜试验,阳性结果有助于诊断。

【鉴别诊断】

1. **长 QT 间期综合征** 长 QT 间期综合征(LQTS)是一种基因突变、代谢异常或药物引起的离子通道病,以 QT 间期延长为特点,严重者因情绪或身体应激促发晕厥或心脏停博,部分患者有严重心律失常如尖端扭转型室性心动过速或心室颤动,部分有阳性家族史或神经性耳聋,部分可无症状。一旦诊断首选 β 受体阻滞剂治疗。对 β 受体阻滞剂治疗后仍有晕厥发作者,可行左侧星状神经节切除术。植入型心律转复除颤器(ICD)是目前预防心源性猝死最有效的措施。

2. **癫痫** 癫痫是大脑神经元突发性异常放电,导致短暂的大脑功能障碍的一种慢性疾病。癫痫大发作也表现肌张力、身体姿势和皮肤颜色改变,但肌张力和身体姿势改变在前,皮肤颜色改变在后。重要特征是脑电图明显异常。癫痫出现肌阵挛性抽搐发作后,患儿昏昏沉沉的时间较屏气发作儿童长,且在发作前无明显诱因、无啼哭,皮肤颜色改变在抽搐之后。

【治疗】

1. **健康教育** 向患者家属解释该病的预后,使家属理解该病一般没有生命危险,无须改变任何以往的护理习惯。

2. **急救措施** 发作时只需将患儿平躺、侧卧,防止患儿发生外伤和误吸即可。

3. **药物治疗** 一般不需药物治疗。

三、升旗性晕厥

升旗性晕厥(flag-raising syncope)是指在升国旗站立时出现晕厥或晕厥先兆表现,绝大多数患儿偏瘦、体重较低。发病机制可能与低体重儿童的神经反射敏感性高、迷走神经活性占优势、易激发 Bezold-Jarisch 反射,导致患者增强的一过性外周血管舒张、心率减慢有关,临床上出现脑供血不足而诱发晕厥。对于低体重儿童应加强健康教育和平时生活习惯改变,在升旗、做操等较长时间站立姿势时,一旦出现晕厥先兆表现,立即采用自我保护措施,尽量避免或减少晕厥发生。

四、排便性晕厥

在排便过程中发生晕厥或晕厥先兆称排便性晕厥(defecation syncope),可在儿童期出现,反复发作多见于老年人。与用力排便、过度屏气等动作有关。排便后腹内压下降,腹腔血液淤积,回心血量减少,若在排便后迅速站立,极易引起晕厥发作。一般辅助检查无阳性发现,根据排便过程出现短时意识丧失的症状可诊断。患者平日应多饮水,增加植物纤维摄入,预防便秘。

五、咳嗽性晕厥

咳嗽性晕厥(cough syncope)为剧烈咳嗽后诱发的短暂性意识丧失,可见于患有哮喘或喘息的儿童。由于剧烈咳嗽致胸腔压力增高,影响静脉回流而使回心血量减少,心输出量骤然降低,血压迅速下降,加之剧烈咳嗽致脑血管阻力加大,引起脑血流量骤降,短时间供血不足,从而导致突发晕厥。一般辅助检查无阳性发现。临床诊断主要依据先有咳嗽,后有晕厥,并排除脑器质性病变,临床呈良性表现。治疗上要明确咳嗽原因,减轻或消除咳嗽,晕厥症状即能消除。

六、吞咽性晕厥

吞咽性晕厥(swallow syncope)为在吞咽过热或过冷食物甚至在看到食物时出现晕厥或晕厥先兆。儿童少见,症状不能自然缓解。在吞咽时食团依次通过口腔、咽和食管三个部位,支配这些部位的神经有舌咽神经及迷走神经。某些情况下,吞咽时食团的刺激引起迷走神经张力增高,反射性抑制心脏,导致严重心动过缓、房室传导阻滞及血压下降,进而脑血流量急剧减少而发生晕厥。类似发作常可出现在气管镜、食管镜及胃镜等检查操作时。其特点是无先兆症状,与体位无关,阿托品可预防发作。治疗方式主要是对因治疗。

（王　成）

参考文献

[1] ZOU R,WANG S,LIN P,et al. The clinical characteristics of situational syncope in children and adults undergoing head-up tilt testing [J]. Am J Emerg Med,2020,38(7):1419-1423.

[2] ZOU R,WANG S,LI F,et al. The application of head-up tilt test to diagnose hemodynamic type of orthostatic intolerance in children aged between 3 to 5 years old [J]. Front Pediatr,2021,9:623880.

[3] 胡春艳,邹润梅,林萍,等.儿童、青少年境遇性晕厥的病因构成及转归[J].中华实用儿科临床杂志,2018,33(13):1008-1012.

[4] 杜军保,王成.儿童晕厥[M].北京:人民卫生出版社,2011.

[5] 吴礼嘉,王成,李雯,等.排尿性晕厥的年龄和性别差异及其机制探讨[J].中南大学学报(医学版),2011,36(3):270-273.

[6] 张文华,王成,邹润梅,等.屏气发作儿童的12导联心电图P波、T波及ST段振幅变化[J].中南大学学报(医学版),2016,41(6):600-605.

[7] 王硕,谭传梅,秧茂盛,等.低体质量指数与儿童青少年升旗性晕厥的关系[J].中华实用儿科临床杂志,2019,34(5):355-358.

第六节　儿童晕厥的诊断思路

【概述】

晕厥是儿童时期的常见病症,长沙市2~18岁儿童晕厥发病率为

17.37%,高峰年龄为 16 岁,80% 为自主神经介导性晕厥(包括血管迷走性晕厥、体位性心动过速综合征、直立性低血压、直立性高血压等)。尽管引起晕厥的基础疾病多数属于良性,但部分类型如心源性晕厥仍具有高度猝死危险。晕厥的这些临床特征为儿童晕厥诊断带来困难,也常造成患儿过度检查和医疗资源浪费。为此,中华医学会发布了我国《儿童晕厥诊断指南》并几经修订,规范了符合我国儿童特点的晕厥诊断程序。

【鉴别诊断】

临床上引起突然意识丧失或有类似症状的儿科疾病较多,最常见的是儿童晕厥,此外还有癫痫、癔症等。鉴别这些症状十分必要。

1. **癫痫** 癫痫以脑神经元异常放电所致的反复痫性发作为特征。发病前多无明显诱因,少数有发病先兆。意识丧失持续时间较长,恢复较慢。常伴有抽搐,抽搐停止后反应迟钝、定向障碍,可出现一侧暂时性肢体瘫痪。脑电图可见提示脑神经元异常放电的癫痫波。颅脑影像学检查部分病例可发现异常信号。

2. **眩晕** 眩晕是机体对空间定位障碍而产生的一种运动性或位置性错觉。分周围性眩晕和中枢性眩晕。前者是由于迷路炎等内耳疾病引起的前庭系统损害所致,后者为颅内病变引起。眩晕在儿童中多为良性。眩晕发作时,患儿常觉头晕、恶心、呕吐、面色苍白、多汗、站立不稳而跌倒等表现,与晕厥先兆相似,但眩晕患儿意识始终清楚,病前多无诱因,无起病先兆。

3. **癔症** 为受强烈精神刺激而发生的一种精神抑制状态。多发生在年长女童,常有精神刺激等发病诱因,部分有先兆(头晕、胸闷、心悸等),神经系统和全身查体无阳性发现。发病时可突然倒地,双眼紧闭,对外界刺激如呼唤、摇动身体、针刺等均不发生反应,似乎意识丧失,有时出现四肢强直或阵阵抽动,但意识清醒。

【诊断】

中华医学会发布了儿童晕厥诊断程序,在诊断儿童晕厥时可按以下两个步骤进行(参见儿童晕厥诊治流程图)。

1. **初步评估** 首先确定患儿是否是晕厥,需要与出现相关症状的某些疾病进行鉴别。如在晕厥发作前存在某些诱因(如体位改变、持久站立、闷热环境、精神紧张等,某些特殊情景如在排尿、排便、咳嗽、吞咽、看见血液时出现的意识丧失),或在意识丧失前存在某些先兆(如头晕、恶心、多汗等)则提示患儿为晕厥发作,如果意识丧失时间超过5分钟,发作后患儿存在定向障碍、意识恢复缓慢、发作时同时伴有肢体的动作或肌张力改变往往提示为惊厥发作。对晕厥患儿的最初评价包括详细的病史询问、仔细的体格检查、卧位和立位血压测量及心电图检查,将患儿分为可明确诊断、可提示诊断及不明原因晕厥三种情况。通过以上初期评估,一般可发现明显的心律失常(如长QT间期综合征、预激综合征等),同时还可明确诊断一些境遇性晕厥(如排尿性晕厥)及体位性心动过速综合征、直立性低血压、直立性高血压等引起的晕厥,某些由药物引起的晕厥也可通过病史询问得到诊断。通过体格检查和心电图检查可发现部分晕厥的疾病线索,如肥厚型心肌病患儿存在心脏杂音和心电图异常;查体发现发绀和心脏杂音则提示存在发绀型先天性心脏病。如果根据初步评估能明确患儿晕厥病因,则不必再进行进一步评价。如果不能明确患儿晕厥病因,则判断患儿病史、体格检查、心电图等能否提示可能的晕厥病因,包括心源性晕厥(心脏病史,尤其是先天性心脏病病史、猝死家族史、心脏体检异常、异常心电图);神经系统疾病所致的一过性意识丧失(具有惊厥发作病史,体检有神经系统异常体征、发作伴肢体抽动或伴局部抽动、发作后存在定向障碍及具有偏头痛家族史);代谢性疾病所致的一过性意识丧失(具有明确的代谢性疾病病因或其他导致电解质或内环境紊乱的原发疾病,如剧烈呕吐、长时间不能进食);精神性疾病所致的一过性意识丧失(具有明显的精神行为异常表现,如抑郁、焦虑或发作前受到过明显的精神刺激)。由于心源性晕厥儿童具有高度猝死危险,且儿童心源性晕厥最常见原因为心律失常,因此当患儿心电图提示有以下特征时要高度重视心源性晕厥的可能:①双束支传导阻滞;②室内传导阻滞(QRS波时限≥0.12秒);③二度I型房室传导阻滞;④无症状窦性心动过缓(<50次/min)或窦房传导阻滞;⑤心电图提示预激波;⑥QT间期延长;⑦右束支阻滞伴V_1~V_3导联ST段抬高(Brugada综合征);⑧右

胸导联 T 波倒置、Epsilon 波和心室晚电位阳性；⑨异常 Q 波。

2. **进一步评估**　根据初步评估结果,对提示诊断的患儿进行进一步的临床评价和辅助检查以明确诊断。提示心源性晕厥者均进行超声心动图检查,以了解患儿是否存在心脏结构异常;提示为心律失常所致晕厥发作者则对患儿进行 24 小时动态心电图监测,而心脏电生理检查仅用于动态心电图监测为阴性、高度怀疑患儿存在心律失常者。对不能确诊为心源性晕厥的患儿归入不明原因晕厥,进行直立倾斜试验(HUT)。提示神经系统疾病所致的一过性意识丧失患儿,应进行脑电图检查(包括 24 小时脑电图及视频脑电图),对于发作时具有局部抽搐表现者则进行颅脑影像学检查(包括颅脑 CT 或 MRI),对于不能确诊为神经系统疾病所致的一过性意识丧失患儿归入不明原因晕厥,进行 HUT。提示代谢性疾病所致的一过性意识丧失患儿,首先对患儿进行空腹或发作时血糖及电解质监测,如患儿存在严重低血糖或电解质紊乱,则对患儿的内环境紊乱进行纠正,纠正后患儿症状缓解者,则可进一步帮助确诊,否则归为不明原因晕厥,进行 HUT。提示精神心理性疾病所致的一过性意识丧失的患儿,首先将其转至精神心理专科进行精神心理咨询、确诊,并对患儿进行随访,如患儿被精神科医生确诊存在精神障碍,则认为该患儿被确诊为精神性晕厥,仍未确诊者为不明原因晕厥,进行 HUT。对于没有心脏结构异常和心电图正常的患儿,如果晕厥发作频次非常少或仅有一次发作,此类患儿一般不需治疗,仅给予观察,必要时再给予进一步评价。

经过以上系统的临床评价后一般可以对晕厥患儿确立诊断。如果仍不能明确诊断,就应重新启动评价程序,尤其要重新详细追问患儿病史或请患儿意识丧失发作时的目击者提供资料,重新进行体格检查,帮助诊断。

本诊断程序具有以下特点:①强调儿童常见晕厥病因的临床特点,在对晕厥儿童病史、体格检查全面把握的基础上,有针对性地进行适宜的辅助检查;②强调对心源性晕厥及早诊断;③对自主神经介导性晕厥通过 HUT 或直立试验进行诊断和血流动力学分型,为精准有效的个体化治疗提供依据。

➤ 附：儿童晕厥诊断流程图

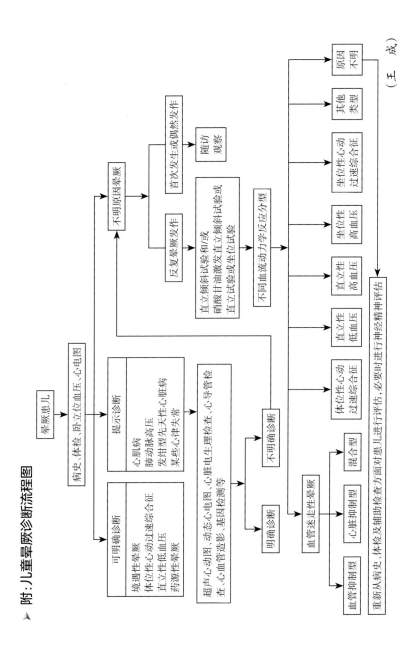

（王 成）

参考文献

［1］HU E, LIU X, CHEN Q, et al. Investigation on the incidence of syncope in children and adolescents aged 2-18 years in Changsha［J］. Front Pediatr, 2021, 9:638394.

［2］WANG C, LI Y, LIAO Y, et al. 2018 Chinese Pediatric Cardiology Society (CPCS) guideline for diagnosis and treatment of syncope in children and adolescents［J］. Sci Bull, 2018, 63(23):1558-1564.

［3］中华医学会儿科学分会心血管学组,《中华儿科杂志》编辑委员会, 北京医学会儿科学分会心血管学组, 等. 儿童晕厥诊断指南(2016年修订版)［J］. 中华儿科杂志, 2016, 54(4):246-251.

［4］TAO C, HAN Z, YAN Y, et al. Sitting-induced hemodynamic changes and association with sitting intolerance in children and adolescents: a cross-sectional study［J］. Sci Rep, 2020, 10(1):13921.

［5］ZHANG Q, DU J, WANG C, et al. The diagnostic protocol in children and adolescents with syncope: a multi-centre prospective study［J］. Acta Paediatr, 2009, 98(5):879-884.

［6］张清友, 杜军保. 小儿晕厥的临床诊断程序［J］. 中国小儿急救医学, 2010, 17(6):481-484.

［7］张清友, 杜军保. 晕厥的临床诊断思路［J］. 实用儿科临床杂志, 2006, 21(1):3-4.

［8］杜军保, 王成. 儿童晕厥［M］. 北京:人民卫生出版社, 2011:209-212.

［9］杜军保. 儿科心脏病学［M］. 北京:北京大学医学出版社, 2013:488-505.

［10］刘扬, 蒋次波, 李芳, 等. 改良直立试验对儿童及青少年体位性心动过速综合征的诊断价值［J］. 中国小儿急救医学, 2018, 25(9):709-711.

第十章 高 血 压

【概述】

高血压(hypertension)是以体循环动脉压增高为主要表现的临床综合征。儿童高血压多见于青少年,总体患病率约为 1%~3%。儿童高血压以继发性高血压为主,但近年来,随着人们生活水平的提高,肥胖儿童增多,儿童原发性高血压呈现早发和逐年上升的趋势。

儿童高血压按病因可分为原发性高血压和继发性高血压。

1. **原发性高血压** 由遗传易感性与多种后天因素共同作用所致,主要与下列因素有关。①遗传因素:高血压属多基因遗传。儿童原发性高血压呈现出强烈的家族聚集倾向。②肥胖:是引起儿童高血压的危险因素,肥胖儿童患高血压的危险因素是非肥胖儿童的 3 倍。③运动过少:由于电视、电脑及游戏机的普遍,儿童坐在屏幕前的时间大大延长,加上繁重的课业负担,其静坐时间也大大增加,体力活动相对减少。随着年龄的增长,参加各种形式体育运动的儿童比例大幅度减少,特别是青少年和女童。④母亲妊娠期因素:妊娠期母亲患高血压、吸烟、胎儿生长受限、出生时相对较低的体重、宫内缺氧等均与儿童高血压相关。⑤营养与膳食:循证医学研究证实,母乳喂养时间越长,儿童和成年后血压越低。出生后早期添加长链不饱和脂肪酸有益于血压降低。镁、钾和纤维素的摄入与血压呈负相关;热量的摄入与血压呈正相关。⑥其他:海拔增高、被动吸烟、精神紧张等均可导致儿童及青少年血压升高。

2. **继发性高血压** 儿童期高血压多为继发性高血压,约占75%~80%,随着年龄的增长,原发性高血压的比例逐渐增加,青少年高血压多为原发性。继发性高血压主要见于肾性、血管性、内分泌性、神经性及药物性等。

【诊断】

1. **儿童高血压的诊断标准**　目前尚缺乏统一标准,当前国际上多采用百分位法。我国最新的《中国高血压防治指南(2018 年修订版)》也是应用百分位法"表格标准"诊断儿童高血压,并且在 2010 年中国儿童血压参照标准的基础上,增加了身高对血压的影响,制定出中国 3~17 岁男、女年龄别和身高别的血压参照标准:收缩压(systolic pressure,SBP)和/或舒张压(diastolic pressure,DBP)判定需要至少 3 个时间点的测量结果,2 个时间点的间隔时间≥2 周,在 3 个时间点测量结果均小于同年龄、同性别、同身高儿童血压第 90 百分位(P_{90})时判定为正常血压;SBP 和/或 DBP≥第 95 百分位(P_{95})诊断为高血压;P_{90}<P_{95} 或≥120/80mmHg 且达不到 1 级高血压为正常高值血压。然后进行高血压程度分级,①1 级高血压:SBP 和/或 DBP≥(P_{95}~P_{99})+5mmHg;②2 级高血压:SBP 和/或 DBP≥P_{99}+5mmHg。此外,为方便临床医生对个体高血压患儿的快速诊断,建议首先采用简化公式标准进行初步判断,其判定的结果与"表格标准"诊断儿童高血压的一致率接近 95%,对成年心血管靶器官损害的预测效果较好。对于 3 岁以上的儿童可采用简化公式标准筛查出的可疑高血压患儿,再进一步采用"表格标准"参照中国 3~7 岁儿童性别、年龄和身高别血压参照标准来确定诊断。简化公式标准见表 10-1。

表 10-1　儿童血压简化公式标准

	收缩压/mmHg	舒张压/mmHg
男	100+2× 年龄(岁)	65+年龄(岁)
女	100+1.5× 年龄(岁)	65+年龄(岁)

2. **儿童血压的测量方法**　测量前应避免食用刺激性食物及药物,安静环境下休息至少 10 分钟,尽量坐位下测量右上臂血压。右上臂应与心脏同一水平,袖带充气囊的宽度至少是鹰嘴和肩峰中间上臂围周长的 40%,袖带位置位于鹰嘴与肩峰正中,充气囊的长度≥80% 上臂围,气囊宽:长大约是 1:2。袖带过小测得血压偏高,过大测得

血压偏低。袖带下缘应在肘窝上 2cm,将听诊器胸件放在肘窝肱动脉处,采用科罗特科夫音法,科罗特科夫音开始出现时(第一时相)为收缩压,科罗特科夫音消失时(第五时相)为舒张压,如科罗特科夫音在 0mmHg 时仍能听到,将听诊声音变沉闷时(第四时相)记录为舒张压。新生儿及小婴儿血压测量困难,可用潮红法或多普勒超声法测定血压。应间隔 2 分钟重复测量,取 2 次读数平均值记录,如果 2 次测得的收缩压或者舒张压的读数相差 >5mmHg,应间隔 2 分钟后再次测量,取 3 次读数的平均值。

2020 年加拿大成人和儿童高血压预防、诊断、风险评估和治疗指南提出了准确测量儿童血压的建议:①3 岁及以上儿童的血压应由专业卫生技术人员采用标准化的儿科技术定期测量;②可用水银血压计、无水银血压计或电子血压计测量血压。电子血压计测量血压异常者应通过听诊再次确认。③儿童血压值随年龄、性别和身高的变化而变化,因此,应将血压值与年龄、性别和身高的标准进行比较。

3. **动态血压监测**(ambulatory blood pressure monitoring,ABPM)血压作为重要的生理参数之一,随着机体的生理节奏或外界环境的变化呈明显的波动性,ABPM 可反映不同生理节律和外界环境时的血压变化,无测量者偏差,也可全面、详尽地观察一天中血压的动态变化。目前临床上 ABPM 主要用于:诊断白大衣高血压、隐匿性高血压和单纯夜间高血压;观察异常的血压节律与变异;评估降压疗效、全时间段(包括清晨和睡眠期间)的血压控制。监测方法:①使用经过国际标准方案认证的动态血压监测仪,并定期校准。②通常白天每15~20 分钟测量 1 次,晚上睡眠期间每 30 分钟测量 1 次。应确保整个 24 小时期间血压有效监测,每小时至少有 1 个血压读数;有效血压读数应达到总监测次数的 70% 以上,计算白天血压的读数≥20 个,计算夜间血压的读数≥7 个。ABPM 指标:24 小时、白天(清醒活动)、夜间(睡眠)SBP 和 DBP 平均值、血压负荷、夜间血压下降率、血压变异系数、动态脉压、趋势图、最高血压值、最低血压值、曲线下面积、动态心率、谷/峰值和平滑指数等。

4. 临床表现

（1）症状：高血压的症状取决于血压上升的幅度、速度和靶器官受累情况。儿童原发性高血压多起病隐匿，无症状，常在体检或因其他疾病就诊时发现。儿童继发性高血压多表现为血压显著升高，伴头晕、头痛、食欲下降、恶心、呕吐、颞部搏动感等临床症状，但也可仅表现为血压轻、中度升高。严重高血压或者长期存在的高血压可出现心、脑、肾、眼、血管等靶器官损害。①心脏，可表现为左心室肥厚、左心室增大，晚期可出现心力衰竭；②脑，可发生脑出血、脑血栓和高血压脑病等，表现为惊厥、偏瘫、失语、共济失调、昏迷等；③肾脏，可出现肾小球滤过率下降，表现为血尿、蛋白尿，严重时可出现肾衰竭；④眼，可出现视力障碍、视网膜血管病变等。⑤血管，可出现血管内膜及中膜增厚、管腔狭窄，血管顺应性降低，进而影响相应器官供血。

（2）体征：①可表现高血压原发病的体征；②测量四肢血压，注意血压差异；触诊颈动脉及四肢脉搏，同时必须注意腹、腰及颈部大血管杂音，在肾血管疾病中约半数患儿可闻及血管杂音。还应注意腹部触诊，如发现肿块，需注意肾盂积水、多囊肾、嗜铬细胞瘤、神经母细胞瘤或肾胚胎瘤等疾病。与高血压相关的体征总结见表10-2，对于寻找可能引起高血压的疾病具有重要提示作用。

表 10-2　与高血压有关的体征

体征	可能引起高血压的疾病
肥胖	原发性高血压
向心性肥胖、满月脸	Cushing 综合征，对胰岛素有抵抗
生长迟缓、皮肤苍白	慢性肾病
脉搏快	①甲亢；②嗜铬细胞瘤；③神经母细胞瘤；④原发性高血压（交感神经过度兴奋）
下肢脉弱及血压低	主动脉缩窄
扁桃体、腺样体肥大	可能引起睡眠呼吸暂停
皮肤多毛，多粉刺	Cushing 综合征

体征	可能引起高血压的疾病
黑棘皮症	2 型糖尿病
面颊红斑	系统性红斑狼疮
咖啡牛奶斑	神经纤维瘤
乳头间隔过宽及心脏收缩期杂音	伴随 Turner 综合征的主动脉缩窄
腹部肿块	肾母细胞瘤、神经母细胞瘤、嗜铬细胞瘤
可触及肾脏	多囊肾、肾盂积水、多囊性肾发育不良
上腹部及肋部杂音	肾动脉狭窄
外阴部性别难分	先天性肾上腺皮质增生

（3）辅助检查：主要用来明确高血压的病因和靶器官损害的程度。

1）尿液检查：尿常规，选择性检测尿中儿茶酚胺及其代谢产物香草基扁桃酸（VMA），以及 24 小时尿皮质醇测定。

2）血液检查：电解质、血糖、血脂、肝功能、肾功能、血沉、C 反应蛋白，选择性检测肾素、血管紧张素、醛固酮活性，促肾上腺皮质激素及皮质醇节律，血清儿茶酚胺及其中间代谢物（甲氧基肾上腺素、甲氧基去甲肾上腺素、3-甲氧基酪胺），甲状腺功能等。

3）心电图：可有左心室肥厚、心律失常等表现。

4）超声检查：超声心动图可更准确地检测左心室肥厚程度、评估高血压患者的心功能，明确有无主动脉缩窄等先天性心脏病。肾动脉、腹主动脉、颈动脉等血管超声有助于大动脉炎等血管疾病的诊断。疑有肾脏疾病应做肾脏超声。

5）影像学检查：胸部 X 线检查有心胸比例增大提示心脏受累。疑有嗜铬细胞瘤、肾素瘤者应查腹部 CT 和 MRI，疑有肾动脉狭窄或其他大血管病变者，可行血管 CT 和磁共振血管成像（MRA）检查。必要时可行血管造影明确诊断。

6）眼底检查：根据眼底的异常所见可将小儿高血压分为四度，Ⅰ度为正常眼底，Ⅱ度有局灶性小动脉收缩，Ⅲ度有渗出伴有或无出血，

Ⅳ度有视盘水肿。Ⅲ度或Ⅳ度眼底改变提示恶性高血压,有迅速进展为高血压脑病的可能。

5. **高血压危重症** ①高血压危象:儿童原发性高血压引起高血压危象并不多见,多为继发性,以肾性、肾血管性高血压多见。高血压危象为在病程中周围小动脉突然强烈的痉挛,导致收缩压为主的血压急骤升高及一系列靶器官损害的临床危急状态。因为每个患儿对高血压的耐受性变异很大,可有神经症状、左心衰竭、肺水肿或急性心肌缺血以及肾衰竭等表现。②高血压脑病:血压突然升高引起脑血管痉挛或强烈收缩,继而引起脑水肿和颅内压增高,可出现恶心、呕吐、惊厥、偏瘫、失语,甚至昏迷,严重者可死亡。

【鉴别诊断】

高血压分两大类:原发性高血压(不能确定病因)和继发性高血压(能明确病因)。因年龄不同,病因分布可能不同。年龄越小,血压升高幅度越高,并且无家族高血压病史者患继发性高血压可能性就越大。继发性高血压大多数由肾实质或肾血管病变引起,其他原因还包括心血管、内分泌、神经源性、药物和化学性及其他因素如高容量血症和高钠血症、Stevens-Johnson 综合征、支气管肺发育不良(新生儿)等,见表 10-3。

表 10-3 继发性高血压病因

肾性	内分泌
肾实质性病变	肾上腺功能不全
急性和慢性肾小球肾炎	先天性肾上腺皮质增生症
急性和慢性肾盂肾炎	11β-羟化酶缺乏症
先天性畸形(如多囊肾或肾发育不良)	17-羟化酶缺乏症
尿路梗阻性疾病(如肾盂积水)	Cushing 综合征
溶血尿毒症综合征	醛固酮增多症
结缔组织病(如动脉周围炎、系统性红斑狼疮)	原发性:原发性醛固酮增多症、特发性结节增生、地塞米松抑制性高醛固酮症
肾毒性药物、外伤或辐射造成的肾损害	继发性:肾血管性高血压、肾素性肿瘤(肾小球旁细胞肿瘤)、甲状旁腺功能亢进症(合并高钙血症)

续表

肾血管疾病	神经源性
肾动脉疾病(如狭窄、多发性动脉炎、血栓) 肾静脉血栓	颅内压增高(任何原因,特别是肿瘤、感染、外伤) 脊髓灰质炎 格林-巴利综合征 家族性自主神经功能异常(Riley-Day综合征)

心血管	药物和化学性
主动脉缩窄 高心搏出量情况(如动脉导管未闭、主动脉瓣反流、体动静脉瘘、完全性心脏阻滞,这些情况仅引起收缩压增高)	类交感神经作用的药物(如滴鼻剂、咳嗽药、感冒药、茶碱) 安非他命 皮质类固醇激素 非甾体抗炎药 口服避孕药 重金属中毒(汞、铅) 急性或慢性使用可卡因 环孢素 大剂量甘草(低钾和高血压)

内分泌	其他
甲状腺功能亢进(收缩期高血压) 儿茶酚胺水平过高 　肾上腺髓质瘤 　神经母细胞瘤	高容量血症和高钠血症 Stevens-Johnson综合征 支气管肺发育不良(新生儿)

儿童原发性高血压诊断是根据患儿高血压的临床表现并排除继发性高血压。而继发性高血压可通过上述症状、体征、实验室及影像学检查相鉴别(详见表10-3)。

【治疗】

1. **治疗时机** 在开始降压时,不仅考虑血压水平,还应考虑是否存在靶器官损害及合并其他危险因素或疾病,一旦发现继发病因应立即开始针对性治疗。原发性高血压患者首先进行非药物治疗并贯穿始终。药物治疗的起始时间由血压水平、临床症状和靶器官损害程度决定。

2. **降压目标**　对于不合并靶器官损害者,血压控制在同年龄、同性别、同身高儿童血压 P_{95} 以下。对于合并靶器官损害者,血压应控制在同年龄、同性别、同身高儿童血压 P_{90} 以下,减少对靶器官的损害,降低远期心血管病发病率。

3. **非药物降压**　绝大多数原发性高血压儿童通过非药物治疗(生活方式的干预)即可达到血压控制目标。生活方式干预包括:①控制体重,延缓 BMI 上升;②增加有氧锻炼,减少静息时间;③调整饮食结构,建立健康饮食习惯;④培养健康向上的生活态度,避免不良情绪刺激。对于血压正常或重复测量后血压正常(即血压 $<P_{90}$)的儿童和青少年,不需要特殊处理,医务人员在其下一次常规保健就诊时测量血压即可。如果患儿血压为正常高值血压,建议进行生活方式干预(即健康饮食、改善睡眠和加强体育活动),6 个月后通过听诊法复测血压。如果血压在监测过程中恢复正常,则重新开始在每年儿童/青少年保健就诊时监测血压。如果患儿血压为 1 级高血压但无症状,应进行生活方式干预,分别在第 2、3 个时间点(每个时间点间隔 2~4 周)用听诊法复测血压。酌情考虑营养和/或体重管理咨询,如果 6 个月后复测血压仍为 1 级高血压,应进行诊断性评估,并开始治疗。如果患儿血压为 2 级高血压但无症状,提供生活方式干预指导,并在 1 周内重复测量血压。如果 1 周内复测血压仍处于 2 级高血压水平,则应进行诊断性评估,并开始治疗。如果血压处于 2 级高血压水平,且患者有症状,或者已经合并靶器官损害应立即给予治疗。

4. **药物降压**　目前在儿童青少年高血压中的药物应用缺乏大样本的临床证据,开始药物治疗前一定要明确适应证:①出现高血压临床症状;②继发性高血压;③出现高血压靶器官的损害;④糖尿病;⑤非药物治疗 6 个月后无效。用药时应针对高血压机制选择,初始治疗应试用小剂量单药,使用血管紧张素转化酶抑制剂(ACEI)或血管紧张素Ⅱ受体阻滞剂(ARB),或钙通道阻滞剂(CCB)。如治疗 4~8 周后血压未明显下降,可增加药量;仍无效或出现明显不良反应应换药。中重度高血压单药治疗效果不佳应联合给药。儿童高血压常见药物见表 10-4、表 10-5。

表10-4 儿童及青少年高血压治疗药物

分类	药物	剂量	给药间隔	注意事项
血管紧张素转化酶抑制剂（ACEI）	卡托普利	开始:0.3~0.5mg/(kg·d) 最高剂量:6mg/(kg·d)	3次/d	高钾血症、肾功能损害、干咳
	依那普利	开始:0.08mg/(kg·d),最大5mg/d 最高剂量:0.6mg/(kg·d),不超过40mg/d	1~2次/d	
	贝那普利	开始:0.2mg/(kg·d),最大10mg/d 最高剂量:0.6mg/(kg·d),不超过40mg/d	1次/d	
	福辛普利	开始:0.1mg/(kg·d),最大5mg/d 最高剂量:不超过40mg/d	1次/d	
血管紧张素受体阻滞剂（ARB）	坎地沙坦	开始:0.02mg/(kg·d),最大4mg/d 最高剂量:0.4mg/(kg·d),不超过16mg/d	1~2次/d	高钾血症、肾功能损害
	氯沙坦	开始:0.7mg/(kg·d),最大50mg/d 最高剂量:1.4mg/(kg·d),不超过100mg/d	1次/d	
	缬沙坦	开始:1.3mg/(kg·d),最大40mg/d 最高剂量:2.7mg/(kg·d),不超过160mg/d	1次/d	
钙通道阻滞剂（CCB）	氨氯地平	开始:0.1mg/(kg·d),最大2.5mg/d 最高剂量:0.6mg/(kg·d),不超过10mg/d	1次/d	面部潮红、周围性水肿、心跳加快
	硝苯地平缓释片	开始:0.2~0.5mg/(kg·d) 最高剂量:3mg/(kg·d)	1次/d	

续表

分类	药物	剂量	给药间隔	注意事项
β受体阻滞剂	阿替洛尔	开始:0.5~1mg/(kg·d),最大 2.5mg/d 最高剂量:2mg/(kg·d),不超过 100mg/d	1~2 次/d	运动员、糖尿病患者慎用,哮喘、二度及以上房室传导阻滞、严重心力衰竭的患者禁用
	美托洛尔	开始:1~2mg/(kg·d) 最高剂量:6mg/(kg·d),不超过 200mg/d	2 次/d	
	普萘洛尔	开始:1~2mg/(kg·d) 最高剂量:4mg/(kg·d),不超过 640mg/d	2-3 次/d	
利尿剂	呋塞米	开始:0.5~2mg/(kg·d) 最高剂量:6mg/(kg·d)	1 次/d	电解质紊乱
	氢氯噻嗪	开始:1mg/(kg·d) 最高剂量:3mg/(kg·d),不超过 50mg/d	1~2 次/d	
	螺内酯	开始:1mg/(kg·d) 最高剂量:3.3mg/(kg·d),不超过 100mg/d	1~2 次/d	高钾血症,与 ACEI 或 ARB 并用则更严重

表 10-5　高血压急症的治疗药物

分类	药名	剂量	给药途径	注意事项
扩血管药物	硝普钠	0.5~8μg/(kg·min)	静脉输注	避光使用,肾衰竭或使用超过72小时应监测血中氰化物浓度
钙通道阻滞剂	尼卡地平	1~3μg/(kg·min)	静脉输注	心跳加快
拉贝洛尔	α和β受体阻滞剂	0.2~1mg/kg,不超过40mg	静脉缓注或静脉输注	不适宜哮喘及心力衰竭患者使用

（1）ACEI:可抑制循环和组织中肾素-血管紧张素-醛固酮系统,适用于高肾素性高血压,对正常肾素性及低肾素性高血压也有效。对于高血压合并蛋白尿的患儿效果较好。ACEI类降压作用迅速,可用于高血压急症,与利尿剂合用效果更好,已成为儿童常用的一线降压药。不良反应包括高血钾、血管神经性水肿、低血压、刺激性干咳等。禁忌证包括双侧肾血管疾病患儿(应用ACEI后可导致急性肾衰竭),以及高钾血症、严重肾衰竭、主动脉瓣狭窄和肥厚型心肌病。

（2）ARB:阻断了血管紧张素Ⅱ的收缩血管、升高血压、促进醛固酮分泌、水钠潴留、交感神经兴奋等作用,产生与ACEI相似的药理学作用,但ARB类药物不会引起干咳症状,可作为ACEI类的替代药物。

（3）CCB:通过抑制钙内流,降低胞质钙离子浓度,导致血管舒张,降低外周血管阻力、心率及心输出量,从而降低血压。适用于高血压合并高血脂的患儿。副作用包括头晕、头痛、疲乏、水肿、恶心、呕吐等。

（4）肾上腺素受体阻滞剂:①β受体阻滞剂。可降低心率、心肌收缩力和心输出量,抑制肾素分泌和活性。适用于心输出量高、肾素活性高的高血压患儿。与利尿剂及血管扩张剂合用可增强疗效。副作用包括心动过缓、疲乏、抑郁、高钾血症等。禁用于哮喘、二度及以上房室传导阻滞、重症心力衰竭患者。②α受体阻滞剂。不作为儿童慢性高血压的一线用药,可应用于高血压危重症。酚妥拉明常用于嗜铬细胞瘤术前准备阶段,尤其在有高血压危象时可缓慢静脉推注或滴注。③α、β受体阻滞剂。拉贝洛尔起效迅速,疗效高,对心、脑、肾无不良影响。可用于轻、中、重度各型高血压,静脉注射可用于高血压危象的抢救,开始 0.2mg/kg,静脉注射后数分钟内即起作用,降压作用平稳,有效后改为口服。若无效,10 分钟后 0.5mg/kg 缓慢静脉注射,必要时最后一次静脉注射 1.0mg/kg,总剂量≤4mg/kg。

(5) 利尿剂:通过抑制肾脏水钠重吸收,促进排尿,降低血容量而起降压作用,适用于低肾素型高血容量的轻、中度高血压,尤其是肥胖以及并发心力衰竭的患儿。在严重的高血压时,与其他降压药合用能增加其他药物的降压作用。①呋塞米,为强效袢利尿剂,适用于肾功能不全的高血压患儿。②氢氯噻嗪,由于药物需要在肾小球内发挥利尿作用,因此药效与肌酐清除率有关,肌酐清除率 <30% 的患儿无效,肌酐清除率 >50% 才能正常发挥作用。③螺内酯,因其为醛固酮拮抗剂,适用于肾上腺增生、肿瘤或继发性醛固酮增多症患儿。

(6) 高血压急症的治疗药物:硝普钠为高血压危象的首选药物,通过直接扩张小动脉和静脉降低总外周阻力,而发挥降压作用。在儿童不作为一线药物治疗慢性高血压,可用于治疗高血压危重症。血管扩张作用可继发交感神经兴奋,引起心率增快、心肌收缩力增强及水钠潴留的副作用。故与普萘洛尔和/或利尿剂配合应用可增强疗效。输液泵控制下静脉泵入给药,数秒钟内起作用,停药后 1~2 分钟作用消失,可调整泵入速度,控制血压下降速度,故用于治疗高血压危象时较其他药物安全。药物副作用主要是硫氰酸盐中毒,故用药超过 72 小时需测血硫氰酸盐浓度,浓度不得超过 10mg/dl,一般持续应用 3 天左右。不良反应有恶心、呕吐、多汗、肌肉震颤等。慎用于颅内高压。一旦高血压危象缓解,则改为口服降压药物。也可用尼卡地平或拉贝洛尔静脉滴注。

5. 病因治疗 治疗继发性高血压的关键在于病因治疗,原发病根治后血压可降为正常。

6. 特殊情况下的高血压治疗

(1) 伴糖尿病、代谢综合征:胰岛素抵抗在其中扮演重要角色,非药物治疗如控制饮食、体育活动是关键。降压药优选 ACEI 或 CCB,其次是利尿剂、β 受体阻滞剂,但避免噻嗪类利尿剂与 β 受体阻滞剂联用。

(2) 伴睡眠呼吸暂停综合征:多见于超重和肥胖患儿,减肥至关重要。对于严重患儿可给予正压通气,必要时手术治疗。

(3) 伴肾脏疾病:需强化降压,减少蛋白尿,抑制肾功能恶化。联合用药推荐利尿剂、钙通道阻滞剂。儿童糖尿病肾病相对少见,夜间血压的控制非常关键,其治疗同其他慢性肾病,推荐以出现微量白蛋白尿作为降压的起始信号。

(4) 伴心力衰竭:治疗具体方案尚无试验依据,可参照成人治疗,ACEI 与 β 受体阻滞剂联用可减轻症状,提高生存率。

(5) 顽固性高血压:经调整生活方式和饮食,使用至少三种降压药(其中一种为足量利尿剂)仍不能使收缩压和/或舒张压降至正常水平的高血压称顽固性高血压。常见原因有继发性高血压;治疗依从性差;体重增加;使用可致血压上升的药物;长期容量超负荷,包括利尿剂使用不足、高盐饮食及肾功能不全出现进展。治疗的关键在于寻找继发病因针对性处理。

(6) 高血压危象:儿童期的高血压危象常表现为高血压脑病。高血压危象的治疗原则:①降压速度:过快降压会显著减少脏器的血液灌注,加重靶器官的功能障碍。最好在治疗开始后 6 小时内降低计划降压的 1/3~1/2,在以后 48~72 小时内降压至接近正常。②降压药物:应选择紧急静脉给药降压。药物首选硝普钠,一旦高血压危象缓解,改为口服卡托普利或钙通道阻滞剂。在降压同时必须积极、迅速控制惊厥,降低颅内压,并注意心、肾功能状态,尤其伴有肾功能不全时必须调节好水、电解质平衡。

> 附:儿童高血压诊治流程图

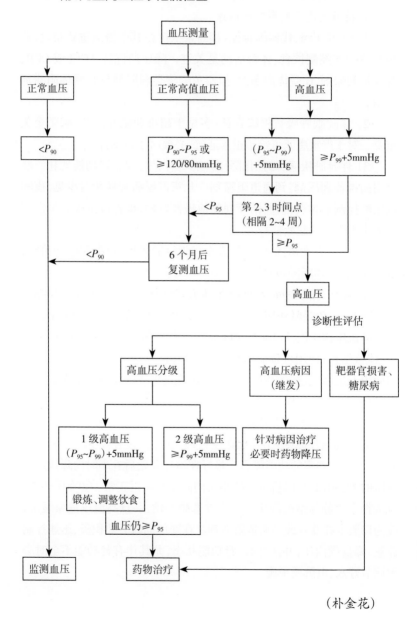

（朴金花）

参考文献

[1] WÜHL E. Hypertension in childhood obesity [J]. Acta Paediatr, 2019, 108(1):37-43.

[2] 高血压联盟(中国),中华医学会心血管病学分会,中国医师协会高血压专业委员会,等.中国高血压防治指南(2018年修订版)[J].心脑血管病防治,2019,19(1):1-44.

[3] 范晖,闫银坤,米杰.中国3-17岁儿童性别、年龄别和身高别血压参照标准.中华高血压杂志,2017,25(5):428-435.

[4] FLYNN JT, KAELBER DC, BAKER-SMITH CM, et al. Clinical practice guideline for screening and management of high blood pressure in children and adolescents [J]. Pediatrics, 2017, 140(3):e20171904.

[5] RABI DM, MCBRIEN KA, SAPIR-PICHHADZE R, et al. Hypertension Canada's 2020 comprehensive guidelines for the prevention, diagnosis, risk assessment, and treatment of hypertension in adults and children [J]. Can J Cardiol, 2020, 36(5):596-624.

[6] LI Y, WANG JG. Isolated nocturnal hypertension: a disease masked in the dark [J]. Hypertension, 2013, 61(2):278-283.

[7] PARATI G, STERGIOU G, O'BBRIEN E, et al. European Society of Hypertension practice guidelines for ambulatory blood pressure monitoring [J]. J Hyoertens, 2014, 32(7):1359-1366.

第十一章　肺动脉高压

【概述】

肺高血压（pulmonary hypertension，PH）（简称肺高压）是指各种原因所导致的以肺循环血压异常增高为血流动力学特点的临床症候群，在儿童时期各个年龄阶段均可发病，严重者可引起右心衰竭甚至死亡。胎儿时期肺动脉压力与体循环血压相当，出生后肺动脉压力有一个生理性下降的过程，足月儿通常在出生后 2 个月左右下降至正常成人水平。如果在出生 3 个月后，在海平面状态下、静息时右心导管检查测定的平均肺动脉压（mean pulmonary artery pressure，mPAP）≥25mmHg，则可以定义为 PH。引起 PH 的病因众多，根据世界卫生组织（WHO）的诊断性分类标准，可将 PH 分为 5 大类（表 11-1）。

肺动脉高压（pulmonary arterial hypertension，PAH）是一类以肺动脉压力和肺血管阻力进行性升高为主要特征的肺血管增生性疾病。在 WHO 的诊断性分类中被划分为 PH 的第 1 大类，在血流动力学分类中属于毛细血管前性 PH。PAH 的定义除了要求右心导管检查的 mPAP≥25mmHg 外，还需要满足肺动脉楔压（pulmonary arterial wedge pressure，PAWP）≤15mmHg 以及肺血管阻力指数（pulmonary vascular resistance index，PVRI）>3WU·m^2。PAH 可以由明确的病因导致，但在部分患者中没有已知的 PAH 相关基因突变、明确危险因素接触史以及其他相关因素，称为特发性肺动脉高压（idiopathic pulmonary arterial hypertension，IPAH）。目前认为，PAH 的发生是环境因素和遗传因素共同作用的结果，是一个多因素、多步骤、复杂的病理生理过程，涉及多种细胞和生物化学途径；肺血管内皮受损所致的肺动脉收缩和舒张失衡以及肺血管的结构重建是 PAH 形成的重要机制。

表 11-1 肺高压的临床分类(2018 年第六届世界肺高压大会)

1. 肺动脉高压
   - 1.1 特发性肺动脉高压
   - 1.2 遗传性肺动脉高压
   - 1.3 药物和毒物诱导的肺动脉高压
   - 1.4 相关因素所致肺动脉高压
     - 1.4.1 结缔组织病
     - 1.4.2 人类免疫缺陷病毒感染
     - 1.4.3 门脉高压
     - 1.4.4 先天性心脏病
     - 1.4.5 血吸虫病
   - 1.5 对钙通道阻滞剂长期反应的肺动脉高压
   - 1.6 具有明显肺静脉/肺毛细血管受累(肺静脉闭塞病/肺毛细血管瘤)的肺动脉高压
   - 1.7 新生儿持续性肺动脉高压
2. 左心疾病所致的肺高压
   - 2.1 射血分数保留的心力衰竭所致肺高压
   - 2.2 射血分数降低的心力衰竭所致肺高压
   - 2.3 心脏瓣膜疾病
   - 2.4 导致毛细血管后肺高压的先天性/获得性心血管疾病
3. 肺部疾病和/或低氧所致的肺高压
   - 3.1 阻塞性肺疾病
   - 3.2 限制性肺疾病
   - 3.3 其他阻塞性和限制性并存的肺疾病
   - 3.4 非肺部疾病导致的低氧血症
   - 3.5 肺发育障碍性疾病
4. 肺动脉阻塞所致的肺高压
   - 4.1 慢性血栓栓塞性肺高压
   - 4.2 其他肺动脉阻塞性疾病
5. 不明机制和/或多种因素所致的肺高压
   - 5.1 血液系统疾病
   - 5.2 系统性和代谢性疾病
   - 5.3 其他
   - 5.4 复杂性先天性心脏病

引起 PH 的病因众多,可依照 WHO 的诊断性分类标准对儿童 PH 进行病因分类。根据"全球儿童肺动脉高压预后与策略研究"(TOPP 研究)资料,在除外第 2 大类左心疾病所致的 PH 后,儿童时期最常见的为第 1 大类 PAH(约占 88%),其次为第 3 大类肺部疾病和/或低氧所致的 PH(约占 12%),第 4 大类中的慢性血栓栓塞性肺高压(chronic thromboembolic pulmonary hypertension,CTEPH)和第 5 大类不明机制和/或多种因素所致的 PH 在儿童患者中非常少见。在第 1 大类 PAH 中,57% 为 IPAH 或遗传性 PAH,43% 为相关因素所致 PAH(其中 85% 为先天性心脏病相关性 PAH),而结缔组织病、人类免疫缺陷病毒(HIV)感染、药物和毒物诱导的 PAH 在儿童期较少见。在第 3 大类肺部疾病和/或低氧所致的 PH 中,最常见的病因为支气管肺发育不良,约占 26%。此外,儿童 PH 患者较多合并遗传综合征,13% 的患者有染色体异常,其中最常见的为 21-三体综合征。

【诊断】

1. **临床表现** PAH 的起病往往比较隐匿,缺乏特异性的症状和体征,其表现与年龄也有关,容易误诊。婴幼儿患者可出现纳差、生长发育迟缓、倦怠、多汗、气促、心动过速、易激惹等表现;部分婴幼儿患者可出现阵发性哭吵,或在用力后出现发绀。在婴幼儿期后,儿童 PAH 患者的症状与成人相似,最常见的症状是活动后气促和乏力。晕厥也是儿童 PAH 患者的常见表现。其他症状还包括干咳、胸痛、胸闷、咯血、头晕、腹胀等。右心衰竭时可出现颈静脉充盈或怒张、肝大、腹水及下肢水肿等。与成人不同,尽管儿童 PAH 患者在出现临床症状时肺动脉压力往往已经很高,但出现水肿等右心衰竭表现者远少于成人患者。

2. **辅助检查**

(1) 心电图:可出现右心房增大、右心室增大、电轴右偏等心电图表现。心电图对 PH 的诊断有一定的参考价值,但对 PH 诊断的灵敏度和特异度均不足。

(2) 胸部 X 线检查:PAH 患者的胸部 X 线征象包括右心房、右心室增大,肺动脉段突出,肺门血管影粗密,周围血管纹理减少,有时宛如枯树枝。

（3）超声心动图：超声心动图是筛查 PH 最重要的无创性检查方法。二维超声心动图可显示 PH 所引起的心脏的形态学改变，如右心房和右心室的增大、室间隔平直或突向左心室、右心室壁增厚及主肺动脉扩张等征象；在不合并肺动脉瓣狭窄及右室流出道梗阻时，肺动脉收缩压等于右心室收缩压，据此可通过超声多普勒测量右心室与右心房的反流压差来估测肺动脉收缩压。超声心动图还可用于评价右心室功能和 PH 的严重程度，特别是三尖瓣环收缩期位移（tricuspid annular plane systolic excursion，TAPSE）、左室偏心指数、右心大小和心包积液等都与预后相关。通过超声心动图检查还可发现某些引起 PH 的相关疾病，有助于其病因诊断，如先天性心脏病和左心病变所致 PH。

（4）肺功能和动脉血气分析：肺功能检查和动脉血气分析可了解患者有无通气和弥散功能障碍以及低氧血症，有助于发现潜在的肺实质或气道疾病。

（5）胸部 CT 及 CT 血管造影（CTA）：胸部 CT 可了解有无肺部病变及其程度，CTA 可用于 CTEPH 和先天性心脏病的诊断。

（6）肺通气灌注扫描：肺通气灌注扫描对于 CTEPH 有重要的诊断价值，扫描结果正常可以有效地排除 CTEPH。

（7）睡眠监测：睡眠呼吸障碍在儿童中并不少见，部分患儿可合并 PH，儿童 PH 患者应常规进行睡眠呼吸监测。

（8）心脏 MRI：可以直接评价右心室大小和功能，测量每搏量、右心室射血分数、肺动脉扩张能力及右心室质量等参数，可用于 PH 患者的血流动力学评估和随访研究。

（9）血液学检查及自身免疫抗体检测：包括血常规、血生化、甲状腺功能、自身免疫抗体、HIV 抗体及肝炎等相关检查，有助于发现 PH 的潜在病因。氨基末端脑钠肽前体（NT-proBNP）是评价 PH 患者右心功能和病情严重程度的重要指标。

（10）腹部超声：有助于诊断或排除肝硬化和门脉高压所致的 PAH 以及某些肝脏血管畸形所致的 PAH。

（11）右心导管检查：右心导管检查是诊断 PH 的金标准,对于 PH 的分类诊断、治疗方案的选择以及预后判断都有指导意义。儿童 PH 患者进行右心导管检查较成人危险性更大,对于明显右心功能不全的婴幼儿患者需谨慎。右心导管检查的应用价值取决于所获取资料的准确性和完整性,以下指标是右心导管检查过程中必须获得的参数,①心率、体循环血压和动脉血氧饱和度；②上、下腔静脉压力和血氧饱和度；③右心房、右心室压力和血氧饱和度；④肺动脉压力和血氧饱和度；⑤PAWP；⑥心输出量(cardiac output,CO)、心指数(cardiac index,CI)；⑦全肺血管阻力指数；⑧PVRI；⑨体循环血管阻力指数。

（12）急性肺血管扩张试验：是评价肺血管反应性的一种有效方法,对 PAH 治疗方法的选择及预后判断具有重要的指导意义。

（13）6 分钟步行试验(6 min walking test,6MWT)和心肺运动试验：有助于 PH 患者病情严重程度的评估及预后判断。6MWT 主要应用于 6 岁以上无智力障碍的患儿。心肺运动试验也可用于学龄后儿童心肺功能的评价,PH 患儿的有氧耐量和峰值耗氧量通常明显减低。

3. 病情严重程度的评估　　PH 病情严重程度的评估是治疗方案选择的基础,也是预后判断的依据。在病情严重程度的评估中,不能仅仅依据肺动脉压力升高的幅度进行分级,还需要根据右心衰竭的临床证据、症状进展速度、有无晕厥表现、生长发育情况、WHO 功能分级、血浆 NT-proBNP 水平、超声心动图和血流动力学等方面参数进行综合判断(表 11-2)。

表 11-2　儿童肺高压的病情严重程度评估

决定因素	低危	高危
右心衰竭的临床证据	无	有
症状进展	无	有
晕厥	无	有
生长发育	正常	落后
WHO 功能分级	I,II	III,IV

决定因素	低危	高危
血浆 NT-proBNP	轻度升高或不升高	明显升高（1 岁以上 >1 200pg/ml）
超声心动图	右心房/右心室轻度增大 无右心室收缩功能不全 收缩期末的右心室/左心室直径比值 <1.0（胸骨旁短轴切面） TAPSE 正常（Z 值 >-2） 无心包积液	右心房/右心室明显增大 右心室收缩功能不全 收缩期末的右心室/左心室直径比值 >1.5（胸骨旁短轴切面） TAPSE 降低（Z 值 <-3） 心包积液
血流动力学	CI>3.0L/$(\min\cdot m^2)$ mRAP<10mmHg mPAP/mSAP <0.5 急性肺血管扩张试验阳性	CI<2.5L/$(\min\cdot m^2)$ mRAP>15mmHg mPAP/mSAP>0.75 PVRI>15WU·m^2

注：NT-proBNP. 氨基末端脑钠肽前体；TAPSE. 三尖瓣环收缩期位移；CI. 心指数；mPAP/mSAP. 平均肺动脉压/体循环平均动脉压；mRAP. 平均右心房压；PVRI. 肺血管阻力指数。

【鉴别诊断】

主要是病因上的鉴别诊断，PAH 需要与其他原因所引起的 PH 相鉴别。在诊断思路上，应首先考虑发病率较高的左心疾病所致 PH，一般通过心脏超声检查就可以进行初步的诊断或排除；其次要考虑肺部疾病和/或低氧所致 PH，可以通过胸部 CT、肺功能检测、睡眠呼吸监测、动脉血气分析等检查结合相关病史来确诊或排除；CTEPH 在儿童中比较少见，可通过肺通气灌注扫描、CT 血管造影、肺动脉造影等检查来排除或确诊；在排除上述病因后，最后应考虑 WHO 的 PH 分类中的第一大类的 PAH 或第五大类的不明机制和/或多种因素所致的 PH。对于疑诊为 PAH 的患者，应首先考虑相关疾病和危险因素导致的可能，可以通过心脏超声、CT 或 MRI 等检查诊断或排除先天性心脏病，必要时可行心导管检查和心血管造影来明确诊断;可以通过病史、体征结合自身抗体检测来明确是否存在结缔组织病;可以通过 HIV 抗体的检测来明确是否存在 HIV 感染;可以通过肝功能检测、腹部 B 超检查来确定是否存在门脉高压等相关疾病;同时需要询问是否存在与 PAH 有关的药物服用史和毒物接触史。只有排除所有已知的 PH 病因,并且通过基因检测排除遗传性 PAH 后,方可诊断 IPAH。

【治疗】

　　PH 是一组多病因的疾病,治疗前应积极寻找其潜在的病因,部分患者在针对病因治疗后可获得较好效果。对于先天性心脏病相关 PAH,早期外科手术可避免发生不可逆性肺血管病变;对于左心疾病所致 PH,应以治疗原发病为主要目标;对于存在严重阻塞性睡眠呼吸暂停综合征的患儿,采用扁桃体、腺样体切除术治疗,部分患儿的肺循环血流动力学指标可以完全恢复正常。而对于 IPAH 患者,目前尚无有效的治愈方法,主要目标是改善症状、提高生存时间与质量。以下治疗方法主要适用于 WHO 分类中的第一大类 PH(即 PAH),但肺静脉闭塞病、肺毛细血管瘤相关的 PAH 需除外。

　　1. 一般治疗及支持治疗

　　(1) 体力活动:适当的体力活动对 PAH 患者可能是有益的,但应以不出现症状为宜,如呼吸困难、胸痛和晕厥等。

　　(2) 旅行与海拔高度:低氧可加重 PAH 患者肺血管的收缩,应避免进入高原地带。乘坐商业飞机类似于海拔 1 500~2 600 米的状态,乘坐时建议吸氧。

　　(3) 预防感染:并发肺部感染可使 PAH 患者病情加重,一旦出现肺部感染,应尽早诊断、及时治疗。

　　(4) 吸氧:对于血氧饱和度低于 91% 的 PAH 患者(先心病除外),建议吸氧治疗。

　　(5) 口服抗凝剂:儿童 PAH 患者中抗凝药物的使用仍存在争议,尤其是对于婴幼儿,需权衡其利弊。但对于明显右心衰竭的患者,一般主张进行抗凝治疗。

　　(6) 利尿剂:合并右心衰竭时使用利尿剂能减轻 PAH 患者的症

状,改善病情。但对于某些依赖前负荷而维持有效心输出量的患者,应避免过度利尿。

(7) 洋地黄药物和多巴胺:短期应用洋地黄可增加 PAH 患者的心输出量,从而改善右心衰竭的症状,但长期应用的效果尚不清楚。对于终末期的 PAH 患者采用多巴胺或多巴酚丁胺进行治疗,可以使患者的临床症状得到一定程度的改善。

2. 肺血管扩张剂

(1) 钙通道阻滞剂(calcium channel blocker,CCB):在应用 CCB 前必须进行急性肺血管扩张试验,只有阳性患者才能从 CCB 治疗中获益。一般推荐从小剂量开始应用,逐渐增加到最大耐受剂量。但 CCB 治疗的有效性不一定能长久维持,需要进行密切随访,必要时可以重复进行急性肺血管扩张试验。

(2) 前列环素类似物:包括依前列醇、曲前列尼尔、伊洛前列素等。吸入用伊洛前列素在儿童 PAH 和急性肺血管扩张试验中均有应用。皮下或静脉注射曲前列尼尔在儿童患者中也有少量应用报道,可改善儿童 IPAH 患者的血流动力学参数、WHO 功能分级和运动耐量,提高其生存率,主要用于 WHO 心功能Ⅲ~Ⅳ级的患者。

(3) 5 型磷酸二酯酶抑制剂:西地那非是儿童 PAH 患者中应用较早的靶向治疗药物之一,但 2012 年公布的 STARTS 研究显示,大剂量西地那非治疗可能导致患儿病死率增加。因此,欧美药监部门建议避免在 PAH 患儿中使用大剂量西地那非治疗,可谨慎应用中小剂量西地那非治疗。他达拉非在儿童患者中也有少量应用报道。

(4) 内皮素受体拮抗剂:波生坦是一种双重内皮素受体拮抗剂,目前推荐的儿童剂量为 2mg/kg,每日 2 次。最常见的不良反应为转氨酶升高,治疗期间需要监测肝功能。安立生坦为选择性内皮素 A 受体拮抗剂,在儿童患者中也有少量应用报道。马昔腾坦的组织靶向性优于其他内皮素受体拮抗剂,可降低 IPAH 患者的病死率,但在儿童患者中的有效性和安全性还需要进一步研究。

（5）可溶性鸟苷酸环化酶激动剂：利奥西呱是一种新型可溶性鸟苷酸环化酶激动剂，可显著改善 IPAH 患者 6MWT、血流动力学参数和心功能分级，并延缓到达临床恶化的时间。但在儿童患者的安全性和有效性尚缺乏足够的循证医学依据。临床前数据显示，利奥西呱对儿童骨骼生长有不良反应。

（6）前列环素受体激动剂：司来帕格是一种口服的选择性前列环素受体（IP 受体）激动剂，可显著降低 PAH 患者的综合临床事件终点（致残率及致死率）。司来帕格对于儿童患者的疗效和安全性研究正在进行之中。

（7）联合用药：对于 PAH 患者采用单药治疗病情不改善或有严重的右心功能不全时，推荐早期联合用药。在联合用药时可选择两种或两种以上作用机制不同的肺血管扩张剂进行初始联合或序贯联合，联合用药后需要重新评价其有效性和不良反应。目前在儿童 PAH 患者中进行联合用药治疗的病例也在不断增加，有证据表明联合用药治疗的效果要优于单药治疗。

3. **房间隔造口术和 Potts 分流术**　对于 WHO 心功能Ⅳ级或反复晕厥的 PAH 患者，在最大限度药物治疗后病情仍无改善时，可以进行球囊房间隔造口术，但对于晚期患者应充分地考虑到其潜在的风险。对于肺动脉压力超过体循环血压的 PAH 患者，采用 Potts 分流术可在一定程度上降低肺动脉压力，并改善右心功能。

4. **肺移植或心肺移植**　对于药物治疗无效的晚期 PAH 患者，肺移植或心肺移植是一种最后的选择，但供体匮乏大大限制了其在儿童中的开展。

5. **儿童 PAH 的治疗策略**　鉴于 PH 的复杂性，建议儿童 PH 患者到儿童肺血管病诊治中心进行诊治。对于 IPAH 患者，目前尚无根治方法，需要依据急性肺血管扩张试验的结果和患者的病情严重程度，以目标为导向制订个体化的治疗策略，定期进行随访评估，使患者通过有效治疗后能处于并长期维持在低危状态，从而提高患者的生存质量和生存时间。

➤ 附:儿童肺高压诊断流程图

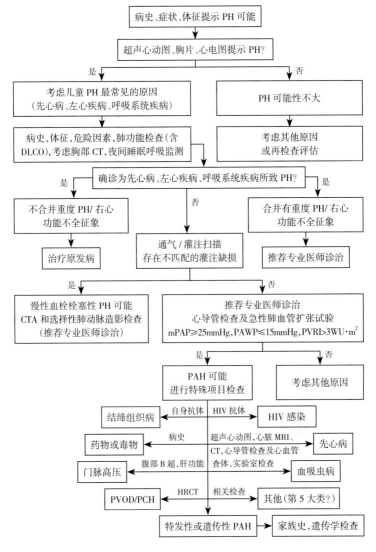

DLCO.一氧化碳弥散量;mPAP.平均肺动脉压;PAH.肺动脉高压;PAWP.肺小动脉楔入压;PH.肺高压;PVRI.肺血管阻力指数;PVOD.肺静脉闭塞病;PCH.肺毛细血管瘤;HRCT.高分辨率CT;CTA.CT血管造影。

儿童肺动脉高压治疗流程图

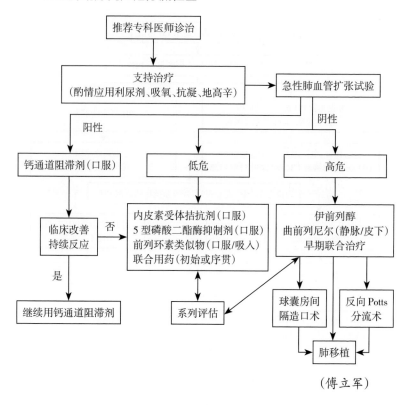

（傅立军）

────── 参考文献 ──────

[1] AHMAN SH,HANSMANN G,ARCHER SL,et al. Pediatric pulmonary hypertension:guidelines from the American Heart Association and American Thoracic Society [J]. Circulation,2015,132(21):2037-2099.

[2] SIMONNEAU G,MONTANI D,CELERMAJER DS,et al. Haemodynamic definitions and updated clinical classification of pulmonary hypertension [J]. Eur Respir J,2019,53(1):1801913.

[3] BERGER RM,BEGHETTI M,HYMPL T,et al. Clinical features of paediatric pulmonary hypertension:a registry study [J]. Lancet,2012,379(9815):537-

546.

[4] 中华医学会儿科学分会心血管学组,《中华儿科杂志》编辑委员会. 儿童肺高血压诊断与治疗专家共识[J]. 中华儿科杂志,2015,53(1):6-16.

[5] ROSENZWEIG EB,ABMAN SH,ADATIA I,et al. Paediatric pulmonary arterial hypertension:updates on definition,classification,diagnostics and management [J]. Eur Respir J,2019,53(1):1801916.

[6] HANSMANN G,KOESTENBERGER M,ALASTALO TP,et al. 2019 updated consensus statement on the diagnosis and treatment of pediatric pulmonary hypertension:The European Pediatric Pulmonary Vascular Disease Network (EPPVDN),endorsed by AEPC,ESPR and ISHLT [J]. J Heart Lung Transplant,2019,38(9):879-901.

第十二章　儿童心力衰竭

【概述】

1. 定义　心力衰竭（heart failure，简称心衰）是多种原因导致的心脏结构和/或功能的异常改变，使心室收缩和/或舒张功能发生障碍，心输出量不能满足机体的需求，同时引起神经内分泌调节障碍，对心脏及全身各器官造成影响的一组复杂临床综合征。心衰是儿科临床最常见的危急重症之一，也是儿科疾病的重要死亡原因。年长儿心衰的临床表现与成人相似，而新生儿、婴幼儿与成人有明显差别。

2. 病因　心衰可发生于儿童时期任何年龄段，病因呈高度异质性，不同年龄阶段引起心衰的主要病因有所差异。根据心室功能状况，将导致心衰的病因归纳为以下两类。

（1）心室功能不良：各种心肌病，感染或免疫介导的心肌损伤，心肌缺血或梗死，药物、毒物或放射线暴露，严重的快速或缓慢性心律失常。非心源性因素包括脓毒症、肾衰竭、呼吸系统异常或营养性因素等。

（2）心室收缩功能保留：容量超负荷包括左向右分流的先天性心脏病（先心病）、瓣膜异常及非心源性因素，如容量过剩、动静脉瘘、慢性贫血及甲状腺功能亢进等。压力超负荷包括瓣膜与血管狭窄性先心病、肺动脉高压及高血压等。机械性因素包括心包压塞、心脏肿瘤、缩窄性心包炎、心包囊肿、心包憩室、先天性心包缺如等。

【诊断】

儿童心衰的诊断和评估主要依据病因、病史、临床表现及辅助检查综合判断。临床表现仍是诊断心衰的主要依据。首先须判断有无心衰及其类别,进一步明确心衰的病因或诱因,评估心衰的严重程度及预后,判断是否存在并发症、合并症。

1. 判断有无心衰

(1)临床表现

1)心肌功能障碍:表现为心脏扩大、心动过速、第一心音低钝,重者可出现舒张期奔马律,但新生儿时期很少听到。还可表现为外周灌注不良、血压低、脉压差缩小、脉搏细速、尿量减少,少部分患儿出现交替脉。

2)肺循环淤血:表现为呼吸急促,重者有呼吸困难与发绀、吸气性三凹征,咯泡沫血痰。新生儿与小婴儿多表现为喂养困难。肺水肿时可出现湿啰音。肺动脉和左心房扩大压迫支气管,气道黏膜水肿,可出现哮鸣音。

3)体循环淤血:表现为肝大伴触痛,短时间内进行性增大更有意义,颈静脉怒张,肝-颈静脉回流征阳性,婴儿此体征不明显,但可见头皮静脉怒张等表现。小婴儿水肿常为全身性,眼睑与骶尾部较明显,体重迅速增长,但极少表现为周围凹陷性水肿。

儿童心衰症状有鲜明的年龄特点,生长发育落后是儿童慢性心衰特有的表现之一。婴幼儿心衰以呼吸困难、多汗、烦躁、喂养困难及生长发育落后为主要表现;而儿童及青少年心衰则以运动后气促、乏力、纳差和腹痛为主。

(2)辅助检查

1)常规检查项目:血常规、动脉血气分析、电解质、肝肾功能、血糖、血乳酸、甲状腺激素水平、血清铁及铁蛋白等可作为心衰初诊时的常规检查项目。

2)生物标志物:脑钠肽(brain natriuretic peptide,BNP)或氨基末端脑钠肽前体(NT-proBNP)是重要的心衰标志物,主要由心室肌细胞分泌。心室扩大、心室壁应力增高是刺激BNP分泌增多的主要因素,血清BNP水平与心衰严重程度相关,可区分肺源性或心源性呼吸困难,有助于心衰诊断与鉴别诊断以及心衰严重程度、疗效和预后的评估。血清BNP升高也可见于左心室肥厚、肾功能不全及川崎病急性期等疾病。肌钙蛋白(cardiac troponin, cTn)I 或 T 用于急性心衰的病因诊断(如判定急性心肌损伤)和预后评估;肌酸激酶同工酶 MB(CK-MB)为心肌酶指标,对心衰病因诊断有参考意义。

3)心电图:心衰患儿应行 12 导联心电图检查,有助于心衰的病因诊断、预后评估及药物监测。患儿常见表现为窦性心动过速,局灶性或广泛性 ST-T 异常,其他可见心室肥大、低电压及心律失常等。怀疑存在心律失常、心肌缺血或心肌病者随诊时应行 24 小时动态心电图检查。

4)胸部 X 线检查:有助于心脏大小、形态及肺充血情况的评估,并鉴别肺部疾病或其他引起呼吸困难的疾病。儿童心胸比超过 0.5、婴儿心胸比超过 0.55 常提示心脏增大。胸部 X 线检查正常并不能除外心衰,急性心衰或舒张性心衰时,心脏大小可正常。

5)超声心动图:是评估心脏结构和功能的首选方法。射血分数(ejection fraction, EF)及短轴缩短率(fractional shortening, FS)是反映心室收缩功能的最常用指标,左心室 EF 低于 55% 和/或 FS 低于 25% 为左心室收缩功能不全。左心室压力最大上升速率(dp/dt_{max})能较准确敏感地反映心肌收缩功能。

多普勒超声心动图测量二尖瓣血流频谱舒张早期(E)、舒张晚期(A)峰流速及 E/A 比值,为判断左心室舒张功能不全的最常用技术,结合二尖瓣环组织多普勒成像可综合反映左心室整体舒张功能。当舒张早期二尖瓣环运动速度(e')<7cm/s 或侧壁处 e'<10cm/s、平均舒张早期二尖瓣口血流速度(E)/e'>14 时,提示舒张功能异常。

心肌做功指数(myocardial performance index, MPI)或称 Tei 指数是心室等容收缩时间与等容舒张时间之和与射血时间的比值,是反映心室整体功能的重要参数,且不受心室形态、前后负荷及瓣膜反流等因素的影响,Tei 指数 >0.51 是儿童严重心衰的预测指标。

其他超声心动图技术,如斑点追踪技术、三维或四维超声亦可用于心室功能的测定。超声心动图的动态监测是心衰治疗效果及预后的主要评估方法,此外还可提供瓣膜功能、心脏内血栓和肺动脉压力等信息。

6）心脏磁共振（cardiac magnetic resonance，CMR）：能提供准确的心脏解剖与功能信息，可用于心室的容量与质量、收缩与舒张功能、局部心肌功能、心肌缺血及组织特性的评估。CMR 评估右心室大小和功能方面优于超声心动图，是测量右心室容量及基于容量计算右心室功能的金标准。CMR 能区分组织成分的微小变化，对炎症性心肌病和心肌炎的诊断价值较大，对部分心肌病如心肌致密化不全、致心律失常性右室心肌病等病变和/或瘢痕部位有所提示。

7）心导管检查：可精确测量心腔内压力和容积，定性和定量评估左、右心室的收缩和舒张功能，主要用于拟行心脏移植或机械循环支持的重症心衰患儿的术前及术后评估，或对心律失常所致心衰的电生理检查。

8）代谢筛查：对疑诊遗传代谢病的心衰患儿，应行代谢筛查，项目包括血氨基酸、游离肉碱和酯酰肉碱、血氨、乳酸、酮体、黏多糖和低聚糖以及尿有机酸等检测，有助于病因诊断和制订针对性治疗。

9）基因检测：有助于病因诊断和指导再生育的遗传咨询。对心衰患儿应详细询问个人史及至少三代以内的家族史，对疑诊遗传性心脏病的患儿，或病因不明的心衰患儿，应行基因检测。

10）其他检查：核素心室造影及心肌灌注显像有助于评估心室功能和心肌缺血状况。某些隐匿的心功能不全需借助多巴酚丁胺负荷超声心动图诊断。心脏 CT 可识别冠状动脉瘤、狭窄、血栓或起源异常。心内膜心肌活检仅推荐用于心衰患儿需要明确心肌炎类型、可疑罕见病因以及制订重要诊疗决策（如心脏移植）。

2. 判断心衰程度 纽约心脏协会（New York Heart Association，NYHA）和改良 Ross 心功能分级法，均依据患者的症状和活动能力评估心衰的严重程度，为目前临床常用的心衰患儿心功能评估方法（表12-1）。用于判断心衰的严重程度及心功能状态，监测疾病的进展或治疗效果，制订心衰的康复方案。

6 分钟步行试验测量受检者在 6 分钟内步行的总距离，是评估心衰患者运动耐力的常用简易方法，6 分钟步行距离 <150m 为重度心

表 12-1　儿童心衰严重程度分级

分级	NYHA 分级	Ross 分级
I	体力活动不受限制	体力活动不受限制或无症状
II	休息时无不适,但一般活动后疲乏、心悸、呼吸困难或胸痛	婴幼儿:轻度呼吸急促,喂养时多汗 年长儿:活动时轻中度呼吸困难
III	轻微活动即产生症状,影响日常活动	婴幼儿:明显呼吸急促,喂养时多汗,生长障碍 年长儿:活动后明显的呼吸困难
IV	不能从事任何体力活动,休息时亦有心衰症状,且活动后加重	休息时出现症状:如呼吸急促、呻吟、吸气凹陷、多汗

衰,150~450m 为中度心衰,>450m 为轻度心衰。临床症状稳定 2 周以上的慢性心衰年长儿,可应用该方法动态监测其心衰程度及运动耐量的变化,指导心衰患儿的日常活动量。

3. 判断心衰类型

(1) 急性心衰和慢性心衰:急性心衰是由于突然发生心脏结构和功能异常,导致心排血量急剧下降,组织器官灌注不足以及受累心室后向的静脉急性淤血。重症患儿可发生急性肺水肿及心源性休克,多见于心脏手术后低心排血量综合征、暴发性心肌炎。多数急性心衰患儿经住院治疗后症状部分缓解,而转入慢性心衰。慢性心衰是指心室收缩和/或舒张功能障碍导致心输出量不足,组织血流灌注减少,造成神经内分泌系统过度激活,引起一系列病理生理改变的复杂临床综合征。稳定的慢性心衰患儿在某些因素作用下可出现病情加重,又称慢性心衰急性失代偿。

急性心衰根据是否存在循环淤血和外周组织灌注异常,分为干暖型、湿暖型、湿冷型和干冷型四种类型(表 12-2),随着病情演变,各型之间可以转化。该分型方法可为儿童急性心衰及时选择恰当的治疗提供依据。

表 12-2　儿童急性心衰的分类

指标	无循环淤血（干）	有循环淤血（湿）
组织灌注正常（暖）	无循环淤血和组织低灌注（干暖型）	循环淤血但组织灌注正常（湿暖型），分为血管型（体液在血管内再分布引起，高血压为主要表现）和心脏型（液体潴留引起，淤血为主要表现）
组织低灌注（冷）	无循环淤血但组织低灌注（干冷型）	循环淤血伴组织低灌注（湿冷型）

注：循环淤血表现为呼吸急促、端坐呼吸、肝肿大和水肿。组织低灌注表现为少尿、心动过速、低血压、脉压差小和肢端凉。

（2）左心衰竭、右心衰竭和全心衰竭：左心衰竭指左心室代偿功能不全，临床以肺循环淤血及心输出量降低表现为主；右心衰竭指右心室代偿功能不全，临床以体循环淤血表现为主；全心衰竭指左、右心室同时受累。但在儿童心衰按部位分类时需充分评估左、右心室的交互联系，避免单独强调单一心室的功能不全而忽视另一个心室所受影响，而不利于心衰合理干预方案的制订。

（3）收缩性心衰和舒张性心衰：将收缩功能障碍定义为左心室 EF<55% 和/或 FS<25%。根据是否有 EF 降低分为收缩性心衰及舒张性心衰，前者又称射血分数减低的心衰（heart failure with reduced ejection fraction，HFrEF），后者为射血分数保留或正常的心衰（heart failure with preserved ejection fraction，HFpEF）。

4. **判断心衰合并症**　除导致心衰的基础疾病病因外，心衰患儿可合并心律失常、心源性休克、心腔内血栓形成、水电解质紊乱、贫血及肺部疾病等，需尽早识别并评估，及时判断其与心衰预后的相关性，予以合理转诊、多学科会诊或遵循相关诊疗建议及时治疗。

【治疗】

1. **一般治疗**

（1）休息和饮食：烦躁不安者可适度镇静，以降低患儿的氧耗量。卧床患儿应加强肢体的被动运动以预防深部静脉血栓形成，心衰稳定后鼓励适宜运动或规律的体力活动。提倡均衡饮食，保证充足的热量和蛋白质供应。婴儿少量多次喂奶，每日所需热量约130~140cal/kg，每日水分摄入 80~120ml/kg，钠摄入量 2~3mg/kg。

（2）供氧：患儿经皮动脉血氧饱和度（SpO_2）<0.95 时均应及时氧疗，可采用鼻导管或面罩吸氧；当 SpO_2<0.90，尤其是严重心衰有肺水肿时应启动无创或有创正压通气等呼吸支持治疗。在大量左向右分流先心病合并心力衰竭的患儿，吸氧可使肺循环阻力下降，体循环阻力上升，过度用氧可使分流量增加，加重肺水肿。如 SpO_2 不低，不必给氧或降低用氧浓度；如发生肺水肿出现呼吸窘迫时，可用呼出末正压通气，以减轻肺水肿和改善肺泡换气。但是对依靠动脉导管开放而生存的先心病新生儿，如主动脉弓中断、大动脉转位、肺动脉闭锁等，供给氧气可使血氧饱和度增高而促使动脉导管关闭，危及生命。

（3）体位：年长儿建议半卧位或端坐位；小婴儿可抱起，使双腿下垂以减少回心血量，降低心脏前负荷，以达到静脉回流缓滞、减轻肺血量、减轻肝脏对膈肌呼吸运动障碍的目的，但患婴如有呕吐，需警惕，此体位易致气道吸入。

（4）维持水电解质平衡：应进行动态液体评估和营养评估，短期内维持每天出入量的负平衡，控制输液速度。轻度和稳定期患儿无须限钠和限水；心功能Ⅲ~Ⅳ级的慢性心衰伴水肿者每日钠摄入量应在生理需要量的基础上减少 20%；伴严重低钠血症（血钠 <130mmol/L）者的液体摄入应在每日生理需要量的基础上减少 20%；淤血及水肿明显的患儿均应严格限制水和钠的摄入（一般限至生理需要量的 80%）。心衰时易并发肾功能不全，加上进食差、长期低盐饮食，以及使用利尿剂容易发生低钾血症、低钠血症等水电解质紊乱，必须及时纠正。

（5）纠正贫血：如有贫血，必须纠正至血细胞比容达 40% 以上，以提高单位血容量的携氧能力，减轻心脏负担。

2. 病因治疗　应积极处理原发病，及时纠正心衰诱因，避免应用损伤心脏的药物。左向右分流型先心病合并心衰经药物治疗而未能控制时应及时手术治疗。高血压和肺动脉高压所导致的心衰也应该及时治疗病因。心肌病患者如能获得病因诊断可予以针对性治疗，如采用酶替代疗法治疗糖原贮积症Ⅱ型,补充肉碱治疗肉碱缺乏性心肌病。

3. 急性心衰的治疗

(1) 治疗目标与处理原则:治疗目标是稳定血流动力学状态,维护脏器灌注和功能。原则为减轻心脏前后负荷,改善心脏收缩和舒张功能,积极治疗诱因和病因。方案以限制入量、利尿、正性肌力药及扩张容量血管为主。

急性心衰如存在心源性休克、急性肺水肿时应积极药物治疗、呼吸支持,必要时行机械循环辅助。同时需尽快分析患儿的基础疾病、病因,评估外周灌注和淤血情况。对于急性心衰不同类型者进行个体化治疗,应动态评估类型变化及时调整治疗措施。

(2) 药物治疗

1) 利尿剂:常用利尿剂有袢利尿剂、噻嗪类利尿剂及醛固酮受体拮抗剂3类。急性心衰患儿首选静脉袢利尿剂以迅速减轻前负荷而改善症状,但有低灌注表现者应先改善灌注后再予以利尿。应用利尿剂时应个体化调整剂量,以最低剂量维持合理血容量,通常在持续静脉给药开始前先静脉推注一剂,以使肾小管处早期达到药物治疗浓度。利尿效果欠佳或出现利尿剂抵抗时,应注意纠正低血压、低氧血症、代谢性酸中毒、低钠血症、低蛋白血症、感染等。但去除上述因素后利尿效果仍然不佳时,可个体化采取以下措施,①增加利尿剂剂量;②脉冲式静脉注射改为持续静脉滴注;③不同类型利尿剂联用或加用血管升压素 V_2 受体拮抗剂托伐普坦;④加用小剂量多巴胺或重组人利钠肽;⑤超滤治疗(表 12-3)。利尿剂的常见副作用是电解质紊乱,在应用利尿剂过程中要监测血液电解质,适当补充钾和氯。

2) 血管扩张剂:容量足够且无低血压的急性心衰患儿可静脉给予血管扩张剂,联合利尿剂可缓解肺水肿。应严密监测血压,血压下降的幅度以收缩压下降 10mmHg 为宜,或不低于原来血压的 80%,低血压及血容量不足者禁用。心输出量轻至中度下降、肺淤血严重、肺毛细血管嵌压 >32mmHg 者,宜选用静脉扩张药;心输出量明显降低,全身血管阻力增加,肺毛细血管嵌压正常或略升高者,宜选用小动脉扩张

表 12-3　常用利尿剂的用法及剂量

药物	用法及剂量
呋塞米	口服或静脉推注：每次 0.5~2mg/kg，q.6~24h.；最大剂量 6mg/（kg·d） 静脉持续滴注：0.05~0.4mg/（kg·h）
布美他尼	口服或静脉推注：每次 0.01~0.02mg/kg，每天 1~2 次，最大剂量为 5mg/d
托拉塞米	口服：0.2~0.8mg/（kg·d），每天 1 次 静脉注射：每次 1~2mg/kg，单次最大剂量不超过 20mg
氢氯噻嗪	口服： 6 月~2 岁：1~2mg/（kg·d），每天分 1~2 次，最大剂量为 37.5mg/d >2 岁：1~2mg/（kg·d），每天分 1~2 次，最大剂量为 100mg/d
螺内酯	口服：1~3mg/（kg·d），每天分 2~4 次，最大剂量为 4~6mg/（kg·d），总剂量不超过 100mg/d
托伐普坦	口服：0.02~0.76mg/（kg·d），每天 1 次

药；心输出量明显降低，全身血管阻力增加，肺毛细血管嵌压明显升高时，宜选用均衡扩张小动脉和静脉的药物。硝普钠是高血压合并急性心衰的首选药物。奈西立肽（注射用重组人脑利钠肽）静脉注射后有扩血管和利尿作用，增加心输出量而不增加心率及耗氧量（表 12-4）。

表 12-4　常用血管扩张剂的药理作用、用法及剂量

药物	用法及剂量
硝酸甘油	静脉持续应用，从小剂量 0.05μg/（kg·min）开始，常用 0.25~5.00μg/（kg·min）
硝普钠	静脉持续应用，从小剂量 0.5μg/（kg·min）开始，常用 2~4μg/（kg·min），最大剂量 8μg/（kg·min）
酚妥拉明	静脉推注：0.5mg/kg，每天 1~4 次，单次最大剂量为 10mg 静脉持续应用：3~5μg/（kg·min）
哌唑嗪	口服：每次 0.005~0.025mg/kg，q.6~8h.
奈西立肽	2μg/kg 初始静脉推注，后 0.005~0.040μg/（kg·min）持续静脉注射

3）正性肌力药:包括肾上腺素受体激动剂、磷酸二酯酶抑制剂、钙增敏剂和洋地黄制剂等。急性心衰患儿不间断或长期应用正性肌力药,一旦器官灌注恢复和/或淤血减轻应尽早减量至停用(表12-5)。

A. β受体激动剂:常用制剂有多巴胺和多巴酚丁胺,可增强心肌收缩力和舒张血管,起效快速而作用时间短,是急性心衰一线抢救药物,应尽量采用最小有效量。多巴胺强心作用为兴奋 β_1 肾上腺素受体,且可激活心肌内交感神经突触前的末梢释出去甲肾上腺素。加快心率和致心律失常的作用不如异丙肾上腺素明显,这对低心输出量时肾功能减退有利,且可增加大脑、冠状动脉及内脏的血流。静脉注射时不可外溢,否则引起局部坏死;如外溢,可局部用 1~5mg 酚妥拉明稀释于 1~5ml 生理盐水中。多巴酚丁胺为多巴胺的衍化物,能直接激活 β_1 肾上腺素受体而有强心作用,且减低周围循环阻力,必要时可与多巴胺合用,以减少大剂量多巴胺的周围血管收缩作用,且其对心律的影响不大。对特发性肥厚型主动脉瓣下狭窄、心房颤动、心房扑动的患儿禁忌使用。

B. 磷酸二酯酶(phosphodiesterase,PDE)Ⅲ抑制剂:为非强心苷类、非儿茶酚胺类的正性肌力药物,能抑制 cAMP 降解而提高细胞内 cAMP 的水平,发挥正性肌力和松弛血管作用。兼有增强心肌收缩及舒张血管的作用。PDE Ⅲ抑制剂增强心肌收缩力的作用不受重度心衰时 β_1 肾上腺素受体密度减少的影响。短期应用有良好的血流动力学效应,但长期应用疗效不肯定,而且有加重心肌损害作用。常用制剂有氨力农和米力农,米力农的正性肌力作用较氨力农强 10~40 倍。副作用有低血压、心律失常、血小板减少等。

C. 钙增敏剂:左西孟坦与心肌肌钙蛋白 C 结合产生正性肌力作用,且不影响心室舒张,可用于对传统正性肌力药无效的急性心衰患儿。

D. 洋地黄制剂:常用药物为地高辛和去乙酰毛花苷。室上性心动过速或房性心动过速、心房颤动伴快速心室率伴急性心衰时推荐"洋地黄化",但暴发性心肌炎、严重心肌缺血或缺氧所致心衰以及合并室性心律失常、完全性房室传导阻滞等患儿使用洋地黄应慎重,以

表 12-5 常用正性肌力药物用法及剂量

药物	用法及剂量
肾上腺素受体激动剂	
多巴胺	静脉持续应用:<5μg/(kg·min),激动多巴胺受体,扩张肾血管 5~10μg/(kg·min),激动心脏 β_1 受体,正性肌力作用 >10μg/(kg·min),激动心脏 β_1 受体、外周血管 α 受体 最大剂量为 20μg/(kg·min)
多巴酚丁胺	静脉持续应用:2.5~10μg/(kg·min),持续用药时间不超过 3~7 天
肾上腺素	心脏停搏:静脉推注每次 0.01mg/kg,3~5 分钟后可重复 低心输出量:静脉持续应用 0.01~1.0μg/(kg·min)
去甲肾上腺素	静脉持续应用:0.05~0.3μg/(kg·min),最大剂量为 2.0μg/(kg·min)
异丙肾上腺素	静脉持续应用:0.01~0.05μg/(kg·min)
磷酸二酯酶抑制剂	
米力农	静脉负荷量:25~75μg/kg,静脉注射时间 >10 分钟;继以 0.25~1.0μg/(kg·min)静脉维持;一般用药时间为 7~10 天
钙增敏剂	
左西孟旦	静脉负荷量:6~12μg/kg,静脉注射时间 >10 分钟,继以 0.05~0.20μg/(kg·min)维持 24 小时;低血压时慎用负荷量
洋地黄制剂	
地高辛	完全洋地黄化量(饱和量):口服剂量,早产儿 0.01~0.02mg/kg,足月儿 0.02~0.03mg/kg,<2 岁 0.03~0.04mg/kg,>2 岁 0.02~0.03mg/kg;静脉注射量是口服剂量的 75% 洋地黄化:首剂给予洋地黄化量的 1/2,接着每间隔 6~8 小时给 1/4 量和最后的 1/4 量;洋地黄化后 12 小时开始维持量(维持量为每日给予,剂量是洋地黄化量的 25%,分 2 次)
去乙酰毛花苷	完全洋地黄化量:早产儿和足月儿或肾功能减退、心肌炎患儿 0.02mg/kg,<2 岁 0.03mg/kg,>2 岁 0.04mg/kg 洋地黄化:首次用洋地黄化量的 1/3~1/2,余量分 2~3 次,每次间隔 6~8 小时

防发生洋地黄中毒或诱发新的致命性心律失常。洋地黄常见毒性反应为心律失常，如期前收缩、阵发性室上性心动过速、心房扑动、心房颤动、阵发性室性心动过速、房室传导阻滞等。

洋地黄中毒的处理：立即停用洋地黄制剂及排钾利尿剂；对有低钾血症伴快速性心律失常而无二度或以上房室传导阻滞者，应补充钾盐；根据不同类型心律失常或传导阻滞，使用相应的药物治疗，常用胺碘酮或苯妥英钠；可用地高辛特异性抗体 F_{ab} 片段治疗；洋地黄相关室性心律失常不能进行电复律或除颤。洋地黄制剂不适用于原发性心室舒张功能障碍，如肥厚型心肌病、限制型心肌病、高血压、主动脉瓣狭窄等。

4）心肌能量代谢药：心衰时均伴有明显的心肌能量代谢异常，因此应用药物改善心肌能量代谢，对心衰治疗有一定辅助作用。常用的药物有辅酶 Q_{10}、磷酸肌酸钠、左卡尼汀和果糖二磷酸等（表 12-6）。

表 12-6　常用心肌能量代谢药的用法及剂量

药物	用法及剂量
辅酶 Q_{10}	口服：$5\sim10mg/(kg\cdot d)$
左卡尼汀	口服或静脉滴注：$50\sim100mg/(kg\cdot d)$
磷酸肌酸钠	静脉滴注：婴幼儿每次 0.5g，每天 1~2 次 年长儿每次 1.0g，每天 1~2 次
果糖二磷酸	静脉滴注：每次 50~150mg/kg，每天 1 次 口服：每次 0.5~1.0g，每天 2~3 次

（3）急性肺水肿的处理：在治疗急性心衰的基础上，建议取坐位或半卧位，两腿下垂，以减少静脉回流。除及时应用利尿剂、血管扩张剂及正性肌力药外，应使用地西泮、苯巴比妥镇静，严重者可用吗啡（0.1~0.2mg/kg 静脉或肌内注射）镇静，并能扩张静脉，减轻心脏前负荷。当呼吸做功明显增加时可给予无创通气，出现低心输出量和呼吸抑制时可采用有创机械通气。血压增高或血压正常的急性肺水肿，可选择硝酸甘油持续静脉滴注。急性肺水肿合并低血压时，可选用多巴胺联合多巴酚丁胺或米力农。

（4）心源性休克的处理：循环不稳定者应立即给予血管活性药物和机械通气，条件允许可转移至有条件（心脏监护室/重症监护室、机械循环辅助装置）的医疗机构给予充分的抗休克治疗。所有疑似心源性休克的急性心衰患儿应立即行心电图、床旁超声心动图检查，评估血流动力学，同时进行个体化综合评估，以决定是否行机械循环支持。

（5）非药物治疗：超滤治疗主要用于出现严重肺水肿、严重外周组织水肿、严重电解质紊乱和肾功能进行性下降的急性心衰患儿。主动脉内球囊反搏、左心室辅助装置、体外膜氧合（extracorporeal membrane oxygenation，ECMO）等主要用于经药物治疗后心衰仍难以控制者。ECMO 是儿童短期机械循环支持的首选，主要适应证包括心脏手术相关并发症，如术后严重低心输出量和心跳呼吸停止，以及非心脏手术相关疾病如暴发性心肌炎、心肌病、难以控制的恶性心律失常、难治性脓毒症等导致的心源性休克，作为急性危重期向恢复期、接受外科手术或心脏移植和延缓决策时间的过渡。

4. 慢性收缩性心衰（HFrEF）的治疗

（1）治疗目标与处理原则：改善临床状态，提高生活质量，预防或逆转心脏重构，降低再入院率及死亡率是慢性心衰治疗的目标。根据 NYHA 或 Ross 心功能分级选择治疗方案，遵循个体化、联合、长期应用的原则。仅有左心收缩功能下降、心功能 I 级者给予口服 ACEI，部分心肌病患儿可加用洋地黄制剂和/或 β 受体阻滞剂；心功能 II 级者在口服 ACEI 的基础上加用 β 受体阻滞剂、醛固酮受体拮抗剂、洋地黄制剂、利尿剂；心功能 III 级者应静脉使用利尿剂，同时口服 ACEI、醛固酮受体拮抗剂及洋地黄，部分患儿可应用 β 受体阻滞剂；心功能 IV 级者应静脉给予正性肌力药、血管扩张剂和洋地黄，同时可加用口服醛固酮受体拮抗剂和 ACEI，部分患儿可从小剂量逐渐加用 β 受体阻滞剂。难治性心衰为主要症状者需住院给予静脉正性肌力药，同时应用机械循环支持。

（2）药物治疗

1）洋地黄类药物：地高辛是儿童慢性心衰最常用的洋地黄类药

物,增加心肌收缩力,且有副交感神经活性,可减慢心率及抑制传导。严重心衰患儿需地高辛或去乙酰毛花苷静脉用药快速洋地黄化,轻度心衰时可直接口服维持量,用法见表 12-5。

2) ACEI:ACEI 有抑制肾素-血管紧张素-醛固酮系统(RAAS)及缓激肽分解的作用,可降低心脏前后负荷及逆转心肌重塑,改善心肌功能。心功能不全患者伴或不伴临床症状,只要没有禁忌证,均应使用 ACEI 治疗。用药均应从小剂量开始,逐步递增,增加 ACEI 剂量的同时要减少利尿剂剂量。首次剂量后观察血压。副作用有低血压、中性粒细胞减低、蛋白尿、皮疹等。干咳的副作用在儿科病例中不多见。依那普利的副作用较卡托普利少。一般不宜同时补钾或合用保钾利尿剂。禁忌证有低血压、肾功能不全、高血钾、血管神经性水肿等(表 12-7)。

表 12-7　常用血管紧张素转换酶抑制剂剂量及用法

药物	用法及剂量
卡托普利	口服:早产儿,初始剂量 0.01mg/kg,逐渐增至每次 0.1mg/kg, q.8~12h. 新生儿,初始剂量 0.05~0.10mg/kg,逐渐增至每次 0.5mg/kg, q.8~12h. 婴儿及儿童,初始剂量 0.15mg/kg,q.8~12h.,每周增加 1 次剂量,渐增至 2.0mg/(kg·d),分 3 次。观察 3 个月,根据临床疗效可增至最大剂量 6mg/(kg·d);持续应用至少 6 个月
依那普利	口服:初始剂量 0.05mg/(kg·d),q.12h.;每周递增 1 次,每次增加 0.025mg/(kg·d),最大剂量为 0.1mg/(kg·d);持续应用至少 6 个月
贝那普利	口服:初始剂量 0.1mg/(kg·d),q.d.,视血压情况每周加量 0.1mg/(kg·d),最大剂量 0.3mg/(kg·d);持续应用至少 6 个月
赖诺普利	口服:初始剂量每次 0.07~0.10mg/kg,总剂量≤0.5~0.6mg/(kg·d)
培哚普利	口服:年长儿起始剂量为 1mg/d,q.d.,根据血压调整,最大剂量为 4mg/d
雷米普利	口服:每天 2~6mg/m^2,每天总剂量≤10mg

3) ARB:不耐受 ACEI 或效果不佳者可选择血管紧张素Ⅱ受体阻滞剂(angiotensin Ⅱ receptor blockers,ARB),从小剂量开始,逐渐增至目标剂量或可耐受的最大剂量。常用药有氯沙坦、缬沙坦,效果与 ACEI 相似。使用方法:①氯沙坦,口服,初始剂量为 0.5mg/(kg·d),总剂量≤25mg/d,逐渐增至 1.4mg/(kg·d),总剂量≤100mg/d;②缬沙坦,口服,6~16 岁初始剂量为 1.3mg/(kg·d),最大剂量≤2.7mg/(kg·d)。开始应用及调整剂量后的 1~2 周内,应监测血压、肾功能和血钾。ARB 不宜与 ACEI 联用,可能导致低血压、高钾血症和肾功能不全,其风险超过获益。禁忌证同 ACEI。

4) 利尿剂:利尿剂是控制肺循环及体循环淤血的一线用药。有低灌注表现者应先改善灌注后再予以利尿。应用利尿剂时应个体化调整剂量,目标以最低剂量维持合理血容量。应用利尿剂时会使神经体液过度激活,特别是 RAAS,因此在用药期间要常监测尿量、血压、电解质及肾功能。主要涉及的药物类型、个体化治疗措施及注意事项同急性心衰部分。

5) β 受体阻滞剂:β 受体阻滞剂可以阻断心衰时交感神经的过度激活,抑制心肌肥厚、细胞凋亡及氧化应激反应,改善心肌细胞生物学特性(表 12-8)。注意事项,①宜在心衰症状稳定时使用,并与其他抗心衰药物合并应用;②疗效常需持续用药 2~3 个月后才能逐渐产生,因此小剂量开始,逐步增加至最大耐受量,长疗程;③长期应用

表 12-8　常用 β 受体阻滞剂剂量及用法

药物	用法及剂量
美托洛尔	口服:初始剂量 0.10~0.25mg/(kg·d),每天 2 次,每周递增 1 次,每次增加 0.5mg/(kg·d),最大剂量 2mg/(kg·d),总剂量 <100mg/d
卡维地洛	口服:初始剂量 0.1mg/(kg·d),每天 2 次,每周递增 1 次,每次增加 0.1mg/(kg·d);最大剂量 0.3~1.0mg/(kg·d),总剂量 <50mg/d
比索洛尔	口服:初始剂量 0.7mg/(kg·d),每天 1 次;最大剂量 25mg/d

者,如若发生急性心衰,不宜骤然停药,可酌情减量或逐渐停用,在病情稳定后可再次应用;④心脏传导阻滞、心动过缓、基础血压过低、心功能Ⅳ级及支气管哮喘等禁忌使用。

6) 醛固酮受体拮抗剂:醛固酮水平与心衰严重程度成正比,在ACEI基础上加用醛固酮受体拮抗剂可抑制醛固酮的有害作用,防止心肌纤维化与心室重塑,减少心律失常的发生,尤其适用于肾功能正常或仅轻度受损、心功能Ⅱ级及以上的慢性心衰患儿。螺内酯为醛固酮受体拮抗剂,利尿作用较弱,多伴用于呋塞米及氢氯噻嗪,以拮抗其排钾作用。其作用部位为远曲小管,并具有阻断醛固酮导致心肌重塑及其他的生物效应,有减轻心肌纤维化的作用。如与ACEI合用,要注意可能引起高钾血症。

7) 抗凝治疗:伴有心腔内血栓、存在持续性/不能控制的心房颤动/心房扑动、有血栓史或栓塞事件、EF<25%(或FS<15%)的慢性HFrEF患儿应给予华法林或低分子量肝素;对心脏明显扩大,25%≤EF<35%,尤其伴有心室肌致密化不全的慢性心衰患儿可给予小剂量阿司匹林,EF>45%可考虑渐减量至停药。如需长期服用,应注意保护胃黏膜(表12-9)。

表 12-9　常用抗凝药剂量及用法

药物	用法及剂量
阿司匹林	阿司匹林 3~5mg/(kg·d),每天 1 次,最大剂量不超过 100mg/d
低分子量肝素	年龄 <1 岁:治疗量 300U/(kg·d),预防量 150U/(kg·d),q.12h.,皮下注射; 年龄≥1 岁:治疗量 200U/(kg·d),预防量 100U/(kg·d),q.12h.,皮下注射
华法林	0.05~0.12mg/(kg·d),每天 1 次;调整 INR 为 1.5~2.0

8) 其他:窦房结钠-钾通道抑制剂伊伐布雷定适用于窦性心律且心率正常或心动过速的 NYHA 心功能Ⅱ~Ⅳ级的慢性心衰,可与 β 受体阻滞剂、ACEI 和利尿剂联合用药,或用于 β 受体阻滞剂禁忌或不

耐受的慢性心衰患儿。用法：口服，6~12 个月患儿初始剂量为 0.02mg/(kg·d)，渐增至 0.2mg/(kg·d)，分 2 次；1~18 岁为 0.05mg/(kg·d)，渐增至 0.3mg/(kg·d)，分 2 次；体重 >40kg 患儿初始剂量为 1.25mg/次，目标剂量 7.5mg/次，每天 2 次。

沙库巴曲缬沙坦属双效血管紧张素受体/脑啡肽酶抑制剂，同时抑制脑啡肽酶和阻断血管紧张素 Ⅱ 型受体，用于伴左心室收缩功能障碍的症状性心衰的 >1 岁患儿，用法为口服，体重 <40kg，初始剂量为每次 1.6mg/kg，每天 2 次，每 2 周递增 1 次，至目标剂量每次 3.1mg/kg，每天 2 次。

9）心肌能量代谢药：见急性心衰部分。

（3）非药物治疗

1）心脏再同步化治疗（cadiac resynchronization therapy，CRT）：心室同步性紊乱是心室收缩功能障碍的原因之一。CRT 可改善此类患儿的心功能及症状，降低死亡率。适应证包括，①体循环左心室 EF<35% 合并完全性左束支传导阻滞/体循环右心室 EF<35% 合并完全性右束支传导阻滞/单心室 EF<35% 合并完全性束支传导阻滞、QRS 间期延长、NYHA 心功能 Ⅱ~Ⅳ 级的患儿；②高度房室传导阻滞导致 EF≤55%，需置入双腔起搏器者。

2）植入型心律转复除颤器（ICD）：预防慢性心衰所致室性心律失常引起的猝死。植入指征包括：①心源性猝死（SCD）幸存者；②扩张型心肌病有中度及以上心衰且有不明原因晕厥者，有 1 个以上 SCD 危险因素的肥厚型心肌病或致心律失常心肌病的年长儿，或患有与 SCD 密切相关的遗传性心肌病患者；③扩张型心肌病有心衰症状（NYHA 心功能 Ⅱ~Ⅲ 级）、EF<35% 的患儿，左室心肌致密化不全合并心功能不全的年长儿；④有伴血流动力学改变的室性心动过速发作史的心衰患儿，或先心病外科术后不明原因晕厥者。

3）心室辅助装置（VAD）：VAD 部分或完全替代心脏的泵血功能，用于心脏移植或其他有效治疗手段实施前的过渡治疗，也可选择用于不适合移植的严重心衰终末期患者的长期辅助。

4）心脏移植：各种心肌病、复杂先心病术后及致死性心律失常等疾病,经药物或器械治疗仍不能控制症状的终末期心衰患儿,可行心脏移植。移植后排斥反应、感染和移植心脏冠状动脉病变是影响移植后患儿长期存活的主要因素。药物等治疗对严重难治性心衰不能奏效时,心脏移植则成为最有效的措施。

5. 慢性舒张性心衰(HFpEF)的治疗 治疗目标在于控制心率、血压和容量,治疗基础疾病,去除危险因素,预防或减缓心衰的发生、恶化和复发。有液体潴留的 HFpEF 患儿应使用利尿剂,有利于维持正常的血容量,可预防或阻断伴有体循环高血压的 HFpEF 患儿心衰的进展。梗阻性肥厚型心肌病可选择改良扩大 Morrow 手术或改良Konno 手术治疗。经导管局部射频消融肥厚心肌也可作为年长儿梗阻性肥厚型心肌病的一种治疗选择。

HFpEF 患儿治疗注意事项:①不建议常规应用 ACEI 或 ARB,但当存在该类药物的其他适应证时(如伴高血压)可选用,过程中需严密监控血流动力学和肾功能。②不建议常规应用钙通道阻滞剂(CCB),除非以控制心率或降低血压为目的,或有 β 受体阻滞剂应用禁忌者。若需控制心室率,可选用非二氢吡啶类 CCB。维拉帕米,口服,每次1~1.5mg/kg,每 8 小时 1 次;地尔硫䓬,口服,每次 0.15~0.25mg/kg,每天 2~3 次。CCB 应用过程中均需根据血压、心率及心律调整剂量。③不建议常规应用正性肌力药,但当合并心律失常需控制心房率时可应用洋地黄制剂,合并肺动脉高压时可选用 PDE 抑制剂。常规治疗效果不佳的肥厚型心肌病或限制型心肌病的舒张性心衰患儿,可试用口服儿茶素降低心肌细胞钙敏感性,改善心室舒张功能。

6. 心衰合并心律失常的处理 心衰与心律失常之间的关系较复杂,可由一个病因(如心肌炎、心肌病)同时引起心衰与心律失常,也可由心衰引起心律失常或心律失常引起心衰。心衰猝死患儿半数伴有心室颤动、室性心动过速、三度房室传导阻滞和电机械脱节等。

心衰合并心律失常的药物治疗原则:①非持续性心律失常需综合评估再决定是否应用抗心律失常药;②持续性室性心动过速、心室颤动、室上性心动过速,应尽快使用抗心律失常药;③Ⅰ类和Ⅱ类抗心律失常药减弱心功能,不宜使用;④Ⅲ类抗心律失常药中的胺碘酮对心功能影响较小,可以使用,负荷量为 5~7mg/kg,1 小时内静脉滴注,维持量为 5~15mg/(kg·d),如需要过渡可口服或直接口服治疗,但需注意 QT 间期是否延长;⑤三度房室传导阻滞可安装起搏器;⑥寻找原因,如血压过低、心肌缺血、低钾血症或低镁血症等,应及时纠正。

7. 心衰的长期管理与康复　旨在精准诊治、科学管理、有效康复,以降低心衰患儿的死亡率,减少住院次数,改善生活质量。

(1) 多学科管理:由儿童心血管医师、物理治疗师、营养师、护士、心理咨询师组成心衰管理团队,对心衰患儿进行整体(包括身心、运动、营养、社会和精神方面)的治疗,改善预后。采用"医院-社区-家庭"模式的儿童心衰管理方案,包括住院期间与患儿进行接触和宣教,制订随访方案,通过出院后的随访教育提高患儿依从性和自我护理能力,同时进行药物调整与心理支持。

(2) 认知和社会心理评估与干预:对患儿焦虑、抑郁、适应障碍和睡眠障碍等情绪障碍进行筛查,及时心理疏导和心理干预。帮助家长自我心理疏导,避免过度紧张和焦虑。定期评估患儿智力、语言和运动发育。伴社交和/或认知功能障碍的患儿可行脑成像等检查评估,便于早期干预。

(3) 生长发育评估:需定期评估患儿的生长发育情况,儿童保健科和内分泌科医生可适时介入并给予家长个体化的指导建议。

(4) 预防感染及营养评估:感染是患儿心衰加重和反复住院的重要诱因,应及时为患儿接种疫苗,教育其养成良好的卫生习惯。儿童营养师定期评估其营养状况,制订个体化的饮食方案,并指导患儿家长给予患儿合理的饮食。

(5) 运动康复管理:规律、适当的有氧康复运动可改善心衰患儿的活动耐量、生活质量,并降低死亡率和再住院率,是心衰康复治疗过程中不可或缺的必要环节。运动训练应由具有小儿运动生理学知识的专业人员和小儿心内科医师共同指导,需注重安全性,根据患儿的能力和对运动的反应拟定运动训练计划,评估其医学禁忌证,避免运动导致的猝死,运动全程监测生命体征并做好心肺复苏准备。

➤ 附:急性心衰临床处理流程图

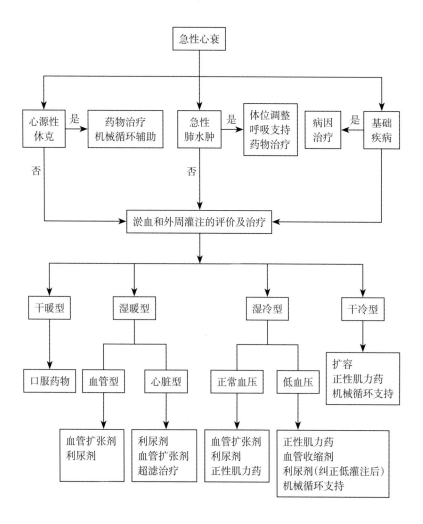

（田 杰）

参考文献

［1］中华医学会儿科学分会心血管学组,中国医师协会心血管内科医师分会儿童心血管专业委员会,《中华儿科杂志》编辑委员会.儿童心力衰竭诊断和治疗建议(2020年修订版)［J］.中华儿科杂志,2021,59(2):84-94.

［2］中华医学会心血管病学分会心力衰竭学组,中国医师协会心力衰竭专业委员会,《中华心血管病杂志》编辑委员会.中国心力衰竭诊断和治疗指南2018［J］.中华心血管病杂志,2018,46(10):760-789.

［3］LIPSHULTZ SE,LAW YM,ASANTE-KORANG A,et al. Cardiomyopathy in children:classification and diagnosis:a scientific statement from the American Heart association［J］. Circulation,2019,140(1):e9-e68.

［4］KANTOR PF,LOUGHEED J,DANCEA A,et al. Presentation,diagnosis,and medical management of heart failure in children:Canadian Cardiovascular Society guidelines［J］. Can J Cardiol,2013,29(12):1535-1552.

［5］FARMAKIS D,AGOSTONI P,BAHOLLI L,et al. A pragmatic approach to the use of inotropes for the management of acute and advanced heart failure:An expert panel consensus［J］. International Journal of Cardiology,2019,297:83-90.

［6］BOUCHEZ S,FEDELE F,GIANNAKOULAS G,et al. Levosimendan in acute and advanced heart failure:an expert perspective on posology and therapeutic application［J］. Cardiovascular Drugs and Therapy,2018,32:617-624.

［7］COX ZL,TESTANI JM. Loop diuretic resistance complicating acute heart failure［J］. Heart Fail Rev,2020,25(1):133-145.

［8］YANCY CW,JESSUP M,BOZKURT B,et al. 2017 ACC/AHA/HFSA focused update of the 2013 ACCF/AHA guideline for the management of heart failure:a report of the American College of Cardiology/American Heart Association

Task Force on Clinical Practice Guidelines and the Heart Failure Society of America［J］. J Card Fail, 2017, 23(8):628-651.

［9］中国康复医学会心血管病预防与康复专业委员会. 慢性心力衰竭心脏康复中国专家共识［J］. 中华内科杂志, 2020, 59(12):942-952.

第十三章 儿童青少年血脂异常

【概述】

儿童青少年血脂异常（dyslipidemia）是指儿童青少年时期血浆脂质代谢紊乱，主要表现为高脂血症，包括血浆总胆固醇（total cholesterol，TC）、甘油三酯（triglyceride，TG）、低密度脂蛋白胆固醇（low density lipoprotein cholesterol，LDL-C）的升高以及高密度脂蛋白胆固醇（high density lipoprotein cholesterol，HDL-C）的降低。儿童青少年血脂异常不仅可导致代谢综合征、脂肪肝、胰腺炎、脂质肾病等，儿童青少年时期血脂和脂蛋白水平可延续到成年人且与成年期血脂异常及相关心血管疾病密切相关。儿童青少年血脂异常并不少见，2014 年中国 7 个城市儿童青少年心血管健康状况调查发现，6~17 岁儿童青少年平均血脂异常率为 15.8%；2015 年发表的我国儿童青少年血脂异常总患病率则高达 25.3%；2017 年北京地区 6~16 岁儿童青少年血脂异常流行特征及相关因素显示，儿童青少年血脂异常率高达 20.3%，并且以与肥胖密切相关的低 HDL-C 血症流行为主，提示伴随着北京市学龄儿童青少年的肥胖问题日趋严重，与其相关的心血管代谢危险因素及患病情况日益突出，同时本次调查的高 TC 血症检出率较 2004 年已增加近 3 倍。

儿童青少年血脂异常分原发性和继发性两类。原发性患者病因尚不明确，目前有两种推测：①遗传因素，占小儿高脂血症的绝大多数。由于先天性遗传基因缺陷，使参与脂蛋白转运和代谢的受体、酶或载脂蛋白异常，影响血浆脂质水平。患儿可以是单基因遗传，如家族性高胆固醇血症通常由 LDL-C 受体缺陷引起，家族性高乳糜微粒血症系由脂蛋白脂酶（lipoprotein lipase，LPL）基因缺陷引发；也可以是多基因遗传,如家族性多基因高胆固醇血症等。②机体与环境因素(饮食习惯、生活方式等)长期相互作用,如长期过量摄入糖类,可影响胰岛素分泌,加速肝脏极低密度脂蛋白的合成,引起高甘油三酯血症;长期过量摄入胆固醇和动物脂肪,则易引起高胆固醇血症。正因如此,原发性高脂血症也可能有一定的种族性、地域性倾向。继发性血脂异常的病因分为外源性和内源性两种:①外源性因素,包括长期应用影响脂质代谢的药物(如糖皮质激素、抗惊厥药),乙醇(经常过量饮酒)和吸烟(及被动吸烟)等。②内源性因素,主要指全身系统疾病影响血脂代谢,常见有内分泌和代谢性疾病,如肥胖、代谢综合征、甲状腺功能减低、皮质醇增多症、糖尿病等;也可因癌症化疗、肾病综合征或胆道阻塞性疾病如胆管狭窄、胆汁性肝硬化引起。

【诊断】

儿童青少年血脂异常发病隐匿,进展缓慢,症状体征多不明显,其诊断主要依靠实验室检查。

1. **临床表现**　严重的家族性高脂血症儿童可能有以下临床表现。①黄色瘤:系脂质在真皮内沉积形成,呈丘疹或结节样皮肤隆起,黄色或橘黄色,直径 2~5mm,多出现在肘、股、臀部;②脂性角膜弓:系脂质在角膜沉积形成;③肝脾大:由肝、脾巨噬细胞大量吞噬、吸收脂蛋白所致,肝脏超声可显示脂肪肝;④早发冠心病或脑卒中:由脂质在血管内皮沉积引起动脉粥样硬化所致,儿童青少年时期虽少见,但确有报道,当患儿出现不能解释的胸痛、左肩放射痛或头痛时,应引起警惕;⑤血管超声多普勒:颈动脉、腹主动脉可能显示血管内膜毛糙、中层增厚、血流频谱改变。

2. **高危人群血脂筛查**　儿童青少年血脂异常的高危人群包括:①遗传因素(有心血管疾病或血脂异常的家族史);②饮食因素(高脂肪、高胆固醇饮食);③疾病因素(高血压、肥胖/超重、糖尿病、代谢综合征、川崎病、终末期肾病、癌症化疗等);④长期应用影响血脂代谢的药物(如糖皮质激素等);⑤吸烟与被动吸烟。对有上述高危因素的儿童青少年,建议每 3~5 年筛查一次血脂,即检测清晨空腹血 TC、TG、LDL-C、HDL-C 水平。如发现异常,1~2 周内应再次复查。

3. **血脂异常诊断标准** 2岁以上儿童青少年血脂异常诊断标准见表13-1。2岁以下儿童血脂水平不稳定,目前尚无血脂异常参考标准。

表 13-1 2 岁以上儿童青少年血脂异常诊断标准

单位:mmol/L(mg/dl)

标准	TC	LDL-C	TG	HDL-C
合适水平	<4.40(170)	<2.85(110)	—	—
临界高值	4.40~5.15 (170~199)	2.85~3.34 (110~129)	—	—
高脂血症	≥5.18(200)	≥3.37(130)	≥1.70(150)	—
低 HDL-C 血症	—	—	—	≤1.04(40)

4. **血脂异常分类** 实验室检查确定高脂血症后,应进一步明确系原发性还是继发性高脂血症,并按临床分类法进行血脂异常分类,以利于选择药物及对因治疗。临床分类法:①高胆固醇血症,空腹血TC 升高;②高甘油三酯血症,空腹血 TG 升高;③混合性高脂血症,空腹血 TC、TG 均升高;④低 HDL-C 血症,空腹血 HDL-C 降低。

【鉴别诊断】

儿童血脂异常的鉴别诊断主要是继发性高脂血症的鉴别。引起儿童高脂血症的最常见疾病包括单纯性肥胖症、代谢综合征、肾病综合征等。

1. **单纯性肥胖症** 患儿由于进食多、活动少而导致体内脂肪积聚过多,可伴血脂升高,皮下脂肪增厚,体重超过按身高计算的平均标准体重的20%,或超过按年龄计算的平均标准体重加上两个标准差(SD)。

2. **代谢综合征** 是一组复杂的代谢紊乱综合征,主要临床表现为向心性肥胖,伴高血压、高血脂及高血糖等。

3. **肾病综合征** 是由多种病因引起的以肾小球基膜通透性增加为主要改变的一组临床综合征。典型表现为"三高一低",即大量蛋白尿、低蛋白血症、高度水肿、高脂血症。

【治疗】

1. **饮食干预** 针对儿童血脂异常,不论何种原因,饮食干预都是必要和首选的治疗措施。要调整饮食结构,改变饮食习惯,采取合理的营养模式,减少饱和脂肪酸和胆固醇的摄入。其目的是降低血中胆固醇水平,尽可能实现 LDL-C<110mg/dl(2.85mmol/L)、TC<170mg/dl(4.40mmol/L)的理想目标。饮食干预具体可分下列两套膳食方案(表13-2)。通常先选择第一套膳食方案,使用超过 3 个月疗效不佳时,改用第二套膳食方案。注意定期检测血脂以判断疗效。

表 13-2 饮食治疗第一套和第二套膳食方案

	饱和脂肪酸产热 / 总热量	总脂肪产热 / 总热量	胆固醇摄入
第一套	<10%	<30%	<300mg/d
第二套	<7%		<200mg/d

对饮食干预的种类、程度和开始时间,应考虑患儿的年龄、高脂血症类型、治疗的反应性和顺应性等多种因素,制订个体化方案,并加强监测。必须满足儿童的生长发育所需,不宜过分限制胆固醇的摄取,同时确保供给足够的能量、维生素和矿物质。由于长链多不饱和脂肪酸可促进肝内胆固醇氧化为胆酸而排出,故应以食用长链多不饱和脂肪酸为主(如亚油酸、亚麻油酸、花生油、玉米油等),这比单纯限制胆固醇摄入量更为重要。实施饮食干预要循序渐进、分步进行。如开始只是减少富含高胆固醇与饱和脂肪酸的食品摄入,少食动物内脏、蛋黄、猪油、洋快餐等;进一步则减少畜肉摄入,改食鱼肉、鸡肉、鸭肉等;重症高脂血症患者,应逐步过渡到以谷类、豆类、水果、蔬菜为主。烹调方法则宜采用烘、烤、蒸、煮,尽量不要油煎。

通常不主张对 2 岁以下的婴幼儿进行饮食干预,以防因能量摄取不足和脂质维生素缺乏而导致生长发育障碍。但 2012 年美国血脂异常管理和动脉粥样硬化预防指南认为,婴幼儿如果有肥胖或心血管疾病家族史,建议从 12 月龄就开始饮用低脂牛奶。

2. **运动干预** 儿童青少年血脂异常的另一行之有效的非药物治疗方法是规律运动,对于肥胖或代谢综合征伴发的高脂血症,运动干预尤其适用。有氧运动(快走、慢跑、游泳等)不仅能控制体重,还可通过降低血清 TC、TG 和 LDL-C 的水平,提高 HDL-C 的比例和载脂蛋白 A1 的活性,改善血脂紊乱。国内已制定了适合中国儿童体质、切实可行的运动处方。每天至少锻炼 30 分钟,每周至少活动 5 天,长期坚持。但要注意小儿运动防护,最好在专门教练的带领下进行,避免发生骨骼肌肉损伤。儿童的饮食干预与运动干预不宜单独实施,两者同时并举,再配合家庭、学校教育以改变小儿的不良生活习惯,可收到非药物治疗的最佳效果。

3. **药物治疗** 既往对儿童青少年血脂异常的药物治疗时期和方法存在较多争议。2009 年《儿童青少年血脂异常防治专家共识》提出,儿童青少年高脂血症可以应用药物治疗,但有以下严格适应证:10 岁以上儿童,饮食治疗 6 个月~1 年无效,LDL-C≥4.92mmol/L(190mg/dl)或者 LDL-C≥4.14mmol/L(160mg/dl)并伴有①确切的早发冠心病家族史(一级男性亲属发病时 <55 岁,一级女性亲属发病时 <65 岁);②同时存在两个或两个以上冠心病危险因素的儿童,且控制失败,可采用药物治疗。对纯合子型家族性高胆固醇血症,药物降脂治疗的年龄可适当提前到 8 岁。

儿童青少年宜采用如下降脂药物。

(1) 他汀类药物:即胆固醇生物合成限速酶抑制剂(HMG-CoA 还原酶抑制剂),对家族性高胆固醇血症患儿尤为适用。其主要作用是抑制肝脏合成内源性胆固醇,不影响酶类和激素分泌,不干扰生长发育和性成熟。用法,从最低剂量开始,睡前服用,4 周后检测空腹血脂水平,治疗目标是 LDL-C<3.35mmol/L(130mg/dl)。若治疗目标实现,继续用药,8 周、3 个月后复查;如未实现,则剂量加倍,4 周后复查,逐渐加量至推荐的最大剂量。治疗的理想目标是 LDL-C<2.85mmol/L(110mg/dl)。用药过程中要防止药物不良反应,特别是肌病和肝损害,应注意监测肌酸激酶(CK)和肝功能。必要时停药。

（2）胆汁酸螯合剂：又称胆汁酸结合树脂，系一种碱性阴离子交换树脂。其作用是与胆酸结合，影响肝肠循环，增加胆固醇与胆酸排泄，同时增强肝脏 LDL-C 受体活性，降低血中 LDL-C 水平。该药不被机体吸收，高效安全，适合儿童用药。药物的剂量与体重无关，从小剂量开始。代表药考来烯胺，用法为 1 日 2g，口服，分 2 次服用，根据反应，逐步调整剂量，维持量不超过 2~4g/d。该药无明显副作用，口服稍有异味，可能影响儿童服用；长期服用可能影响脂溶性维生素的吸收，故用药同时应补充维生素 A、D、E、K。

（3）烟酸：成人高脂血症防治指南建议常规用药。其在体内烟酰胺腺嘌呤二核苷酸（NAD）辅酶系统中转变为 NAD 后发挥降脂效应，可使 TC、LDL-C 和 TG 水平下降，并使 HDL-C 水平上升。我国《儿童青少年血脂异常防治专家共识》虽未推荐烟酸作为儿童青少年常规降脂药物，但因其临床副作用较小，《诸福棠实用儿科学》提出儿童可以应用。

4. **原发病治疗**　小儿继发性高脂血症，既要治标，更要治本，即积极治疗原发病。常见有内分泌或代谢性疾病，如甲状腺功能减退、皮质醇增多症、糖尿病、肾病综合征、脂肪营养不良等；胆汁阻塞性疾病，如胆管狭窄、胆汁性肝硬化等；肾脏疾病，如肾病综合征、慢性肾衰竭等。

➢ **附：儿童青少年血脂异常诊治流程**

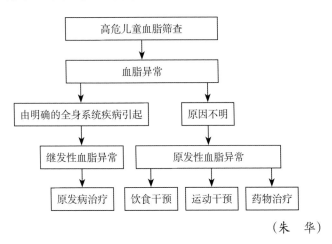

（朱　华）

参考文献

[1] 中华儿科杂志编辑委员会,中华医学会儿科学分会儿童保健学组,中华医学会儿科学分会心血管学组,等.儿童青少年血脂异常防治专家共识[J].中华儿科杂志,2009,47(8):426-428.

[2] 程红,肖培,侯冬青.2017年北京市6~16岁儿童青少年血脂异常流行特征及相关因素[J].中国循环杂志,2020,35(6):566-568.

[3] 程红,陈芳芳,叶佩玉.2013-2015年中国7城市6~17岁儿童青少年心血管代谢危险因素的流行特征[J].中华预防医学杂志,2018,52(11):1130-1135.

[4] 丁文清,董虹孛,米杰.中国儿童青少年血脂异常流行现状Meta分析[J].中华流行病学杂志,2015,36(1):71-77.

[5] 程红,肖培,侯冬青.中国儿童青少年血脂异常诊断切点的比较研究[J].中华流行病学杂志,2020,41(1):62-67.

[6] 范晖,闫银坤,米杰.中国3~17岁儿童性别、年龄别和身高别血压参照标准[J].中华高血压杂志,2017(5):428-435.

[7] CAO J,ZHANG L,JLI J,et al. Pubertal maturation and weight status are associated with dyslipidemia among children and adolescents in Northwest China[J]. Sci Rep,2020,10:16344.

[8] KRYSTAL A,IRIZARRY,VALERIE B,et al. Screening for metabolic and reproductive complications in obese children and adolescents[J]. Pediatr Ann,2014,43(9):e210-e217.

[9] AL-KHUDAIRY E,LOVEMAN E,COLQUITT JL,et al. Diet,physical activity and behavioural interventions for the treatment of overweight or obese adolescents aged 12 to 17 years[J]. Cochrane Database Syst Rev,2017,6(6):CD012691.

[10] MELVIN AJ,MONTEPIEDRA G,AARON L,et al. safety and efficacy of atorvastatin in human immunodeficiency virus-infected children,adolescents and young adults with hyperlipidemia[J]. Pediatr Infect Dis J,2017,36(1):53-60.

[11] XIAO P,HUANG T,YAN YK,et al. Performance of gender-and age-specific cut-points versus NCEP pediatric cutpoints in dyslipidemia screening among Chinese children [J]. Atherosclerosis,2018,280:37-44.

[12] BIBBINS-DOMINGO K,GROSSMAN DC,CURRY SJ,et al. Screening for Lipid Disorders in Children and Adolescents:US Preventive Services Task Force Recommendation Statement. [J]. JAMA,2016,316(6):625-633.